Moritz Meyer

Die Elektrizität in ihrer Anwendung auf praktische Medizin

Moritz Meyer

Die Elektrizität in ihrer Anwendung auf praktische Medizin

ISBN/EAN: 9783742815804

Hergestellt in Europa, USA, Kanada, Australien, Japan

Cover: Foto ©Lupo / pixelio.de

Manufactured and distributed by brebook publishing software
(www.brebook.com)

Moritz Meyer

Die Elektrizität in ihrer Anwendung auf praktische Medizin

Die

ELECTRICITÄT

in ihrer Anwendung

auf

practische Medicin.

Von

Dr. Moritz Meyer,
Königl. Sanitätsrathe und pract. Arzte in Berlin.

Dritte gänzlich umgearbeitete und vermehrte Auflage.

Berlin, 1868.
Verlag von August Hirschwald.
Unter den Linden Nr. 68.

Dem

Geheimen Medicinalrath und Professor,

Herrn

Dr. MORITZ HEINRICH ROMBERG,

Ritter etc. etc.,

am Jahrestage

seines 50jährigen Doctor-Jubiläums

als Zeichen der Hochachtung und Dankbarkeit

der Verfasser.

Vorrede zur ersten Auflage.

In der glaubensarmen, aber aberglaubensreichen Zeit, in der wir jetzt leben, und in welcher bald ein von höherer Hand inspirirtes Wunderkind, bald ein heiliger Rock, bald eine Goldberger'sche Rheumatismuskette, bald thierischer Magnetismus und schlafumhüllter Somnambulismus die staunenswerthesten Heilresultate bei den frommen Gläubigen erzielen, darf es uns nicht Wunder nehmen, wenn sich nüchterne und besonnene Aerzte nur mit Misstrauen an die therapeutische Anwendung einer Kraft wagen, über deren eigentliches Wesen die Naturforscher noch bis heute im Unklaren geblieben sind. Hierzu kommt, dass Practiker und leider auch Aerzte, die sich specieller mit der Anwendung der Electricität beschäftigen, häufig die unklarsten und ungereimtesten Begriffe von ihrem Verhalten und ihrer Wirksamkeit dem thierischen Körper gegenüber, haben. So will der Eine, um nur von den neuesten Erzeugnissen der Presse zu reden (s. Prof. Dr. Hassenstein's sichere Heilung nervöser, gichtischer, rheumatischer und anderer Krankheiten durch die Electricität und den Magnetismus. 4. Auflage. Leipzig 1852. Pag. 18 seq.), den menschlichen Körper als eine Volta'sche Säule betrachtet wissen; ein Theil seiner Electricität sei gebunden, ein anderer polar thätig; der letztere bewirke, dass sich die Körperoberfläche stets negativ, die Centralorgane des Nervensystems stets positiv electrisch verhalten; ein geringerer oder grösserer Theil der gebundenen Electricität könne zur Vermehrung oder Verminderung der polaren verwandt werden, und zwar zur Vermehrung, indem man zur — Electricität der Körperfläche einen Theil der gebundenen - Electricität hinzuaddire; zur Verminderung, indem man zur — Electricität der Körperfläche einen Teil der gebundenen +Electricität hinzufüge; man brauche also nur zu wissen, wie es Hassenstein zu wissen behauptet, in welchen Krankheiten eine Vermehrung, in welchen eine Verminderung der polaren Electricität vonnöthen sei, um die glücklichsten Heilungen zu erzielen. — Ein Anderer (s. Electricität und Magnetismus als Heilmittel. Kurze Betrachtungen über deren Anwendung im Allgemeinen, mit gleichzeitigem Hinblicke auf die Tendenz seines Instituts von Dr. B. Bamberger. Berlin 1854), der das reichste und glücklichste Feld für die Anwendung der Electricität in der Scrophelkrankheit gefunden haben will, nahm schon a priori an (s. l. c. Pag. 34), „dass da, wo Luft, Licht, Wärme zur Heilung von so entschieden grossem Einflusse sind, auch die Electricität keine untergeordnete Rolle spielen könne, und wurde in dieser Meinung auch durch die glücklichsten Erfolge überzeugt“ — eine Anschauungsweise, der man mindestens das Prädikat „der Naivetät“ nicht absprechen kann. —

Dies sind die Gründe, weshalb die Electricität noch bis auf die heutige Stunde von Vielen in die Reihe derjenigen Heilmittel gezählt wird, von deren Anwendung der rationelle Arzt Abstand zu nehmen habe, und doch ist sie in den Fällen, in denen sie indicirt ist, eins der ausgezeichnetsten und sichersten, in vielen ein unersetzliches Mittel. Deshalb ist es Pflicht jedes Arztes, sich mit den Wirkungen der Electricität bekannt zu machen, ihre Bedeutung für Diagnostik und Therapie zu erfassen, die Fortschritte, welche die Mechanik in der Anfertigung für medicinische Zwecke geeigneter Apparate gemacht hat, zu verfolgen, damit er im Stande sei, die für die electrische Behandlung geeigneten Fälle auszuwählen, und vorurtheilsfrei ein Mittel zu prüfen, welches schon jetzt, namentlich in Nervenkrankheiten, mit dem besten Erfolge in Anwendung gezogen wird, und welches künftighin auch in anderen medicinischen Gebieten die reichste Ausbeute zu gewähren verspricht.

So liegt z. B. in der Chirurgie, über die Heilung der Varicen und Aneurysmen durch Electropunctur, über die Abtragung von Geschwülsten vermittelst des durch den electrischen Strom glühend gemachten Platindrahtes, eine Reihe wissenschaftlich constatirter Facta vor — und sollte, da die Auflösbarkeit der Blasensteine mittelst des electrischen Stroms nachgewiesen ist, kein zweckentsprechendes Instrument die Operation am lebenden

Menschen ausführbar machen? sollte die galvanische Behandlung bösartiger Geschwüre keines Versuches werth sein? sollte die localisirte Anwendung des electrischen Stromes, nach Duchenne's Methode, nicht für die Orthopädie, der man jetzt ärztlicherseits eine ganz besondere Aufmerksamkeit widmet, nutzbar gemacht werden können? Sollte man nicht durch dieselbe auf einzelne kleine Muskeln oder Muskelbündel energischer einwirken können, als durch die minutiöseste Bewegung der Heilgymnasten? sollte die Electricität nicht, rechtzeitig angewandt, manchen Verkrümmungen vorbeugen, manchen Sehnenschnitt entbehrlich machen können? — Und steht denn dem Geburtshelfer eine so reichliche Auswahl zuverlässiger wehenerregender Mittel zu Gebote, um ihn nicht mit Begierde nach einem neuen Mittel greifen zu lassen, dessen er vollkommen Herr ist, wodurch er momentan die kräftigsten Wehen erregen, die energischsten Contractionen der Gebärmutter hervorrufen kann? — Alles dies sind offene Fragen, deren Prüfung zwar allen Aerzten, aber besonders denen obliegt, die durch ihre Stellung an Krankenhäusern vorzugsweise dazu befähigt und verpflichtet sind, und die sich, leider müssen wir es gestehen, wenigstens in unserm Vaterlande, diesen Bestrebungen gegenüber bis jetzt ziemlich indifferent verhalten haben.

Wenn sich auch meine eigenen Untersuchungen nur auf die Wirksamkeit der Electricität in Nervenkrankheiten erstrecken, so glaube ich doch durch Veröffentlichung dieser Arbeit zur Lösung der allgemeinen Aufgabe insofern beizutragen, als ich den Leser das ganze Gebiet überschauen lasse, über welches die Electricität in der Medicin ihre Wirksamkeit zu verbreiten strebt. Der Anatom und Physiologe, der Geburtshelfer, Chirurg und Arzt wird auf diese Weise Gelegenheit finden, in seinem Gebiete Nutzen und Bedeutung der Electricität zu prüfen, hier ihre Anwendung auszudehnen, dort zu beschränken, speciellere Indicationen festzustellen, rationellere, practischere Verfahrungsweisen in Gebrauch zu ziehen.

Was die Entstehung dieser Schrift anbetrifft, so hatte sich der Autor durch Uebersendung einer deutschen Abhandlung an dem Concurse betheiligt, welchen die Medicinische Gesellschaft zu Gent pro 1852 „Ueber die Wirksamkeit der Electricität in der Behandlung von Krankheiten“ ausgeschrieben hatte. Zwar wurde ihm nicht der erste Preis zu Theil, sondern dieser wurde dem um die rationelle Anwendung der Electricität in der Medicin so hochverdienten Duchenne in Paris zuerkannt, gleichwohl aber hielt die betreffende Commission nach solchem Concurrenten auch den Verfasser dieses Werkchens für würdig „d'une mention honorable et d'une récompense honorifique.“ Sie spricht sich in ihrem detaillirten Bericht (s. Bullétin de la Société de Médécin de Gand. 18. Band. 1852. Pag. 122 bis 163), in welchem sie zuerst der übersandten Abhandlung das Lob ertheilt, dass sie logisch und gut geschrieben sei und fast alle Gesichtspunkte in's Auge fasse, die bei Lösung der Aufgabe in Betracht kämen, dann aber als Mängel rügt, dass weder der Einfluss, den die electrischen Ströme, je nachdem sie continuirlich oder unterbrochen, oder je nachdem sie verschieden gerichtet seien, auf die Vitalität der Nerven ausüben, gehörig erwogen, noch die Bedeutung der Electricität in diagnostischer und prognostischer Hinsicht berücksichtigt sei, schliesslich folgendermaassen aus: „Mais à côté des lacunes, que nous venons de signaler, le travail, qui nous occupe présente des parties traitées avec beaucoup de talent. Parmi ces parties, nous citerons surtout celle, qui est rélative à la théorie de l'action thérapeutique de l'électricité, le chapitre rélatif aux appareils électriques et celui où l'auteur examine et classe les principales affections au traitement desquelles on a appliqué, avec succés, l'électricité médicale. Ce dernier chapitre est surtout remarquable par l'érudition dont l'auteur y fait preuve. Enfin, nous devons parler également avec le plus grand éloge des observations qui terminent le mémoire et qui portent le cachet d'un praticien exercé.“

Ich wurde damals von verschiedenen Seiten, namentlich auch von der hiesigen Hirschwald'schen Buchhandlung um Veröffentlichung meiner Concursschrift angegangen, aber manche Bedenken hielten mich davon ab. Einerseits war das Gebiet selbst, welches sie umfassen sollte, besonders durch Duchenne's eminente Leistungen, in einem Zeitraume von kaum zwei Jahren, ein so bedeutend weiteres geworden, dass das Buch bei seinem Erscheinen bereits veraltet gewesen wäre, andererseits hielt ich es für meine Pflicht, erst dann vor die Oeffentlichkeit zu treten, wenn mir selbst eine grössere Anzahl eigener Beobachtungen zu Gebote stände. Als aber die medicinische Gesellschaft zu Gent meine Arbeiten in's Französische übersetzen und in ihren Annalen pro 1852 veröffentlichen liess, und als der Uebersetzer bei dieser Gelegenheit die Mängel des Inhalts durch Mängel der Uebersetzung erheblich vergrösserte, sah ich mich genöthigt, meinem Vorsatze ungetreu zu werden. So entstand dieses Buch, welches zwar, seinem wesentlichen Inhalte nach, die Reproduction jener Concursschrift ist, nichtsdestoweniger aber danach strebt, theis die in jenem Commissionsbericht gerügten Mängel auszugleichen, theils den seither gemachten Fortschritten der Wissenschaft, sowie den Resultaten eigener weiterer Beobachtungen Rechnung zu tragen. Dies genetische Motiv wird hoffentlich genügend sein, um sowohl seine Existenz zu rechtfertigen, als ihm die Nachsicht einsichtsvoller Leser zu sichern.

Schliesslich kann ich es nicht unterlassen, Vielen der geehrten Herren Collegen für Uebersendung ihrer zur electrischen Behandlung geeigneten Kranken, sowie den Herren DDr. E. du Bois-Reymond und L. Posner für Ueberweisung reichlichen, in dieser Arbeit benutzten literarischen Materials meinen herzlichsten Dank zu sagen.

Berlin, im Januar 1854.

Dr. Moritz Meyer.

Vorrede zur zweiten Auflage.

Die Hoffnungen, welche ich bei der Veröffentlichung der ersten Auflage dieses Buches hegte, sind über Erwarten schnell erfüllt, ja übertroffen worden. Nicht nur, dass sich die medicinische Presse durchweg günstig über dasselbe ausgesprochen hat, nicht nur, dass die seitdem erschienenen Lehrbücher zum grossen Theil in der Disposition meinem Buche folgten, und einen nicht unbedeutenden Theil ihres Materials demselben entnahmen, nicht nur, dass sich seitdem fast in allen grösseren Städten Deutschlands einzelne wissenschaftlich gebildete Aerzte mit der Electrotherapie speciell beschäftigen — so haben jetzt auch die Aerzte in ihrer Gesammtheit die Electricität als ein Mittel anerkannt, welches bestimmten Indicationen in ausgezeichneter Weise genügt, und das Publicum vertraut sich bereitwillig, nur oft mit zu überspannten Erwartungen, einer Kurmethode an, an welche es bis vor wenigen Jahren nur nach dem Fehlschlagen aller andern Mittel „versuchsweise" heranzutreten wagte. Ich glaube nicht anmaassend zu sein, wenn ich einen Theil dieser Erfolge meiner Wirksamkeit zuschreibe, durch welche andere Männer, und zum Theil solche, die als Anatomen und Physiologen zu exacten Forschungen in höherem Maasse befähigt waren, zu electro-physiologischen und therapeutischen Versuchen angeregt wurden und in Schriften theoretischen und practischen Inhalts ihre Beobachtungen niederlegten. Die grosse Zahl von Lehrbüchern der Electrotherapie, welche auf diese Weise fast ununterbrochen einander folgten, hat es auch bewirkt, dass die zweite Auflage meines Buches, obgleich die erste bereits seit vier Jahren vergriffen ist, erst heute erscheint.

Ob der Inhalt derselben ein siebenjähriges Schweigen rechtfertigt, ob die gewonnenen Resultate einer so langen mühevollen Thätigkeit entsprechen, ob es schon jetzt an der Zeit ist, die Lähmungen nach ihrem Sitz: in cerebrale, spinale, Nerven- und Muskel-Lähmungen einzutheilen, und ob namentlich ich, dem keine ausreichende Zahl von Autopsien zu Gebote stand, eine solche Eintheilung zu machen wagen durfte — möge das ärztliche Publikum entscheiden, welches meinen bisherigen Bestrebungen in so wohlwollender Weise Anerkennung und Aufmunterung zu Theil werden liess, dagegen glaube ich mit vollem Rechte behaupten zu dürfen, dass ich das gesammte vorliegende Material kritisch benutzt, die Leistungen Anderer vorurtheilsfrei geprüft, und meine eigenen Beobachtungen möglichst objectiv und streng der Wahrheit gemäss wiedergegeben habe.

Ein Rückblick auf die electro-therapeutischen Leistungen in den letzten Jahren ist im Ganzen erfreulich. Wenn auch die überschwenglichen Hoffnungen, welche die Anwendung des constanten Stromes in der Behandlung der Muskel- und Nervenkrankheiten rege machte, nur in geringem Maasse erfüllt wurden, so hat doch seine Wiederaufnahme und Empfehlung von genialer Seite zu neuen sorgfältigen Prüfungen aufgefordert und zu Resultaten geführt, die der Electrotherapie im Ganzen zu Gute kommen. Aber auch Täuschung und Unwissenschaftlichkeit haben uns mit ihren Producten nicht verschont, und wenn die phantastischen Schwärmereien eines Beckensteiner (Etudes sur l'électricité, nouvelle méthode pour son emploi médical. Tome premier. Paris 1852) und seines Nachtreters Zimpel (Die Reibungs-Electricität in Verbindung mit Imponderabilien als Heilmittel. Stuttgart 1859) uns nur ein Lächeln abgewinnen können, so verstimmt uns dagegen das Buch von Dr. Dropsy (Electrothérapie ou application médicale pratique de l'électricité basée sur des nouveaux procédés. Ouvrage présenté au concours décreté par S. M l'empereur des Français. Paris 1857), weil derselbe mehr als zehn Jahre seines Lebens und der angestrengtesten geistigen Thätigkeit einer unwissenschaftlichen und unfruchtbaren Theorie widmete, von deren Richtigkeit er persönlich überzeugt ist.

Dagegen ist aber durch gediegene Arbeiten die Bedeutung der Electricität für die Diagnostik der Lähmungen mehr und mehr anerkannt und dadurch die Behandlung derselben eine glücklichere geworden; die Kur der Neuralgien hat erheblich an Sicherheit gewonnen; manche Krampfformen, die auf Atonie der Muskeln beruhen, haben in der Electricität ihr wirksames Heilmittel gefunden; Störungen der Se- und Excretion wurden vielfach durch die Anwendung des electrischen Stromes beseitigt. — In der Chirurgie hat sich die Galvanocaustik fast zu einer eigenen Disciplin ausgebildet; die Zertheilung der Geschwülste durch den Strom, vielfach angezweifelt, ist zu einer zweifellosen Thatsache geworden. — Nur die deutsche Geburtshülfe steht mit unerklärlicher Gleichgültigkeit der Electricität gegenüber. Während sie mit hastiger Nachahmungssucht den leichtfertigen Brauch einiger Engländer sich zu eigen macht, und durch Anwendung des Chloroforms bei normalen Entbindungen Menschenleben gefährdet, lässt sie die bewährten Erfahrungen englischer Geburtshelfer über die sichere wehenbefördernde Wirkung der Electricität und die durch diese gegebene Möglichkeit, gefährdete Menschenleben zu retten, ungeprüft und unbenutzt bei Seite liegen. — Hoffen wir, dass die Koryphäen der deutschen Geburtshülfe nicht länger zögern mögen, der Electricität ein Recht einzuräumen, das ihr von allen anderen Disciplinen der Heilkunde, mit dem besten Erfolg für Wissenschaft und Praxis, zugestanden worden ist.

Berlin, im December 1860.

Dr. Moritz Meyer.

Vorrede zur dritten Auflage.

Seit der Veröffentlichung der zweiten Auflage dieses Buches im Jahre 1861 hat die Electrotherapie wiederum eine bedeutungsvolle Epoche durchgemacht — die der Einbürgerung des constanten Stromes in die medicinische Praxis. Zwar ist der Begründer dieser Heilmethode, Robert Remak, indessen aus der Reihe der Lebenden geschieden, inmitten der Kämpfe, die er hervorgerufen, aber gerade sein unerwarteter Tod und der unfreiwillige Abschluss, den dadurch seine genialen Leistungen gefunden haben, hat vielleicht zu einer leidenschaftsloseren Prüfung und zu einer früheren und allgemeineren Anerkennung derselben geführt, als es ein längeres Leben seinerseits gethan hätte. Dieser Aeusserung könnte man leicht die Deutung geben, als ob geistige Apathie, Neid oder Oppositionssucht die Anhänger des intermittirenden Stromes zum Widerstande gegen den Vorkämpfer des constanten getrieben hätte; dieser Vorwurf darf aber mit Entschiedenheit zurückgewiesen werden: es war nicht der constante Strom als solcher, es war die Art und Weise, in welcher Remak, besonders im Beginn seiner practischen Laufbahn, dem intermittirenden Strom jedweden therapeutischen Nutzwerth absprach, welche die natürlichen Alliirten zu unfreiwilligen Gegnern machen musste.

Ich hoffe, dass das vorliegende Buch, indem es einerseits die Superiorität des constanten Stromes nach gewissen Seiten hin anerkennt, andererseits aber auch dem intermittirenden Strom, welchem in der letzten Zeit eine Art unverdienter, vornehmer Missachtung von Seiten der Aerzte zu Theil wurde, zu seinem vollen und wohl begründeten Rechte wieder verhilft, den Zweck wahrer Therapie, „einer möglichst grossen Zahl von Kranken Heilung oder Erleichterung zu verschaffen", wesentlich fördern wird — denn, vergessen wir es nicht: der intermittirende Strom ist heutzutage Gemeingut aller Aerzte, der constante wird es schwerlich jemals in dieser Allgemeinheit werden, auf jeden Fall hat er bisher nur einzelne Vertreter, und selbst diese nur in grösseren Städten.

Ein Rückblick auf die electro-therapeutischen Leistungen namentlich der letzten Jahre ist im höchsten Grade befriedigend. Die so vielfach bis in die neueste Zeit angezweifelte Möglichkeit der Einwirkung des constanten Stromes auf Gehirn und Rückenmark, die electrotonisirenden Wirkungen des constanten Stromes am Lebenden, die galvanische Reizung des Sympathicus etc. sind aus der Reihe der Hypothesen zu wissenschaftlichen Thatsachen erhoben, und dadurch neue rationelle Bahnen für eine erfolgreiche Therapie nach mancher Seite hin erschlossen worden. — In der Chirurgie beginnt man den electro-chemischen Wirkungen mehr Rechnung zu tragen, und dieselben ausser zur Kur der Aneurysmen und Varicen: zur Heilung von Stricturen, Beseitigung von Geschwülsten etc. zu verwerthen. — Nur in Bezug auf die Geburtshülfe müssen wir unsere bereits früher ausgesprochenen Wünsche für ausgedehntere Experimente in Krankenhäusern von Neuem an unsere deutschen Collegen richten.

Berlin, den 29. März 1868.

Dr. Moritz Meyer.

Inhalt.

Erster Abschnitt.

Zweiter Abschnitt.

Dritter Abschnitt.

Vierter Abschnitt.

Fünfter Abschnitt.

Ueber die zu therapeutischen Zwecken eigens construirten Apparate.

Sechster Abschnitt.

Methode der Anwendung unterbrochener und constanter Ströme.

Pag.

Siebenter Abschnitt.

Die Electricität in ihrer Anwendung auf Anatomie, Physiologie und Pathologie.

Achter Abschnitt.

Die Electricität in ihrer Bedeutung für Diagnose und Prognose der Lähmungen.

Neunter Abschnitt.

ERSTER ABSCHNITT.

Historischer Ueberblick über die Anwendung der Electricität in der Medicin.

Die Geschichte der Electrotherapie ist die Geschichte der Electricität. Jedem Fortschritt auf dem Gebiete der Letzteren folgte sofort ärztlicherseits das Bestreben, das Neugewonnene therapeutisch zu verwerthen. So kann man auch die Geschichte der Electrotherapie in drei Abschnitte eintheilen, von denen der Erste mit den Uranfängen des electrischen Wissens, der Electricität des Zitterrochens im grauen Alterthum beginnt, und einen für unsere Wissenschaft vollständig unfruchtbaren Zeitraum von mehr als zwei Jahrtausenden in sich begreifend, mit der therapeutischen Benutzung der Electrisirmaschine und Leidner Flasche endet — der Zweite: von der Entdeckung der Contact-Electricität 1789 bis zur Entdeckung der Inductions-Electricität 1831 — der Dritte: von dieser Zeit ab bis in die Gegenwart reicht.

Aus dem ersten Abschnitte sind uns nur wenige und vereinzelte Thatsachen bekannt. So genossen die Alten häufig das Fleisch des Zitterrochens (Raja torpedo) behufs der Heilung von Krankheiten; so setzten schon vor Jahrtausenden die Negerfrauen West-Afrika's ihre kranken Kinder in ein mit Wasser gefülltes Loch, in welchem sich dergleichen Fische befanden. Aehnliches that Scribonius Largus, ein unter dem Kaiser Tiberius lebender Arzt, zur Heilung von Podagra und Gicht. Plinius erwähnt ebenfalls der Electricität als Heilmittel, Dioscorides einer electrischen Kur des Prolapsus ani. — Soweit die geschichtlichen oder vielmehr mythischen Data dieser Epoche.

Erst um die Mitte des achtzehnten Jahrhunderts, nach der Erfindung der Electrisirmaschine und der Leidner Flasche, experimentirten die Aerzte von Neuem mit diesem Heilmittel. Es sind hier unter den Deutschen: Kratzenstein, der die Reibungs-Electricität bei Lähmung eines Fingers mit Erfolg benutzte, de Haën, unter dessen Leitung im Wiener Krankenhause experimentirt wurde, unter den Franzosen: Jallabert, Sigaud de la Fond, Bertholon und endlich Mauduyt erwähnenswerth, welcher Letztere durch den glänzenden Bericht, den er in der Société royale de médecine 1773 abstattete, die Aerzte zu begeisterten Anhängern des neuen Heilverfahrens machte. So wurde denn vielfach von der Electricität als electrischem Bade oder electrischem Durchströmen oder electrischem Hauche, oder von Funken und Schlägen zu den mannichfachsten Zwecken Gebrauch gemacht und in ihr ein kräftiges Reizmittel für die gesunkenen Nervenkräfte erkannt. Cavallo sammelte die einzelnen Beobachtungen in seinem: Essay of the theory and practice of medical electricity. London 1780. Er fand die Electricität wirksam bei Lähmungen von Muskeln, Augenschwäche, Harthörigkeit, bei Chorea, Epilepsie, bei chronischem Rheumatismus, scrofulösen Drüsenanschwellungen, beim Bandwurm, besonders aber als Wiederbelebungsmittel für Scheintodte. Bald aber wandte man, nach dem Fehlschlagen mancher Hoffnung und nachdem eine neu entdeckte unendlich reichere Electricitäts-Quelle, der Galvanismus, die Aufmerksamkeit der gelehrten Welt auf sich gezogen hatte, der Electrisirmaschine und der Leidner Flasche den Rücken, um sich mit noch sanguinischeren Hoffnungen der neuen Panacee zuzuwenden.

Werfen wir von hier aus einen flüchtigen Blick auf die therapeuthische Anwendung des Magnet, die wir hier füglich nicht übergehen können, so wandte man auf diesen, trotz der frühzeitigen Bekanntschaft mit seiner Kraft, ärztlicherseits erst im Mittelalter sein Augenmerk, und besonders Paracelsus empfahl ihn „als ein Mittel, welches solche Heimlichkeiten besässe, dass man ohne dasselbe in den Krankheiten nichts wohl ausrichten könne und sei ein solch tapfer frei Stück Eisen für einen Künstler in der Arznei, dass keines weit und breit gefunden werden mag, von dem sich so viel sagen liesse.“ Die Erfolge aber waren höchst unbedeutend, so lange nur die schwache Wirkung des Magneteisensteins zu Gebote stand, bedeutender wurden sie in der Mitte des vorigen Jahrhunderts durch die Bereitung und Anwendung der künstlichen Magnete, besonders von Maximilian Hell in Wien.

Nachdem Galvani 1789 die Berührungs-Electricität entdeckt und gefunden hatte, dass wenn man entblösste Nerven oder Muskeln mit zwei miteinander verbundenen Metallen berührt, Zuckungen entstehen, die aber sofort aufhören, wenn idioelectrische Körper dazwischentreten, schloss er daraus, es müsse in den Thieren eine electrische Materie vorhanden sein, von der alle Muskelbewegungen abhängen, gab dieser den Namen: thierische Electricität und sprach so, anscheinend vorschnell, eine Behauptung aus, deren Richtigkeit, nach langen Kämpfen, erst die allerneueste Zeit anzuerkennen genöthigt ist. Alexander Volta trat gegen diese Behauptung auf, und wies nach, dass die zur Hervorbringung dieses Phänomens nothwendigen Metalle heterogen sein müssten, dass es dagegen aber nicht nothwendig sei, Nerv und Muskel mit beiden Metallen zu berühren, sondern dass die gleichzeitige Berührung zweier Stellen Eines Nerven oder Muskels zur Erzeugung dieses Phänomens genügte; durch die Construction der nach ihm benannten Säule wurde er zu gleicher Zeit der Schöpfer der Lehre des Galvanismus und somit derjenigen Entdeckungen, die den Stolz unsers Jahrhunderts ausmachen. Aber Volta sowohl als Valli blieben dabei stehen, dass der Nervenfluidum electrischer Natur sei und nur durch die Berührung der verschiedenen Metalle in Bewegung gesetzt werde, während Reil, Gren, Fontana etc. die thierische Electricität überhaupt leugneten und die durch Berührung verschiedener Metalle erregte Electricität als Reiz für die dagegen empfindliche Muskelfaser betrachtet wissen wollten. 1797 veröffentlichte A. v. Humboldt sein berühmtes Werk (Versuch über die gereizte Muskel- und Nervenfaser etc. Band 1.), in welchem er den Einfluss des Galvanismus auf die augenblickliche Veränderung der Absonderung zeigte, das Verhalten der Muskeln oder Nerven gegen den galvanischen Reiz prüfte, die Abhängigkeit der Nervenreizbarkeit von äusseren Umständen, Anstrengungen, krankhaften Zuständen etc. nachwies, und somit die Reihe der sogenannten galvanischen Reizversuche veröffentlichte, die von dieser Zeit ab eine so wichtige Rolle in der Physiologie spielen. — Indessen hatte Valli die Berührungs-

Electricität zur Erkennung des Scheintodes vorgeschlagen — Hufeland und Sömmering den N. phrenicus als denjenigen Nerv bezeichnet, der sich für die Anbringung des galvanischen Reizes behufs der Wiederbelebung am besten eigne; es hatten Pfaff, Reil, Humboldt etc. die Berührungs-Electricität als besonders wirksam bei Lähmungen gewisser Organe empfohlen. Bisher hatte man aber noch mit einzelnen Kettenverbindungen experimentirt. Als aber die Volta'sche Säule, 1800 construirt, mit ihren grossartigen Erscheinungen die Aufmerksamkeit der Aerzte in höherem Maasse auf sich gezogen hatte, da wandten Loder in Jena unter Assistenz von Bischoff und Lichtenstein, Grapengiesser und Hers in Berlin, die medicinische Schule unter Leitung von Hallé in Paris, dieselbe vielfach bei Lähmungen der Extremitäten, Sinnesnerven, Professor Schaub in Cassel, Eschke, Director der Taubstummen-Anstalt in Berlin bei Harthörigen und Taubstummen an. Aldini und Bichat experimentirten zuerst an Hingerichteten (1802). Im Allgemeinen wurden in Frankreich und namentlich in Italien, der Wiege des Galvanismus, seiner Anwendung viel engere Grenzen gesteckt, als in Deutschland — gleichwohl sollen dort den Beobachtungen von Gentili und Palazzi zufolge, einzelne Fälle von Melancholie durch Galvanismus geheilt worden sein. Die vielen Misserfolge aber, die dem Heilmittel bei einer häufig kritiklosen Anwendung, bei der Unvollkommenheit und Unbeständigkeit der Apparate etc. nicht fehlten, hatten die Folge, dass sich wissenschaftlich gebildete Aerzte wenig mit der therapeutischen Anwendung des Galvanismus beschäftigten, und dass dieselbe Charlatanen anheim fiel, die mit Volta'schen Säulen, als Panaceen gegen alle Gebrechen, die Märkte bezogen und in ihren Buden die Blinden sehend, die Tauben hörend, die Lahmen gehend machten. — Aber auch der Mesmerismus, der um diese Zeit aufkam, sich schnell durch Frankreich und Deutschland verbreitete, selbst unter den Aerzten: Hufeland, Wolfart, Kluge etc. begeisterte Anhänger fand, diente dazu, die Männer von Fach dem medicinisch-praktischen Studium der Electricität immer mehr abwendig zu machen, im Volke den Begriff von Magnetismus und Electricität immer mehr zu verwirren, so dass am Ende mineralischer und animalischer Magnetismus, Talismane, Amulete, Besprechung und sympathetische Kuren in einer Reihe rangirten. So sank denn der Glaube nicht nur an die Wunderkraft, sondern auch an die Heilkraft der Electricität und wir haben in dieser Periode nur wenige Namen zu nennen, die in der Geschichte der Electrotherapie von Bedeutung sind; es gehören hierher G. F. Most (Ueber die grossen Heilwirkungen des in unsern Tagen mit Unrecht vernachlässigten Galvanismus. Lüneburg 1823), Sarlandière, der durch die Anwendung der Acupunctur die Einwirkung der Electricität auf tiefer liegende Organe möglich machte, und Magendie, der durch die Autorität seines Namens das sinkende Vertrauen in dieses Heilmittel aufrecht erhielt.

Erst seit Faraday's Entdeckung der Inductions-Electricität begann eine neue Aera für ihre Anwendung in der Medicin. 1832 construirte Pixii die erste magnet-electrische Rotations-Maschine, an der später Saxton, Keil, Ettinghausen, Stöhrer wichtige Verbesserungen vornahmen. Da der hohe Preis der Verbreitung dieser Apparate hinderlich war, so construirten Aldini, Neef, Wagener, Rauch etc. billigere volta-electrische Apparate, welche Duchenne, Du Bois-Reymond, Stöhrer bedeutend verbesserten. Aerzte, Physiker und Physiologen wandten jetzt der Electricität mit gleichem Eifer ihre Aufmerksamkeit zu: Marshall Hall, Golding Bird, Stokes, Philipps, Graves, Donovan unter den Engländern — Poisseuille, Pétrequin, Masson, Duchenne, A. Becquerel etc. unter den Franzosen — Weber, Froriep, Schuh, Heidenreich, Richter, Moritz Meyer, Schulz, Erdmann, Baierlacher, Eckhard, Remak, Heidenhayn, A. Fick, Ziemssen, Althaus, Rosenthal, Benedikt, Frommhold etc. unter den Deutschen.

Pravaz hatte zuerst die Idee: Aneurysmen durch Galvanopunctur zu heilen, Liston machte die ersten Versuche an Menschen, Ciniselli hatte den ersten glücklichen Erfolg — Bertani und Milani wandten die Gelvanopunctur mit Glück bei Varicen an. — Radford, Simpson, Frank etc. benutzten die Electricität in der Geburtshülfe.

Gestützt auf Davy's und Ritter's Beobachtungen über den Einfluss grossplattiger Volta'scher Säulen auf Erzeugung thermischer Wirkungen, benutzten Crussel, Marshall, Middeldorph, Alph. Amussat, Zsigmondy, Schuh etc. den Platinschliessungsdraht als Glühapparat für chirurgische Zwecke.

Nachdem Nicholson und Carlisle durch die Volta'sche Säule das Wasser, Davy die Alcalien zersetzt hatten, brachten einzelne Aerzte die chemische Wirkung der Electricität zu physiologischen und therapeutischen Zwecken in Anwendung. — Heidenreich zersetzte durch die Säule das Blut — Prévost und Dumas, Bence Jones: Harnblasensteine — Crussel, Colley, Willebrand, Wells benutzten dieselbe zur Heilung bösartiger Geschwülste und Geschwüre, — Fabré-Palaprat, Orioli etc. versuchten Arzneistoffe in einen Theil des menschlichen Körpers überzuführen — endlich Verqués, Poey und Meding Metalle aus dem Organismus zu entfernen.

Neben der therapeutischen Ausbente, welche die Electricität auf diese Weise im Gesammtgebiete der Heilkunde, in der inneren Medicin, Chirurgie und Geburtshülfe gewährte, ist sie derselben besonders durch M. Hall's, Duchenne's, M. Meyer's und Benedikt's Bemühungen auch auf andre Weise dienstbar geworden, indem es Duchenne durch Vervollkommnung der bezüglichen Apparate, wie durch die verbesserte (localisirte) Anwendung des inducirten Stromes gelang, dieselbe als ein wichtiges diagnostisches Hülfsmittel in die Medicin einzuführen.

In dem letzten Jahrzehnt bemühte sich Remak die physiologischen Unterschiede in der Wirkung constanter und unterbrochener electrischer Ströme genauer zu erforschen, den constanten im Gegensatz zu den unterbrochenen, die Muskel- und Nervenkrankheiten fast exclusiv als Heilobject zu überweisen, und ihre Wirksamkeit auch auf die Behandlung der Gehirn- und Rückenmarkskrankheiten auszudehnen. Seine Beobachtungen auf diesem Gebiete sind ausser in seiner Galvanotherapie, in einer ebenso kleinen, als gehaltreichen Schrift: Application du courant constant au traitement des neuroses etc. (Paris. Baillière. 1865) niedergelegt, die kurz vor seinem Tode veräffentlicht, den Electrotherapeuten gleichsam als heiliges Vermächtniss hinterblieben ist. So extravagant auch Remak oftmals in seinen Aeusserungen war, so ungerecht er häufig gegen die Leistungen des intermittirenden Stromes zu Felde zog, den kein Electrotherapeut entbehren kann, dem viele ihre schönsten Erfolge verdanken, so geneigt er endlich war, aus einem oder wenigen geheilten Fällen die kühnsten Schlüsse über deren Tragweite zu ziehen, so müssen doch besonders alle diejenigen, denen Gelegenheit gegeben war, Remak's geniale Leistungen in der Nähe zu beobachten, den Worten unseres v. Graefe (Berl. klin. Wochenschrift 1865, Pag. 479) beistimmen, „dass Remak durch die Einführung des constanten Stromes in die medicinische Praxis dieselbe mit einem äusserst werthvollen Schatze bereichert hat, dessen Hülfe sich in zahlreichen, sonst schwer heilbaren Zuständen entfaltet.“ — Remak's Nachfolgern ist die grosse Aufgabe gestellt, seine Beobachtungen vorurtheilsfrei zu prüfen, die vielen Waizenkörner von der Spreu zu sondern, das über Gebühr ausgedehnte Feld der Wirksamkeit des Stromes passend zu beschränken — aber auch keinen seiner Aussprüche ohne Weiteres vornehm bei Seite zu werfen, da er zu den genialen Menschen gehörte, die häufig instinctiv das Richtige finden, und in deren selbst barok klingenden Aeusserungen immer ein gesunder Kern, etwas Wahres enthalten ist. — Uebrigens ist die Anwendung des constanten Stromes, den Remak in die medicinische Praxis zu einer Zeit einführte, in der die Unvollkommenheit der galvanischen Elemente eine tägliche Reinigung der Batterie nothwendig machte, heutzutage, wo behufs der Telegraphie die Qualität der Elemente durch Meidinger, Smee, Stöhrer und vor Allen durch Siemens & Halske so erheblich verbessert worden ist, mit viel geringeren Schwierigkeiten verbunden, wenn auch eine bequeme transportable Batterie noch bis heute ein pium desiderium geblieben ist.

Schliesslich müssen wir aber auch der Männer erwähnen, die die Gesetze der in den verschiedenen thierischen Geweben und Organen vorhandenen electrischen Ströme zu ergründen bestrebt waren, eines Ritter, Pfaff, Nobili, Matteucci etc., durch deren Vorarbeiten Du Bois-Reymond der sogenannten thierischen Electricität eine wissenschaftliche Basis zu geben, die Gesetze des Muskel- und Nervenstromes aufzufinden und den Einfluss von aussen hinzutretender electrischer Ströme auf die Letzteren zu ergründen im Stande war. Gestützt auf diese Untersuchungen, welche Du Bois-Reymond in seinem Werke „Untersuchungen über thierische Electricität“ niedergelegt hat, arbeiten seine Schüler Pflüger, Heidenhayn, J. Rosenthal, v. Betzold etc. mit rastlosem Eifer weiter.

ZWEITER ABSCHNITT.

Von den Wirkungen der electrischen Ströme im Allgemeinen.

Von den verschiedenen Quellen der Electricität hat man bis jetzt die Electricität durch Reibung, Berührung und Induction zu therapeutischen Zwecken angewandt.

1. Reibungs-Electricität.

Reibt man eine Glasröhre der Länge nach mit einem wollenen Lappen oder mit einem Lederstückchen, welches mit einem Amalgam von Quecksilber, Zink oder Zinn bestrichen ist, so wird sie hierdurch electrisch und ist, falls die gleichzeitig erzeugte entgegengesetzte Electricität gehörig abgeleitet wird, im Stande, einem andern nicht electrischen Körper, der mit ihr in Verbindung gesetzt ist, ihre Electricität mitzutheilen. Zur Hervorbringung der Reibungs-Electricität bedient man sich entweder des Electrophor, welcher lange Zeit hindurch geringe Electricitätsmengen liefert oder der Electrisirmaschine, mit deren Hülfe man grosse Electricitätsmengen auf einen isolirten, mit ihr in Verbindung gesetzten Körper überströmen lassen kann. Die Funken, die dabei auf den betreffenden Körpertheil übertreten, rufen eine unangenehme Empfindung von Zittern, Stechen, Prickeln hervor, sie erzeugen kleine, Mückenstichen ähnliche Flecke, zuweilen kleine Brandblasen, je nach der Grösse und Stärke der Funken. Dabei wird die Haut geröthet, ihre Empfindlichkeit gesteigert, die Hautausdünstung vermehrt (Sundelin, Anleitung zur medicin. Anwendung der Electricität und des Galvanismus. Berlin 1822. Pag. 49). Die Wirkung erstreckt sich nicht auf die tiefer liegenden Gewebe und ist kaum im Stande Contractionen oberflächlicher Muskeln hervorzurufen. Man hat die Electricität der Electrisirmaschine medicinisch unter den verschiedensten Formen: als electrisches Luftbad, als ungehinderte electrische Strömung, als electrisches Bad, electrischen Hauch etc. angewandt, aber alle diese Anwendungsarten gehören mehr der Geschichte, als der Therapie an, mit der wir uns hier hauptsächlich zu beschäftigen haben.*)

Die Leidner Flasche ruft dadurch, dass sie grössere Mengen Electricität auf einer kleinen Oberfläche anhäufen und auf einen beliebigen Körpertheil überströmen lassen kann, viel bedeutendere physiologische Wirkungen hervor. Setzt man die eine Hand mit dem Knopf, die andere mit der äusseren Belegung der Flasche in Verbindung, so entsteht ein unangenehmes erschütterndes Gefühl von heftigem Zucken. Bei schwacher Ladung empfindet man den Schlag nur im Vorderarm, bei stärkerer auch im Oberarm, bei noch stärkerer bringt der Schlag einen durchdringenden Schmerz in der Brust hervor. Die Wirkung erstreckt sich auch auf die tieferliegenden Gewebe, die Muskeln ziehen sich kräftig zusammen. Bringt man den Knopf einer Leidner Flasche auf einen Nervenstamm, so entsteht die Empfindung einer heftigen Nervenquetschung, gefolgt von Erstarrung — bei höherer Spannung der Electricität sinkt das betreffende Glied oder der ganze Körper, wie vom Blitze getroffen, um. Schon eine schwache Batterie, d. h. eine Verbindung weniger kleiner Flaschen ist im Stande, kleine Thiere, Vögel, Hasen etc. zu tödten, kräftigere tödten selbst Hunde, oder, wie der Blitz, Menschen. Es zeigen sich an den berührten Hautstellen Verbrennungen, Sugillationen, Zerreissungen. Bei erfolgtem Tode ist keine anatomische Verletzung nachzuweisen, die denselben genügend erklärt, das Blut im Herzen und in den Gefässen zeigt keine Gerinnung.

---

*) Nur die Engländer wenden die Electrisirmaschine noch jetzt häufig in den Fällen an, wo sie eine allgemeine Erregung hervorzubringen beabsichtigen, wie bei Chorea, Bleilähmung, rheumatischen und hysterischen Paralysen und lassen dann meist Funken auf das Rückgrat übertreten. (S. On the Value of Electricity, as a remedial agent by William Gull; Guy's Hospatal reports II. Series. Vol. VIII. part I. Pag. 80. — 1852.)

Den erwähnten physiologischen Erscheinungen gemäss könnte man die Anwendung der Leidner Flasche in denjenigen Fällen für indicirt halten, wo man oberflächlich gelegene Theile erregen will; wo aber eine tiefere Einwirkung nothwendig ist, musste man wegen der unangenehmen und gefährlichen Complicationen, die leicht mit ihrem Gebrauch verbunden sind, von ihrer Anwendung abstehen. Da sich aber auch die Einwirkung auf oberflächlich gelegene Theile viel vollkommener durch die galvanische und Inductions-Electricität, mit denen wir uns sogleich beschäftigen werden, erreichen lässt, so hat man von der Leidner Flasche für therapeutische Zwecke Abstand genommen.

---

2. Berührungs-Electricität (Galvanismus).

Die galvanische Electricität wird durch Berührung zweier ungleichartiger electrischer Leiter, gleichviel ob Flüssigkeiten oder fester Körper, oder durch Berührung von Metallen mit Gasarten oder Flüssigkeiten entwickelt. Die durch Berührung zweier Flüssigkeiten entwickelte Electricität ist im Vergleich mit der durch Berührung zweier Metalle erzeugten sehr schwach. Aber sind auch im Allgemeinen alle Metalle gute Electromotoren, so beobachtet man doch in dieser Hinsicht einen grossen Unterschied zwischen denselben; es bilden Zink, Blei, Zinn, Eisen, Kupfer, Silber, Gold, Platin, Kohle in der Weise eine Reihenfolge (electrische Spannungsreihe), dass immer der vorangehende Körper in Berührung mit allen folgenden positiv electrisch wird, der electrische Gegensatz aber ein um so grösserer ist, je weiter zwei der genannten Metalle dieser Reihe von einander entfernt liegen. Am kräftigsten wirkt mithin unter sonst gleichen Verhältnissen eine Zink-Kohlen- oder Zink-Platin-Kette, besonders wenn verdünnte Schwefelsäure oder Salpetersäure oder eine Lösung von Chlorkalk, Salmiak oder Kochsalz als Zwischenleiter benutzt wird.

Bedient man sich nur eines flüssigen Zwischenleiters, so hat man Ströme von veränderlicher, anfangs oft beträchtlicher, aber bald abnehmender Stromstärke, während durch Benutzung zweier Zwischenleiter die vollkommneren, in ihrer Stärke längere Zeit gleichbleibenden, sogenannten constanten Ketten entstehen. Diese Veränderlichkeit oder Unveränderlichkeit der Ketten beruht auf einem chemischen Zersetzungsprozess, der in der leitenden Flüssigkeit vor sich geht und die sogenannte Polarisation der Platten bedingt. Durch diesen Prozess wird eine Zersetzung der Flüssigkeit, in welcher die Metalle eintauchen, bewirkt, die Zersetzungsprodukte lagern sich auf den Metallen ab und entwickeln ihrerseits einen Strom, den sogenannten Polarisationsstrom, der, da er stets eine entgegengesetzte Richtung von dem hat, durch den er entstanden, diesen mehr oder weniger schwächt oder endlich ganz aufhebt. Hätten wir z. B. eine Zink- und Kupferplatte, durch einen Draht verbunden in ein mit Zinkvitriollösung gefülltes Gefäss eingetaucht, so zersetzt sich das Zinkoxyd der Lösung in der Weise, dass der Sauerstoff an die Zinkplatte geht und neues Zinkoxyd bildet, während sich metallisches Zink auf der Kupferplatte niederschlägt. Hat sich die Kupferplatte vollkommen mit einer Zinkoxydschicht überzogen, so hört jeder Strom auf, da jetzt nicht mehr zwei heterogene, sondern zwei gleiche Metalle durch den Zwischenleiter verbunden sind. Hat man statt der Metalllösung verdünnte Schwefelsäure angewandt, so zersetzt sich ihr Wasser, es bildet sich auf der einen Seite Zinkoxyd, während sich auf der andern das Kupfer mit einer Schicht Wasserstoff überzieht. Sauerstoff bildet das electronegative Ende der Spannungsreihe, Wasserstoff ist jedenfalls noch electropositiver, als Zink — es entsteht mithin ein Strom von der Ablagerungsstätte des Wasserstoff zu der des Sauerstoff, d. h. vom Kupfer zum Zink und mithin dem primären Strome entgegen. Schaltet man dagegen zwei flüssige Leiter ein, die durch einen porösen Körper: thierische Membran, Thoncylinder von einander getrennt werden, so wird die Polarisation vermieden, indem in diesem Falle durch den an der Scheidewand vor sich gehenden Prozess der Wasserbildung, die Metallflächen rein erhalten werden. Hätten wir z. B. eine sogenannte Daniel'sche Kette, d. h. einen Zinkcylinder, der sich in einem mit verdünnter Schwefelsäure gefüllten Darmcylinder befindet, und diesen Darmcylinder in einem mit Kupfervitriollösung gefüllten Kupfercylinder stehen, so wird auf der inneren Seite des Darmcylinders das Wasser zersetzt, der Sauerstoff geht zum Zink und bildet Zinkoxyd, welches sich in der Säure auflöst, der Wasserstoff hingegen geht zum Darmcylinder und bildet hier gleichsam den positiven Pol für den Strom, der nun in die andere Flüssigkeit übergeht. Das Kupferoxyd hingegen wird in der Weise zerlegt, dass der Sauerstoff zur Scheidewand geht und mit dem auf der andern Seite ausgeschiedenen Wasserstoff Wasser bildet, während sich metallisches Kupfer auf der Kupferplatte niederschlägt, welche auf diese Weise stets mit einer Schicht frischen Kupfers überzogen bleibt. Um die Kupfervitriollösung möglichst concentrirt zu erhalten, legt man in dieselbe eine Quantität überschüssiger Krystalle dieses Salzes, oder hängt, was noch besser ist, ein mit pulverisirtem Kupfervitriol gefülltes Florbeutelchen hinein. — Die erste constante Kette wurde von Becquerel construirt. Dieselbe besteht aus einem hohlen Kupfercylinder, der lose von einer Thierblase umgeben ist, dergestalt, dass der zwischen beiden befindliche Raum mit einer gesättigten Kupfervitriollösung gefüllt werden kann. Die Blase ist von einem hohlen Zinkcylinder umgeben und das Ganze in ein Gefäss von Glas oder Porzellan getaucht, welches verdünnte Schwefelsäure oder eine Lösung von Zinkvitriol oder Kochsalz enthält. Die bereits erwähnte Daniel'sche Kette ist nur eine Modification der Becquerel'schen. — Die jetzt gebräuchlichsten constanten Ketten sind, ausser den genannten, die Grove'sche oder Zink-Platin-Kette und die Bunsen'sche oder Zink-Kohlen-Kette. Was die Construction der Ersteren betrifft, so befindet sich ein Zinkcylinder in einem mit verdünnter Schwefelsäure gefüllten Gefässe und nimmt in seiner Höhlung eine Zelle von porösem Thon auf, in welcher sich ein Platinblech in concentrirter Salpetersäure befindet. Der Vorgang der Zersetzung ist folgender: der durch Auflösung des Zinks in Schwefelsäure entwickelte Wasserstoff wird sogleich auf Kosten der Salpetersäure oxydirt und dadurch salpetrige Säure gebildet, die gasförmig entweicht. Wegen der Kostbarkeit des Platin hat man dasselbe durch platinirtes, d. h. mit einem dünnen Platinüberzuge versehenes Blei ersetzt, welches, da das Blei hier nur als leitende Masse eintritt, so lange die Platinirung hält, die gleiche Wirkung, wie das reine Platin hervorbringt. In der Bunsen'schen Batterie ist das Platin durch die noch mehr electro-negative Kohle ersetzt. Ein Bunsen'sches Element besteht aus einem Cylinder von Kohle, der sich in einem unten geschlossenen Thoncylinder befindet. Letzterer ist von einem oben und unten offnen Zinkcylinder umgeben, welcher in einem Glassgefässe steht. Das Glas ist mit verdünnter Schwefelsäure, der Thoncylinder mit concentrirter Salpetersäure gefüllt. Die Bunsen'sche Batterie ist fast ebenso kräftig und bedeutend billiger, als die Grove'sche, aber auch wie diese durch die Entwicklung von salpetersauren Dämpfen lästig, hat ausserdem den Nachtheil, dass sie viel weniger sicher in ihrer Wirkung ist, indem in Folge einer in ihren Ursachen bisher nicht bekannten, unvollkommneren Beschaffenheit der Kohle, der anfangs so starke Strom allmälig an Stärke nachlässt und häufig weder durch Reinigung der Elemente noch durch erneute Füllung in seiner ursprünglichen Integrität wieder hergestellt werden kann. Um dem erstgenannten Uebelstand abzuhelfen, wählt man nach Poggendorf's Angabe statt der Salpetersäure eine Mischung, bestehend aus einem Pfund rothem doppelt chromsaurem Kali, einem Pfund Schwefelsäure und einem Quart Wasser. Hier bildet sich zuerst schwefelsaures Kali und Chromsäure; die Chromsäure wird zu Chromoxyd reducirt und dieses geht mit einem andern Theil der Schwefelsäure und dem obigen schwefelsauren Kali die Doppelverbindung Chromalaun (aus schwefelsaurem Kali und schwefelsaurem Chromoxyd bestehend) ein, welches sich an der Kohle ablagert. Um die Wirkung der Kohlencylinder beständiger zu machen, zieht man in neuerer Zeit statt der früher angewandten Kohlencylinder, die man dadurch erhielt, dass man ein feingepulvertes Gemenge von ausgeglühten Coaks mit Backkohle in blechernen Formen zusammenschmolz, glühte und die so erhaltene poröse Masse mit concentrirter Zuckerlösung tränkte, dann trocknete und bis zum Weissglühen erhitzte — Kohlenstücke in Gebrauch, welche aus der in den Gasretorten zurückbleibenden Coake bereitet werden. — Was die Zinkcylinder anbetrifft, welche in den allermeisten Ketten das positive Metall bilden, so entdeckte Joh. Wilh. Ritter, dass man durch Eintauchen der mittelst Schwefel- oder Salzsäure gereinigten Zinkcylinder in Quecksilber das Zink noch bedeutend positiver machen und somit durch diese Operation die Wirksamkeit und Dauerhaftigkeit des Elements in eben dem Maasse erhöhen kann. Wahrscheinlich beruht das Letztere darauf, dass das käufliche Zink stets mit anderen Metallen verunreinigt und an seiner Oberfläche niemals homogen ist, so dass sich bei der Berührung mit Säuren kleine galvanische Ketten bilden, die eine schnelle Zerstörung des Zinkes bewirken, welcher durch den Ueberzug von Zinkamalgam entgegengetreten wird. Uebrigens thut man gut, um ein möglichst tiefes Eindringen des Quecksilbers in das Zink zu bewirken, die Verquickung erst, nachdem der Cylinder tüchtig erwärmt ist, vorzunehmen. Durch Bestreichen der Aussenfläche mit einem Lack, z. B. Bernsteinlack, wird überdies die Widerstandsfähigkeit des Zinkes gegen Säuren erheblich gesteigert. Im Allgemeinen wählt man das positive Metall ziemlich gross, um der Berührung des feuchten Leiters eine möglichst grosse Oberfläche darzubieten, hingegen nimmt man das negative nicht zu gross, weil sonst leicht die Wasserstoffschicht, die sich beim Durchgang des electrischen Stromes daselbst bildet, zu bedeutend wird, um durch den Strom fortgeschafft werden zu können.

Eine häufig angewandte Modification des Daniel'schen Elements ist das Meidinger'sche. Im Innern eines grösseren Glasgefässes ist ein kleiner spitz zugehender und von einer feinen Oeffnung durchbohrter Glascylinder befestigt, der mit Kupfervitriollösung gefüllt ist, während sich in dem grösseren Gefässe das Zink in einer concentrirten Lösung von Bittersalz befindet. Von sonstigen zu therapeutischen Zwecken benutzten galvanischen Elementen sind das Smee'sche Element und Hare's Calorimeter erwähnenswerth. Das Erstere besteht aus einer mit fein zertheiltem Platin (Platinmoor) überzogenen Silberplatte, die durch Polster von Guttapercha von den amalgamirten Zinkplatten getrennt ist, die sie von beiden Seiten umgeben; die Platten tauchen ohne poröse Scheidewände in 25fach verdünnte Schwefelsäure. In den Smee'schen Elementen darf die Silberplatte nicht zu dünn sein und muss eine gewisse Straffheit besitzen, wodurch eine solche Batterie ziemlich theuer wird. Diesem Uebelstande hat das Genie-Comité in Wien durch die Anfertigung von Zink-Blei-Platinmoor-Elementen abgeholfen, welche überdies den Vorzug besitzen, dass da Blei und Platinmoor eine weit grössere Wahlverwandschaft haben, als Silber und Platinmoor, die Platinirung schneller, gründlicher und dauerhafter erfolgt. — Hare's Calorimeter besteht aus einer grossen Zink- und Kupferplatte, die durch Tuchstreifen getrennt auf einem drei Zoll dicken und ein bis anderthalb Fuss hohen Holzcylinder spiralförmig aufgewunden sind, so dass sie eine Oberfläche von 50 bis 60 Quadratfuss bilden, die in verdünnte Schwefelsäure eingesenkt ist*).

*) Neuerdings hat man auch Ketten aus einem Metall, z. B. Eisen — Eisen-

Wenn man die beiden Metalle, die mit ihrer Flüssigkeit das galvanische Element (die einfache Kette) bilden, oder eine Zusammenstellung von gleichmässig angeordneten einfachen Ketten (die zusammengesetzte Kette, z. B. eine Volta'sche Säule oder eine Batterie) ausserhalb der Flüssigkeit, und zwar die Letztere so verbindet, dass ihre beiderseitigen Endglieder miteinander in Verbindung stehen, so heisst die Kette: eine geschlossene, in Gegenüberstellung der offenen, und der verbindende Draht: der Schliessungsbogen. In der geschlossenen Kette vereinigen sich die entgegengesetzten Electricitäten durch den Schliessungsbogen mit einander und es dauert in ihr — in Gegensatz zu den durch Reibungs-Electricität hervorgerufenen Strömen, die bei all ihrer Stärke nur eine so kurze Dauer haben, als zur Neutralisation der auf den Conductoren angesammelten Electricitäten nothwendig ist — der Strom so lange ununterbrochen fort, bis die Differenzen der Spannung der Metalle durch die vollständige Auflösung des einen Metalls in der Flüssigkeit ausgeglichen ist. Die Richtung der Ströme im Schliessungsbogen geht stets von dem in der Spannungsreihe weiter unten stehenden Metall zu dem weiter oben stehenden, also beispielsweise vom Kupfer zum Zink, und man nennt in Bezug darauf das hervorragende Ende des Kupfers: den positiven, das hervorragende Ende des Zinks: den negativen Pol — eine Bezeichnung, auf die um so mehr zu achten ist, als Zink bekanntlich durch Berührung mit Kupfer positiv electrisch, mithin das positive, und Kupfer das negative Metall genannt wird. In der leitenden Flüssigkeit geht der Strom stets in entgegengesetzter Richtung, d. h. vom Zink durch die Flüssigkeit zum Kupfer. In jeder offnen Kette, gleichviel ob einfach oder zusammengesetzt, hat jeder Pol freie Electricität von einer gewissen Spannung; dieselbe ist an jedem Pol gleich gross und wird am positiven Pol mit +a, am negativen mit —a bezeichnet. Die Spannung

ketten construirt Dies beruht darauf, dass einzelne Metalle, z. B. Eisen, wenn man es in sehr concentrirte Salpetersäure taucht, in den sogenannten passiven oder electro-negativen Zustand versetzt wird, in welchem Salpetersäure dasselbe nicht mehr angreift und es etwa die Stelle des Platin in der electrischen Spannungsreihe einnimmt, so dass man Ketten aus gewöhnlichem und aus passivem Eisen construiren und sich der Salpetersäure und Schwefelsäure dabei als feuchter Leiter bedienen kann.

wächst mit der Zahl der Elemente in arithmetischer Progression, so dass sich in der Mitte der Säule, im sogenannten Indifferenzpunkt ein Plattenpaar befindet, welches keine freie Electricität hat und durch welches die Säule gleichsam in zwei entgegengesetzte electrische Hälften getheilt wird.

Leitet man den Strom mittelst eines grade ausgespannten Drahtes parallel über oder unter einer Magnetnadel fort, so wird diese abgelenkt und zwar je nach der Zahl der Elemente mehr oder weniger. Die Richtung der Ablenkung ist verschieden, je nachdem man den Strom unter oder über der Magnetnadel fortleitet, oder je nachdem man die Richtung des Stromes im Drahte umkehrt. Um aus der Stellung der Nadel jedesmal die Richtung des Stromes ableiten zu können, benutzt man die folgende Ampère'sche Regel: Man denke sich eine menschliche Figur so in den Strom eingeschaltet, dass dieser zu den Füssen ein- und zum Kopf austritt; hat diese Figur ihr Gesicht der Nadel zugewandt, so wird stets der Nordpol der Nadel nach der Linken der Figur hingerichtet sein. Aus dieser Regel ergiebt sich, dass die einzelnen Theile eines Stromes, welcher im Kreise um eine Nadel herumgeleitet wird, alle auf der Nadel in gleichem Sinne ablenkend wirken, sich also in ihrer Wirkung gegenseitig verstärken, und man mithin, um eine deutlich bemerkbare Abweichung der Magnetnadel zu erzielen, nur eine grössere Anzahl gut isolirter Drahtwindungen in paralleler Richtung um dieselbe herumführen muss. Ein solches Instrument, welches auch schon zur Erkennung schwacher Ströme und zur Bestimmung ihrer Richtung dienen kann, heisst ein Multiplicator und dient als Galvanometer.

Wenden wir uns jetzt zu den Wirkungen der electrischen Ströme, so müssen wir eine doppelte Reihe derselben unterscheiden, deren eine in dem leitenden Körper selbst, deren andere in Distanz vor sich geht — beide stets proportional vorhanden. Zu den Ersteren gehören: 1. die electromotorischen Wirkungen, welche der Strom in den feuchten Leitern, in porösen Gefässen, Membranen etc. hervorruft; 2. die thermischen oder caustischen Wirkungen, d. h. die Erhitzung des Leiters; 3. die chemischen Wirkungen, welche die physiologischen (Bewegungs- und Empfindungs-Phänomene) in sich begreifen. Zu den Wirkungen in Distanz gehören: 1. die Ablenkung der Magnetnadel (magnetische Wirkung des electrischen Stromes); 2. die Magnetisirung des weichen Eisens (electro-magnetische Wirkung); 3. die Induction, d. h. die Fähigkeit eines electrischen Stromes in einem entfernten Leiter einen zweiten Strom hervorzurufen.

Die Wirkung einer Kette hängt, alles Andere gleichgesetzt, von der Spannung ab, die ihre Pole im ungeschlossenen Zustand haben; sie wird nach Zusammensetzung und Zahl der Elemente eine verschiedene sein, und wird die electromotorische Kraft der Kette genannt. Denken wir uns nun einen beliebigen, aber an allen Stellen gleich starken metallischen Draht kreisförmig gebogen und an irgend einer Stelle in ihm den Sitz der electromotorischen Kraft, so wird in einer gegebenen Zeit, wo wir auch immer einen Querschnitt senkrecht auf seine Richtung nehmen, ein und dieselbe Menge Electricität diesen Querschnitt passiren. Die Menge von Electricität aber, welche in einer bestimmten Zeiteinheit durch einen beliebigen Querschnitt des Schliessungsbogens geht, heisst die Stromstärke. Dieselbe wird gemessen entweder durch die electromagnetische Wirkung des Stromes, d. h. durch die Grösse der Ablenkung der Magnetnadel mittelst des Galvanometers, oder durch die electrochemische Wirkung, d. h. durch seine Fähigkeit, chemische Verbindungen zu zersetzen. Immer wird je grösser die electromotorische Kraft, desto grösser auch die Stromstärke, d. h. die Letztere der Ersteren direct proportional sein. Umgekehrt verhält es sich mit dem Leitungswiderstande. Jeder Stoff, welcher überhaupt die Fähigkeit besitzt, sich von der Electricität durchdringen zu lassen, welcher also Leiter der Electricität ist, setzt ihrer Bewegung einen bestimmten Widerstand entgegen, welcher die Bewegung der Electricität verlangsamt und dies um so mehr, je grösser er selbst ist. Derselbe, der Leitungswiderstand genannt, ist mithin der Stromstärke indirect proportional. Bezeichnen wir die Stromstärke mit S, die electro-motorische Kraft mit K, den Leitungswiderstand mit W, so ergiebt sich daraus, als Ausdruck des Ohm'schen Gesetzes die Formel $S = \frac{K}{W}$: Stromstärke gleich electromotorischer Kraft durch Leitungswiderstand.

Dies Gesetz, das wichtigste für die rationelle Anwendung der Electricität in der Medicin, behält seine Gültigkeit, wenn sich auch mehrere qualitativ und quantitativ verschiedene Widerstände im Kreise befinden. Der Widerstand eines Körpers gegen die Bewegung der Electricität ist aber sehr verschieden nach Form, Länge, Querschnitt, Temperatur, nach der Besonderheit des Materials, woraus er gebildet ist etc. Seine Abhängigkeit von der Form lässt sich in den allermeisten Fällen nicht durch eine einfache Formel ausdrücken, hingegen experimentell zur Anschauung bringen, dagegen findet man als allgemeines Gesetz, dass mit wachsender Länge des eingeschalteten Drahtes der Leitungswiderstand zunimmt oder, was dasselbe ist, die Stromstärke abnimmt, und umgekehrt mit wachsendem Querschnitt der Widerstand abnimmt oder die Stromstärke zunimmt. Es lässt sich mithin der Leitungswiderstand, insofern er von der Länge L und dem Querschnitt des Leiters Q abhängig ist, durch die Formel $W = \frac{L}{Q}$ ausdrücken: Leitungswiderstand gleich Längsschnitt durch Querschnitt.

Was die Abhängigkeit des Leitungswiderstandes von Temperaturverhältnissen anbetrifft, so nimmt derselbe bei den Metallen mit zunehmender Temperatur gleichfalls zu, bei den Flüssigkeiten dagegen unter gleichen Bedingungen ab. Den wesentlichsten Einfluss auf die Grösse des Leitungswiderstandes übt aber die Qualität des Leiters, oder der Stoff aus, aus dem er gebildet, weil hier unglaubliche Differenzen zur Sprache kommen — so verhält sich der Widerstand des Kupfers zu dem des Wassers, wie 1 : 4000 Millionen, der Widerstand des Kupfers zu dem einer concentrirten Auflösung von Kupfervitriol, wie 1 : 11 Millionen etc. — Im Allgemeinen bieten die Metalle den geringsten Leitungswiderstand, aber auch ihr specifisches Leitungsvermögen ist verschieden; setzen wir z. B. das Leitungsvermögen des reinen Silbers = 100, so ist das des Kupfers = 80, das des Goldes = 55, des Zinks = 27, des Eisens = 15, des Platins = 10, des Quecksilbers = 2.*) Der Widerstand der Flüssigkeiten ist ungleich grösser, so leitet die fast am besten leitende Flüssigkeit: Salpeter-

*) Nach Widemann und Franz ist die Leitungsfähigkeit der Metalle für Electricität und Wärme die gleiche.

säure, etwa millionemnal schlechter als Silber. Den geringsten Widerstand unter den bis jetzt geprüften Flüssigkeiten bietet Schwefelsäure und Wasser in einem bestimmten Verhältniss gemischt, während jede einzelne dieser Flüssigkeiten sehr schlecht leitet.

Was den Leitungswiderstand des thierischen Körpers im Allgemeinen anbetrifft, so scheint die Vorstellung, dass die thierischen Gewebe gleich den Flüssigkeiten schlechte Leiter seien, zuerst von Cavendish ausgesprochen zu sein. Gleichwohl blieb die Zahl methodisch ausgeführter Untersuchungen, sowohl in Betreff des Leitungswiderstandes der thierischen Gewebe überhaupt, als auch in Bezug der Differenz desselben in den einzelnen Geweben bis in die Neuzeit sehr gering. So wusste man auch schon längst, dass pflanzliche und thierische Theile nur vermöge der in ihnen enthaltenen Flüssigkeiten leiten und getrocknet zu Nichtleitern werden, dass thierische Flüssigkeiten und die von ihnen durchtränkten Theile bessere Leiter sind als kaltes Wasser. — Ritter hatte auch bereits den bedeutenden Widerstand erkannt, den die trockene Epidermis dem Durchtritt des electrischen Stromes entgegensetzt. — Humboldt hatte demgemäss an von der Oberhaut entblössten Stellen (Blasenpflasterwunden) experimentirt, und dadurch den Leitungswiderstand des Körpers erheblich herabgesetzt; gleichwohl herrschten namentlich über die Nerven, denen man eine ganz absonderliche Leitungsgüte zuschrieb, manche falsche Ansichten. Erst durch die Arbeiten von Person, Pouilliet, Ed. Weber (Quaestiones physiologicae de phaenom. galv.-magnet. in corp. hum. observatis. Commentatio pro facultate scholas acad. habendi 1836), Lenz wurden richtige Behauptungen mit sicherer Grundlage versehen, irrige widerlegt. Pouilliet berechnete den Widerstand, den der menschliche Körper darbietet, wenn beiderseits die ganze Hand in Wasser getaucht wird, dem 1 pCt. Schwefelsäure zugesetzt ist, gleich dem Widerstande, den 49,082 Meter Kupferdraht von 1 Millim. Durchmesser dem electrischen Strome darbieten; nach Lenz und Ptschelnikoff (Ueber den Leitungswiderstand des Körpers gegen galv. Ströme in Poggendorf's Annalen Band 56. Pag. 429 seq.) kommt der Leitungswiderstand des menschlichen Körpers dem eines Kupferdrahtes von 91,762 Meter Länge und 1 Millim. Durchmesser gleich. — Man fand ferner, dass der menschliche Körper denselben Leitungswiderstand darbiete, wie ein mit Blut und anderen salzigen Flüssigkeiten imprägnirter Körper, nämlich einen 10 bis 20 Mal kleineren als destillirtes, ebenso warmes, und einen ebenso grossen als warmes Salzwasser. Endlich ergab sich, dass die Epidermis trocken und kalt einen 50 Mal grösseren Leitungswiderstand entgegensetze, als der ganze menschliche Körper von der rechten zur linken Hand, dass dieser Widerstand aber mit dem Grade der Durchwärmung und Durchfeuchtung und der Leitungsgüte der durchfeuchtenden Flüssigkeit sinke.

Was die einzelnen Gewebe anbetrifft so hat Person (Sur l'hypothèse des courants électriques dans les nerfs — Magendie, Journal de Physiologie experimentale 1830 T. X) zuerst die Ansicht ausgesprochen, dass die Nerven keine bessere Leitungsfähigkeit besässen, als die Muskeln und andere feuchte thierische Theile. Nach Matteucci leiten die Muskeln die Electricität vier Mal so gut, als die Nerven — nach Schlesinger (die Electricität als Heilmittel; vom physikalischen und experimentell physiologischen Standpunkt erörtert. Zeitschrift der Wiener Aerzte. 1852. Juli) verhält sich das Leitungsvermögen der Muskeln zu dem der Nerven wie 8 : 3 — nach C. Eckhardt (Beiträge zur Anatomie und Physiologie Heft 1. Ueber den galvanischen Leitungswiderstand der thierischen Gewebe), wie 1,9 : 1. Eckhardt fand ferner, dass Sehne, Knorpel und Nerv keine erheblichen Differenzen in ihrem Leitungswiderstand bieten, so dass es schwer sei anzugeben, welches dieser Gebilde besser leite. Was die Knochensubstanz anbetrifft, so fand er den Widerstand der compacten Substanz 16 bis 22 Mal grösser, als den des Muskels, den der spongiösen, nach seinem erheblichen Wassergehalt auch erheblich geringer. Der Leitungswiderstand der Haut ist an verschiedenen Körperstellen ein dem Grade nach verschiedener, und hängt dies zum grossen Theil von der Beschaffenheit der Wege ab, auf welchen die Feuchtigkeit des Stromgebers mit den feuchten Theilen des menschlichen Körpers in Berührung treten kann, d. h. von den Haarwurzelbälgen und den Ausführungsgängen der Schweissdrüsen (s. Remak Galvanotherapie Pag. 81).

Die organischen Flüssigkeiten, die mit Blut gefüllten Gefässe leiten besser, als die Muskeln, während Fascien, Aponeurosen, das subcutane oder intramusculäre Zellgewebe dem electrischen Strome einen sehr bedeutenden Leitungswiderstand darbieten. Der Leitungswiderstand der Schleimhäute ist sowohl wegen ihres geringen Durchmessers, als wegen ihrer Durchfeuchtung unerheblich. Die schlechtesten Leiter im thierischen Organismus sind die Horngebilde: Epidermis, Haare, Nägel. Nach Eckhardt (l. c.) scheint überhaupt der Leitungswiderstand thierischer Gewebe von zwei Faktoren abhängig zu sein: dem Wassergehalt und Gehalt an löslichen Salzen. Von diesen beiden differirt der zweite viel weniger, als der erste, und geht somit im Allgemeinen das spec. Leitungsvermögen dem Wassergehalt parallel. Deshalb ist auch, wie Ranke gefunden (Tetanus, eine physiologische Studie. Leipzig 1863) das Absterben des Muskels von einer Herabsetzung des Leitungswiderstandes begleitet, welche Beispielsweise beim Kaninchen $\frac{1}{2}$, beim Frosch $\frac{1}{3}$ des ursprünglichen Widerstandes beträgt, weil die Zersetzungsprodukte des Muskels weit bessere Leiter der Electricität sind, als die gesunde Muskelsubstanz. Die von Du Bois-Reymond entdeckte Widerstandsabnahme der Muskeln beim Kochen erklärt sich auf dieselbe Weise — Schliesslich wird der Leitungswiderstand der Gewebe durch den Strom selbst geändert. Das Gesetz, welches Benedict (Sitzungs-Bericht der kaiserlichen Academie der Wissenschaften in Wien. Band XXV. 5. 590. Juli 1857) für die Metalle gefunden hat, dass ihr Widerstand sich durch den constanten Strom vermindert, findet in gleicher Weise auf die thierischen Gewebe Anwendung.

Die Untersuchungen der genannten Beobachter wiesen aber noch auf manche andere Momente hin, die auf Erhöhung oder Herabsetzung des Leitungswiderstandes von Einfluss sind — es scheint z. B. der Leitungswiderstand eines Körpertheils sich seiner Länge direkt, seiner Dicke indirekt proportional zu verhalten, ebenso wie 2 Drähte desselben Metalls einen gleichen Leitungswiderstand ausüben, wenn sich ihre Längen umgekehrt verhalten, wie ihre Querschnitte; — so fand wenigstens Lenz, dass Arme und Beine in den sechs verschiedenen Combinationen, die sie mit einander eingehen können: rechter Arm und linker Arm — rechtes Bein und linkes Bein — rechter Arm und rechtes Bein etc. einen ziemlich gleichen Leitungswiderstand ausüben. Von Einfluss scheint ausserdem das Verhältniss der Oberfläche des betreffenden Theiles zu seinem Querschnitt zu sein; — je kleiner die Oberfläche im Vergleich zum Querschnitt, desto geringer der Widerstand — vielleicht Folge der schlechten Leitungsfähigkeit der Epidermis im Vergleich zu den übrigen thierischen Geweben — so fand Lenz, dass die einzelnen Finger jüngerer Personen und Mädchen dem electrischen Strome einen grösseren Widerstand entgegensetzen, als die Erwachsener, dass ferner der Widerstand einzelner Finger verhältnissmässig grösser ist, als der der ganzen Hand mit ineinandergelegten Fingern. Für manche andere Beobachtungen, so z. B. für die Webersche, dass die Zunge, an ihren beiden seitlichen Rändern mit Silberplatten in Berührung gebracht, einen ebenso beträchtlichen Widerstand darbietet, als der ganze menschliche Körper von einer zur andern Hand, ist bis jetzt keine ausreichende Erklärung gefunden worden; vielleicht giebt sie der anatomische Bau der Zunge. Sie besteht nämlich (s. Kölliker's mikroskopische Anatomie, 2. Hälfte der I. Abtheilung, Pag. 12) aus zwei durch eine sehnige Bandmasse getrennten gleichen Hälften, von denen jede aus einem sich nach allen Richtungen durchkreuzenden Geflecht von Muskelbündeln gebildet ist, die einzeln in einer dicken Zellschicht mit häufig eingelagerten Fettzellen eingehüllt sind. Der electrische Strom muss daher, um die Zunge von einer zur andern Seite zu durchdringen, die verschiedensten und zum Theil schlecht leitenden Medien und zwar in grösserer Zahl, als an irgend einem anderen Theile des menschlichen Körpers in diesem kleinen Raume durchsetzen.

Aus dem Ohm'schen Gesetze lassen sich folgende für die Praxis beachtenswerthe Beziehungen zwischen Stromstärke, electromotorischer Kraft und Leitungswiderstand ableiten. Wenn man die electromotorische Kraft durch Vereinigung mehrerer Elemente erhöht, so erhöht man auch den Leitungswiderstand. Ist 5 die Kraft, 100 der Widerstand, so ist die Stromstärke $= \frac{5}{100} = \frac{1}{20}$. Kommt ein zweites gleiches Element hinzu, so ist jetzt die Stromstärke $\frac{2 \times 5}{2 \times 100} = \frac{1}{20}$, also dieselbe Zahl als Zeichen der gleichen Stromstärke. Kommt es also auf Vermehrung der Stromstärke an, so gilt es solche Combinationen zu finden, in welchen der Leitungswiderstand nicht in gleichem Verhältniss mit der Zahl der Elemente wächst. Der Leitungswiderstand setzt sich aber aus 2 Summen zusammen: aus dem Leitungswiderstand der Kette, der nach ihren Dimensionen und nach der Natur der wirksamen Flüssigkeiten verschieden ist (so hat z. B. ein Grove'sches Element den halben Widerstand eines Daniel'schen von derselben Grösse) und der der wesentliche Widerstand genannt wird, weil er in einer gegebenen Kette unveränderlich ist — und aus dem Leitungswiderstand des Schliessungsbogens, der in seiner Grösse wechselnd: der ausserwesentliche heisst. Wäre in einem Falle 5 die Kraft, 100 der wesentliche, 1000 der ausserwesentliche Widerstand, so wäre die Stromstärke $= \frac{5}{100 + 1000} = \frac{5}{1100} = \frac{1}{220}$; kommt ein zweites gleiches Element hinzu, so beträgt jetzt die Stromstärke $= \frac{2 \times 5}{2 \times 100 + 1000} = \frac{10}{1200} = \frac{1}{120}$, also die Stromstärke erheblich vermehrt. Wo also ein grosser ausserwesentlicher Widerstand zugegen ist, z. B. beim Electrisiren eines Körpertheils, oder bei der chemischen Zersetzung einer Flüssigkeit, wird man sich mit Vortheil einer Batterie von vielen Elementen bedienen, um den bedeutenden Widerstand zu überwinden, den das thierische Gewebe oder die Flüssigkeit dem electrischen Strome entgegensetzt. Gilt es dagegen einen kurzen Draht glühend zu machen, so wird man zweckmässiger eine Verstärkung des Stromes durch Vergrösserung des Querschnitts der Elemente erhalten, indem der hier in Gegenüberstellung des kurzen Drahtes beträchtliche Widerstand des Elements mit der Vergrösserung des Querschnitts, wie wir oben gesehen, vermindert, mithin die Stromstärke proportional vermehrt wird. Dadurch kommt man zu dem Schluss, dass, um mit einer bestimmten electromotorischen Oberfläche ein Maximum von Stromstärke zu erhalten, dieselbe so zu vertheilen ist, dass der Widerstand der Kette dem Widerstand des Schliessungsbogens möglichst gleichkommt. Wegen der Unbequemlichkeit jedoch, welche die Handhabung ausserordentlich grosser Elemente verursacht, kann man eine Anzahl kleinerer Elemente dadurch zu einem grösseren Querschnitt vereinigen, dass man ihre positiven und ihre negativen Pole miteinander verbindet, man sagt dann die Elemente sind nebeneinander geschaltet (Combination zur Kette), zum Unterschiede von der Verbindung hintereinander, wo der positive Pol des ersten mit dem negativen Pol des zweiten Elements u. s. w. verbunden ist (Combination zur Säule).

Noch ein Begriff bleibt uns zu erläutern übrig und zwar der der Stromdichte und ihr Verhältniss zur Stromstärke. Wir haben bereits gefunden, dass die Stromstärke in jedem Querschnitt des Kreises die gleiche sein muss, da sie von dem Gesammtwiderstande des Kreises abhängt. Fassen wir nun einen Theil des Kreises in's Auge, dessen Querschnitt und Längsschnitt wir um die Hälfte verringern, so wird, da der Widerstand des Kreises um nichts geändert, auch die Stromstärke die nämliche, wie vorher sein. Die Electricitätsmenge, welche sich in der Zeiteinheit durch den reducirten Querschnitt bewegt, wird mithin auch dieselbe, aber auf einen halb so grossen Querschnitt zusammengedrängt, mithin die Stromdichte die doppelte sein. Je kleiner also der Querschnitt, desto dichter, bei gleicher Stromstärke, die sich durch denselben bewegende Electricität, oder die Dichtigkeit: der Stromstärke direct, dem Querschnitt indirect proportional. Dichtigkeit mit D, Querschnitt mit Q, Stromstärke mit S bezeichnet, ergiebt für diese Verhältnisse die Formel: $D = \frac{S}{Q}$. Die Stromdichte ist für die physiologischen Wirkungen des Stromes von der grössten Bedeutung, denn die Wirkung ist um so beträchtlicher, je geringer der Querschnitt ist, durch den eine bestimmte Electricitätsmenge fliesst.

Wenden wir uns jetzt zu den chemischen Wirkungen des Galvanismus, so haben wir bereits gesehen, dass das Wasser durch den galvanischen Strom in seine Elemente Sauerstoff und Wasserstoff zerlegt wird, und dass sich der Sauerstoff am positiven Pole, der Wasserstoff am negativen Pole absetzt. Oxyde werden durch den Strom so zerlegt, dass sich Sauerstoff am positiven, das Radical am negativen Pole absetzt, endlich werden Salze zersetzt, indem sich die Säure zum positiven, die Basis zum negativen Pole begiebt. Bei Chlor-Brom-Jod-Metallen scheiden sich die Metalle am negativen, die Metalloide am positiven Pole ab. Faraday hat darauf aufmerksam gemacht, dass man bei den durch die Säure bewirkten Zersetzungen directe und secundäre unterscheiden müsse. Das einfachste Beispiel einer directen Zersetzung ist eben die des Wassers. Wird dagegen verdünnte Salpetersäure der Wirkung des Stromes ausgesetzt, so wird das Wasser zersetzt, allein der Wasserstoff, welcher am negativen Pole ausgeschieden wird, zersetzt sogleich die Salpetersäure, indem wiederum Wasser und ausserdem salpetrige Säure gebildet wird. So wird also am positiven Pole Sauerstoff frei, am negativen salpetrige Säure und zwar ist diese Erscheinung nicht direct durch die zerlegende Kraft der Säure, sondern durch die vermittelnde Wirkung des zerlegten Wassers hervorgebracht, es ist also eine secundäre Wirkung. Aehnlich werden, wenn man einen galvanischen Strom durch Hühnereiweiss, Blutserum oder Blut leitet, die Salze dieser Flüssigkeiten zersetzt, und es scheiden sich am positiven Pole die Säuren aus und machen dort das Eiweiss gerinnen. — Bei solchen Körpern, welche nur aus 2 Elementen bestehen, hat das Verhältniss der Zusammensetzung einen wesentlichen Einfluss auf die Zerlegbarkeit, denn Faraday hat nachgewiesen, dass unter den binären Verbindungen nur diejenigen Electrolyte, d. h. direct durch den Strom zerlegbare Körper sind, bei welchen immer 1 Aequivalent des einen Elements mit 1 Aequivalent des andern verbunden ist. Dies ist auch der Grund, warum Schwefelsäure, aus 1 Aeq. Schwefel, 3 Aeq. Sauerstoff, oder Salpetersäure, aus 1 Aeq. Stickstoff, 5 Aeq. Sauerstoff, oder Ammoniak, aus 1 Aeq. Stickstoff, 3 Aeq. Wasserstoff bestehend, nicht unmittelbar durch den galvanischen Strom zersetzt werden. Wahrscheinlich kann kein Strom durch eine Flüssigkeit hindurchgehen, ohne dass dieser Durchgang von einer chemischen Zersetzung begleitet ist, und umgekehrt scheinen alle diejenigen Flüssigkeiten, die durch den galvanischen Strom nicht zerlegt werden, wie Aether, Alkohol etc., auch schlechte Electricitätsleiter zu sein. Auch das destillirte und vollkommen reine Wasser, welches ein ziemlich schlechter Electricitätsleiter ist, wird nur langsam durch den Strom zersetzt; der Zusatz von einigen Tropfen Säure oder einigen Körnchen Salz genügt, um mit dem bedeutend erhöhten Leitungsvermögen auch eine bedeutend lebhaftere Gasbildung hervorzurufen.

So ist der galvanische Strom im Stande chemische Verbindungen zu lösen, er kann aber auch andererseits solche vermitteln, es werden alle Metalle mit Ausnahme von Platin und Gold im reinen Wasser und bei abgeschlossener Luft oxydirt. Der Einfluss, den der galvanische Strom auf diese Weise auf die chemischen Affinitäts-Verhältnisse ausübt, veranlasste Davy zu verschiedenen Experimenten. So brachte er seine Finger, nachdem er sie in destillirtes Wasser längere Zeit eingetaucht hatte, mit dem positiven Pole einer Volta'schen Säule in Verbindung und Phosphor-, Schwefel- und Salzsäure gingen alsbald von seinem Körper in's Wasser über; brachte er sie mit dem negativen Pole in Verbindung, so wurden Alcalien abgeschieden. Die Möglichkeit auf diese Weise saure und alcalische Verbindungen aus ihrer Vereinigung im lebenden Körper zu lösen, brachten Becquerel, Davy, Fabré-Palaprat auf die Idee, den galvanischen Strom zur endermatischen Ueberführung gewisser reactionsfähiger Substanzen zu benutzen. Fabré-Palaprat machte folgendes Experiment: Nachdem er beide Arme einer Frau vollkommen trocken gemacht, belegte er den einen mit einer in Jodkali eingetauchten, und mit einer Platinplatte bedeckten Compresse, die er mit dem positiven Pole einer dreissigpaarigen Säule in Verbindung setzte, den andern mit einer durch Amylum-Lösung befeuchteten, ebenfalls mit einer Platinplatte bedeckten und mit dem negativen Pole in Verbindung gesetzten Compresse; in wenigen Minuten hatte das Amylum eine bläuliche Färbung angenommen, und war somit das Jod, da die vollkommen trockene Oberhaut dem Strome den Durchgang nicht gestattete, durch den Körper zum negativen Pole gelangt. — Davy (Some chemical Agencies of Electricity) veröffentlichte folgenden Versuch, den er mittelst einer 150paarigen Säule ausführte. Er nahm drei Gefässe, von denen er das eine, mit einer Lösung von Kali sulph. gefüllt, mit dem negativen — das zweite, mit reinem Wasser gefüllt, mit dem positiven Pole in Verbindung setzte, und das dritte mit einer schwachen Ammoniak-Lösung, als Mittelglied der Kette so einschaltete, dass die Schwefelsäure nur durch Ammoniak-Lösung hindurchgehend zum positiven Pole gelangen konnte — die drei Gläser waren durch Asbest-Stückchen verbunden. In weniger als fünf Minuten entdeckte man mittelst Lackmus-Papier die Säure am positiven Pole und in einer halben Stunde war das Experiment vollendet. In ähnlicher Weise gelang Orioli die Ueberführung von Sublimat, Golding Bird die von Kochsalz etc.

Physiologische Wirkungen. Bringt man den einen Pol einer Volta'schen Säule mit der einen und zwar, da die Epidermis ein schlechter Leiter ist, befeuchteten Hand in Verbindung, so empfindet man in dem Momente, in welchem man die Kette durch Verbindung des andern Pols mit der andern befeuchteten Hand schliesst, einen Schlag, verbunden mit einer Zuckung, den sogenannten Schliessungsschlag. Die Stärke der Zuckung ist von der Zahl der Platten (der Intensität des Stromes) abhängig. So lange die Kette geschlossen bleibt, circulirt der electrische Strom im menschlichen Körper, ohne eine bemerkbare Wirkung auf's Gefühl zu äussern, höchstens nimmt man bei sehr kräftigen Säulen von vielen Plattenpaaren ein brennendes, zingerndes Gefühl an der Stelle wahr, wo der Strom in den Körper eintritt. Oeffnet man die Kette, so empfindet man einen zweiten Schlag, den sogenannten Oeffnungsschlag. Lässt man einen Finger einer Hand mit dem einen Pol in Berührung, während man einen Finger der andern Hand fort und fort mit dem andern Pol verbindet, und wiederum von ihm trennt, so folgen die einzelnen Schläge ebenso rasch auf einander. Dasselbe bewirkt man durch Apparate, die den Zweck haben, den durch den Körper geleiteten electrischen Strom in schneller Aufeinanderfolge zu unterbrechen und wieder herzustellen (Neef'sches Blitzrad, Siemens & Halske'scher Stromzähler*) — so entstehen continuirliche und intermittirende galvanische Ströme. Gleichwohl wendet man von den aus dieser Quelle erzeugten Strömen fast nur die continuirlichen zur Erreichung bestimmter Heilzwecke an, weil wir in der Induction eine andere Electricitätsquelle besitzen, welche uns intermittirende Ströme liefert, die in kleinen, bequemen, leicht transportablen Apparaten erzeugt, sich vorzugsweise für die praktische Anwendung eignen.

Thermische Wirkungen. Was die thermischen Wirkungen anbetrifft, die man in der neuesten Zeit vielfach zu chirurgischen Zwecken benutzt hat, so beruhen dieselben darauf, dass alle

---

*) Es ist dies ein nach Analogie der Zeigertelegraphen gefertigter Stromunterbrecher, der je nach der Anspannung einer Feder in einer Sekunde 4—60 auf einem Zifferblatt abzählbare Unterbrechungen zu bewirken im Stande ist.

Leiter, gleichviel von welcher Qualität, die von einem Strom durchflossen, durch denselben gleichzeitig erwärmt werden. Die Erwärmung ist um so bedeutender, je grösser die Intensität des Stromes und je grösser der Widerstand des Leiters ist. Mithin wird ein Leitungsdraht, der in den Schliessungsbogen eingeschaltet ist, um so mehr erwärmt, je besser die übrigen Theile des Schliessungsbogens und je schlechter er selbst leitet. Hat man also eine Kette von grosser electromotorischer Kraft und geringem Leitungswiderstande, z. B. ein Bunsen'sches oder Grove'sches (aber kein Daniel'sches) Element von grosser Oberfläche, so kann man durch dasselbe einen Draht von Platin, welches, wie bereits erwähnt, zu den schlecht leitenden Metallen gehört, glühend machen und sogar schmelzen, und zwar um so leichter, je kürzer und dünner er ist. Ist der Draht lang und dünn, sein Widerstand mithin gross, so muss man mehrere Elemente hintereinander schalten, während bei einem kurzen und dicken Drahte die Combination zur Kette zweckmässiger ist. In jedem einzelnen Falle ist mithin die Zweckmässigkeit der Combination von dem Verhältniss der Widerstände zwischen dem anzuwendenden Draht und den Elementen abhängig.

---

3. Inductions-Electricität.

Faraday entdeckte im Jahre 1831, dass ein electrischer Strom im Moment seines Entstehens und Verschwindens in einem benachbarten Leiter gleichfalls electrische Ströme erzeuge und nannte dieselben deshalb Inductionsströme. Wickelt man einen mit Seide umsponnenen Kupferdraht um einen Holzcylinder und über oder neben diesen einen zweiten, ebenfalls umsponnenen Draht und verbindet man die Enden des ersten Drahtes mit den Polen eines galvanischen Elements, so entsteht im Moment des Kettenschlusses auch in dem zweiten Drahte ein electrischer Strom, der sofort wieder verschwindet, um im Moment des Oeffnens wieder hervorzutreten und dann ebenso schnell wieder zu verschwinden. Diese zweiten Ströme sind also nur von momentaner Dauer, sie entstehen bei jedem Oeffnen, bei jedem Schliessen, sie fehlen während des Geschlossenseins der

Kette. Duchenne und nach ihm die übrigen Aerzte, die sich mit der Anwendung der Electricität beschäftigen, nannten diese inducirten Ströme auch secundäre, im Gegensatz zu den inducirenden oder primären Strömen*). Die inducirten Ströme sind ebenfalls durch das Galvanometer nachweisbar, und zwar macht die Nadel beim Kettenschluss eine Abweichung nach der dem primären entgegengesetzten Seite (entgegenlaufender Strom) — beim Oeffnen der Kette, eine Abweichung in der dem primären Strome gleichen Richtung (gleichlaufender Strom), während des Geschlossenseins der Kette zeigt das Galvanometer keine Abweichung, der inducirte Strom existirt nicht. Ausser diesen beiden Strömen beobachtet man noch einen dritten, der im ersten Draht verläuft und dadurch entsteht, dass die einzelnen Windungen des primären Stromes, wenn sie dicht neben einander verlaufen, eine inducirende Wirkung auf einander ausüben, und der Extrastrom, Extracurrent genannt wird. Dass dem wirklich so ist, erkennt man deutlich, wenn man eine einfache galvanische Kette zuerst durch einen kurzen und dann vergleichsweise durch einen langen, spiralförmig gewundenen Draht schliesst, wo man im ersten Falle einen sehr schwachen, im zweiten einen bedeutend stärkeren Funken wrhrnimmt. Auch dieser Extracurrent, den ebenfalls schon Faraday kannte, dessen nähere Bedingungen aber erst Dove (Poggendorf's Annalen Band 56. Pag. 251) erforschte, ist ebenfalls ein inducirter Strom, er entsteht als solcher beim Oeffnen und Schliessen, hat beim Schliessen eine dem ursprünglichen Strome (des Elements) entgegengesetzte, beim Oeffnen eine mit dem ursprünglichen übereinstimmende Richtung. Dass er trotzdem beim Schliessen auf einen eingeschalteten, weniger gut leitenden Körper keine Wirkung äussert, hat darin seinen

*) Wir müssen hier erwähnen, dass die Physiker den Strom, den wir nach Duchenne den primären oder inducirenden nannten, kurzweg Extracurrent, den, welchen er den secundären nennt: den primären Inductionsstrom, den in einem etwa spiralförmig um diesen gelegten Draht verlaufenden: den secundären und so fort nennen. Wir haben uns genöthigt gesehen der Duchenne'schen Bezeichnung zu folgen, nicht etwa weil wir den Aerzten das Recht einräumen, physikalische Benennungen nach ihrer Willkür zu verändern, sondern weil wir für Aerzte schreiben, und in ärztlichen Schriften nun einmal diese Bezeichnung angenommen ist.

Grund, dass der Strom in diesem Falle in der Kette selbst einen geschlossenen metallischen Leiter findet, mithin den gleichsam als Nebenschliessung eingeschalteten Körper unberücksichtigt lässt — beim Oeffnen äussert er dagegen eine kräftige Wirkung, weil hier der primäre Strom unterbrochen ist und mithin der Extracurrent in seiner Intensität den eingeschalteten Körpertheil durchströmt. Eine beträchtliche Verstärkung des Extrastromes wird noch bemerkt, wenn man einen massiven Eisenkern, oder besser einen aufgeschlitzten eisernen Hohlcylinder, oder noch besser ein Bündel einzeln gefirnisster Eisendrähte (Bachhoffner und Sturgeon in Annals of Electricity Band I. Pag. 481) in die Höhlung des Holzcylinders einschiebt*). Hier macht der galvanische Strom zuerst das weiche Eisen magnetisch und befähigt dadurch dasselbe, seinerseits electrische Ströme in die Spirale zu induciren. Die Intensität der Ströme ist abhängig von der Stärke der Kette einerseits, von der Länge der Inductionsspirale, von der Dicke des dazu verwandten Drahtes, von der Menge der eingelegten Eisenstäbe andererseits. Der für den inducirenden Strom bestimmte Draht wird in der Regel kürzer und dicker, der für den inducirten

---

*) Den Grund dieser Erscheinung glaubte man früher darin suchen zu müssen, dass die Masse des Eisendrahts eine weichere, als die eines massiven Eisenkerns von gleichen Dimensionen, und deshalb eines stärkeren Magnetismus fähig sei. Magnus (Poggendorf's Annalen Bd 48. Pag. 95) beseitigte diese Ansicht, indem er an der Ausweichung der Magnetnadel nachwies, dass das Drahtbündel durch den Strom nicht stärker magnetisirt würde, als der massive Eisenkern. Gleichwohl fand er aber bestätigt, dass die physiologische Wirkung des Eisendrahtbündels eine stärkere sei, die noch durch einen Firnissüberzug, den er den einzelnen Drähten gab, erheblich vermehrt würde. Magnus gab dafür folgende Erklärung. Der das Eisen umkreisende Strom erzeugt im Moment seines Entstehens in dem Eisen gleichfalls einen (entgegenlaufenden) electrischen Strom, während seiner Dauer magnetische Polarität, bei seinem Aufhören einen, dem verschwindenden primären gleichgerichteten Strom. Dieser Strom wirkt aber dem Verschwinden des Magnetismus entgegen und schwächt dadurch die von dem plötzlichen Verschwinden des Magnetismus zu erwartende Wirkung. Was daher die Wirkung dieses Stromes im Eisen hemmt, wird die Wirkung des Extracurrents erhöhen. Die Wirkung dieser Ströme wird aber offenbar bei einzelnen, namentlich von einander isolirten Drähten, eine geringere sein, als bei einem massiven Eisenkern — mithin wird in einem, durch Drahtbündel inducirten Strom, eine bestimmte Electricitätsmenge in kürzerer Zeit zur Ausgleichung kommen, und dadurch physiologisch wirksamer sein, als in einem Stück weichen Eisens von denselben Dimensionen. — Aehnlich wie die Eisendrähte, wirken auch aufgeschlitzte eiserne Cylinder.

Strom bestimmte, länger und dünner genommen. Die Gründe für dieses Verfahren werden wir im V. Abschnitt angeben. Dort werden wir auch über die differentielle Wirkung dieser beiden Ströme ausführlicher sprechen, hier wollen wir nur noch erwähnen, dass der Extracurrent nur Oeffnungsschläge, mithin gleichgerichtete Ströme, der secundäre Strom in derselben Zeit einen Oeffnungs- und Schliessungsschlag, mithin zwei verschieden gerichtete Ströme liefert.

Man nennt die aus einer galvanischen Kette und einer oder zwei Inductionsrollen bestehenden Maschinen volta-electrische oder galvano-electrische Apparate. Da die Inductionsströme, die sie liefern, nur von momentaner Dauer sind, so muss behufs anhaltenderer Entwickelung zu medicinischen Zwecken für häufige Unterbrechung des primären Stromes Sorge getragen werden. Dies kann entweder auf mechanische Weise geschehen, indem man zwischen Element und Spirale nach Angabe von Sprenger in Gever und Aldini ein gezähntes Rad einschaltet, dessen Zähne beim Umdrehen fortwährend die Kette öffnen oder schliessen, so im Güterbock'schen, Rauch'schen Apparat etc. — oder in viel ausgezeichneterer Weise durch den ursprünglich von J. P. Wagner in Frankfurt a. M. erfundenen, sogenannten Neef'schen Hammer, eine sinnreiche Vorrichtung, die die Operation des Oeffnens und Schliessens selbst ausführt und darin besteht, dass man den temporären Magnetismus des in der Inductionsspirale befindlichen Eisendrahtbündels dazu benutzt, ein vor ihm an einer Metallfeder befindliches Hämmerchen von weichem Eisen abwechselnd anzuziehen und loszulassen, und so in beständiger Aufeinanderfolge Schliessung und Oeffnung der Kette zu besorgen. Zu diesen selbstthätigen volta-electrischen Apparaten gehören: der Neef-Wagner'sche, Klöpfer'sche, Romershausen'sche, Hassenstein'sche, Dankwerth'sche, Duchenne'sche, Du Bois-Reymond'sche, Ruhmkorff'sche, Erdmann'sche Apparat etc., von denen wir die wichtigsten im V. Abschnitt besprechen werden.

Faraday fand ferner, dass auch durch blosse Annäherung eines Magneten an einen geschlossenen Leiter in diesem: ein den Strömen des Magneten entgegenlaufender kräftigerer, durch Entfernung des Magneten von dem geschlossenen Leiter, in diesem: ein mit den Strömen des Magneten gleichlaufender schwächerer Strom inducirt wird. Die fortgesetzte Erneuerung der Inductionsströme zu medicinischen Zwecken wird in den nach diesem Princip construirten Apparaten gewöhnlich dadurch veranlasst, dass man die Enden eines hufeisenförmig gebogenen weichen Eisens (oder zwei massive Eisenkerne, die auf einer Eisenplatte unter einem rechten Winkel aufsitzen) mit vielfachen Windungen eines zusammenhängenden umsponnenen Kupferdrahts so umwickelt, dass beide Spiralen in entgegengesetzter Richtung verlaufen, dann diese beiden Eisenkerne mit ihren Spiralen durch ein Drehrad in Bewegung setzt, und vor den beiden Polen eines horizontal liegenden Hufeisenmagnets kreisen lässt. Die Einwirkung des Stahlmagnets auf die Spiralen ist hier keine directe, sondern dieselbe wird durch den, bei der halben Umdrehung entstehenden und wieder verschwindenden Magnetismus des weichen Eisens, der seinerseits Ströme in die Spiralen inducirt, vermittelt. Dies geschieht, unabhängig davon, dass das Eisen dann am stärksten magnetisirt ist, wenn die Eisenkerne mit ihren Spiralen den Magnetpolen grade gegenüber stehen, immer in dem Moment, wo sich die Rollen von den beiden Magnetpolen, vor denen sie standen, entfernen, und nach der entgegengesetzten Seite hinbewegen, weil immer nur im Moment des Entstehens und Verschwindens, nicht bei schon erregtem Magnetismus, eine Inductionswirkung stattfindet. Saxton war der Erste, der bei diesen sogenannten magnetelectrischen Apparaten das Princip des Extracurrents zur Geltung brachte und nach ihm werden deshalb diese Apparate von den Physikern kurzweg Saxton'sche Maschinen genannt, ein Name, der erst später mit dem nichtssagenden der Rotationsapparate vertauscht wurde. Die Intensität ihrer Ströme nimmt mit der Stärke des Magneten, der Länge der Inductionsspirale, der grösseren Nähe des weichen Eisens, der grösseren Drehgeschwindigkeit etc. zu. Zu den Apparaten dieser Klasse gehören der von Pixii, Saxton, Keil, Ettinghausen, Stöhrer, der Apparat der Gebr. Bréton, der von Dujardin und Duchenne, endlich der von Palmeret & Hall etc. (s. Abschnitt V).

Chemische und thermische Wirkungen. Was die chemischen Wirkungen der Inductions-Electricität anbetrifft, so kann man vermittelst der Inductionsströme das Wasser zersetzen, eine Jod-Kalium-Lösung trennen, und andere electrolytische Processe vermitteln, auch kann man dadurch einen dünnen und kurzen Platindraht glühend machen, doch gehen alle diese Akte viel langsamer und unvollkommener vor sich, als wenn sie durch den continuirlichen galvanischen Strom hervorgebracht werden.

Duchenne hat der Inductions-Electricität nach ihrem Entdecker Faraday: den Namen Faradismus beigelegt, ihre Wirkungen nennt er demnach faradische, ihre Anwendung Faradisation, eine Terminologie, die in der Bezeichnung der Contact-Electricität als Galvanismus, ihrer Wirkungen als galvanischer, ihrer Anwendung als Galvanisation ihre Rechtfertigung, in der Verschiedenheit der Wirkungen der Contact- und Inductions-Electricität ihre Begründung findet.

DRITTER ABSCHNITT.

Von den electromotorischen Eigenschaften des Thierkörpers.

E. du Bois-Reymond, Untersuchungen über thierische Electricität Bd. I. u. II. 1848. 1849. — C. Ludwig, Lehrbuch der Physiologie des Menschen Bd. I. 1852. Pag. 316 seq. — C. Eckhard, Grundzüge der Physiologie des Nevensystems. 1854. Pag. 40 seq. — A. Fick, Die medicinische Physik. 1856. Pag. 411 seq.

Um einen Einblick in die Veränderungen zu haben, welche durch die Einwirkung des electrischen Stromes in den einzelnen Gebilden des thierischen Körpers hervorgerufen werden, wollen wir in diesem Kapitel von den im thierischen Körper vorhandenen Eigenströmen, sowie von den Veränderungen sprechen, welche dieselben im Zustande der Erregung und bei Einwirkung electrischer Ströme in ihrer molekularen Anordnung zu erleiden scheinen.

Nachdem Nobili 1827 das Vorhandensein eines electrischen Stromes im Frosche, den sogenannten **Froschstrom** entdeckt hatte, den er, von der Ansicht ausgehend, dass die Nerven wegen ihrer geringeren Masse im Verhältniss zu den Muskeln durch Verdunstung rascher abkühlen, für das Resultat eines thermo-electrischen Vorgangs hielt, — nachdem Matteucci denselben von diesem, sowie von dem Verdachte seines electro-chemischen Ursprungs gereinigt und nachgewiesen hatte, dass die Verbindung von je zwei in der Längsachse des Frosches befindlichen Punkten, von denen jedoch nur einer auf dem Rumpfe des Thieres gelegen sein dürfe, das Vorhandensein eines electrischen Stromes in derselben Richtung zeige, gelang es E. du Bois-Reymond zuerst das Vorhandensein von eigenthümlichen Muskel- und Nervenströmen durch Abweichung der Magnetnadel mittelst eines sehr kräftigen Multiplicators nachzuweisen, die Gesetze des Muskel- und Nervenstroms und die Veränderungen, die beide durch Thätigkeitsäusserungen von Muskel oder Nerv erleiden, präcise zu normiren und den Froschstrom als das Resultat aller einzelnen in den verschiedenen Nerven, Muskeln und anderen Geweben vorhandenen und verschieden gerichteten electrischen Ströme aufzufassen.

Er unterschied zu diesem Ende an einem frischen langen Stück eines Nerven (N. ischiadicus) oder Muskels (M. gastrocnemius) von einem lebenskräftigen Frosche: 1) die äussere Oberfläche, den Längsschnitt; 2) die senkrechten Schnittflächen, den Querschnitt und 3) die auf der Längsachse senkrechte Halbirungslinie, den Aequator, und fand, dass wenn man im Zustand der Ruhe, wo der Nerv keine Action hervorruft, der Muskel verlängert ist (ruhender Nervenstrom, ruhender Muskelstrom), zwei symmetrisch zum Aequator oder zur Längsachse gelegene Punkte mit den Enden des Multiplicatordrahtes in Verbindung setzt, keine Ablenkung der Nadel erfolgt (unwirksame Anordnung), dass hingegen zwei unsymmetrisch zum Aequator oder zur Längsachse gelegene Punkte eine

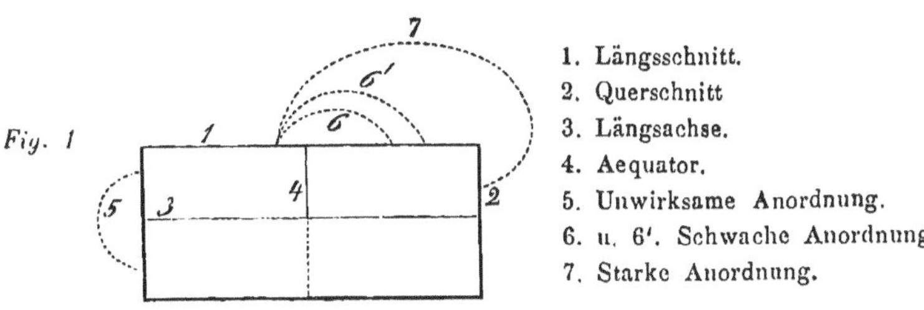

solche hervorrufen, die um so beträchtlicher ist, je näher der eine und je entfernter der andere Punkt im Längsschnitt vom Aequator, im Querschnitt von der Längsachse sich befindet (schwache Anordnung), und bedeutend an Grösse zunimmt, wenn der eine Punkt auf dem Längsschnitt, der andere auf dem Querschnitt gelegen ist (starke Anordnung). Die Richtung der Ströme geht in allen vom Längsschnitt zum Querschnitt und zwar so, dass sich die um den Aequator gelegenen Punkte der Oberfläche positiv gegen die nach den Enden zu gelegenen und diese Letzteren wieder positiv gegen den Querschnitt verhalten.

Es stellte sich ferner heraus, dass sich jeder künstlich angelegte Querschnitt des Hirns oder Rückenmarks negativ verhält gegen die positive Oberfläche der Hirn-Rückenmarksachse — dagegen hat sich zwischen motorischen und sensiblen Nerven, sowie zwischen grauer und weisser Hirnsubstanz keine electromotorische Verschiedenheit gezeigt.

Du Bois-Reymond fand ferner, dass Nerv und Muskel im Zustande der Erregung, gleichviel ob durch Inductionsschläge, durch mechanische oder chemische Reize, wo der Erstere eine physiologische Leistung vermittelt, der Andere verkürzt ist, an zwei entsprechenden Punkten mit den Enden des Multiplicatordrahtes in Verbindung gesetzt, stets eine geringere Nadelablenkung als im Zustande der Ruhe hervorrufen (**negative Stromesschwankung**), dass die Nadel in dieser neuen Stellung jedoch nur so lange verharrt, als Nerv oder Muskel im erregten Zustande erhalten werden und mit dem Aufhören desselben die Erscheinungen des ruhenden Nervenstromes wieder hervortreten. Da dies Verhalten der Nerven oder Muskeln gegen die Magnetnadel immer eintritt, das Nerven- oder Muskelstück mag dünn oder dick, kurz oder lang sein und nur die durch die Grösse der Nadelabweichung sich manifestirende Stromesstärke mit der Zunahme der Länge und des Querschnitts wächst, so folgt daraus, dass Nerv und Muskel positive und negative electrische Molekeln enthalten, die in unendlicher Kleinheit und regelmässiger Reihenfolge in der Längen- und Breiten-Ausdehnung wiederkehren. Die negative Stromesschwankung scheint dadurch bedingt zu sein, dass während der Thätigkeitsäusserungen der Nerven und Muskeln ihre electrischen Molekeln in steter Bewegung begriffen, die electrischen Ströme mithin einem beständigen Wechsel ihrer Intensität und Richtung unterworfen sind, die Nadel aber, zu träge, um diesen Schwankungen zu folgen, eine mittlere Stellung einnimmt.

Was die Gruppirung dieser Nerven- und Muskelmoleküle anbetrifft, so erklärt die Annahme, „dass der Nerv aus einer unbestimmten Menge, überall mit einer feuchten Schicht umgebener peripolarer Molekeln bestehe, welche sämmtlich aus einer positiven Aequatorial- und zwei negativen Polarzonen zusammengesetzt und deren die letzteren verbindende Achsen sämmtlich der Längsachse der Nerven parallel gerichtet sind", alle Einzelnheiten des Nerven- und Muskelstromes. Wir denken uns in diesem Falle, ähnlich wie wir uns zur Deutung der magnetischen Erscheinungen den Magnetstab aus Molekeln zusammengesetzt denken, von denen jede genau dieselben Erscheinungen zeigt, wie der ganze Stab selbst, so hier den Nerv aus Molekeln zusammengesetzt, von denen eine jede dieselben Ströme liefert, wie ein grosses Nervenstück. Wir sind aber zu dieser Annahme berechtigt, weil wir, wie Du Bois nachgewiesen, selbst in den einzelnen kleineren Nervenstückchen, in welchen wir einen Nerv, noch für die Beobachtung brauchbar, zu zerlegen im Stande sind, stets die Ströme nach demselben Gesetz wiederkehren sehen. Diese Anordnung erklärt uns auch, dass die Nadel in Ruhe bleibt, wenn man zwei symmetrisch zum Aequator und zur Längsachse gelegene Punkte mit einander in Verbindung setzt, weil in diesem Falle, was wir bei Besprechung der Volta'schen Säule anführten, wie in jeder durch einen überall gleichbeschaffenen Bogen geschlossenen Kette, in der Mitte ein Indifferenzpunkt liegt, von dem aus die Spannung nach beiden Seiten allmälig zunimmt; sie erklärt uns ferner, dass wenn man unsymmetrisch zum Aequator oder zur Längsachse gelegene Punkte, also Punkte von ungleicher Spannung mit einander verbindet, eine Nadelabweichung entsteht, die mit der Grösse der Spannungsdifferenz an Grösse zunimmt; sie erklärt uns endlich auch die Richtung der Ströme, indem Punkte geringerer electrischer Spannung als positiv gegen die stärkerer electrischer Spannung zu betrachten sind.

Die glatten sogenannten organischen Muskeln des Magens, Darms, der Ovarien, Ureteren etc. verhalten sich, Du Bois' Untersuchungen zufolge, den quergestreiften Muskeln analog. Der einzige Unterschied, der sich zwischen beiden Formen herauszustellen scheint, besteht darin, dass die abgeleiteten Ströme der glatten Muskeln viel weniger beträchtliche Nadelabweichungen veranlassen, als die der quergestreiften. — Auch die Lungen, Leber, Nieren, Milz, Hoden, die äussere Haut, das elastische Gewebe, die Tunica dartos etc. besitzen, durch das Galvanometer nachweisbare, electrische Ströme; die Ströme folgen aber nicht dem Gesetz des Muskel- oder Nervenstromes. Das Sehnen- und Bindegewebe, die Hülle der Muskelbündel etc. sind electrisch unwirksam und leiten nur die in den verschiedenen Geweben vorhandenen Ströme.

Auf zwei aus der so eben aufgestellten Theorie sich ergebende Folgerungen müssen wir ihrer besonderen Wichtigkeit wegen ausdrücklich aufmerksam machen. 1) Da jener zufolge jede Nervenmolekel Ströme liefert, welche durch die dieselben umgebende feuchte Schicht und die ganze Masse des Nerven geschlossen sind, so muss man sich den Nerv stets im Zustande der geschlossenen Kette befindlich denken. 2) Aus der geringen Nadelabweichung, welche das Galvanometer trotz des kräftigen Multiplicators in den meisten Fällen zeigt, in denen man den Muskel- oder Nervenstrom prüft, darf man nicht auf die geringe Intensität des Muskel- oder Nervenstromes selbst schliessen, denn jeder Strom, wie auch immer vom thierischen Erreger entnommen, muss als durch Nebenschliessung erhalten, als ein abgeleiteter Strom betrachtet werden; also bezeichnet auch der vom Galvanometer nachgewiesene Strom nur einen kleinen Bruchtheil der Ströme, die nicht nur im Muskel überhaupt, sondern selbst nur zwischen den beiden durch den Multiplicatordraht verbundenen Punkten vorhanden sind.

Du Bois-Reymond hat die Erscheinung der negativen Stromesschwankung auch am lebenden Menschen nachgewiesen und gezeigt, dass willkürlich contrahirte Muskeln gleichfalls schwächere Ströme im Multiplicator zur Anschauung bringen, als im Zustand der Ruhe. Joh. Müller beschreibt diesen Versuch (Bericht über die neuesten Fortschritte der Physik Band I. S. 843. Braunschweig 1849—1852) folgendermaassen: „An die beiden Drahtenden eines Multiplicators von 37000 Windungen wurden die kupfernen Handhaben eines Inductionsapparates eingeschraubt. Sobald man sie mit den befeuchteten Händen umfasste, verliess die Multiplicatornadel ihre Gleichgewichtsstellung, um nach einigen Oscillationen wieder, wenn auch nicht mehr genau im Nullpunkte, zur Ruhe zu kommen. Contrahirt man nun die Muskeln des einen Arms und der einen Hand, indem man die Handhabe kräftig drückt, so sieht man sogleich die Nadel ihre neue Gewichtslage verlassen, um einen Ausschlag von 10 bis 20 Grad nach der einen Seite zu machen. Zieht man jetzt, wenn die Nadel ihren Rückschwung beginnt, die Muskeln des zuerst contrahirten Arms in Ruhe lassend, die Muskeln des andern Arms zusammen, so kann man die Nadel auf der andern Seite noch weiter aus der Gleichgewichtslage treiben. Wechselt man auf diese Weise mit der Contraction der Arme in den gehörigen Momenten ab, so kann man in oscillirender Bewegung Ausschläge von 40 bis 45 Grad auf jede Weise erhalten." Es bleibt also hier, so lange der Kreis von beiderseits relaxirten Muskeln geschlossen ist, die Abweichung abgerechnet, die im Moment der Schliessung wahrscheinlich in Folge der Ungleichzeitigkeit der Berührung beider Hände, der Ungleichheit des Muskeltonus beider Arme, sowie der ungleichmässigen Entwickelung ihrer Muskulatur erfolgt, die Nadel in Ruhe. Contrahirt man jetzt z. B. den rechten Arm, so geht der Strom in Folge der geringer gewordenen electromotorischen Thätigkeit in diesem Arm, vom linken Arm durch den Multiplicator zum rechten Arm, wobei die Nadel, in der diesem Vorgang entsprechenden Richtung, eine Abweichung macht. Wenn man dann im Moment, wo die Nadel ihren Rückschlag zu machen beginnt, die Muskeln des rechten Arms erschlaffend, die des linken contrahirt, so geht jetzt der Strom vom rechten Arm durch den Multiplicator zum linken, die Nadel folgt in entsprechender Richtung, ihr Ausschlag wird aber diesmal ein bedeutenderer sein, weil die Spannungsdifferenz zwischen den contrahirten Muskeln des linken und rechten Arms bedeutender ist, als die zwischen den contrahirten rechtsseitigen und relaxirten linksseitigen.

Wir gelangen jetzt zu denjenigen electrischen Erscheinungen des Nerven, welche beobachtet werden, wenn derselbe an irgend einer Stelle seines Verlaufs in den Kreis der constanten Kette genommen wird, einen Zustand, den Du Bois mit dem Namen des **Electrotonus** belegt hat. Der genannte Beobachter fand in diesem Falle (l. c. Band II. Pag. 289—389), dass: wenn man ein Stück eines Nerven durch einen Strom von gleichbleibender Stärke galvanisirt, der ursprünglich im Nerven vorhandene Strom eine Veränderung erleidet, und zwar eine Verstärkung, wenn der neu hinzutretende Strom gleiche Richtung mit dem ursprünglichen Nervenstrome, dagegen eine Schwächung oder vollkommene Umkehr, wenn die Stromesrichtung in dem galvanisirten Nervenstück der Richtung des ursprünglichen Nervenstroms entgegengesetzt ist. Diese Erscheinungsweise des electrotonischen Zustandes hält man durch folgende in die Nervenphysik eingeführte Ausdrücke fest. Die zwischen den Polen der Kette befindliche Strecke des Nerven heisst die erregte, die in den Multiplicatorkreis eingeschaltete: die abgeleitete; erhält der Nervenstrom Zuwachs, so sagt man, er befinde sich in der positiven Phase — erfährt er Abnahme, so ist er in der negativen Phase befindlich. Der Zuwachs erfolgt, wenn die positive Electrode (die Anode) — die Abnahme, wenn die negative Electrode (die Kathode) dem Querschnitt näher liegt. Da nun der Nerv auf jeder Seite des constanten Stromes einen Querschnitt besitzt, so treten an jedem Nerv immer beide Zustände gleichzeitig ein: auf der Seite der positiven Electrode wird der Nervenstrom durch den Electrotonus verstärkt (**positive Phase des Electrotonus** oder **Anelectrotonus**), auf der Seite der negativen Electrode wird er geschwächt (**negative Phase des Electrotonus** oder **Katelectrotonus**). Der electrotonische Zustand tritt momentan mit dem Schluss der erregenden Kette ein, besteht fort, so lange selbige geschlossen bleibt, verschwindet momentan mit ihrer Eröffnung. Die Grösse des electrotonischen Zuwachses resp. die dadurch herbeigeführte Nadelablenkung ist von verschiedenen Momenten abhängig. Sie nimmt ausser mit der Länge des galvanisirten Nervenstückes, mit der Annäherung desselben an das in den Multiplicatorkreis eingeschaltete Nervenstück zu; sie ist ungleich stärker, wenn der erregende Strom in der Längsrichtung dahingeht, als wenn er den Nerv quer durchsetzt, sie wächst ferner mit der Dichte des erregenden Stromes, erreicht aber bald ein Maximum, über welches hinaus keine weitere Steigerung stattfindet, gelangt endlich unter sonst gleichen Bedingungen in einem frischen, lebenskräftigen Nerven zu einem Höhepunkt, von dem sie mit der Abnahme der Lebensfähigkeit herabsteigt, und mit Aufhebung seiner physiologischen Leistungsfähigkeit verschwindet. Wird eine Strecke eines Muskels von einem constanten Strome durchkreist, so wird er ebenfalls in den electrotonischen Zustand versetzt. Es unterscheidet sich aber der Electrotonus des Muskels von dem des Nerven in folgenden Punkten: 1) dass er nach dem Aufhören des electrotonisirenden Stromes noch einige Zeit in abnehmender Stärke fortdauert; 2) dass er sich auf die durchflossene

Strecke beschränkt, während der Electrotonus des Nerven sich über dieselbe hinaus zu beiden Seiten mit abnehmender Stärke fortpflanzt.

Wie wir uns vorhin zur Erklärung der Erscheinungen, die der ruhende Strom bietet, den Strom aus reihenweis geordneten, in einer feuchten Schicht eingebetteten peripolaren Molekeln bestehend, vorstellten, so stellen wir uns denselben im Electrotonus aus säulenartig geordneten dipolaren Nervenmolekeln, also wie in einer Volta'schen Säule angeordnet, vor. Es würden in diesem Falle sämmtliche zwischen den Electroden gelegene Nervenmolekeln so geordnet werden, dass sie ihre negativen Elemente der positiven, ihre positiven der negativen Electrode zukehren, was wiederum leicht denkbar ist, wenn wir uns jede peripolare Molekel des ruhenden Nervenstromes aus zwei mit ihren positiven Zonen aneinander stossenden dipolaren Molekeln zusammengesetzt denken, in welche sie sich beim Schluss der Kette zerlegten. Diese Vorstellungsweise erklärt alle Erscheinungen des electrotonischen Zustandes. Einerseits macht sie verständlich, wie an beiden Enden eines in der Mitte vom Strom durchflossenen Nerven entgegengesetzte Phasen zum Vorschein kommen, andererseits erklärt sie die verschiedene Ausbildung des electrotonischen Zustandes nach dem Grade der Stromdichte, nach dem Grade der Annäherung an die Electroden, endlich nach der Schiefe der Richtung, in welcher die Electroden gegen die Längsachse angesetzt sind.

Wird ein Nerv auf irgend einer Strecke seines Verlaufs von einem fortwährend unterbrochenen Strome, sei es immer im gleichen, sei es in verschiedenem Sinn durchflossen, so wird der Nerv tetanisirt — eine Bezeichnung, die daher rührt, dass ein Muskel, der mit einem auf die eben angegebene Art behandelten Nerv verbunden ist, nicht mit einer einfachen Zuckung, sondern mit vielen, rasch auf einander folgenden (die zu einer längere Zeit anhaltenden Contraction verschmelzen) antwortet, dass also der Muskel sich im Tetanus befindet. Sind die tetanisirenden Ströme gleich gerichtet, folgen die Unterbrechungen in gewissen Zwischenräumen auf einander und ist die Stärke der Ströme nicht bedeutend, so wird dadurch die Wirkung mehr der des continuirlichen Stromes ähnlich, und es treten die Phasen des electrotonischen Zustandes auf, — sind die tetanisirenden Ströme gleich gerichtet, nur flüchtig auftretend, so erscheinen bald beide Phasen im richtigen Sinn, die positive jedoch meist schwächer, bald erscheint Abnahme des Nervenstromes, so bei Anwendung der Saxton'schen Maschine, — sind endlich die tetanisirenden Ströme abwechselnd gerichtet, folgen die Unterbrechungen sehr schnell auf einander, wie bei den mit dem Wagner'schen Hämmerchen versehenen Volta-Inductions-Apparaten, so gewahrt man unter allen Umständen die negative Stromesschwankung.

Von der Einwirkung der ruhenden Electricität auf die thierischen Gewebe im Einzelnen und auf den ganzen thierischen Körper wissen wir nichts. Was man auch immer über die Einwirkungen der electrischen Spannung der Atmosphäre auf das körperliche Befinden etc. geäussert hat, es existiren bisher noch keine Experimente, die einen Anhaltspunkt für die Behauptung bieten, dass eine längere Zeit constant bleibende freie Spannung der statischen Electricität einen nachweisbaren Einfluss auf irgend welchen thierischen Theil ausübe.

VIERTER ABSCHNITT.

Von den Einwirkungen der electrischen Ströme auf die Organe und Gewebe des thierischen Körpers.

A. Von der Einwirkung der electrischen Ströme auf die Nerven und Muskeln.

Ludwig's Lehrbuch der Physiologie. Bd. 1. Pag. 102 seq. — E. du Bois-Reymond, Untersuchungen über thierische Electricität. Bd. 1. Pag. 303 bis 409. — 283 seq. etc. — Mémoire sur l'emploi de l'Electricité en méd. par le Dr. H. Valerius: Annales de la société de méd. de Gand. Bd. 29. Pag. 115 bis 154. — A. Fick, die medicinische Physik. 1856 Pag. 437 seq. — H. Wundt, Lehrbuch der Physiologie des Menschen. Erlangen 1865. Pag. 430 seq. — R. Heidenhayn, Physiologische Studien. Berlin 1856. Art. III. Pag. 55: Ueber Wiederherstellung der erloschenen Erregbarkeit durch constante galvanische Ströme. — C. Eckhard in Henle's und Pfeuffer's Zeitschrift. 1853. Bd. III. Pag. 187 seq. — C. Eckhard, Beiträge zur Anatomie und Physiologie. Heft I. Giessen 1855. Art. II: Ueber den Einfluss des constanten galvanischen Stromes auf die Erregbarkeit des motorischen Nerven. — E. Pflüger in der Medicinischen Central-Zeitung vom 15. März und 16. Juli 1856: Ueber die durch constante Ströme erzeugte Veränderung des motorischen Nerven. — E. Pflüger, Ueber das Hemmungsnervensystem für die peristaltischen Bewegungen der Gedärme. Berlin 1857. — R. Remak, Galvanotherapie der Nerven- und Muskelkrankheiten. Berlin 1858. — E. Pflüger, Untersuchungen über die Physiologie des Electrotonus. Berlin 1859. — A. von Bezold, Untersuchungen über die electrische Erregung der Nerven und Muskeln. Leipzig 1861. — H. Ziemssen, Die Electricität in der Medicin. III. Auflage. 1866.

I. Wirkung der Ströme auf motorische Nerven und Muskeln.

Wird ein motorischer Nervenstamm der Einwirkung eines nur mässig intensiven **intermittirenden Stromes** ausgesetzt, so folgt in sämmtlichen von dem gereizten Nervenstamm versorgten Muskeln: Zuckung auf Zuckung und zwar so, dass wenn die einzelnen Schliessungen und Oeffnungen der Kette langsamer auf einander folgen: klonische oder Wechselkrämpfe, — wenn sie schneller auf einander folgen, dergestalt, dass die neue Contraction schon beginnt, bevor die frühere aufgehört hat: Starrkrämpfe oder tonische Krämpfe eintreten. Hat dieser Zustand aber zu lange gedauert oder besass der betreffende Nerv von vornherein keinen genügenden Grad von Reizbarkeit, so erfolgen Wechselkrämpfe. In kräftigen ausgeschnittenen Froschmuskeln können wenigstens zu Anfang tonische Krämpfe eintreten, wenn selbst nur durchschnittlich zwei Schläge auf die Sekunde kommen, geringere Werthe führen von vornherein zu klonischen Krämpfen.

Das Phänomen, dass der Froschschenkel, so wie jeder intakte Nerv oder Muskel nur beim Schliessen und Oeffnen der Kette, oder was dasselbe ist, nur in dem Momente, wo die Stromdichtigkeit von Null auf eine bestimmte Höhe steigt, oder von dieser Höhe wieder herabsinkt, nicht aber in den Zwischenräumen zwischen beiden, wo die Kette geschlossen und die Dichtigkeit auf derselben Höhe verbleibt, zuckt — findet darin seine Erklärung, dass es zur Hervorbringung der Zuckungen nur auf die Schwankungen der Stromdichtigkeit in möglichst schneller Aufeinanderfolge ankommt. Deshalb konnte Du Bois-Reymond als oberstes Gesetz des ganzen Gebietes der electrischen Reizversuche (l. c. Pag. 258) folgenden Satz hinstellen:

> „Nicht der absolute Werth der Stromdichtigkeit in jedem „Augenblicke ist es, auf den der Bewegungsnerv mit „Zuckung des zugehörigen Muskels antwortet, sondern die „Veränderung dieses Werthes von einem Augenblick zum „andern, und zwar ist die Anregung zur Bewegung, die „diesen Veränderungen folgt, um so bedeutender, je schneller „sie bei gleicher Grösse vor sich gingen, oder je grösser sie „in der Zeiteinheit waren."

Hätten wir also eine bestimmte Menge von Electricität und leiteten sie in einem gleichmässig starken ununterbrochenen Strome durch einen Muskel, so bleibt die Stromdichtigkeit von dem Moment des Kettenschlusses bis zu dem der Eröffnung ein und dieselbe, mithin erfolgt in diesem Zeitraum keine Zuckung, dieselbe Menge aber, in Unterbrechungen hindurchgeleitet, wird im Stande sein, je nachdem dieselben mehr oder weniger schnell auf einander folgen, tonische oder klonische Krämpfe zu veranlassen. Es ist aber, um Zuckungen zu erregen, nicht absolut nothwendig, dass der den Nerv durchsetzende Strom geschlossen oder geöffnet wird, da hierdurch nur die grössten Stromesschwankungen erzeugt werden, auch geringere Variationen in der Stromdichtigkeit sind für physiologische Effekte ausreichend, z. B. wenn man die Intensität des Stromes plötzlich erhöht oder herabsetzt, oder wenn man einen Theil des Stromes, der einen Nerven durchströmt, bei geschlossener Kette plötzlich ableitet, oder wenn man, wie es bei Remak's „labilen" Strömen geschieht, mit den Stromgebern langsam über die Körperoberfläche hingleitet — kurz wenn man den Leitungswiderstand in irgend einer Weise verändert — oder wenn man durch chemische Reize etc. die Molekularanordnung des Nerven modificirt.

Wird ein Muskel der Einwirkung eines intermittirenden Stromes ausgesetzt, so contrahirt sich der Theil desselben entweder ausschliesslich oder wenigstens in weit energerischem Grade, der von den Leitern unmittelbar berührt wird. Demgemäss muss man, um einen breiten Muskel auf directem Wege vollständig und gleichmässig zu reizen, die Conductoren nach und nach mit allen Fasern desselben in Berührung bringen. Auch haben die Experimente von A. Fick (Ueber theilweise Reizung der Muskelfasern in Moleschott's Untersuchungen zur Naturlehre des Menschen Band II. Pag. 62 seq.) herausgestellt, dass wenn ein Reiz ein Muskelbündel nur in einem beschränkten Theile seiner Länge trifft, sich auch nur ein Theil der Länge contrahirt, der Reizzustand sich mithin nicht über die ganze Länge des Muskels fortpflanzt, und dass ebenso bei Anwendung des Multiplicators im nicht contrahirten Theil des Muskels der ruhende Muskelstrom in unveränderter Stärke fortbesteht, während die contrahirte Partie die negative Stromesschwankung zeigt.

Duchenne hat die Fähigkeit der Muskeln, sich unter dem Einflusse directer Einwirkung des electrischen Stromes zu contrahiren — zum Unterschiede der auf indirectem Wege, d. h. durch Reizung des betreffenden Nerven eintretenden, von Flourens: Motricité genannten Fähigkeit — electro-musculäre Contractilität genannt.

Das Bewegungsphänomen der Zusammenziehung des Muskels

ist von einer eigenthümlichen Empfindung begleitet. Das Vermögen, diese Empfindung wahrzunehmen, wird von Duchenne: electro-musculäre Sensibilität genannt. Ob dieselbe denjenigen sensiblen Nervenfasern zuzuschreiben ist, welche allen, auch den sogenannten rein motorischen Nerven beigemischt sind, oder ob sie den sensiblen Nerven der bindegewebigen Umhüllungen des Muskelbündel ihren Ursprung verdanken, wie es Remak (Ueber methodische Electrisirung gelähmter Muskeln. Berlin 1855. Pag. 19) anzunehmen geneigt ist, oder endlich, ob die Muskelnerven selbst Vermittler jener Empfindungen sind, wie es Eckhard (Grundzüge der Physiologie des Nervensystems. Giessen 1854. Pag. 113) für möglich hält — ist noch unentschieden.

Das Verhältniss der electro-musculären Contractilität und Sensibilität zu einander ist von einem Individuum zum andern verschieden. Es besitzt jeder Muskel im normalen Zustande ein bestimmtes Maass von beiden, wenn auch bisweilen einzelne, nicht beträchtliche Abweichungen zwischen denselben Muskeln beider Körperhälften vorkommen. In krankhaften Zuständen können beide zusammen, oder jede einzeln in mehr oder minder hohem Grade verschwinden und dadurch zu einem diagnostisch wichtigen Hülfsmittel werden, welches wir im VIII. Abschnitt ausführlicher zu besprechen haben.

Die graduelle Verschiedenheit der electro-musculären Contractilität und Sensibilität zwischen den verschiedenen Muskeln desselben Individuums hat ihren Grund theils in anatomischen Verhältnissen — so wird man z. B. bei dem natürlichen Uebergewicht, welches die Flexoren über die Extensoren der Hand haben, eines kräftigeren Stromes zur Hervorbringung der Contraction des M. extensor digit. comm., als zu der des M. flexor digit. comm. bedürfen, — theils in dem geringeren oder grösseren Reichthum sensibler Fasern, die den Nerven beigemischt sind, oder sich an den Hauptstellen verbreiten, die von den Conductoren berührt werden, theils in der Verschiedenheit des Leitungswiderstandes, den die oberhalb des gereizten Muskels befindlichen Gewebe, und vor Allem die dünnere oder dickere Epidermis darbieten. So sind die Gesichtsmuskeln im Allgemeinen sehr empfindlich, und vor Allem der M. frontalis, weil er unmittelbar auf dem Knochen aufliegt, mithin bei der Faradisation desselben der Knochen mit durchströmt, und somit der eigenthümliche Knochenschmerz zugleich mit dem Muskelschmerze empfunden wird — sodann der M. orbicularis palpebr., der M. levator labii sup. alaeque nasi, — dann folgen der M. sphincter oris, der M. levator ang. oris, der M. quadratus und triangularis menti, endlich die Mm. zygomatici, der M. masseter, buccinator etc. Am Halse besitzt der M. platysma myoides einen ausserordentlichen Grad electro-musculärer Contractilität und Sensibilität, ebenso der M. sterno-cleido-mastoideus, dagegen sind die Rücken- und Bauchmuskeln verhältnissmässig wenig empfindlich. — An den Extremitäten besitzen die Muskeln der vorderen Vorderarmgegend einen viel höheren Grad electro-musculärer Contractilität und Sensibilität, als die der hinteren Vorderarmgegend; einen sehr niedrigen Grad besitzen: der M. extensor digit. comm., der M. extensor carpi uln. etc. Endlich sind der M. tensor fasciae latae und die Muskeln der inneren Schenkelgegend viel erregbarer, als die der äusseren und hinteren, theils wegen des grossen Reichthums der darüber liegenden Haut an sensiblen Nerven und wegen der grossen Menge sensibler Fasern, die dem N. obturatorius selbst beigemischt sind, theils wegen der dünneren Epidermis, theils wegen der mehr oberflächlichen Lage — während der electrische Strom, um die Muskeln der äusseren Schenkelgegend zu treffen, eine an sensiblen Fasern ärmere Haut, eine dicke Epidermis, ein starkes Fettpolster und Bindegewebe zu durchdringen hat.

Die auf directem oder indirectem Wege entstehende Contraction der Muskeln ist von einer erheblichen Steigerung der Temperatur in denselben begleitet. Matteucci (Ueber Muskelcontraction. Referat aus: Proc. of the Royal Society 1856. Vol. VIII. No. 22. in Virchow's Archiv 1857. Band XII. Heft 1. Pag. 118) fand, dass durch die blosse Contraction der Muskeln beim Frosche, nachdem die Circulation vollständig aufgehört, sich die locale Temperatur um $\frac{1}{2}$° C. erhöhte. Ziemssen, der in Bezug hierauf eine Reihe sorgfältiger Untersuchungen (l. c. Pag. 27 seq.) anstellte, kam zu dem Resultate, dass die durch faradische Reizung motorischer Nerven erzeugte Muskelcontraction, die Temperatur in den betreffenden Muskeln und in der dieselben bedeckenden Haut nach dem Grade und der Dauer der Einwirkung erheblich steigere. Er war im Stande in einer Sitzung von 19 Minuten (s. IV. Versuch), in der er den Strom mit Unterbrechungen 10 Minuten einwirken liess, in dieser Weise eine

Temperatursteigerung von 4,4° C. zu bewirken. In der ersten Minute der Muskelverkürzung fiel das Quecksilber fast constant um 0,1—0,5° C., stieg aber bei fortdauernder Contraction schon in der dritten Minute wieder, um dann gleichmässig fortzuschreiten. Bei Contractionen von mässiger Dauer stieg, nach Beendigung derselben, das Quecksilber in der ersten Minute am schnellsten, erreichte aber seine Acme bei der ersten Reizung jedesmal in der vierten bis sechsten Minute, bei der späteren in kürzerer Zeit. Die Temperatursteigerung war von einer Volumszunahme begleitet, welche bei Verkürzung der Extensoren den Umfang des Vorderarms um ½ bis 1 Cm., den Umfang des Oberschenkels um 1 bis 2 Cm. vergrösserte. — Neuerdings hat Heidenhain (Mechanische Leistung, Wärmeentwicklung und Stoffumsatz bei der Muskelthätigkeit. Ein Beitrag zur Theorie der Muskelkräfte. Leipzig 1864) nachgewiesen, dass das eben erwähnte, im Beginn der Contraction eintretende Sinken der Temperatur in der Unvollkommenheit des Experiments seinen Grund hat, und dass die Temperatur sofort mit dem Eintritt des Tetanus und zwar zuerst schnell, nachher langsamer steige. Es wird nach ihm die Wärmezunahme durch Oxydationsvorgänge hervorgerufen, die durch die Contraction im Muskel erregt werden und scheint die Beschleunigung der Blutcirculation, welche im thätigen Muskel constant stattfindet, nur insoweit mitzuwirken, als selbige das der gesteigerten Oxydation entsprechende Brennmaterial herbeischafft.

Wird ein motorischer Nervenstamm der Wirkung eines **constanten Stromes** ausgesetzt, so entsteht in dem Moment, wo die Kette geschlossen, und in dem, in welchem sie geöffnet wird, eine Contraction der von ihm versorgten Muskeln: Oeffnungszuckung — Schliessungszuckung; während des Geschlossenseins der constanten Kette ist ein Effekt entweder gar nicht oder in weit schwächerem Grade wahrzunehmen. Remak kam (l. c. Pag. 56 seq.) zu folgenden Resultaten: 1) Man kann auch durch den constanten Strom tonische Muskelcontractionen bewirken, doch bedarf es dazu der Hindurchleitung eines starken und schmerzhaften Stromes (von 20 bis 50 Daniel'schen Elementen) durch den Nervenstamm. 2) Ein Strom kann unerträglichen

Schmerz bereiten, ohne dass es zu einer tonischen Zusammenziehung kommt, während bei einem anderen Menschen, oder bei demselben Menschen zu einer andern Zeit, derselbe Strom heftige tonische Zusammenziehungen und kaum merklichen Schmerz verursacht. 3) Das Zustandekommen der Zusammenziehungen wurde gemeinhin durch raschen und plötzlichen Ansatz der Electroden auf den Nerven begünstigt; jedoch kamen auch Fälle vor, wo erst während langsamer Entfernung eines Stromgebers vom Nervenstamme, auf dem er etwa eine Minute aufgedrückt war, die Contraction im Bereiche des Nerven begann und fortdauerte, so lange der Stromgeber, die Haut nur eben berührend, auf dem Nerven ruhte. 4) Blieb die Contraction beim ersten Ansatze der Conductoren aus, so trat sie nicht selten beim zweiten ein, nachdem inzwischen der stetige Strom den Nervenstamm eine Minute lang und darüber durchkreist hat. Remak nannte die durch den constanten Strom in der angedeuteten Weise bewirkte Contraction galvanotonische Zusammenziehung zum Unterschiede von der tetanischen oder klonischen Zusammenziehung, welche durch häufige Inductionsschläge oder auch durch eben so häufig unterbrochene constante Ströme hervorgerufen wird. Was die Deutung dieser Erscheinungen anbetrifft, so gehören nach Remak die beim Menschen nach Einführung eines constanten Stromes in einen Nervenstamm eintretenden galvanotonischen Zusammenziehungen in die Reihe der durch Schwankungen der Stromdichtigkeit bedingten Phänomene, auf welche ebenfalls das vorhin angeführte Du Bois'sche Gesetz der Stromesschwankung seine Anwendung findet. Remak beobachtete nämlich, dass wenn der constante Strom nicht vermittelst feuchter Electroden, sondern mittelst feuchter, von den Letzteren ausgehender Fäden den Gliedern zugeführt wurde, oder wenn die festen Electroden nicht auf den Gliedern aufgedrückt wurden, der Tetanus selbst bei den stärksten Strömen regelmässig ausblieb. Ist aber die Erregbarkeit der Muskelfasern gesteigert, so werden sie durch den Strom in eine feine zitternde Bewegung gerathen und durch dieselbe den Nerven verhindern, vom Strome in gleichmässiger Weise getroffen zu werden. Es wird daher der Nervenstamm sich so verhalten, als wenn er abwechselnd dem dichtesten Strome genähert und von ihm wieder entfernt wird, ohne jemals ganz aus seinem Wirkungskreise zu treten, d. h. die Bestandtheile des

Nerven werden wegen der wechselnden Grösse des eingeschalteten Widerstandes: Strömen von schwankender Dichtigkeit unterworfen sein und demgemäss die von den Nerven abhängigen Muskeln in eine Zusammenziehung gerathen, welche entweder in der That tonisch, d. h. ohne darstellbare Unterbrechungen ist, oder deren etwa vorhandene Schwankungen dem Auge durch die Hautbedeckung entrückt werden (l. c. Pag. 68). 5) Die Mehrzahl der Menschen zeigte unter gleichen Verhältnissen bloss tonische Zusammenziehungen im Bereiche des vom Strome durchflossenen Nervenstammes, namentlich jüngere, muskulöse Menschen. Doch zeigte sich auch bei einem und demselben Menschen an verschiedenen Tagen in Folge der gleichen Operation: Zusammenziehung, bald im Bereich des durchflossenen, bald in dem des antagonistischen Nerven. Der Wille zeigte sich insofern dabei von Einfluss, als er das Zustandekommen der antagonistischen Zusammenziehungen zu verhindern vermochte; dann aber folgten gewöhnlich beim Eintritt des Stromes tonische Zusammenziehungen im Bereiche der Muskeln und Nerven, auf die der Wille concentrirt war. Dieser Kampf zwischen den antagonistischen Muskelgruppen zeigte sich nicht selten auch ohne Zuthun des Willens, und es kam vor, dass die eine Contraction, z. B. die Beugung, während des Stromes sich auslöste und in die antagonistische, also die Streckung, überging und umgekehrt. Diese antagonistischen galvanotonischen Contractionen sollen nach demselben Autor Reflex-Contractionen sein, welche in Folge der bei der electrischen Reizung stattfindenden Erregung der sensiblen Nerven von den Centralorganen aus erfolgen.

Auch hinsichtlich des Muskels war man früher der Meinung, dass er nur Schliessung und Oeffnung des Stromes mit Zuckung beantworte, dagegen beobachteten Wundt, v. Bezold und Fick, dass der Muskel, so lange der Strom ihn durchfliesst, dauernd contrahirt bleibt. Wundt namentlich fand, dass wenn er Thiere mit Curara tödtete — wodurch bekanntlich die Nerven ihre Reizbarkeit verlieren, während die Muskeln irritabel bleiben — zwar die Schliessungs- und Oeffnungszuckungen verschwanden, dagegen die dauernde Contraction fortbestand. Die Intensität des auf Nerv und Muskel einwirkenden Stromes ist auf Grösse und Beschaffenheit der Reizung von wesentlichem Einfluss, und zwar sowohl in Bezug auf den Erfolg der jedesmaligen

Schliessung und Oeffnung, als auch in Bezug auf den Erfolg des dauernden Geschlossenseins der Kette. In erster Beziehung ist die Richtung, welche der constante Strom im Nerv hat, je nachdem er von einem mehr centralen zu einem mehr peripherischen Querschnitt (absteigender Strom), oder von einem mehr peripherischen zu einem mehr centralen Querschnitt (aufsteigender Strom) gerichtet ist, beachtenswerth. Es erfolgt nämlich nur bei mittelstarken Strömen: Oeffnungs- und Schliessungszuckung, dagegen bei den schwächsten und stärksten Strömen nur eine Zuckung, und zwar bei schwachen aufsteigenden: nur Schliessungszuckung, bei starken aufsteigenden: nur Oeffnungszuckung — bei schwachen absteigenden: nur Oeffnungszuckung, bei starken absteigenden: nur Schliessungszuckung. Das Zuckungsgesetz des Muskels stimmt mit dem des Nerven vollkommen überein, wenn man den direct erregten Theil des Muskels von dem die Erregung durch Zuckung anzeigenden Theile trennt; ist dagegen der ganze Muskel in den Stromeskreis eingeschlossen, so ist im Allgemeinen die Schliessungszuckung die vorwaltende, zu der erst bei stärkerem Strome die Oeffnungszuckung hinzutritt — je schlechter aber die Nerven im Muskel funktioniren, um so mehr überwiegt die Schliessungszuckung über die Oeffnungszuckung. Was den Erfolg des Geschlossenseins anbetrifft, so sind bei den Bewegungsnerven die schwächsten und stärksten Ströme von gar keinem Effekt begleitet, während Ströme von mittlerer Intensität eine Reihe einzelner Zuckungen oder eine tetanische Contraction zur Folge haben. Im Muskel dagegen wächst die während der Schliessung andauernde Zusammenziehung mit der Intensität des Stromes.

Von wesentlichem Einfluss auf das Zustandekommen der Zuckung ist ferner die **Reizbarkeit** des betreffenden Nerven. In dieser Hinsicht gelang es Du Bois-Reymond aus Experimenten an Fröschen folgende Resultate zu gewinnen: 1) Auf der höchsten Stufe der Erregbarkeit erscheinen jedesmal beim Schliessen und Oeffnen des absteigenden, d. h. vom Rückenmark gegen den Muskel, oder des aufsteigenden, d. h. vom Muskel gegen das Rückenmark gerichteten Stromes, Zuckungen von anscheinend gleicher Stärke — ich sage anscheinend, weil die Stärke der Zuckung die graduelle Unterscheidung unmöglich macht. 2) Auf der mittleren Stufe der Erregbarkeit dagegen, die der

Frosch entweder von vornherein besitzt, oder bei Abschwächung der Erregbarkeit durch den Strom (s. unten) bald einnimmt, erscheint beim Schliessen des absteigenden Stromes eine sehr heftige, beim Oeffnen eine sehr schwache, oder gar keine Zuckung — das Umgekehrte beim aufsteigenden, d. h. beim Schluss desselben entweder eine sehr schwache oder gar keine, beim Oeffnen: eine sehr starke Zuckung. Die von Ritter (Beweis, dass ein beständiger Galvanismus den Lebensprocess im Thierreiche begleitet. S. Ritter's phys.-chem. Abhandlungen in chronologischer Folge. Leipzig 1806) aufgestellte, von Nobili (Annales de Chimie et Physique. May 1833. T. 44) bestätigte Regel erleidet jedoch vielfältige Ausnahmen; so sehen wir bisweilen, wenn unter stetiger Einwirkung des electrischen Stromes die Erregbarkeit noch tiefer gesunken ist: die Trennungszuckungen im Vergleich zu den Schliessungszuckungen an Stärke zunehmen, wahrscheinlich weil durch die vorhergegangenen kräftigeren Schliessungszuckungen der Nerv seine Empfänglichkeit für diesen Reiz mehr oder weniger eingebüsst, dagegen für den Reiz des Oeffnens der Kette bewahrt hat. Normal findet diese Umkehr der gewöhnlich eintretenden Erscheinungen, nach Longet und Matteucci (Comptes rendus de l'Acad. etc. du 9. Septbr. 1844. T. 19. Pag. 574), in den vorderen Wurzeln der Rückenmarksnerven bei Hunden, Kaninchen, Fröschen etc. statt. Denn wenn man auf diese, statt auf den Nervenstamm nach seinem Austritt aus dem Rückenmarkskanal den Strom einwirken lässt, so treten zwar im Anfang beim Schliessen und Oeffnen des auf- und absteigenden Stromes Zuckungen ein, später aber ordnen sich die Erscheinungen constant so, dass eine andauernde Zuckung auf Schliessung des aufsteigenden, eine weniger andauernde auf Oeffnung des absteigenden Stromes eintritt, während solche bei Oeffnung des aufsteigenden, und Schliessung des absteigenden Stromes ausbleibt. — Vielleicht sinkt, da die motorischen Nerven vom Centrum nach der Peripherie hin absterben, die Erregbarkeit in den vorderen Wurzeln der Rückenmarksnerven schnell bis zu dem Grade, wo eine Umkehr der Erscheinungen eintritt, bis endlich, mit vollkommenem Verluste der Reizbarkeit, überhaupt keine Zuckung mehr erfolgt (s. Gilbert's und Ritter's Annalen der Physik Seite 324).

Wir wollen hier sogleich das **Zuckungsgesetz im engeren Sinn**, d. h. die Frage beantworten, wie sich Schliessung und Oeffnung der Kette bei verschiedenen Stromesrichtungen den Bewegungs- und Empfindungsnerven gegenüber verhält. Hier gilt als Regel das Marianini'sche Gesetz: dass der absteigende Strom beim Schliessen, nach dem Schliessen und beim Oeffnen der Kette mehr Schmerz, der aufsteigende beim Schliessen und Oeffnen der Kette mehr Zuckung bewirkt. Remak (s. Galvanotherapie Pag. 114) gelang es sogar bei einer gewissen, zwischen 20 und 30 Daniel'schen Elementen liegenden Stromstärke bei absteigendem Strome blos Schmerz, bei aufsteigendem blos Zuckung zu erzielen, wenn er die auf dem M. biceps verlaufenden Hautnerven vermied. Bei höheren Stromstärken von 40 Elementen und darüber bemerkt man, sowohl bei auf- wie bei absteigendem Strome, Schliessungszuckungen, jedoch stärkere bei ersterer Richtung. Durch häufigen Wechsel der Richtung und namentlich durch abwechselnde Einwirkung stetiger Ströme kann man diese Verschiedenheit allerdings beinahe unkenntlich machen. — Eine Umkehr des Zuckungsgesetzes dergestalt, dass der aufsteigende Strom mehr Schmerz, der absteigende mehr Zuckung hervorruft, findet sich häufig an kranken Gliedern. — Remak fand ausserdem, dass wenn man den Strom in der Weise wirken lässt, dass man den einen Conductor auf einen Punkt des Nerven, den anderen auf einen beliebigen Körpertheil hinsetzt (unipolare Anwendung des Stromes), die positive Electrode fast all die Funktionen vertritt, welche die absteigende Stromesrichtung — die negative dagegen diejenigen, welche die aufsteigende Stromesrichtnng erfüllt.

Wenden wir uns jetzt zu den **Veränderungen der Erregbarkeit des Nerven im Electrotonus**, die zuerst von Eckhard untersucht, dessen theilweise irrthümliche Behauptungen dann von Pflüger corrigirt wurden, so ist für dieselben nach dem letztgenannten Autor folgendes Gesetz maassgebend: Wird ein Theil der Länge eines Nerven von einem constanten Strome durchflossen, so ist während der Dauer desselben, sowohl in der durchflossenen, der intrapolaren, als in einer beliebigen, diesseits oder jenseits gelegenen extrapolaren Nervenstrecke, die Erregbarkeit verändert, und zwar ist sie erhöht im Bereich der negativen Electrode, der Kathode, dagegen erniedrigt im Bereich der positiven Electrode, der Anode. Man kann das Gesetz auch so ausdrücken: Jede Nervenstrecke im Zustande des Katelectrotonus besitzt eine erhöhte, jede Nervenstrecke im Zustande des Anelectrotonus eine verminderte Erregbarkeit. Zwischen den Electroden befindet sich ein Punkt, an welchem der Katelectrotonus in den Anelectrotonus übergeht, und an welchem die Erregbarkeit unverändert bleibt; die Lage dieses Punktes ist von der Stärke des constanten Stromes abhängig, er rückt der negativen Electrode um so näher, je stärker der Strom ist. In den extrapolaren Stellen nimmt mit der Entfernung von den Electroden die Erregbarkeitsveränderung ab und schwindet endlich ganz.

Die im electrotonischen Zustand eintretenden Erregbarkeitsveränderungen des Muskels weichen darin von denjenigen des Nerven ab, dass sie sich, wie der electrotonische Zustand selbst, auf die vom Strom durchflossene Muskelstrecke beschränken; eine oberhalb oder unterhalb der vom constanten Strom durchflossenen Muskelstrecke angebrachte Reizung ist mithin ohne jeden Einfluss auf die Zuckungshöhe.

Remak hatte bereits (l. c. Pag. 92) den Versuch gemacht, die bei Anwendung des constanten Stromes eintretenden Veränderungen der Erregbarkeit gesunder und kranker Nerven und Muskeln als Folgeerscheinungen electrotonischer Zustände aufzufassen, doch blieb er den physikalischen Nachweis für die Richtigkeit seiner Ansicht schuldig. A. Eulenburg (Ueber electrotonisirende Wirkungen bei percutaner Anwendung des constanten Stromes auf Nerven und Muskeln. Deutsches Archiv für klin. Medicin. III. Band. 1867. Pag. 117 seq.) gelang es, gewisse oberflächliche Bewegungsnerven (Nn. accessorius, medianus, ulnaris, peronaeus) und Muskeln (Mm. deltoideus und opponens pollicis) am lebenden Menschen in den electrotonischen Zustand zu versetzen. Er konnte, indem er z. B. auf den N. accessorius, und zwar unmittelbar auf seine Eintrittsstelle in den M. cucullaris, eine kleine knopfförmige negative Electrode des Inductionsapparates aufsetzte, dessen positive mit breiter Fläche versehene Electrode auf dem Sternum festgehalten wurde — und dann oberhalb der negativen Electrode, je nachdem es sich um Prüfung des Anelectrotonus oder Katelectrotonus handelte, einen aufsteigenden oder absteigenden Strom durch den N. accessorius gehen liess, im ersteren Fall (absteigender extrapolarer Anelectrotonus) einen negativen, im zweiten (absteigender extrapolarer Katelectrotonus) einen positiven Zuwachs der Erregbarkeit auf der hinter dem Strom liegenden Strecke des Nerven nachweisen. Die Versuche ergaben ferner, dass die Stärke des positiven und negativen Zuwachses, sowie auch die Dauer der Nachwirkung (besonders beim Katelectrotonus) im Allgemeinen der Stärke des Stromes und der Länge der Schliessungsdauer entsprechend zunahmen.

In Betreff des Muskels, wo es also den intrapolaren An- und Katelectrotonus nachzuweisen galt, verfuhr Eulenburg in der Weise, dass er bei Untersuchung des Anelectrotonus, die auf den Muskel selbst applicirte negative Electrode des Inductionsstromes in unmittelbarer Nähe der Anode, bei Untersuchung des Katelectrotonus dieselbe in unmittelbarer Nähe der Kathode ruhen liess, und zeigte sich hier ebenfalls der positive Zuwachs beim Katelectrotonus, weniger deutlich der negative Zuwachs beim Anelectrotonus.

Aber nicht nur die Erregbarkeit des electrotonischen Nerven ist eine veränderte, sondern auch die **Fähigkeit, die Reizung fortzuleiten,** und zwar wird dieselbe sowohl in der anelectrotoschen, als in der katelectrotonischen Stelle vermindert. Diese Verminderung der Fortpflanzungsgeschwindigkeit hat, wie v. Bezold gefunden, ihr Maximum in der Gegend der Electroden und sinkt von hier aus sowohl gegen die intrapolare, als gegen die extrapolaren Strecken, doch breitet sich die Abnahme der Leitungsfähigkeit auf der Seite der Anode weiter aus, als auf der Seite der Kathode. Mit dieser verminderten Leitungsfähigkeit im Electrotonus hängt die gleichfalls durch v. Bezold festgestellte Thatsache zusammen, dass bei Reizung des Nerven durch Schliessung von Kettenströmen die Zeit bis zum Eintritt der Zuckung (Zeit der latenten Reizung) grösser ist, als bei Reizung durch Oeffnungsschläge. Ist der Strom absteigend, so ist diese Verzögerung nur bei schwachen Strömen bemerkbar, bei starken tritt die Zuckung sofort ein — ist aber der Strom aufsteigend gerichtet, so dass der Reiz die vom Strom durchflossene und die anelectrotonische Stelle durchlaufen muss, bevor Zuckung eintritt, so wird die Zeit der latenten Reizung oft bemerkbar. Diese Thatsachen erklären sich nur, wenn man annimmt, 1) dass bei jedem Eintritt eines constanten Stromes in den Nerven eine Vorbereitungszeit vergeht, bis die Erregung eintritt, welche Vorbereitungszeit mit der Verstärkung des Stromes allmälig abnimmt, und 2) dass bei jeder Schliessung eines constanten Stromes die Reizung nur an der Kathode stattfindet, und die an der Anode befindliche Nerven- oder Muskelstrecke, wenn überhaupt, nur durch die Fortpflanzung der Erregung vom negativen Pole aus in den erregten Zustand versetzt wird. Eine Verzögerung der Leitung findet, wie beim Nerv, auch in dem electrotonisirten Muskel statt, aber es bleibt die Verzögerung der Leitung auf die electrotonisirte Stelle beschränkt.

Die Nachwirkungen des Electrotonus sind mannigfacher Art; sie bestehen einerseits in einer Erregbarkeitsveränderung, die noch eine Zeit lang nach dem Aufhören des Electrotonus zurückbleibt, und andererseits in einer Erregung, von welcher der Uebergang aus dem Electrotonus in den gewöhnlichen Zustand begleitet ist. Die erste dieser Veränderungen besteht nach der Lage der Electroden in einer Erregbarkeitszunahme (positive Modification) oder in einer Erregbarkeitsabnahme (negative Modification) — und zwar lässt der Katelectrotonus nach seinem Verschwinden eine kurz andauernde negative Modification zurück, die bald einer länger anhaltenden positiven Modification Platz macht, während der Anelectrotonus sogleich in eine allmälig wachsende positive Modification übergeht. Die zweite der Nachwirkungen des constanten Stromes, die Erregung beim Oeffnen der Kette, wird durch das Verschwinden des Anelectrotonus bedingt und giebt sich gewöhnlich durch eine Oeffnungszuckung, zuweilen wenn der constante Strom eine gewisse Dauer hatte, durch einen Oeffnungstetanus kund; ihr Sitz ist an der Anode. Diejenigen Nerven- oder Muskelquerschnitte, die der Kathode benachbart sind, gerathen, wenn überhaupt, nur durch die Fortleitung der am positiven Pol entstandenen Reizung in den erregten Zustand.

Beim Muskel sind diese Nachwirkungen, ebenso wie die unmittelbaren Wirkungen des Electrotonus, auf die vom Strom durchflossene Strecke beschränkt. Nach der Oeffnung eines constanten Stromes, der längere Zeit den Muskel durchflossen hat, geräth derselbe in eine dauernde Zusammenziehung, die nur langsam sich wieder ausgleicht, durch Schliessung des entgegengesetzt gerichteten Stromes verstärkt, durch Schliessung des gleichgerichteten aufgehoben wird. v. Bezold sieht sich durch die Ergebnisse seiner Untersuchungen zu der Annahme berechtigt, dass die erregende Wirkung des galvanischen Stromes in den chemischen Einwirkungen zu suchen sei, welche der Strom in dem von ihm durchflossenen Leiter hervorrufe, und dass die electrische Erregung nichts anders, als eine bestimmte Form der chemischen Reizung sei, welcher Vorgang ebenso wie der Vorgang der Wasserstoffentwicklung während der Stromesschliessung am negativen Pol allein unmittelbar auftritt.

Als fernere Nachwirkungen erscheinen uns die Modificationen der Erregbarkeit der Nerven, welche durch den Wechsel der Stromesrichtung hervorgerufen werden. Ritter, der mit schwachen Säulen experimentirte, fand, dass wenn man einen Froschschenkel ½ bis 1 Stunde in einer geschlossenen Kette liegen lässt, seine Erregbarkeit verändert sei. Beim absteigenden Strome erfolgt dann weder beim Oeffnen, noch beim Schliessen der Kette Zuckung — beim aufsteigenden dagegen nimmt, mit zunehmender Dauer der Schliessung, die Zuckung an Stärke zu, bis zuletzt auf das Oeffnen der Kette Tetanus erfolgt. Nach Volta dagegen, der mit starken Säulen experimentirte, üben beide Strömungsrichtungen eine deprimirende Wirkung aus, es bleibt mithin der Nerv, wenn anhaltend ein Strom gleichviel in welcher Richtung dahin geht, regungslos. Kehrt man nun aber die Strömungsrichtung um, so dass z. B. der früher absteigend durchströmte Nerv aufsteigend durchströmt wird, so verhält er sich dieser neuen Richtung gegenüber wieder erregbar (Volta-sche Abwechslungen). Es würde also nach ihm sowohl der aufsteigende, als der absteigende Strom die Erregbarkeit des Nerven in der Weise ändern, dass er ihn für den Reiz seiner eigenen Stromesrichtung unempfänglich, für den der entgegengesetzten empfänglich macht. J. Rosenthal (s. Monatsbericht der Königl. Preuss. Academie der Wissenschaften zu Berlin. December 1857. Pag. 640) hat den Gegenstand einer sorgfältigen Prüfung unterworfen und es gelang ihm, sämmtliche hierher gehörige Thatsachen unter folgendes Gesetz zu bringen: „Jeder constante Strom, welcher eine Zeit lang einen motorischen Nerven durchströmt, versetzt denselben in einen Zustand, worin die

Erregbarkeit für die Oeffnung des einwirkenden und die Schliessung des entgegengesetzten Stromes erhöht, dagegen für die Schliessung des ersteren und für die Oeffnung des letzteren herabgesetzt ist."

Eine fernere Wirkung des constanten Stromes auf die Muskeln besteht in der Wiederherstellung ihrer erloschenen Erregbarkeit. Heidenhayn (l. c.) entdeckte zuerst, dass ein Muskel, der durch Ermüdung oder Misshandlung irgend welcher Art, die ihn nicht ganz tödtet, seine Erregbarkeit eingebüsst hat, dieselbe wieder erlangt, wenn er eine Zeit lang (30 und mehr Sekunden) von einem hinreichend starken, constanten Strome (durchschnittlich 25 Daniel'schen Elementen) durchströmt wird. Es bieten aber beide Stromesrichtungen augenfällige Unterschiede dar, indem der absteigende Strom schwächer wirkt und früher aufhört wirksam zu sein, als der aufsteigende. Ist die Erregbarkeit eines Muskels durch den constanten Strom auf diese Weise wiederhergestellt, so zeigt er noch ein eigenthümliches Verhalten gegen den electrischen Reiz. Wenn nämlich ein constanter Strom in einer bestimmten Richtung eine Zeit lang den unerregbaren Muskel durchströmt hat, so ist im günstigsten Falle Zuckung nur zu erreichen, durch Oeffnung dieses oder Schliessung des entgegengesetzten Stromes. Ist also z. B. der aufsteigende Strom zur Wiederherstellung der Leistungsfähigkeit angewandt worden, so erhält man günstigenfalls Contraction durch Oeffnung des aufsteigenden, oder Schliessung des absteigenden Stromes. — Was Heidenhayn auf diese Weise an Froschmuskeln nachgewiesen, hat Remak auch am lebenden Menschen beobachtet, und kommt in Folge seiner Experimente (l. c.) zu folgenden Schlüssen: a) der constante Strom steigert die Erregbarkeit, wie in den sensiblen, so auch in den motorischen Nerven. b) Derselbe vermehrt die bei Einwirkung eines inducirten Stromes hervortretende Leistungsfähigkeit eines Muskels. Hat man z. B. mittelst eines durch den Nerven eingeführten schwachen Extracurrents die Zusammenziehungsfähigkeit eines Muskels (z. B. des M. biceps) geprüft und dieselbe schwach befunden, und lässt nun einen constanten Strom von 20 bis 25 Elementen, 15 bis 60 Sekunden durch Nerv und Muskel gehen, so ist jetzt der gleich intensive Inductionsstrom im Stande, eine vollständige Erhebung des Oberarms zu bewirken. Fick (l. c. Pag. 461) will bei ähnlichen Versuchen, die er an sich selbst anstellte, negative Erfolge gehabt haben und ist deshalb der Ansicht, dass sich die Heidenhayn'sche Erfrischung des ermüdeten Muskels schwerlich am lebenden Menschen durch den constanten Strom hervorbringen lasse. Ich trete in Folge eigener Beobachtungen den Remak'-schen Aussprüchen bei. Namentlich in einem Falle von angeborener rechtsseitiger Facialis - Lähmung bei einem jungen Mann von 24 Jahren war jedesmal, nachdem ein constanter Strom von 12 bis 16 Elementen 30 bis 40 Sekunden den M. frontalis durchströmt hatte, dessen Reactionsfähigkeit für den intermittirenden Strom erhöht; auch behauptete der Patient, das Gefühl der Zusammenziehung in bedeutend stärkerem Maasse, als vorher zu haben. Durch das gleiche Verfahren mittelst eines intensiven Stromes konnte ich in verschiedenen Fällen von Bleilähmung die Reaction der gelähmten Extensoren gegen den inducirten Strom verbessern. — Remak machte gleichzeitig die Beobachtung (l. c. Pag. 93), dass die Erregbarkeit der Muskeln und Nerven für inducirte Ströme und für den Ein- und Austritt constanter Ströme, so weit sich darüber urtheilen lässt, in der Regel sich gleich verhält, dass es aber auch Fälle giebt in gesunden und freilich deutlicher in gelähmten Gliedern, wo die Erregbarkeit für die eine oder die andere Stromesart in unzweideutiger Weise vorwiegt. Nachdem Baierlacher, Schulz, M. Meyer, Ziemssen eine Reihe von Beobachtungen, sämmtlich Facialis-Lähmungen betreffend, veröffentlicht hatten, die das Resultat ergaben, dass in complet gelähmten Muskeln und Nerven die Erregbarkeit für den constanten Strom zuweilen erhalten oder selbst gesteigert ist, während die Erregbarkeit für den intermittirenden Strom vollständig aufgehört hat, und nachdem man sich vielfach vergebens bemüht hatte, für dieses wunderbare Phänomen eine befriedigende Erklärung zu finden, stellte Neumann bei Gelegenheit eines einschlägigen Falles von Facialis-Paralyse (s. Deutsche Klinik 1864. Nr. 4) behufs einer physikalischen Prüfung der differentiellen Wirkung des inducirten und constanten Stromes eine Reihe von Experimenten an, die zu dem Resultat führten, dass die über das Momentane hinausgehende Dauer des constanten Stromes dasjenige physikalische Moment sei, welches jene Reizeffekte an gelähmten Muskeln und

Nerven erziele, während selbige durch inducirte Ströme von momentaner Dauer nicht zu erzielen seien. Brückner's Versuche an mehreren an Paralysis atrophica adiposa leidenden Patienten (s. Deutsche Klinik 1865 Nr. 30) und Ziemssen's Beobachtungen an Lähmungen der Armnerven (s. Electricität in der Medicin. III. Auflage. 1866. Pag. 90 seq. und Pag. 73 bis 95, wo sämmtliches vorliegende Material kritisch beleuchtet wird) bestätigen die Neumann'schen Ansichten.

Schliesslich müssen wir noch von der sogenannten lähmenden Wirkung des constanten Stromes sprechen. Valentin (Lehrbuch der Physiologie des Menschen Bd. II. Abth. II. Pag. 655. 1848) hatte zuerst die Behauptung aufgestellt, dass der constante Strom, so lange er mit einer bestimmten Stärke eine Nervenstrecke durchkreist, dieselbe unfähig mache den Zuckung erregenden Vorgang fortzupflanzen. — Matteucci war durch eine andere Reihe von Schlüssen zu ähnlichen Resultaten gekommen und empfahl demgemäss die Anwendung des continuirlichen Stromes zur Beseitigung des Tetanus, indem er sich auf folgendes Experiment stützte: er tetanisirte Frösche durch Strychnin und liess dann einen directen continuirlichen Strom längere Zeit auf sie einwirken — die Frösche starben, ohne dass Convulsionen eintraten, wie sie sonst bei Strychnin-Vergiftungen dem Tode voranzugehen pflegen. Später machte Eckhard (Henle und Pfeuffer l. c.) Untersuchungen über das Verhalten der Muskelnerven gegen Reize, wenn ein aliquoter Theil derselben der Wirkung eines continuirlichen Stromes ausgesetzt wird und fand, dass in diesem Falle weder auf mechanische oder chemische Reizung, noch auf den Reiz des intermittirenden Stromes Zuckung erfolgt — oder mit anderen Worten, dass der Nerv so lange gelähmt ist, als ein Stück desselben von einem continuirlichen Strome durchflossen ist. Bei Anwendung des intermittirenden Stromes als Erreger ergaben sich speciell noch folgende Eigenthümlichkeiten: 1) Das Verhältniss zwischen der Intensität des intermittirenden und continuirlichen Stromes ist nicht gleichgültig — soll der letztere die Wirkung des ersteren paralysiren, so darf er nicht unter ein gewisses Maass sinken. 2) Die lähmende Wirkung der constanten Kette tritt beträchtlicher hervor, wenn sie zwischen Muskel und erregender Kette, als wenn sie zwischen der erregenden Kette und dem freien Ende des Nerven eingeschaltet ist. 3) Die aufsteigende Richtung des Stromes in der constanten Kette hält stärkeren erregenden Strömen das Gleichgewicht, als die absteigende. Hieraus zog Eckhard folgende Schlussfolgerung: Jede unter dem Einfluss irgend eines Reizes zu gewärtigende Muskelzuckung kann durch einen constanten Strom vermieden, jeder bereits bestehende Tetanus durch denselben beseitigt werden. Eine Reihe weiterer Experimente führte Eckhard (Beiträge zur Anat. Physiol. 1855. l. c.) in theilweisem Widerspruch mit den eben ausgesprochenen Behauptungen zu folgenden Resultaten: 1) Wenn ein constanter Strom sich in einem motorischen Nerven aufwärts bewegt, so ist die Erregbarkeit desselben gegen jede Art von Reizen und in welcher Stelle des Nerven sie auch angebracht sein mögen, herabgesetzt — 2) ist aber der Strom absteigend gerichtet, so findet Verminderung der Erregbarkeit nur noch oberhalb der durchflossenen Strecke und auf dieser selbst statt — dagegen wird auf der unterhalb der negativen Electrode befindlichen Strecke: ein Zustand grösserer Erregung hergestellt. Pflüger hat nachgewiesen, dass diese Widersprüche nicht nur, sondern auch die Irrthümer in den beiden zuletzt ausgesprochenen Eckhard'schen Behauptungen vorzugsweise daraus entsprangen, dass Eckhard die hier so sehr in Betracht kommende Abhängigkeit dieser Erscheinungen von der Stromstärke der constanten Kette ganz unberücksichtigt gelassen hat. Mit Berücksichtigung dieses Umstandes müssen die oben ausgesprochenen Sätze nach Pflüger (Ueber das Hemmungsnervensystem etc. l. c. Pag. 3) folgendermaassen formulirt werden. 1) Wenn man einen motorischen Nerven oberhalb einer constanten aufsteigenden Kette, deren Stromstärke eine gewisse Grösse nicht überschreitet, reizt, so schwächt die Zuckung gar nicht, wie Eckhard glaubt, wohl aber thut es der absteigende Strom von derselben Stärke bei oberhalb desselben ausgeführter Reizung. Nur wenn die Stromstärke eine gewisse Grösse überschreitet, dann kehrt sich die Sache um. 2) Auch die andere Behauptung Eckhard's, dass bei aufsteigendem constanten Strome die Erregbarkeit des betreffenden Nerven an jeder Stelle herabgesetzt sei, ist wenigstens in ihrer Allgemeinheit unrichtig. Ueberschreitet nämlich dieser Strom eine gewisse Stärke nicht, so ist die Zuckung, welche man durch Reizung einer oberhalb der vom constanten Strome betroffenen Nervenstrecke erlangt, durchaus nicht geschwächt, sie ist vielmehr merkwürdigerweise verstärkt. Ueberschreitet aber der Strom eine gewisse Stärke, dann tritt das Gegentheil ein, d. h. die Zuckungen sind geschwächt.

An die Veränderungen, welche durch den Electrotonus im Nerv und Muskel hervorgerufen werden, schliessen sich unmittelbar diejenigen **Veränderungen der Erregbarkeit** an, welche **durch die Reizung selbst, sowie durch verschiedene andere Einflüsse,** Temperatur etc. bedingt werden — Momente, die wir wegen ihrer praktischen Wichtigkeit an dieser Stelle nicht übergehen dürfen.

1) Durch die Reizung selbst wird bald eine Erregbarkeitserhöhung, bald eine Erregbarkeitsabnahme bewirkt. Die Erstere beobachtet man, wenn die Reize mit mässiger, nicht zu grosser und nicht zu kleiner Geschwindigkeit aufeinander folgen und wenn sie eine gewisse Dauer und Intensität nicht übersteigen. Folgen die Reize allzurasch aufeinander, sind sie zu andauernd oder zu heftig, so macht sich alsbald eine Erregbarkeitsabnahme geltend. Die Erregbarkeitszunahme durch die Reizung kann, wie Wundt beobachtet hat, so bedeutend sein, dass z. B. ein Inductionsschlag, der anfangs nur eine sehr schwache Zuckung auslöst, zuletzt einen heftigen und andauernden Tetanus hervorbringt. Derselbe fand auch bei der Anwendung kurz dauernder Inductionsschläge eine von der Richtung der Letzteren abhängige Verschiedenheit, indem absteigende Inductionsschläge sich weit wirksamer zeigten, als aufsteigende, wahrscheinlich weil im letzteren Falle die an der Kathode erfolgende Reizung die anelectrotonische Hemmung passiren muss, ehe sie zum Muskel gelangt, während beim absteigenden Strom die Reizung auf der gegen den Muskel hin gelegenen Seite erfolgt. Daher kommt es auch, dass die durch einen absteigenden Inductionsstrom bewirkte Erregbarkeitszunahme durch einen in gleicher Richtung dahingehenden constanten Strom vermehrt, dagegen durch einen constanten Strom von entgegengesetzter Richtung geschwächt wird. — Die Erregbarkeitsabnahme durch die Reizung oder die Ermüdung beobachtet man namentlich, wenn die Reize schnell aufeinander folgen und zu intensiv sind. So üben häufige Unterbrechungen eines starken Batteriestromes, ebenso wie einzelne Schläge eines

starken Inductionsstromes einen schwächenden Einfluss; so sieht man ferner nicht selten in pathologischen Zuständen, in denen man eines starken Inductionsstromes zur Erregung einer Muskelcontraction bedurfte, dass, nachdem derselbe längere Zeit eingewirkt hat, er nicht mehr im Stande ist, eine solche zu erregen; auch nimmt, wenn die auf electrische Einwirkung entstehenden einzelnen Zuckungen zu einer continuirlichen (tetanischen) Zusammenziehung verschmelzen, dieselbe anfangs mit beschleunigter und später mit immer mehr verlangsamter Geschwindigkeit ab. — Hat sich ein Muskel nur kurze Zeit contrahirt, so zeigt sein Eigenstrom, der durch verminderte Abweichung der Galvanometernadel eine Veränderung seines Molekular - Zustandes angegeben, durch sofortige Rückkehr der Nadel bis zum ursprünglichen Standpunkt den ungeschwächten Zustand des Muskelstromes an; hat die Muskel - Verkürzung aber längere Zeit angedauert, so bedarf es einer längeren Ruhepause, um die Nadel ihren früheren Standort wiedergewinnen zu lassen. Höchst instructiv sind in Bezug auf diese die Lebensenergie herabsetzende Wirkung des electrischen Stromes Brown-Séquard's Versuche (Gaz. méd. de Paris 1849. Pag. 881 und 999). Derselbe setzte ein Hinterbein eines Kaninchens eine halbe Stunde hindurch der Einwirkung eines kräftigen magnet-electrischen Stromes aus und tödtete es dann. Nach zwei und einer halben Stunde war in dem electrisirten Gliede bereits Todtenstarre eingetreten, während das andere Hinterbein noch vollkommen beweglich war. Zwei Stunden später liess die Todtenstarre im faradisirten Gliede bereits nach, während sie im nicht faradisirten eben einzutreten begann. Nach acht Tagen war das erstere bereits in Fäulniss übergegangen, während das zweite noch im Zustande der Todtenstarre verharrte. — An einem zweiten Kaninchen schnitt er die Vorderbeine ab und liess durch das eine einen electrischen Strom gehen, die Muskel-Reizbarkeit nahm nach und nach ab und war nach 10 Minuten insoweit verschwunden, dass die Todtenstarre einzutreten begann, die andere Extremität war noch reizbar. Nach Verlauf einer halben Stunde war bereits Nachlass der Todtenstarre im faradisirten Gliede, während solche erst nach fünf Stunden im nicht faradisirten eintrat. In entsprechender Weise war nach 8 Tagen der Fäulnissprocess in der einen Extremität bereits beträchtlich fortgeschritten, während die andere noch steif war.

2) Die Erregbarkeit wird durch Verbindung des Nervenrohrs mit Gehirn und Rückenmark erhalten. Das vom Gehirn oder Rückenmark getrennte Stück eines Nerven verändert am lebenden Thiere nach fünf bis sechs Tagen sein mikroskopisches Verhalten, und hat dann seine Erregbarkeit vollkommen eingebüsst — in den Muskeln erhält sie sich länger. In Bezug hierauf hatte Valli zuerst behauptet (s. Du Bois-Reymond l. c. Band I. Pag. 322 bis 326), dass das Leben der motorischen Nerven ihrer Ausbreitung tiefer innewohnend sei, als ihrem Ursprung, indem bisweilen, wo die Reizung eines Nerven an einem dem Centrum nähergelegenen Theile keine Muskelzuckungen veranlasse, solche auf Reizung eines der Peripherie näher gelegenen Theiles desselben Nerven erfolgen. Das Nystensche Gesetz, nach welchem die Todtenstarre von den dem Gehirn näher gelegenen Theilen nach den entfernteren fortschreitet, in der Hirn- und Rückenmarksachse von oben nach unten, in jedem Nerv von seinem Ursprung nach seiner Ausbreitung in den Muskeln, dient der Valli'schen Behauptung zu einem wichtigen Argument. Matteucci und Longet (Arch. gén. de Méd. 1847) behaupten, die umgekehrte Erscheinung bei den sensiblen Nerven wahrgenommen zu haben, so dass diese von der Verbreitung in der Haut aus nach ihren Ursprüngen im Hirn und Rückenmark absterben, und demgemäss die dem Ursprung näher gelegenen Theile länger erregbar bleiben sollen, als die der Peripherie zugewandten. Diese bezüglich der sensiblen Nerven gemachten Beobachtungen bedürfen jedoch, bei der Schwierigkeit der betreffenden Experimente, noch der Bestätigung. Ritter glaubte auch entdeckt zu haben, dass die Erregbarkeit der Beuger eine viel geringere wäre, als die der Strecker, doch besteht die Differenz zwischen beiden nur darin, dass allerdings die Beuger auf den electrischen Reiz eher zu reagiren aufhören, als die letzteren und durch die Todtenstarre zuerst in Fäulniss übergehen — vielleicht weil jene mit höheren Punkten des Rückenmarks in Verbindung stehen, als diese.

3) Unterbrechung des Blutumlaufs schwächt ebenfalls die Reizbarkeit. Wenn man den Unterschenkel eines Frosches in der Weise vom Oberschenkel löst, dass nur der Nerv den Zusammenhang zwischen beiden unterhält, so dauert zwar die Reizbarkeit in demselben noch mehrere Tage hindurch fort, gleich-

wohl erhalten Nerven blutreicher Körpertheile ihre Reizbarkeit länger, als die blutarmer. Kilian (Versuche über Restitution der Nerven-Erregbarkeit nach dem Tode. Giessen 1857) fand, dass wenn man an dem einen Bein eines eben getödteten Frosches ein Blutgefäss öffnete und das Blut herausstrich, während es in dem andern erhalten wurde, und dann die zugehörigen Nerven so lange erregte, bis keine Muskelzuckungen mehr eintraten, sich die Nerven des bluthaltenden Schenkels in kurzer Zeit wieder insoweit erholten, dass auf neue Erregung neue Zuckungen erfolgten, während die des blutarmen Schenkels auf den electrischen Reiz nicht ferner reagirten. Brown-Séquard (Gaz. méd. 1851. No. 37) unterband die Aorta eines Kaninchens oberhalb der Art. renales und die Muskeln der Hinterbeine zogen sich schon wenige Stunden nachher auf den electrischen Reiz nicht mehr zusammen, löste er dagegen die Ligatur der Aorta, so kehrte die Muskel-Irritabilität zurück.

4) Erschütterung, Zerrung, Druck, zu hohe und zu niedere Temperaturgrade, tiefere Ernährungsstörungen der Nerven, kurz Alles, was den Nerven chemisch verändert, schwächt seine Reizbarkeit. Was den Einfluss der Temperatur anbetrifft, so fand Eckhard, dass die Nerven eines Frosches im Wasser von 0° R. binnen 45 Sekunden, bei — 3 bis — 5° momentan absterben; bei + 30° R. erhielten sie sich 12 bis 15 Sekunden, bei + 55 bis 60° R. waren sie nur momentan erregbar. Aehnlich verhalten sich nach E. H. Weber die Hautnerven des Menschen. Rosenthal (Ueber den Einfluss höherer Temperaturgrade auf motorische Nerven. Notiz in der medic. Central-Zeitung 1859. No. 96) vervollständigt die Eckhard'schen Angaben dahin, dass die Temperatur, bei welcher der motorische Nerv momentan abstirbt, bei etwa + 70° C. liegt, dass niedrigere Temperaturen seine Erregbarkeit längere Zeit bestehen lassen, und zwar + 60° etwa 4 bis 5 Sekunden, + 50° etwa 16 Sekunden, + 40° über 10 Minuten u. s. f., also viel länger, als Eckhard angiebt. Dagegen steigert Erhöhung der Temperatur bis zu einem gewissen Grade die Erregbarkeit. So fand Schelske (Ueber die Veränderungen der Erregbarkeit durch die Wärme. Heidelberg 1860), dass beim Froschnerven ein Reiz, der bei 15° C. nicht mehr genügte, um eine Zuckung auszulösen, bei 18° C. eine solche erregte. Erhöhung

auf 36° C. bedingte ein plötzliches Steigen und nachher ein dauerndes Sinken der Reizbarkeit. — Tiefere Ernährungsstörungen anlangend, reagirt eine Nervenfaser, deren öliger Inhalt geronnen ist, nicht mehr auf den electrischen Reiz. In den Muskelfasern lange Zeit gelähmter Glieder kommt ein Zersetzungsgrad vor, in dem sie blasser und weicher erscheinen, ihr Verkürzungsvermögen verloren, aber ihre Querstreifung bewahrt haben, hier ist die bessere Ernährung im Stande, das Contractions-Vermögen wieder herzustellen; sind aber die Muskelfasern fettig entartet oder fibrös degenerirt, so bleibt ihre Irritabilität für immer verloren.

---

2. Von der Wirkung der electrischen Ströme auf die sensiblen und auf die Sinnesnerven.

Während die auf Erregung der motorischen Nerven eintretenden Phänomene vorwaltend durch Stromesschwankungen hervorgerufen werden, verhält es sich mit den sensiblen und eigentlichen Sinnesnerven anders. Zwar wird auch ihre Thätigkeitsäusserung durch Schwankung der Stromdichtigkeit erhöht, dagegen findet eine, wenn gleich verminderte Fortdauer der Erregung auch während des Geschlossenseins der Kette statt. Im Uebrigen verhalten sich die Empfindungsnerven, wie die Bewegungsnerven — nur nimmt, da hier umgekehrt das centrale Nervenende dem die Empfindung percipirenden Organ näher liegt, als das peripherische, das Gesetz der electrischen Empfindungen einen dem Zuckungsgesetz entgegengesetzten Ausdruck an, d. h. bei absteigendem schwachem Strom ist nur eine Schliessungsempfindung, bei absteigendem starken nur eine Oeffnungsempfindung vorhanden, während umgekehrt bei aufsteigendem Strome die Schliessungsempfindung mit wachsender Stromstärke zunimmt.

Lässt man intermittirende Ströme auf die Haut einwirken, so entstehen Empfindungen, die nach der Stromesstärke, nach der Häufigkeit der Schläge, nach der Form der Conductoren verschieden sind, und von einer leichten Empfindung des Kitzels, Stechens, Brennens bis zum heftigsten Schmerze differiren. Was die durch die grössere Häufigkeit der Schläge verursachte grössere Schmerzhaftigkeit anbetrifft, so hat sie darin ihren

Grund, dass sensible und Sinnesnerven die Eigenschaft haben, Sensationen noch einige Zeit nachzuempfinden, nachdem dieselben stattgefunden haben. Ein einzelner Schlag eines Inductions-Apparates ruft nur eine leichte Empfindung hervor, folgt aber dem ersten schnell ein zweiter, so ist die Empfindung stärker, weil jetzt zur Nachempfindung des ersten die Empfindung des zweiten hinzutrat, und sofort wird mit der Schnelligkeit der Stromesunterbrechungen der Schmerz an Stärke zunehmen. Die Form der Conductoren anlangend, können wir durch die Benutzung von metallischen Platten, die sich der Körperform anschmiegen, oder von cylinder-, kugel- oder kegelförmigen Ansätzen, oder endlich von metallischen Fäden, die zu einem Besen mit einander verbunden, aus ihren Spitzen lange Funken knisternd auf die Haut übertreten lassen, zu einem Erregungsgrade emporsteigen, der für die normale Haut unerträglich, für die der Sensibilität beraubte, äusserst empfindlich ist.

Setzt man die **Oberhaut** mit den Leitungsdrähten einer Volta'schen Säule in Verbindung, so entsteht im Moment des Kettenschlusses ein Gefühl von Prickeln, Stechen, Brennen, welches bei Strömen von einiger Intensität bis zum Unerträglichen gesteigert werden kann. Diese Empfindung, im Moment des Kettenschlusses am stärksten, dauert mit verminderter Heftigkeit auch während des Geschlossenseins fort — sie ist auf der trockenen Haut viel empfindlicher, als auf der feuchten, macht aber auf der, der Oberhaut beraubten, einem heftig brennenden Schmerz Platz. (Siehe Humboldt's Versuche über die gereizte Muskel- und Nervenfaser. 1797. Tom. I. Pag. 101, 197 etc.) Auffallend ist der Unterschied, der sich in der Stärke der Empfindung sowohl bei Anwendung Volta'scher Säulen, als beim Gebrauche von Inductions-Apparaten zwischen dem positiven und dem negativen Pole herausstellt, indem, vorausgesetzt, dass die Electroden von gleicher Dicke sind, der negative Pol jedesmal eine stärkere Hautempfindung hervorruft. Man kann sich hiervon leicht überzeugen, wenn man zwei Conductoren von gleicher Beschaffenheit an zwei entsprechenden Körperstellen anlegt; jedesmal wird das Gefühl des Brennens an der vom negativen Pol berührten Stelle heftiger sein. Aber auch auf die motorischen Nerven übt der negative Pol eine stärkere Wirkung aus, als der positive. Setzt man z. B. die motorischen Punkte zweier homologer Gesichtsmuskeln gleichzeitig der Wirkung des Stromes aus, so wird die Conttraction des vom negativen Pole berührten Muskels kräftiger sein, als die des entgegengesetzten*).

Uebrigens sind nicht alle Regionen der Haut gleich empfindlich — am empfindlichsten ist, besonders wegen ihres Nervenreichthums, die Gesichtshaut, — im Gesicht selbst zeichnen sich als die empfindlichsten Punkte aus: die Austrittsstellen des N. trigeminus: als N. supraorbitalis aus dem For. supraorbitale, als N. subcutaneus malae aus dem For. zygomaticum, als N. alveolaris inf. aus dem For. mentale, sowie die Uebergangsstellen der äusseren Haut in die Schleimhaut der Nase oder des Mundes.

Remak (l. c. Pag. 87) will ausserdem als allgemein gültiges Gesetz gefunden haben, dass die Erregbarkeit eines Nerven um so grösser ist, je näher am Gehirn sich die erregte Stelle befindet, und soll diese Regel nicht nur für jeden einzelnen Nerven in seinem Verlaufe gelten, sondern auch für die gesammten Nerven des Körpers überhaupt, dergestalt, dass die Nerven der unteren Extremitäten gemeinhin zu ihrer Erregung grösserer Stromesstärken bedürfen, als die der oberen. Auch von den motorischen Nerven scheint es dem genannten Autor Regel, dass ihre Erregbarkeit nicht bloss grösser ist am centralen Ende, als am peripherischen; sondern dass sie auch hier abnimmt mit der Entfernung vom Gehirn.

*) Die Bestimmung eines Pols als positiv oder negativ ergiebt am bequemsten die Jodkaliumelectrolyse. Bei einer Batterie setzt man die in Platindrähte auslaufenden Enden der Leitungsschnüre auf ein mit Jodkalium-Stärkekleister getränktes Stückchen Fliesspapier — alsbald entsteht am positiven Pol durch das ausgeschiedene Jod ein blauer Fleck. — Beim Inductions-Apparate verbindet man die Enden der secundären Spirale (s. V. Abschnitt der Duchenne'sche Apparat oder die folgenden) mit den Platindrähten, stellt die Feder fest, damit sie nicht spielt, und leitet den Oeffnungsstrom durch das Fliesspapier, indem man den primären Strom öffnet. Selbstverständlich muss hier, wenn die Bestimmung, ob positiv oder negativ, bleibenden Werth haben soll, der primäre Strom immer dieselbe Richtung haben, d. h. es muss der positive Pol des bewegenden Elements stets an dieselbe Klemmschraube eingefügt werden.

Was die **Sinnesnerven** in ihrem Verhalten gegen electrische Ströme anbetrifft, so werden dieselben sowohl durch den constanten, als durch den unterbrochenen Strom erregt, jedoch in viel stärkerem Grade durch den constanten. Besonders tritt diese stärkere Wirkung des constanten Stromes bei Reizung des **Gesichtssinnes** hervor, wenn man die eine Platte des galvanischen Elements auf der Stirn, die andere im Verbreitungsbezirke des Trigeminus applicirt, wo dann eine deutliche Lichtempfindung entsteht, wie sie selbst ein starker volta-electrischer Inductionsstrom kaum zu erzeugen im Stande ist. Von den inducirten Strömen wirken übrigens die magnet-electrischen, die wegen ihrer selteneren Unterbrechungen den constanten verwandter sind, kräftiger auf die Sinnesnerven, als die volta-electrischen. Bringt man ein Zinkplättchen an das Zahnfleisch der oberen Backenzähne einer Mundseite, ein Silberplättchen an die entsprechende Stelle der andern Seite, so hat man die Empfindung eines blitzähnlichen Lichtscheins, welche bei directer Durchleitung des Stromes durch die Augen noch deutlicher hervortritt. Wendet man einen intensiven constanten Strom an, so entsteht Feuer- und Flammensehen, ja bei unvorsichtiger Anwendung selbst Lähmung der Retina. Das Licht selbst, welches, gleichviel ob bei Anwendung des constanten oder intermittirenden Stromes, zur Empfindung kommt, ist ein farbiges, und zwar hat Purkinje (Rust's Magazin für die gesammte Heilkunde, Band XX. Pag. 31 bis 50), und damit ziemlich übereinstimmend Ruete (Lehrbuch der Ophthalmologie 1845. Pag. 73), beobachtet, dass wenn man den positiven Pol auf das geschlossene Augenlid setzt und den negativen Pol in die Hand nimmt, in der Gegend, die der Macula lutea entspricht, ein sehr intensives bläuliches Licht erscheint, welches sich, von einzelnen dunkelgefärbten Kreisen unterbrochen, nach der Peripherie zu verliert, — wenn man dagegen die Pole umkehrt, ein gelb-röthliches, welches in der Peripherie des Gesichtsfeldes am lebhaftesten, sich nach dem Centrum zu verliert. Bei bedeutender Intensität des erregenden Stromes wird das ganze Gesichtsfeld ziemlich gleichmässig erleuchtet. Der intermittirende Strom bewirkt ausserdem, wenn man ihn in transversaler oder vertikaler Richtung durch den Augapfel leitet, eine Verziehung der Pupille zu einem liegenden oder stehenden Oval und vermehrt die Thränen-Absonderung, erregt aber die Retina, im Vergleich mit dem continuirlichen, wenig.

Was das **Gehörorgan** anbetrifft, so hat Brenner (Zur Electrophysiologie und Electropathologie des N. acusticus. Petersburger Med. Zeitung 1863) über dessen electrische Reizung folgende Beobachtungen veröffentlicht: Ist die Kathode in den mit etwas Wasser gefüllten Gehörgang eingeführt, die Anode an einer beliebigen Körperstelle angesetzt, so soll beim Schluss der Kette eine starke Klangempfindung eintreten, welche während der Stromesdauer fortbestehend, allmälig verklingt, beim Oeffnen der Kette: keine subjective Gehörsempfindung. — Ist die Anode im Ohre, so tritt beim Schluss der Kette und während der Stromesdauer keine, jedoch beim Oeffnen der Kette eine schwache Klangempfindung auf. Diese Reactionsformen fand Schwartze (Ueber die sogenannte Otiatrik Brenner's. Archiv für Ohrenheilkunde Band I.) ebenso wenig wie Lucae bestätigt. Dagegen nahm Letzterer Folgendes wahr: Wenn die Kathode (Zinkpol) in's Ohr, die Anode auf den Nacken oder auf die Hand gesetzt wurde: schmerzhaftes Zucken im Ohr beim Schluss und während der Dauer des Stromes, sofortiges Aufhören des Schmerzes beim Oeffnen; im umgekehrten Fall, wenn die Anode (Kupferpol) im Ohr: weniger schmerzhaftes Zucken, das ebenfalls beim Oeffnen der Kette erlosch. — Bei Anwendung von Inductionsströmen hat man ausser der Empfindung des Sausens und Brausens, die wohl durch das in den Gehörgang gebrachte Wasser hervorgebracht wird, ein kitzelndes, stechendes Gefühl, das sich bei sehr intensiven Strömen zu einem unangenehmen Schmerze steigern kann. Zu gleicher Zeit stellen sich, wahrscheinlich in Folge der Reizung der Chorda tympani, die von der Paukenhöhle aus gegen den N. lingualis herabsteigt und mit ihm gemeinschaftlich zur Glandula salivalis int. gelangt, ein unangenehmer metallischer Geschmack auf der Mitte des Seitenrandes der betreffenden Zungenseite, und wie Althaus (Die Electricität in der Medicin. Berlin 1860. Pag. 78) bemerkt hat, eine vermehrte Speichelabsonderung ein.

Bei Einführung der Conductoren in die **Nase** soll nach Ritter, der die schmerzhafte Operation mit einer zwanzigpaarigen Volta'schen Säule an sich selbst vornahm, beim Schliessen und während des Geschlossenseins der Kette ein eigenthümlicher Geruch entstehen, säuerlich bei aufsteigender, ammoniakalisch bei absteigender Stromesrichtung. Ich selbst nahm eine vermehrte Schleimabsonderung, sowie ein heftiges Prickeln und Stechen in der Nase, letzteres vorwaltend, wenn der Zinkpol in die Nase und der Kupferpol in die Hand genommen wurde, wahr. — Wird der negative Pol in die Nase eingeführt, der positive im Nacken applicirt, so empfand ich zu gleicher Zeit einen alkalischen Geschmack auf der Zunge — bei Umkehr der Stromesrichtung eine saure Geschmacksempfindung, die sich vom Grunde der Zunge bis zu ihrer Spitze verbreitete.

Bringt man eine Zinkplatte auf den Rücken der **Zunge**, eine Silberplatte unter dieselbe und bringt ihre vorderen Enden in Berührung, so empfindet man auf der Zungenoberfläche einen stechend säuerlichen, unter derselben einen schwach alkalischen oder gar keinen Geschmack. Armirt man die Zungenspitze mit Zink, den Zungenrücken mit Silber, so ist die Geschmacksempfindung viel intensiver, als bei entgegengesetzter Vertheilung der Metalle (Pfaff). Die Geschmacksempfindung dauert übrigens während des Geschlossenseins der Kette, anscheinend mit ungeschwächter Stärke, fort*). — Berührt man gewisse Punkte des Gesichts und besonders des Nackens mit den Electroden, so entsteht ein prononcirter Metallgeschmack, den die Einen als sauer, die Andern als bitter oder als styptisch bezeichnen, und den man nicht nur auf der Zunge, sondern auch am Zahnfleisch und am Gaumen wahrnimmt. Am Nacken ist die

*) Schoenbein (Ueber einige mittelbare physiologische Wirkungen der atmosphärischen Electricität; Henle und Pfeufer's Zeitschrift 1851. Heft III. Pag. 385 seq.) behauptet, dass der durch Einwirkung des galvanischen Stromes auf der Zunge entstehende saure Geschmack nicht durch die Electricität als solche, sondern durch die Salpetersäure hervorgerufen werde, welche sich unter dem Einfluss der Electricität aus atmosphärischem Stickstoff und Sauerstoff erzeugt. — Ebenso soll die bei Einleitung des Stromes in die Nase entstehende Geruchsempfindung, nicht durch die Electricität selbst, sondern durch das von Schoenbein entdeckte Ozon bedingt sein, welches sich unter electrischem Einfluss aus Sauerstoff bildet. Endlich soll auch die Electricität für Licht- und Schallphänomene nur die mittelbare Ursache sein, indem die Erscheinungen selbst auf vibrirenden Bewegungen beruhen, welche durch electrische Entladungen in den Theilchen der Luft entstehen.

Erregungssphäre desselben oft durch den fünften Halswirbel begrenzt, häufig, namentlich bei sehr nervösen oder an Tabes leidenden Individuen, erstreckt sie sich aber auch tiefer. Uebrigens ruft der Zinkpol eine intensivere Geschmackswahrnehmung hervor.

B. Von den Einwirkungen der electrischen Ströme auf Gehirn und Rückenmark.

Was wir darüber wissen, verdanken wir zum grössten Theil den Untersuchungen Eduard Weber's (s. Wagner's Handwörterbuch der Physiologie mit Rücksicht auf physiologische Pathologie. Braunschweig 1846. Theil III. Abth. 2), dem wir demgemäss hier folgen. Lässt man den Strom des Rotations-Apparates auf das **Gehirn** des Frosches einwirken, so treten auf Reizung der verschiedenen Theile des Gehirns verschiedene Phänomene ein. Reizt man die Hemisphären des grossen Gehirns oder des kleinen Gehirns, und zwar nicht nur an ihrer Oberfläche, sondern selbst mehr in der Tiefe, so erfolgt weder Muskelverkürzung noch Schmerzensäusserung. Auf Reizung der Vierhügel dagegen entstehen Contractionen einzelner Muskeln, die aber mehr das Gepräge eines klonischen, als eines tonischen Krampfes an sich tragen und durch die anscheinend zweckmässige Anordnung in der Wahl der Muskeln den Reflexbewegungen ähnlich sind.

Ueber die Wirkung des constanten Stromes auf das Gehirn lebender Thiere hat Matteucci (Traité des phénomènes electro-physiologiques des animaux. Paris 1844. Pag. 242) Beobachtungen angestellt, die folgende Resultate gaben. Wurden die Pole einer Volta'schen Säule von sechzig Plattenpaaren auf die Hemisphären des grossen Gehirns oder auf das kleine Gehirn applicirt, so rührte sich das Thier nicht — wurden hingegen die Vierhügel oder die Crura cerebri mit den Electroden verbunden, so schrie das Thier und gleichzeitig zogen sich alle Muskeln des Körpers zusammen. Diese Phänomene dauerten mehrere Sekunden, zeigten sich aber nicht bei der Unterbrechung des Stromes.

Lässt man den Strom eines Rotations-Apparates auf das **Rückenmark** einwirken, indem man das obere und untere Ende desselben mit den beiden Polen in Verbindung bringt, oder indem man solche zu beiden Seiten des oberen Endes anlegt, so entsteht ein allgemeiner Starrkrampf, der alle Muskeln des Rumpfes und der Extremitäten ergreift, weil alle ihre Nerven vom Rückenmark ausgehen. Es verhält sich mithin das Rückenmark in dieser Hinsicht wie der gemeinschaftliche Stamm aller Bewegungsnerven. In zwei anderen Punkten unterscheidet es sich aber von einem einfachen gemeinschaftlichen Nervenstamm, Punkte, die wesentlich genug sind, um dem Rückenmark eine selbstständige Thätigkeit einzuräumen. 1) Setzt man die Leitungsdrähte mit einem tiefer gelegenen Theile oder selbst mit dem unteren Ende des Rückenmarks in Verbindung, so werden wie bei Reizung des oberen Endes sämmtliche Muskeln des Rumpfes und der Extremitäten in Zuckung versetzt; — wäre das Rückenmark nur der gemeinschaftliche Nervenstamm, so dürften hier nur diejenigen Muskeln in Starrkrampf verfallen, deren Nerven von diesem Theile oder so dicht darüber abgehen, dass der Strom sie noch trifft. Dass der Starrkrampf der oberen Extremitäten-Muskeln in diesem Falle aber direct vom Rückenmark und nicht durch Einwirkung des Stromes auf die Nervenwurzeln dieser Theile entstehe, folgt daraus, dass wenn man einen Schnitt durch das Rückenmark macht und die Schnittflächen wieder in vollkommene Berührung bringt, die oberen Theile, obgleich die Stromausbreitung dieselbe bleibt, nicht mehr in Starrkrampf gerathen. 2) Während der von den Nerven aus erzeugte Starrkrampf mit Unterbrechung des Stromes sofort verschwindet, dauert der durch Einwirkung des electrischen Stromes auf das Rückenmark erzeugte, auch nach Unterbrechung des Stromes, noch längere Zeit — bei frischen lebenskräftigen Fröschen ½ bis 1 Minute und darüber — fort, und kann 2 bis 3 Mal von Neuem hervorgerufen werden, wobei die Dauer der Nachwirkung immer kürzer wird. Auf Reizung der Medulla oblongata entstehen, ähnlich wie auf Reizung des Rückenmarks, allgemeine Starrkrämpfe.

Anders verhält sich das Rückenmark dem constanten Strome gegenüber, indem derselbe, wenigstens bei längerer Anwendung, lähmend auf dasselbe wirkt. Wird nämlich das

Rückenmark der Einwirkung eines kräftigen constanten Stromes ausgesetzt, so entstehen im Momente des Kettenschlusses Convulsionen der Extremitäten — durchkreist der Strom, gleichviel an welchen Stellen applicirt, das Rückenmark längere Zeit, so entsteht ein Lähmungszustand, in welchem weder chemische, noch mechanische Reize, noch der inducirte Strom Bewegungen der Extremitäten hervorrufen, — öffnet man die Kette, so reagirt das Rückenmark wieder auf die genannten Reize. Was die Richtung der Ströme anbetrifft, so fand Baierlacher (Die Inductions-Electricität. 1857. Pag. 102 seq.) an Fröschen experimentirend: dass beide Stromesrichtungen lähmend auf die durchflossene Stelle wirken, dass aber dem aufsteigenden diese Eigenschaft in höherem Grade zukommt, als dem absteigenden. Was ferner das Verhalten derjenigen Stellen des Rückenmarks gegen Reize anbetrifft, welche oberhalb und unterhalb der Electroden eines constanten Stromes gelegen sind, der einen beliebigen Theil desselben durchströmt, so will Baierlacher gefunden haben, dass wenn das Rückenmark von einem constanten galvanischen Strome durchflossen wird, die Erregbarkeit desselben an allen Stellen geschwächt, beziehungsweise gelähmt wird, welche Wirkung jedoch der aufsteigenden Stromesrichtung in höherem Grade zukommt, als der absteigenden — dass aber dieser Vorgang im Rückenmark auf die Erregbarkeit der motorischen Nerven keinerlei Einfluss ausübt.

Reizung der **Medulla oblongata** übt nach den Untersuchungen von Budge (Archiv von Roser und Wunderlich 1846. Band V) einen unmittelbaren Einfluss auf die Bewegungen des Herzens aus, indem dieselben verlangsamt werden, das Herz erschlafft und sich ausdehnt — Beobachtungen, welche die Gebrüder Weber bestätigt haben.

Nach Budge und Waller erweitert sich die Pupille, wenn der Theil des Rückenmarks electrisch gereizt wird, welcher zwischen dem siebenten Hals- und dem sechsten Brustwirbel liegt; sie gaben diesem Theil den Namen Centrum cilio-spinale, indem sie ihn als das Centralorgan für den Halstheil des Sympathicus ansehen, welches die Bestimmung habe, den Einfluss dieses Nerven auf die Bewegungen der Iris und der Blutgefässe des Kopfes zu reguliren. Wird nämlich der betreffende Theil des Rückenmarks gereizt, so ziehen sich in Folge der Fortpflanzung auf den Halstheil des Sympathicus die Kreis-Fasern des M. dilatator zusammen und heben die Wirkung der circulären Fasern des M. constrictor Iridis auf, es erfolgt mithin Erweiterung der Pupille. — Wird dagegen der Sympathicus durchschnitten, so verengert sich in Folge der Lähmung der Kreisfasern bei fortbestehender Integrität der circulären Fasern, die Pupille.

Budge (Virchow's Archiv. 1859. Pag. 115) hat auch ein ähnliches Centralorgan für den Lendentheil des Sympathicus gefunden, welches beim Kaninchen in dem Theil des Rückenmarks liegt, der dem vierten Lendenwirbel entspricht. Wird dieser Theil des Rückenmarks electrisch gereizt, so entstehen energische Contractionen der Ductus deferentes, der Harnblase und des unteren Theils des Mastdarms. Diese Bewegungen erfolgen aber auch bei electrischer Reizung eines kleinen Ganglion, welches in der Nähe des fünften Lendenwirbels liegt und Verbindungszweige vom dritten und vierten Lendennerven erhält. Budge hat dasselbe Ganglion genito-spinale genannt. — Wird der Sympathicus auf einer Seite durchschnitten, so erzeugt die electrische Reizung des Centrum genito-spinale energische Bewegungen in dem Ductus deferens der unverletzten, schwache Bewegungen in dem der verletzten Seite, welche letzteren von Verbindungszweigen herrühren, die zwischen beiden Nerven existiren.

Ueber die Möglichkeit Gehirn- und Rückenmark durch ihre knöchernen Hüllen hindurch zu galvanisiren, gingen die Ansichten der Autoren so weit auseinander, dass z. B. Ziemssen (l. c. Pag. 58) dieselbe für therapeutisch anwendbare Stromstärken durchaus leugnet, während S. Rosenthal (Electricitätslehre für Mediciner. 1862) behauptet, dass die Centralorgane des Nervensystems durch ihre knöchernen Hüllen hindurch den Strömen ebenso zugänglich seien, wie andere in gleicher Tiefe liegende Organe. W. Erb hat die Richtigkeit der letzteren Ansicht durch folgende Experimente bestätigt*): Aus dem Schädel

*) Dr. Erb war so gütig, mir ein Résumé seiner noch nicht veröffentlichten Abhandlung: „Ueber die Möglichkeit Gehirn und Rückenmark zu galvanisiren" behufs vorläufiger Mittheilung an dieser Stelle zu geben. Die Arbeit selbst wird

einer noch unsecirten Leiche wurde in der Scheitelgegend ein Knochenstück von circa 2 □" herausgesägt, Haut und Periost ringsum sorgfältig entfernt und dann den blossgelegten Knochenrändern mehrere Stunden Zeit zum Trocknen gelassen. Alsdann wurde ein Stückchen von der Hirnoberfläche entfernt und mit der Gehirnmasse ein im Uebrigen wohl isolirtes Froschpräparat in Berührung gebracht, so dass der Nerv desselben in einer Länge von nur circa 2''' mit dem Gehirn in Berührung war. Nun wurden die Electroden des constanten Stromes zu beiden Seiten oberhalb der Ohren aufgesetzt und Ströme von sehr mässiger Stärke hindurch geleitet. 10 Bunsen'sche Elemente gaben bei metallischer Stromwendung, (siehe Abschnitt V. der Remak'sche Apparat) 14 Elemente bei einfachem Schliessen und Oeffnen des Stromes lebhafte Zuckungen des Froschpräparats. Wurde der Strom von der Stirn zum Hinterhaupt geleitet, so bedurfte es etwas grösserer Stromstärken, um Zuckung zu erzeugen. — Auch inducirte Ströme, in der gleichen Weise angewendet, gaben schon bei mässiger Stärke deutliche Contractionen.

Am Rückenmark kam Erb zu ähnlichen Resultaten. Directe Versuche an der Leiche, in analoger Weise wie beim Gehirn, gaben ein positives Resultat, doch war dasselbe immerhin weniger beweiskräftig, weil Erb nur an secirten Leichen experimentiren konnte, und weil die Isolirung des Froschpräparats nicht in derselben vollkommenen Weise, wie am Kopfe möglich war. Gleichwohl stellten es die Experimente ausser Zweifel, dass die Einleitung des galvanischen Stromes in das Rückenmark möglich sei.

C. Von der Einwirkung der electrischen Ströme auf den Sympathicus.

Pourfour du Petit hat im Jahre 1727 die ersten Experimental-Untersuchungen über die Function des N. sympathicus angestellt. Derselbe fand, dass nach der Durchschneidung des Halstheiles des Sympathicus: Verengerung der Pupille, Abflachung der

---

in einem der nächsten Hefte des Deutschen Archiv's für klinische Medicin abgedruckt worden.

Hornhaut, Röthe und Injection der Bindehaut des Auges etc., durch electrische Reizung: Erweiterung der Pupille eintraten. Claude Bernard (Sur l'influence du nerf grand sympathique sur la chaleur animale. Comptes rendus du 29 Mai 1852) beobachtete ausser den angegebenen Erscheinungen: mehr oder weniger beträchtliche Verengerung des Nasenloches und Mundes an der entsprechenden Seite, Steigerung der Blutcirculation, verbunden mit Zunahme der Temperatur und Sensibilität des Kopfes. Electrisirte Bernard nach der Durchschneidung des Nerven, oder nach der Zerstörung des Ganglion cervicale supremum das Kopfende des Sympathicus, so fand er, dass alle angegebenen Erscheinungen wieder verschwanden, und dass selbst ein Ueberwiegen nach der entgegengesetzten Seite hin bemerkbar wurde. Die Pupille wurde alsdann weiter, als die der anderen Seite; das Auge, welches in die Augenhöhle zurückgetreten war, trat aus seiner Höhle hervor; die erhöhte Temperatur sank unter das Niveau herab und die Conjunctiva, Nasenlöcher, Ohren, die vorher geröthet und injicirt waren, wurden blass. Unterbricht man die Electrisirung, so treten allmälig wieder die Erscheinungen ein, welche wir als Folge der Durchschneidung kennen gelernt haben. Dieselben kann man ein zweites und drittes Mal durch electrische Reizung des Kopfendes des Sympathicus zum Verschwinden bringen. Diese Experimente wurden späterhin von Waller, Budge, Schiff, Brown-Séquard etc. bestätigt. Die in Folge der Durchschneidung des Sympathicus eintretenden Erscheinungen im Gefässsystem finden ihre Erklärung in der Aufhebung des, wie Cl. Bernard entdeckte, vom N. sympathicus abhängigen Tonus der Arterienwände und der dadurch bewirkten Erschlaffung ihrer Muskelfasern. — Remak führte zuerst den experimentellen Nachweis einzelner motorischer Wirkungen des Sympathicus auf willkürliche Muskeln (s. Deutsche Klinik Bd. VII. 1859. Pag. 294). Er durchschnitt bei einer Katze den N. sympathicus am Halse, sogleich trat die Nickhaut des Auges derselben Seite hervor und bedeckte das Auge zur Hälfte, bald darauf verengerte sich die Pupille, sowie die Augenlidspalte, indem das obere Augenlid herabstieg und das untere sich ein wenig hob. Die genannten Erscheinungen werden durch die Erschlaffung des Levator palpebr. sup. und die krampfhafte Zusammenziehung des Orbicularis bewirkt. Leitet man dann einen inducirten Strom durch das peripherische Ende des durchschnittenen

Sympathicus, so entblösst sich das Auge, d. h. es tritt die Nickhaut zurück und es erweitert sich Augenlidspalte und Pupille. Unterbricht man den Strom, so kehren die Augenlider langsam in ihre frühere Stellung zurück, während die Pupille sich wieder verengt. Während der Pausen findet in der verengten Augenlidspalte eine reichliche Ansammlung von Thränen statt, welche wahrscheinlich einer Erschlaffung der Gefässwände in der Thränendrüse ihre Entstehung verdankt.

Galvanisirt man das Ganglion cervicale infimum des Sympathicus, so wird der Herzschlag beschleunigt; dasselbe beobachtet man, wenn die sympathischen Herznerven electrisirt werden, während electrische Reizung der Vagi, wie Weber 1846 entdeckte, die Herzaction mindert.

Pflüger entdeckte 1856, dass die Nn. splanchnici einen ähnlichen Einfluss auf die Darmbewegungen haben, wie die Nn. vagi auf die Herzaction. Er fand nämlich, dass wenn die Nn. splanchnici, welche von den sechs unteren Dorsalganglien des Sympathicus entspringen, galvanisirt wurden, die peristaltischen Bewegungen des Darms sofort aufhörten. Hieraus schloss Pflüger, dass eine bestimmte Nervengruppe existirt, welcher die Function obliegt, die peristaltischen Bewegungen zu vermindern oder ganz aufzuhalten, und nannte dieselbe: das Hemmungs-Nervensystem.

D. Von der Einwirkung der electrischen Ströme auf die mit organischen Muskelfasern versehenen Organe.

Die meisten hierher gehörigen Experimente sind von Ed. Weber (l. c.) nicht durch Einwirkung der electrischen Ströme auf die Ganglien und Gangliennerven selbst, sondern durch Einwirkung auf die von ihnen innervirten Organe gemacht worden. Alle vom Sympathicus versorgten Organe sind mit organischen Muskelfasern ausgestattet und bieten auf die electrische Reizung folgende von den animalischen Muskeln abweichende Erscheinungen dar: 1) Die Bewegungen der organischen Muskeln treten viel langsamer ein, als die der animalischen, dergestalt, dass der electrische Reiz schon aufgehört haben kann, ehe die Zusammenziehung sichtbar wird. Der Grad der Langsamkeit, mit der die Bewegung erfolgt, ist in den einzelnen Organen verschieden, so dass in dieser Beziehung eine gradweise Annäherung von den Harnleitern und der Gallenblase, die sich am langsamsten contrahiren, zum Blinddarm, Magen, der Iris, Harnblase, zu den Samenleitern, dem trächtigen Uterus, den dünnen und dicken Gedärmen, endlich durch die Speiseröhre und vor Allem durch das Herz an die willkürlichen animalischen Muskeln stattfindet. 2) Die in den Muskeln angeregte Thätigkeitsäusserung dauert, im Gegensatz zu der in den willkürlichen Muskeln angeregten, nach dem Aufhören des Reizes noch eine Zeit lang fort und pflanzt sich von den Muskelfasern aus, in denen sie begonnen, nach und nach auf andere entfernter liegende fort. 3) Die Bewegungen, welche die gleichzeitig oder successiv ergriffenen Bündel der organischen Muskeln ausführen, erfolgen zum Unterschied von den animalischen, deren Fasern sich mechanisch, wie sie gerade gereizt sind, contrahiren, in vollkommener, der Function der resp. Organe entsprechender Zweckmässigkeit. 4) Während der constante electrische Strom höchstens beim Oeffnen und Schliessen die animalischen Muskeln zu einer Contraction anregt, dauern die Contractionen der organischen Muskeln auch während des Geschlossenseins der Kette fort.

In Anbetracht der einzelnen Organe haben die angestellten Experimente folgende Resultate ergeben:

I. Verdauungsorgane.

Die Muskelhaut des gesammten Verdauungskanals reagirt lebhaft auf den electrischen Reiz. So beobachtete Aldini, dass wenn er eine Zinkplatte in das Maul und eine Silberplatte in den Mastdarm eines eben getödteten Ochsen brachte und beide Metalle durch einen Leitungsdraht mit einander verband, die Bauchmuskeln convulsivisch zusammengezogen und die Faeces entleert wurden.

Was die Erregung der Speicheldrüsen anbetrifft, so fand Ludwig (Lehrbuch der Physiologie des Menschen. 1853. Bd. II. Pag. 239), dass wenn der N. lingualis und auriculo-temporalis Trigemini, die Chorda tympani und die Rami parotidei postici des N. facialis durch Ströme von schwankender Dichtigkeit gereizt werden, ein reichlicher Speichelfluss erfolgt. Reizt man dagegen den Sympathicus, so wird die Speichelsecretion zum Stillstand gebracht.

Die Reizung der Speiseröhre des Menschen erregt sofort starke Contraction der Längs- und Kreisfasern; bei längerer Einwirkung bleibt die Reizung nicht auf dem Theil beschränkt, der von den Conductoren umfasst wird, sondern setzt sich weiter nach oben und unten hin fort. Dies Verhalten hat darin seinen Grund, dass die Speiseröhre des Menschen und der meisten Säugethiere mit quergestreiften und mit organischen Muskelfasern versehen ist, mithin bei längerer Reizung eine combinirte Thätigkeitsäusserung beider Factoren eintritt, während vergleichsweise die Speiseröhre der Vögel, die ausschliesslich aus glatten Muskelfasern besteht, sich, electrisch gereizt, langsam und nachhaltig zusammenzieht, und die der Nagethiere, die aus quergestreiften Muskelfasern besteht, sich prompt zusammenzieht und auf Oeffnung der Kette sofort wieder ausdehnt.

Oeffnet man die Bauchhöhle eines eben getödteten Säugethieres, z. B. einer Katze, eines Hundes oder eines Kaninchens und legt die Eingeweide zwischen zwei metallische Platten, die mit den Conductoren eines Rotations-Apparates in Verbindung gesetzt sind, so entstehen peristaltische Bewegungen von ausserordentlicher Lebhaftigkeit, die Därme heben und senken sich und ihre Bewegungen pflanzen sich nach und nach bis zum Mastdarm fort. Die Bewegungen, die durch den Einfluss der Luft auf den blossgelegten Darm entstehen, sind viel schwächer und hören viel früher auf, als die eben beschriebenen. Bei momentaner Einwirkung des Stromes auf eine umschriebene Stelle, besonders des Dünndarms, entsteht an der berührten Stelle eine Einschnürung, die sich langsam bildet, zunimmt, selbst das Lumen des Darms ganz verschliesst und sich ebenso langsam wieder verliert. Der Blinddarm ist der auf electrische Reize am wenigsten empfindliche Theil des ganzen Darms.

Auch der Magen reagirt kräftig auf den electrischen Reiz; es treten bei ihm, in Folge seiner sich kreuzenden Muskelfasern, nicht nur quere Einschnürungen auf, sondern auch Verkürzung seines Längsdurchmessers, wenn die Electroden in entsprechender Richtung aufgesetzt werden. Die Richtung der Bewegungen ist unveränderlich von der Cardia zum Pylorus.

Lässt man den Strom auf die Gallenblase einwirken, so contrahirt sie sich und entleert einen Theil der Galle in das Duodenum. Setzt man die Electroden sehr nahe an einander, so entsteht eine Zusammenschnürung in der Gallenblase, welche so beträchtlich werden kann, dass das ganze Organ dadurch in zwei deutlich getrennte Theile zerfällt, welche nicht mit einander communiciren.

Was die Milz anbetrifft, so haben Dittrich, Gerlach und Hey (siehe Prager Vierteljahrsschrift 1851. Band VIII. Heft 3. Pag. 65: Beobachtungen und physiologische Versuche an den Leichen von zwei Hingerichteten) auf die electrische Reizung weder in der Hülle, noch im Balkengewebe Contractionen wahrgenommen, während Wagner (Untersuchungen über die Contractilität der Milz mittelst des electro-magnetischen Rotations-Apparates. Jena'sche Annalen 1849. Heft 1.), Rayer (Expériences sur la contractilité de la rate. Journal des Connaissances médicales. Février 1850), Harless (Electrische Versuche an einem Hingerichteten. Augsburger allgem. Zeitung 1850. No. 172) solche beobachtet haben wollen. Neuerdings veröffentlichte Cl. Bernard (Gaz. méd. de Paris 1849. Pag. 994) folgenden beweisenden Versuch. Er legte die Milz eines Hundes bloss, mass ihre Dimensionen und setzte die Conductoren eines kräftigen Rotations-Apparates mit ihrem oberen und unteren Ende in Verbindung. Nach einigen Minuten hatte die Länge der Milz um 2 bis 3 Centimeter abgenommen — der gleiche Versuch, mehrere Male angestellt, gab stets das gleiche Resultat. Liess er den Strom in der Querrichtung durch die Milz gehen, so zeigte sich eine Breitenverminderung des Organs.

2. Harn- und Geschlechtsorgane.

Die Ureteren sind für den electrischen Reiz wenig empfindlich und ihre Zusammenziehungen schwach, dagegen zieht sich die Harnblase schnell und energisch zusammen und entleert ihren Inhalt; auch das Vas deferens reagirt kräftig. — An der Gebärmutter einer trächtigen Hündin experimentirend, fand Weber, dass sich alle Theile derselben auf Einwirkung eines unterbrochenen Stromes lebhaft contrahirten, dass aber die Contraction jedesmal auf die gereizte Stelle beschränkt bleibt und sich nicht weiter verbreitet. Indem die Gebärmutter hierin den animalischen Muskeln gleicht, ist sie darin wieder den organischen ähnlich, dass die Contraction nach Entfernung des Reizes noch eine Zeit lang fortdauert. Die Gebärmutter im nicht schwangeren Zustande bietet ähnliche Erscheinungen im schwächeren Maasse dar. — Mackenzie (The Lancet. 6. März 1858) fand, als er an schwangeren Thieren mit blossgelegtem Uterus experimentirte, den continuirlichen Strom vom oberen Ende des Rückenmarks durch den Uterus geleitet, wirksamer, als die locale Einwirkung, bei directer Application beider Pole auf das Parenchym des Uterus. Er fand ausserdem, dass der electrische Strom, wenn er der Länge nach den Uterus durchsetzte, d. h. vom Gebärmuttergrunde nach dem Mutterhalse geleitet wurde, kräftigere Contractionen hervorrief, als ein quer durch das Organ gerichteter, der nur partielle Contractionen in der Richtung des Stromes bewirkte. Dass auch die schwangere Gebärmutter des lebenden Menschen durch electrische Reizung zu energischen Contractionen angeregt werden kann, haben Höniger, Benj. Frank und Andere (s. Abschnitt IX.) durch Anwendung des Stromes zur Hervorrufung von Wehen und Austreibung der Frucht praktisch nachgewiesen.

3. Die Iris.

Die Iris enthält bei den Säugethieren grösstentheils: organische, bei den Vögeln: animalische Muskelfasern — demnach bei den Ersteren: langsame Erweiterung der Pupille, Fortdauer der Erweiterung nach Entfernung des Reizes, bei den Vögeln: schnell eintretende Verengerung der Pupille, mit Entfernung des Reizes sofort aufhörend. Dittrich, Gerlach und Hey (l. c.) fanden beim Ansatz der Conductoren an den inneren und äusseren Augenwinkeln, nach Beseitigung der zuerst eintretenden Contraction des M. orbicularis palpebrarum, die Pupille zu einem liegenden Oval, bei Anlegung an den oberen und unteren Orbitalrand, zu einem stehenden Oval verzogen. Man kann übrigens durch Reizung der Iris sowohl eine Verengerung, als eine Erweiterung der Pupille hervorrufen, je nachdem man den Strom auf den M. dilatator oder constrictor einwirken lässt. Um eine Verengerung zu bewirken, genügt es, den einen Conductor auf die Cornea, den andern an einer beliebigen Stelle des Gesichts anzusetzen; setzt man dagegen die Pole eines Inductions-Apparates oder eines einfachen galvanischen Plattenpaares nach aussen von der Pupille an, so werden die in radialer Richtung verlaufenden Fasern des M. dilatator pupillae erregt, die Pupille mithin erweitert.

4. Das Herz.

Das Herz, durch Volumen und Querstreifung seiner Muskeln den animalischen Muskeln ähnlich, mit denen es auch die Energie und Geschwindigkeit der Zusammenziehung gemein hat, verhält sich im Uebrigen wie die organischen Muskeln. Liess Ed. Weber den Strom des Rotations-Apparates auf das lebhaft pulsirende Herz eines Frosches einwirken, indem er den Ventrikel oder Vorhof mit den Leitungsdrähten in Verbindung setzte, so zogen sich die betreffenden Theile nach und nach dergestalt zusammen, dass sie keinen Antheil an der rhythmischen Herzbewegung nahmen; die Contraction dauerte noch einige Zeit lang nach der Entfernung des electrischen Reizes fort; liess er dagegen den Strom auf den Bulbus aortae einwirken, so wurden die Pulsationen des ganzen Herzens lebhafter und kräftiger; wurde endlich der pulsirende Theil der Vena cava gereizt, so stand das Herz nach wenigen Sekunden vollständig still und begann erst einige Zeit nach Aufhören des Reizes, und dann in langsamerem Rhythmus wieder zu pulsiren. — Dittrich, Gerlach und Hey (l. c.) brachten einen Pol an den Vorhof des rechten Herzens oder an den rechten Ventrikel eines eine halbe Stunde vorher hingerichteten Menschen: es traten rhythmische Contractionen des Herzens ein — bei Reizung des linken Herzens waren sie weniger markirt. Dieses eigenthümliche Verhalten des Herzens hat seinen Grund darin, dass dasselbe vom Sympathicus und von den Vagi versorgt wird; durch Reizung des Sympathicus wird die Herzaction vermehrt, während durch Electrisirung beider Vagi die Pulsationen allmälig aufhören. Cl. Bernard hat noch folgende hierher gehörige Beobachtungen gemacht: Galvanisirte er die oberen Enden der Nn. vagi, so trat nicht die geringste Wirkung auf die Herzaction ein; bei schwachem Strom dauerten auch die Athembewegungen ungestört fort, während bei starken Strömen die Athembewegungen aufhörten, das Blut in den Carotiden schwarz, die Schleimhaut der Mundhöhle injicirt, die Zunge bräunlich schwarz wurde und sich ein Zustand von Asphyxie ausbildete, in welchem jedoch die Arterien ungehindert weiter pulsirten. Unterbrach Bernard jetzt den Strom, so begannen die Athembewegungen aufs Neue und die Schnelligkeit, mit der sie auf einander folgten, war sogar grösser, als vor der Galvanisirung. Ausserdem fand man nach Electrisirung der Vagi Zucker im Blut, in der Cerebrospinal-Flüssigkeit und in der Galle; die Urinsecretion schien stillzustehen und man beobachtete reichliche Absonderung eines schleimigen Speichels. Galvanisirung der unteren Enden der Vagi bewirkte im Gegentheil: Fortdauer der Athembewegungen bei gleichzeitigem Aufhören der Pulsationen des Herzens und der Arterien. Meist trat auch dabei Erbrechen ein. — Wurde nach dem Tode eines Thieres, wenn die Pulsation des Herzens bereits aufgehört hatte, ein Inductionsstrom auf das Herz geleitet, so entstanden vom Neuem rhythmische Contractionen. Diese Contractionen waren in der rechten Herzkammer viel bedeutender, als in der linken, wie überhaupt nach dem Tode gewöhnlich der linke Ventrikel fest zusammengezogen ist und nicht auf den electrischen Reiz reagirt, während der rechte Ventrikel in diesem Falle fast immer mit Blut überfüllt ist und sich auf den electrischen Reiz kräftig zusammenzieht. — Bei Thieren, die durch Chloroform getödtet sind, pulsirt der linke Ventrikel zuweilen noch schwach weiter, während die Action der rechten Herzkammer in Folge übermässiger Ausdehnung durch schwarzes Blut aufgehört hat; electrisirt man in solchen Fällen den rechten Ventrikel, so beginnen seine Pulsationen von Neuem und die Ausdehnung vermindert sich. — Vielleicht könnte man deshalb als letztes Mittel bei Chloroform-Vergiftung die Reizung der rechten Herzkammer mit einem schwachen, inducirten Strom versuchen.

E. Von der Einwirkung der electrischen Ströme auf die Blut- und Lymphgefässe.

Die Weber'schen Versuche an Fröschen (s. Ed. und E. H. Weber, Wirkung des magnet-electr. Stromes auf die Blutgefässe in Müller's Archiv 1847. Heft 2. und 3.) gaben bei Anwendung des intermittirenden Stromes folgende Resultate: Die Gekrös-

Arterien ziehen sich auf $\frac{1}{2}$ bis $\frac{1}{3}$ ihres gewöhnlichen Lumens zusammen; bei längerer Einwirkung des intermittirenden Stromes selbst bis auf $1/5$ oder $\frac{1}{6}$, so dass der Blutstrom unterbrochen wird. Bei schwacher Reizung verschwindet die Wirkung schnell, bei zu starker verliert die Arterie ihre Contractionsfähigkeit und erweitert sich zu einem aneurysmatischen Sacke. Kölliker (s. Prager Vierteljahrschrift 1849. Band VI. Heft I.: Zur Lehre von der Contractilität der menschlichen Blut- und Lymphgefässe) brachte einen Pol an eine Nabelarterie und Vene einer frischen menschlichen Placenta; es erfolgten, ebenso wie an Gefässen frisch amputirter Glieder, Contractionen; die Venen trieben ihr Blut aus und verwandelten sich in blutleere Stränge, auch die Arterien und Lymphgefässe zeigten Contraction. Die Dauer der Reizbarkeit der Venen belief sich auf 1 Stunde 15 Minuten, die der Arterien auf 1 Stunde 10 Minuten, die der Lymphgefässe auf 1 Stunde 12 Minuten. — Am Lebenden folgt bei Anwendung mässig starker intermittirender Ströme, der Gefässverengerung unmittelbar eine Gefässerweiterung. So sehen wir häufig bei electrischer Reizung der Haut durch feuchte Conductoren: erst Anämie durch spastische Contraction, dann Hyperämie durch paralytische Ectasie der Gefässe entstehen während bei sehr intensiver Reizung anscheinend sofort Hyperämie eintritt und oft lange nach beendeter Operation fortdauert. Ebenso fand Remak bei einem lebenden Frosche, dessen einen Schenkel er mittelst eines Stromes von 5 bis 8 Daniel'schen Elementen in der Weise electrisirte, dass er den einen Conductor unbeweglich an einer Stelle erhielt, während er mit dem anderen langsam den Schenkel bestrich, und dessen anderen er mittelst eines unterbrochenen Stromes tetanisirte, nach zwei Minuten am Ersteren die Gefässe der Haut und Muskeln angeschwollen und mit Blut überfüllt, während die des anderen Schenkels blass und verengt waren.

F. Von der Einwirkung der electrischen Ströme auf das Blut.

W. Brande war der Erste, welcher Versuche über das Verhalten des galvanischen Stromes gegen Eiweiss anstellte und zu dem Resultat kam (s. Schriften der Royal Society 1809. Gilbert's

Annals LXIV. Pag. 348), dass Albumin am negativen, unter Umständen aber auch am positiven Pol coagulire. Gmelin, der mit schwächeren Strömen experimentirte, sah das Eiweiss stets am positiven Pol zur Ausscheidung kommen. Golding-Bird endlich kam zu dem Resultat, dass sich das Eiweiss aus alkalischen Lösungen am positiven, aus sauren am negativen Pol niederschlage, und mithin zu denjenigen Körpern gehöre, die bald als Säuren, bald auch als Alcalien auftreten. v. Wittich (Ueber den Einfluss des galvanischen Stromes auf Eiweisslösungen und Eiweissdiffusion im Journal für praktische Chemie LXXIII. Pag. 18. 1857) fand die Beobachtungen von Golding-Bird bestätigt und erkannte auch wie dieser, dass sich das Eiweiss aus dem Alcalialbuminat sehr rasch und in Form eines Häutchens, aus dem Acidalbuminat viel langsamer und als eine diffuse Trübung in der Nähe der Electroden ausscheide. Eiweiss wurde vermittelst des galvanischen Stromes noch aus Lösungen ausgeschieden, in denen dasselbe weder durch Kochen, noch durch den Zusatz von Salpetersäure zur Erscheinung gebracht werden konnte. Die gleichzeitige Gegenwart von Salzen modificirte den Einfluss des Galvanismus auf die Eiweisslösungen in der Art, dass beim gleichzeitigen Vorhandensein von schwefelsaurem Natron oder Kali, salpetersaurem Kali, phosphorsaurem Natron oder Chlornatrium die Ausscheidung am positiven Pol massenhaft erfolgte, während bei Anwesenheit einfach- oder doppeltkohlensaurer, sowie der freien Alcalien, dieselbe unterblieb oder wenigstens verzögert wurde. Ganz ähnlich wie Albuminlösung verhält sich das Blutserum. Hier hatte schon Heidenreich gefunden (Heidenreich, phys.-chem. Untersuchungen des Bluts durch die electrische Säule in der Neuen medicinischen Zeitung 1847. No. 31), dass wenn man frisch gelassenes Arterien- oder Venenblut der Einwirkung des continuirlichen Stromes aussetzt, derselbe die Coagulation befördert, indem er das Blut in der Weise zerlegt, dass er Eiweiss, Faserstoff, Fett, Säuren, Chlor etc. am positiven, die wässrigen und alcoholigen Extracte, die kalischen und erdigen Basen, Eisen, Farbestoff am negativen Pole ausscheidet. Lässt man den continuirlichen Strom auf das Blut in den Gefässen einwirken, so entsteht ein zusammenhängender Pfropf, der an den Gefässwänden adhärirt und die Circulation unterbricht. Das Gerinnsel wird meist in 10 bis 30 Minuten fest und ist dann genügend, das Gefäss zu verchliessen. Das Gerinnsel in den Venen verhält sich ebenso, wie as in den Arterien, doch ist es weniger consistent und dunkler efärbt (Asson, Rapporto della comissione che a fatto gli sperimenti ull' electropuntura come mezzo congelante la sangue nelle arterie sull' obliterazione delle vase. Annal. univers. Jan. 1847. Pag. 219. Gaz. des Hôpitaux 1847. No. 48).

---

4. Von der Einwirkung der electrischen Ströme auf die Haut.

Ein mässig starker unterbrochener Strom mittelst euchter Leiter auf eine Hautstelle einwirkend, bewirkt meist an ler betreffenden Stelle Blutleere und weissliche Färbung; derselben olgt aber bald nach der Entfernung der Electroden: Röthung and Hyperämie. — Bei Einwirkung starker unterbrochener Ströme entstehen: Erythem, Quaddeln, Bläschen, selbst Schorfe, e nach dem Grade der Empfindlichkeit der Haut, der Dauer der Anwendung, der Stärke des Stromes, der Schnelligkeit seiner Unerbrechungen und der Beschaffenheit der Conductoren. Die conractilen Faserzellen der Haut werden gleichzeitig erregt und es ntsteht dadurch die sogenannte Gänsehaut (Cutis anserina). Dass das Erheben der Hautpapillen keine Reflexerscheinung, sonlern eine directe Wirkung des electrischen Stromes ist, hat Kölliker (Ueber die Contraction der Lederhaut des Menschen und ler Thiere. Zeitschrift für wissenschaftl. Zoologie. Bd. II.) nachgewiesen, indem er die Cutis anserina an einem Stück Haut hervorbrachte, welches aus dem Oberschenkel eines kurze Zeit vorher aingerichteten Verbrechers herausgeschnitten war. Am deutlichsten zeigen sich die Contractionen der Faserzellen, wenn man den Strom auf die Tunica dartos und die Brustwarze einwirken lässt; die Erstere bildet tiefe und zahlreiche Falten und macht wurmförmige, undulatorische Bewegungen, der Warzenhof runzelt sich, die Brustwarze erhebt sich und verbleibt in dieser Position noch eine längere Zeit nach Einwirkung des Stromes.

Bei der mehrere Minuten hindurch stattfindenden Einwirkung des constanten Stromes auf die äussere Haut stellt sich ausser dem fühlbaren Brennen am negativen Pol noch eine deutlich sichtbare Differenz zwischen dem positiven und negativen Pole heraus. Der positive Pol erweitert die Blutgefässe und röthet die Haut, der negative Pol hat die entgegengesetzte Wirkung, die erstere bewirkt eine Depression der Haut, der letztere eine Schwellung der Epidermis und Cutis. Er ruft ausserdem, je nach seiner Stärke, der Dauer seiner Anwendung etc. einen chemischen Prozess und zwar vom einfachen Erythem bis zur tiefdringenden Destruction hervor. Schon ein einfaches thalergrosses, leitend verbundenes Plattenpaar (aus Zink und Silber) verursacht auf einer durchfeuchteten Haut nach 24 Stunden eine beträchtliche Röthung, nach 2 bis 5 Tagen Bläschen- und Eiterbildung. Ist die Haut der Epidermis beraubt, so entsteht sofort heftig brennender Schmerz, reichliche Absonderung von Serum und nach längerer Einwirkung eine mit einer Kruste bedeckte Geschwürsfläche. Die auffallendste Wirkung zeigt sich immer am Zinkpole, indem durch den Strom die salzhaltige Flüssigkeit, welche in der Hautoberfläche exsudirt, zersetzt, Natrium am Silberpole, Chlor am Zinkpole frei wird, und sich auf diese Weise Chlorzink bildet, welches im höchsten Grade zerstörend wirkt. Das an der Silberplatte frei werdende Natrium wird durch Oxydation schnell in Natron umgewandelt.

Auf der Schleimhaut erregt der intermittirende Strom, wenn die Conductoren leicht angehalten werden, ein lästiges Prickeln und Stechen — werden sie fester angedrückt, wahrscheinlich in Folge der Einwirkung auf die contractilen Fasern, vermehrte Schleimabsonderung — der continuirliche kann bei intensiver Einwirkung die Schleimhaut zerstören.

H. Von der Einwirkung der electrischen Ströme auf die Knochen.

Lässt man den intermittirenden Strom auf einen Knochen einwirken der unmittelbar unter der vorher durchfeuchteten Haut gelegen ist, so entstehen in Folge der Reizung der sensiblen Nerven des Periosts wühlende, bohrende, den Dolores osteocopi ähnliche Schmerzen. Doch sind nicht alle Knochen für den electrischen Reiz gleich empfindlich — ein Verhalten, welches wahrscheinlich in dem grösseren oder geringeren Nervenreichthum des

Periosts, der Bänder etc. seinen Grund hat. Am empfindlichsten sind das Stirnbein, das Schlüsselbein, die innere Fläche des Schienbeins — viel weniger empfindlich: der äussere und innere Condylus des Unterschenkels, das Brustbein und die Kniescheibe.

I. Von den Nebenwirkungen der Ströme.

Wollen wir auch nicht von den Wirkungen reden, welche die Anwendung des unbekannten Agens als solches, auf ängstliche Gemüther ausübt, die also mehr psychischer Natur sind, und sich bald als Gefühl von Wärme, bald als Gefühl der Beklemmung äussern, bald Ohnmacht in ihrem Gefolge haben — so bleibt doch noch eine Reihe von Wirkungen übrig, die bei einer grösseren oder geringeren Zahl von Individuen eintreten und als unmittelbare Folge der Operation angesprochen werden müssen. Hierher gehören: die Nachempfindungen, die öfters mehrere Stunden nach vollzogener Operation im betreffenden Theile vorkommen und die Empfindung des Electrisirtwerdens deutlich vergegenwärtigen. Ziemlich allgemein stellt sich ferner kürzere oder längere Zeit nach der Sitzung: Neigung zum Schlaf ein, so dass häufig diejenigen, die an Schlaflosigkeit leiden, unter der Anwendung der Electricität von diesem Uebel befreit werden. Endlich treten, häufig wahrscheinlich in Folge der vermehrten Blutzufuhr zu dem gereizten Theile, oder der allgemeinen Erregung besonders bei Electrisation des Beines die Menses früher und reichlicher ein, ebenso wie, wenn auch in selteneren Fällen, unterdrückte Haemorrhoidalblutungen von Neuem in Fluss kommen. Schliesslich müssen wir noch der schmerzstillenden Wirkung Erwähnung thun, die ein schwacher, direct auf einen schmerzenden Körpertheil geleiteter Strom oft in der kürzesten Zeit und häufig andauernd ausübt. So sehen wir oftmals neuralgische Schmerzen, die den verschiedensten Mitteln Trotz geboten haben, oder Schmerzen in Folge von Exsudaten in den Gelenken des Knies, Ellenbogens, der Hand, der Finger etc., der Anwendung eines schwachen, kurze Zeit durch das afficirte Gelenk geleiteten Stromes, vollständig weichen, während der Einfluss auf das Exsudat selbst insoweit er sich durch dessen Abnahme äussert, ein äusserst geringfügiger sein musste*).

Bei der Anwendung des constanten Stromes machen sich noch einzelne andere Nebenwirkungen bemerkbar, die sich besonders auf die Sinnesnerven und das Gehirn beziehen. So bekommen einzelne Menschen schon einen Metallgeschmack, wenn man einen starken Strom durch einen Arm oder ein Bein leitet; ebenso erfolgt Lichtempfindung bei manchen Menschen in Folge des Galvanisirens von Hals und Nacken. Bei an Tabes und Atrophie leidenden Patienten tritt der Metallgeschmack bisweilen schon ein, wenn man einen Strom durch das Becken leitet, ja Berührung der oberen Brustwirbel mit einem starken Strome genügt bei dergleichen Individuen, um ein Blitzen vor den Augen hervorzurufen. Bei schwachen Menschen erzeugen bisweilen stetige Ströme von 20 bis 30 Elementen, deren Lauf die Wurzeln des N. vagus treffen konnte, eine mehrere Sekunden oder Minuten anhaltende Verlangsamung des Pulses mit Ohnmacht und

*) Hierher gehört auch die unter dem Namen der „electrischen Anästhesirung" vorübergehend in Aufnahme gekommene Anwendung des electrischen Stromes zur schmerzlosen Verrichtung kleiner chirurgischer Operationen. Dr. Rottenstein in Frankfurt a. M., Zahnarzt Suersen in Berlin hatten nach dem Vorgange von Francis in Philadelphia (s. Med. Central-Zeitung No. 72, 73, 74. 1858) zuerst, ihrer Angabe nach, glückliche Versuche gemacht, „Zähne mittelst Durchleitung eines schwachen Inductionsstromes schmerzlos zu entfernen", indem sie die eine, mit einem feuchten Schwamm armirte Electrode dem Patienten in die Hand gaben, und die andere an der Zange befestigten, die der Operateur in seiner mit einem seidenen Handschuh bekleideten Hand hielt. Das zahnärztliche Collegium in London unter dem Vorsitz von Mathews, sowie viele andere Zahnärzte haben die Electricität nicht als Anästheticum anerkannt. — Dagegen wollen Fonssagrives (Gaz. des Hôpitaux 148. 1858), Dr. Emil Friedrich und Dr. Max Knorr in München (Baier. ärztliches Intelligenz-Blatt 41. 1858) auch bei anderen leichteren chirurgischen Operationen, der Erstere bei Einschnitten in Panaritien und bei Eröffnung von syphilitischen Bubonen, die Letzteren bei Hautschnitten und Tenotomien, die Electricität in gleicher Absicht mit Erfolg angewandt haben. Endlich hat Richardson (Med. Times und Gaz. Febr. 12, April 23. 1859) unter dem Namen „Volta-narcotismus" ein Verfahren in Anwendung gezogen, welches darin bestand, dass er in narcotische Flüssigkeiten (Aconit, Chloroform) getränkte Electroden längere Zeit auf den zu anästhesirenden Körpertheil hielt — sicherlich hätte er hier durch den Gebrauch der Narcotica allein dasselbe erreicht. — Auf jeden Fall hat die anästhesirende Wirkung einen sehr geringen therapeutischen Werth.

Blässe des Gesichts verbunden (s. Remak l. c. Pag. 137). Endlich treten häufig, namentlich bei Strömen, die lange Zeit durch obere Theile des Körpers geleitet werden, Schwindel, Benommenheit des Kopfes, Sinnestäuschungen und andere Störungen der Gehirnthätigkeit ein.

Schlussfolgerungen.

1. Der **intermittirende Strom** findet in den Fällen Anwendung, in denen man
   a) die Muskeln, die motorischen, sensiblen oder Sinnesnerven erregen,
   b) Contractionen der Blut- oder Lymphgefässe bewirken,
   c) einzelne vom Sympathicus versorgte Organe reizen will.

2. Die durch die Faradisation bewirkte Muskelcontraction erhöht die Temperatur in den betreffenden Muskeln und ist von einer Volumszunahme derselben begleitet.

3. Durch die electrische Reizung selbst wird eine Reizbarkeitserhöhung bewirkt, wenn die Reize mit mässiger Geschwindigkeit auf einander folgen, und wenn sie eine gewisse Dauer und Intensität nicht überschreiten; im entgegengesetzten Falle macht sich bald eine Reizbarkeitsabnahme bemerkbar. Deshalb soll man nur Ströme von solcher Stärke in Anwendung bringen, wie grade zur Erreichung des beabsichtigten Zweckes — zur Hervorrufung einer Contraction bei Muskellähmung, einer Empfindung bei Hautanästhesie — ausreichen, und soll auch diese nicht zu lange, und namentlich nicht ohne Ruhepausen einwirken lassen.

4. Handelt es sich dagegen um Erschlaffung eines gespannten Muskels, Lösung einer peripherischen Contractur, so sind wiederholte Intermissionen eines starken Batteriestromes, oder einzelne Schläge eines starken Inductionsstromes indicirt, und meist wirk-

samer, als die Durchleitung eines constanten Stromes.

5. Die Anwendung des **constanten Stromes** ist in denjenigen Fällen angezeigt, in welchen man
   a) die Sinnesnerven oder die Hautnerven erregen,
   b) destruirend auf die äussere Haut oder Schleimhaut einwirken,
   c) eine thermische Wirkung hervorrufen,
   d) einen chemischen Process, namentlich auch Blut-Coagulationen bewirken will.

6. Während im Allgemeinen die Dichtigkeitsschwankung des intermittirenden Stromes das kräftigste Erregungsmittel für den motorischen Nerv und Muskel abgiebt, kommen einzelne peripherische Lähmungen vor, in denen der constante Strom, wahrscheinlich in Folge seiner über das Momentane hinausgehenden Dauer, Reizeffekte erzielt, wo solche durch inducirte Ströme nicht zu erzielen sind.

7. Die Reactionsfähigkeit eines Muskels gegen den intermittirenden Strom kann in vielen Fällen durch die Durchleitung eines mässig starken constanten Stromes verbessert werden.

8. Bei der Galvanisation eines Nerven ist es rathsam öfters die Richtung der Ströme zu wechseln, weil ein längere Zeit in derselben Richtung fliessender Strom die Leitungsfähigkeit herabsetzt, während ein Wechsel in der Stromesrichtung dieselbe erhöht.

9. Der extrapolare **absteigende Anelectrotonus** ist überall da hervorzurufen, wo eine pathologisch erhöhte Erregbarkeit oder abnorm gesteigerte Erregung an der Peripherie des Nerven, resp. in dessen peripherischem Endorgan (Muskel) zur Norm zurückgeführt werden soll. Je intensiver der beabsichtigte Effekt ausfallen soll, desto stärker muss der Strom sein, desto länger die Schliessungsdauer, desto grösser die intrapolare Strecke, desto geringer endlich der Abstand zwischen der Anode und dem erkrankten Organtheil.

10. Der extrapolare **absteigende Katelectrotonus** ist

dagegen da hervorzurufen, wo es darauf ankommt, die gesunkene Erregbarkeit oder verminderte Erregung an der Peripherie des Nerven, resp. im Muskel, wieder zu beleben.

11. Von denselben Gesichtspunkten aus sind auch die Indicationen für die örtliche Hervorrufung des extrapolaren aufsteigenden Anelectrotonus und Katelectrotonus zu entwerfen, und kommt demnach der extrapolare **aufsteigende Anelectrotonus** bei vermehrter, der **aufsteigende Katelectrotonus** bei herabgesetzter Erregbarkeit in den centralen Nervenpartieen, resp. den cerebrospinalen Ausläufern und centralen Ursprungsheerden der Nervenfasern in Betracht. (A. Eulenburg.)

12. Es unterliegt keinem Zweifel, dass man mittelst eines constanten Stromes, selbst von nur mässiger Stärke, durch die knöchernen Hüllen hindurch auf das Gehirn und Rückenmark wirken kann.

FÜNFTER ABSCHNITT.

Ueber die zu therapeutischen Zwecken eigens construirten Apparate.

1. Galvanische Apparate.

Unter den vielen Apparaten, die als Erregungsmittel der **galvanischen Electricität** für speciell therapeutische Zwecke construirt, und je nach ihrer verschiedenen Form: als Ketten, Bogen, Binden, beschrieben und angepriesen worden sind, finden wir theils solche, die gar keine physicalisch nachweisbare Wirkung haben — wie die Goldberger'schen Ketten, theils solche, deren Wirkung sich viel einfacher durch eine beweglich mit einander verbundene Zink- und Kupferplatte, die an jedweden Körpertheil angelegt werden kann, ersetzen lassen — wie Romershausen's galvano-electrischen Bogen, Récamier's Cataplasme galvanique, Kunzemann's Apparat etc. etc. Alle diese übergehen wir mit Stillschweigen und erwähnen nur der Pulvermacher'schen Ketten, die einer viel bedeutenderen physicalischen und chemischen Wirkung fähig sind. Sie bestehen aus einer kleineren oder grösseren Zahl von beweglich mit einander verbundenen Gliedern, von denen jedes einzelne einen kleinen Holzcylinder enthält, um welchen ein Zinkdraht und ein vergoldeter Kupferdraht spiralförmig, doch ohne sich zu berühren, herumgelegt sind. Die einzelnen Glieder sind durch kleine metallene Ringe, die den Zinkdraht des einen und den Kupferdraht des nächstfolgenden Gliedes aufnehmen, mit einander verbunden. Vor der jedesmaligen Anwendung wird die Kette in Weinessig eingetaucht, wodurch ein ziemlich kräftiger, etwa ½ Stunde wirksamer, electrischer Strom entsteht. Zur Vermehrung der Quantität des electrischen Stromes hat man Ketten mit grösseren, zur Vermehrung der Intensität mit zahlreicheren Gliedern. Die Kette lenkt die Galvanometernadel beträchtlich ab, zersetzt das Wasser, und erregt auf der äusseren Haut: Röthung, Anschwellung, Bläschenbildung, kurz sie vermittelt chemische und physicalische Akte.

Aber die Wirkung all' dieser Apparate erstreckt sich höchstens auf die Haut, nicht auf ein bestimmtes tiefer liegendes Gewebe; sie ist von dem chemischen Akt, der Oxydation der betreffenden Metalle, begleitet, durch diesen bedingt, und erreicht deshalb, mit dem Aufhören desselben durch vollständige Oxydation, ihr Ende. Gleichwohl können dergleichen Apparate in Fällen nützlich sein, wo es sich um Erregung der Hautthätigkeit oder um eine Ableitung handelt, und manche interessante Heilungen der Art sind von gewissenhaften Beobachtern veröffentlicht worden. So erwähnt z. B. Laennec (s. Traité de l'auscultation médiate et des maladies des poumons et du coeur. 4 Edit. Paris 1837. T. III. Pag. 498) eines Singultus von dreijähriger Dauer, der durch das Tragen zweier Magnetplatten, auf dem Epigastrium und auf der entsprechenden Stelle der Wirbelsäule, geheilt wurde. Als die betreffende Patientin, nach Verlauf von sechs Monaten, eines Tages das Anlegen der Platten vergessen hatte, kehrte der Singultus zurück und wich sofort der erneuten Application der Platten. — Auch hat Miguel (s. Deutsche Klinik vom 1. October 1856) einige Fälle von Epilepsie durch das angegebene Verfahren geheilt.

Viel wirksamer sind aber diese Plattenpaare, wenn sie auf Stellen angelegt werden, die vorher durch ein Vesicator der Oberhaut beraubt sind. So heilte Laennec (l. c. Pag. 497) eine Angina pectoris, indem er eine Platte auf die der Epidermis beraubte Herzgrube, die andere im Rücken applicirte; so beseitigten Orioli und Cogevina (s. Gaz. des Hôpitaux 1847. Pag. 204) einen seit 5 Jahren bestehenden Husten bei einem jungen Mädchen in der Weise, dass sie auf zwei, durch ein Vesicator der Oberhaut beraubte Stellen von zwei Centimeter Grösse, eine durch einen Silberdraht verbundene Zink- und Kupferplatte, anlegten; so brachte endlich Spencer-Wells (Bemerkungen über

Heilwirkungen des Galvanismus aus der Praxis des Dr. Cogevina in Corfu. Oppenheim's Zeitschrift 1849. Schmidt's Jahrbücher Band 64. Pag. 161) oftmals Geschwüre, die allen Heilbemühungen widerstanden, oder die carcinomatös zu werden drohten, zur Vernarbung. (S. Abschnitt IX: Chirurgie.)

Unter den galvanischen Apparaten, die speciell für chirurgische Zwecke angewandt werden, erwähnen wir

1. **die Middeldorpf'sche Batterie** (s. Die Galvanocaustik, ein Beitrag zur operativen Medicin. Breslau 1854), welche folgendermaassen construirt ist:

Fig. 2. (Vogelperspective.)

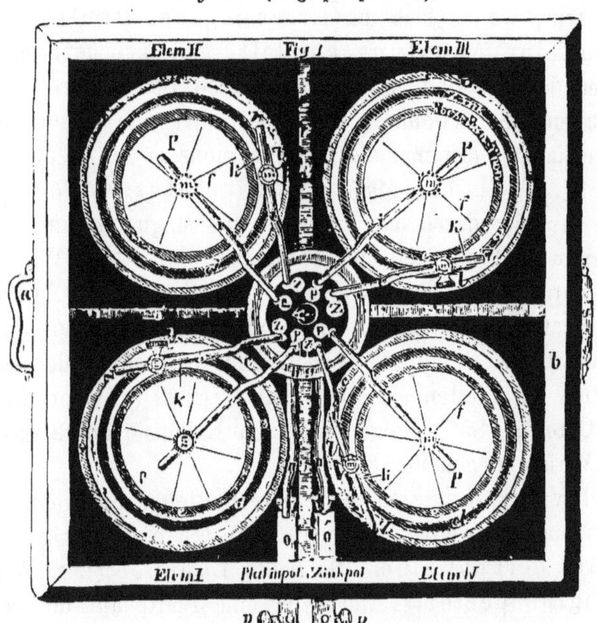

Ein polirter, mit 2 Handhaben versehener, verschliessbarer Holzkasten, 12" breit, 12" tief, und mit Deckel 10" 2"' hoch, ist durch Scheidewände *b* in 4 gleiche Abtheilungen zerlegt, welche 4 auf Filzscheiben stehende Glascylinder *c* aufnehmen. Dieselben sind 6½" hoch und haben 4½" im Durchmesser. In diesen stehen die 6" hohen, 4" weiten stark amalgamirten Zinkcylinder *d*, die einen Umfang von 13" haben, so dass jeder von ihnen 78□", mithin alle vier: 312□" Fläche darbieten. — Innerhalb derselben stehen auf Untersätzen von Steinmasse: die 4½" hohen, 3¼" im Lichten haltenden Thonzellen *e*, in welche die Platinsterne *f* eintauchen, die mit Glasdeckel und oberhalb desselben (ebenso wie die Zinke) mit zur Aufnahme der Leitungsdrähte dienenden kleinen Kupferstücken versehen sind. Jeder Platinstern besteht aus drei dünnen, 3" 10‴ hohen, 2" 9‴ breiten, durch eine Platinklemme vereinigten, und zum sechsstrahligen Stern auseinandergebogenen Platinblechen, die insgesammt eine wirksame Oberfläche von etwa 250□" haben.

Auf der Kreuzung der Zwischenwandungen des Kastens befindet sich der Wechsel oder Commutator *A*. Er besteht aus einem Holzcylinder (Wechselstock), der schwach concav in einem inneren und äusseren Kreise 8 semmelförmige, 4‴ weite Näpfchen oder Bohrungen, und zwar *PPPP* im inneren, *ZZZZ* im äusseren Kreise, zur Aufnahme von Quecksilber enthält. In diese kleinen Löcher tauchen die von den Zinks und von den Platins kommenden kupfernen Leitungsdrähte *i* ein. Auf ihrem Wege passiren sie die bei *k* aufsitzenden 1½" hohen Kupfercylinder, in denen sie durch die Schrauben *m* festgehalten werden. Die für die Zinks bestimmten Kupfercylinder haben unten einen Schlitz, der bei *k* des Zinkcylinders mittelst der Druckscheibe *l* angeklemmt wird, während die für die Platins bestimmten seitlich mit einem Schlitz versehen sind, damit man die Drähte herausnehmen kann, ohne die Platins aus der Säure zu heben. Von dem Boden der beiden Löcher, die den Poldraht des *I* Platin um das *IV* Zink aufnehmen, von *h* und *g* gehen zwei Drähte *n* nach *o*, woselbst die zu den betreffenden Instrumenten (Brennern, Schneideschlingen, Glühdraht etc.) führenden Leitungsdrähte bei *p* eingeschraubt werden.

Im Wechselstock kommen, wie wir gesehen, alle Platins im inneren, alle Zinks im äusseren Kreise der Bohrungen zu liegen. Um diese zur einfachen Kette, oder zur Kette aus zwei Paaren oder zur Säule zu concentriren, werden sogenannte Wechselscheiben aufgesetzt. Diese Wechselscheiben bestehen aus Holz, haben einen Durchmesser von 2½" und tragen Kupferdrähte, die mit Füssen versehen sind, welche nach der Combination, die man herzustellen beabsichtigt, in alle Zinks und in alle Platins, oder in Zink-Platin etc. eintauchen. Beim Aufsetzen der Scheiben auf den Wechselstock ist darauf zu achten, dass *Ph* stets mit dem Platin des *I. Zg* mit dem Zink des *IV* Elements in Berührung kommen, und sind zu diesem Behufe auf jeder Wechselscheibe 2 Directions- oder Merkpunkte angegeben. Diese Batterie wird wie jede Grove'sche mit Salpetersäure und Schwefelsäure gefüllt und behält Stundenlang dieselbe Stärke.

Bedeutend billiger und im ganzen auch den Anforderungen entsprechend ist

2. **die grosse Stöhrer'sche Zink-Kohlen-Batterie**, welche in einem Kasten von lackirtem Eichenholz befindlich ist, und aus 6 Bunsen'schen Elementen besteht, die mit Salpetersäure und Schwefelsäure (1 : 6) gefüllt werden. Durch Sterne von Kupferblech, die mit No. 1, 2 und 6 bezeichnet sind. und die in Schraubenständer eingelegt werden können, welche die von den Zinks und Platins kommenden Drähte aufnehmen, kann man, je nachdem man einen dicken und kurzen Draht, oder einen Draht mittlerer Stärke, oder einen langen, dünnen Draht glühend machen will, alle Zinke und alle Kohlen, zu 1 Paar, oder zu 2 Paaren, oder zur Säule verbinden. Um eine Abschwächung des Stromes möglich zu machen, hat Stöhrer auf dem verschliessenden Deckel einen Moderator angebracht, der aus einem hin- und hergehenden, aufgespannten Neusilberdraht besteht, durch welchen der Strom, ehe er in das zu Glühzwecken zu benutzende Instrument eintritt, geleitet und auf diese Weise abgeschwächt wird. Auf dem Gestell des Moderators ist eine verschiebbare Klemme angebracht, um den Grad der Schwächung zu regeln.

Weniger genügend ist

3. **die Grenet'sche Batterie** (siehe: Die Grenet'sche Batterie und ihre Bedeutung für die operative Heilanwendung des Galvanismus von Dr. J. Samter. 1858). Dieselbe besteht aus 9 amalgamirten Zinkplatten und 6 mit Kohle überzogenen Kupferplatten, von denen je 3 Zinkplatten mit 2 Kohlenplatten leitend verbunden, senkrecht auf der Basis des Apparates stehen. Die Basis ist aus gehärtetem Kautschuk gearbeitet, hat eine Höhlung und ist an ihrer Decke mit feinen Löchern versehen, durch welche die mittelst Kautschukröhren in die Höhlung eingeblasene Luft in die Flüssigkeit gelangt, in welche der ganze Apparat getaucht ist.

Diese Flüssigkeit befindet sich in einem Glas-, Holz- oder Porzellangefäss und besteht aus verdünnter Schwefelsäure, der doppeltchromsaures Kali (etwa im Gewichts-Verhältniss von 10 : 1) zugesetzt wird. Nachdem die Batterie bis zur Höhe des oberen Randes der Kohlenplatten in die Flüssigkeit eingetaucht ist, befestigt man an die Kautschukröhren ein Y förmiges Rohr und an dieses einen Blasebalg; bald kommt die Flüssigkeit in ziemlich heftige Bewegung und nach 4 bis 6 Sekunden erglüht das Cauterium, welches an Leitungsdrähten befestigt ist, die vom Zink- und Kohlenpol ausgehen. Der Strom bleibt während der Dauer des Einblasens constant. — Da das Kautschuk leicht zerstörbar, der Blasebalg kein genauer Regulator der Stromstärke, der Apparat umfangreich ist etc., so hat er in Deutschland nicht den Beifall gefunden, den Broca (Bull. de l'Academie XXIII. Pag. 75. Novbr. 1857) demselben spendete.

Für galvanocaustische Zwecke, aber noch im höheren Grade als Erzeugungsmittel für den constanten Strom oder für den Volta-Inductions-Strom sind

4. die von Stöhrer construirten, sogenannten **Zimmer-Batterieen mit Verschiebung** erwähnenswerth, weil sie nicht bei der jedesmaligen Anwendung der vorherigen Füllung bedürfen, im Nichtbenutzungsfalle keine Zinke und Säuren consumiren, und weil sie endlich mit einem bequemen Regulator der Stromstärke versehen sind. Sie bestehen aus einer kleineren oder grösseren Zahl von Zink-Kohlen-Elementen (ohne Anwendung einer Thonzelle), die an einem in der Mitte der Batterie befindlichen Träger befestigt, gehoben und gesenkt werden können. In den cylinderförmigen Kohlenstücken befindet sich ein tiefes Loch, welches etwa $\frac{1}{3}$ Zoll im Durchmesser hat, mit Sand gefüllt und mit einem Glasstöpsel versehen ist, und welches zur Aufnahme von Salpetersäure, oder concentrirter Chromsäure dient. Hohle, gut amalgamirte Zinkcylinder umgeben die Kohle und werden durch gläserne an der Kohle befestigte Isolatoren von der Berührung mit derselben abgehalten. Gläser, die auf dem Fussgestell stehen und in welche die Elemente hineingelassen werden können, dienen zur Aufnahme der verdünnten Schwefelsäure (1 : 6); je nachdem die Elemente mehr oder weniger tief in dieselben hineinragen, ist der Strom mehr oder weniger stark. Im Nichtbenutzungsfalle werden Kohlen und Zinke so hoch gehoben, dass die Schwefelsäure nicht mehr

mit ihnen in Berührung steht und so kann der Apparat, da im letzteren Falle die Säure nur das untere Drittheil des Glases einnimmt, einerseits ohne alle Gefahr transportirt werden, andrerseits, da in der Ruhepause weder Consumtion von Zink, noch Zersetzung der Säure stattfindet, Monate lang dastehen, ohne dass er einer neuen Füllung bedarf, und dennoch in jedem Moment zur Benutzung bereit sein. Uebrigens können die Elemente, wie in der sub 2 erwähnten Batterie, durch eingelegte Klammern von Kupferblech zu einem oder zu mehreren Paaren vereinigt werden.

Der gebräuchlichste Apparat für die Anwendung des constanten Stromes zu medicinischen Zwecken ist

5. **die Remak'sche Zink-Kohlen-Batterie.** Dieselbe besteht gewöhnlich aus 60 Elementen, die folgendermaassen construirt sind: In einem Glase von 15 Ctm. Höhe und 11 Ctm. Durchmesser befindet sich ein in Schneckenwindungen gebogener, 1 Zoll breiter Streifen von Kupferblech, an welchen ein Kupferdraht angelöthet ist, der durch einen senkrecht stehenden, 2,5 Ctm. weiten Glascylinder in die Höhe steigt und zur Verbindung mit dem nächststehenden Elemente dient. Dieser Glascylinder, in dem Ausschnitt einer Thonzelle eingekittet, die über das Kupferblech gestülpt ist, wird mit Wasser und mit Kupfervitriolstücken bis an den Rand gefüllt. Oberhalb der Thonzelle, dieselbe umgebend und bis auf den Boden des Glases reichend, befindet sich bis zur Höhe von 6 bis 7 Ctm. eine zusammengepresste Schicht von Papier mâché, auf welcher, durch eine Barchentlage getrennt, ein 1½ Ctm. dicker, 3 Mal so hoher Zinkcylinder ruht, der bis über den Rand unter Wasser gesetzt wird. — Diese von Siemens & Halske angegebene Modification des Daniel'schen Elementes hat den Vortheil, durch Beschränkung des chemischen Processes innerhalb der Batterie die Dauerhaftigkeit des Apparates in der Weise zu verlängern, dass derselbe viele Monate hindurch ohne Reparatur benutzt werden kann, wenn man nur dafür Sorge trägt, dass alle drei bis vier Wochen der Glascylinder mit Vitriolkrystallen gefüllt wird. Zweckmässig lässt man die Batterie alle 3 bis 4 Monate reinigen, bei welcher Gelegenheit die Zinke verquickt, die Festigkeit der Kupferdrähte geprüft, das Schadhafte reparirt und so viel schwach angesäuertes Wasser eingefüllt wird, dass die Zinke unter Wasser stehen. — Diese 60 Elemente hintereinander geschaltet werden durch Telegraphendrähte mit dem Stromwähler, dem

Stromwender und dem Galvanoscop in Verbindung gesetzt, welche drei Instrumente an einem polirten Mahagonibrett angebracht sind.

Fig. 3.

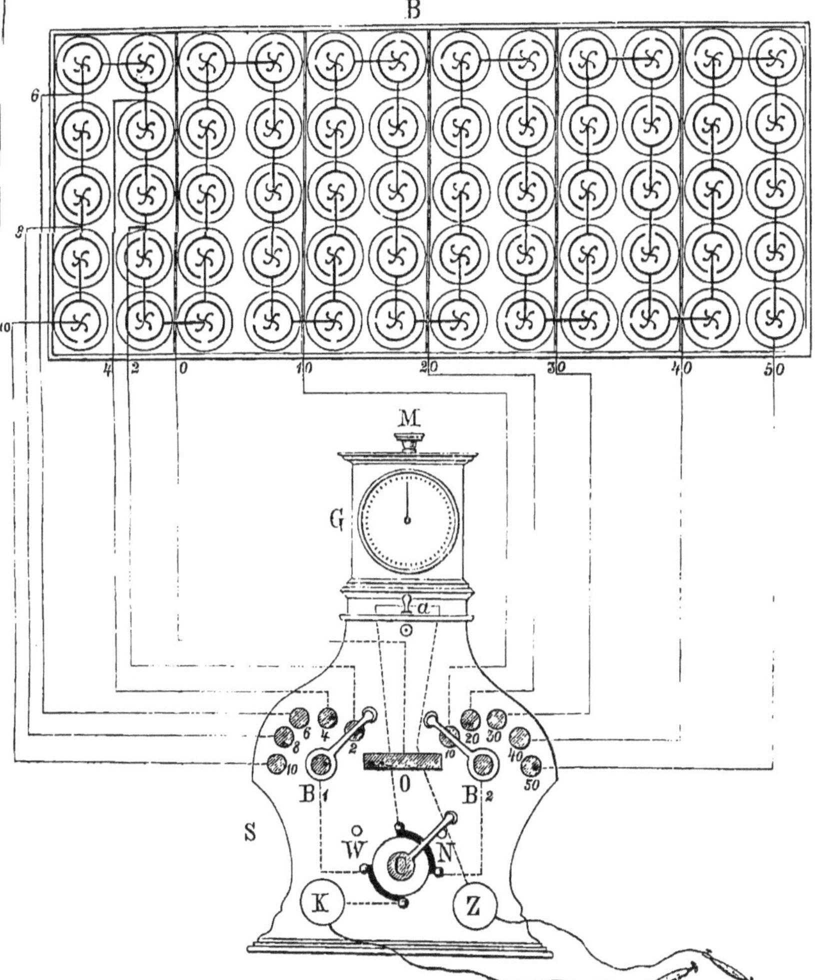

Der Stromwähler (S), der den Zweck hat, die Vereinigung jeder beliebigen, durch 2 theilbaren Zahl von Elementen bis auf 60 bequem zu bewerkstelligen, ist folgendermaassen construirt. Er enthält zehn mit den Nummern 10, 8, 6, 4, 2 in einem, und 10, 20, 30, 40, 50 in einem anderen Halbkreis versehene versilberte Knöpfe, welche die Zahl der in sie einmündenden Elemente angeben. In der Mitte jedes Halbkreises ist eine Kurbel dergestalt befestigt, dass dieselbe von Knopf zu Knopf fortbewegt eine beliebige Zahl von Elementen abschliessen kann. Wollen wir z. B. 42 Elemente gebrauchen, so wird die Kurbel *B2* auf 40, die Kurbel *B1* auf 2 gestellt, während bei Benutzung von 6 Elementen die Kurbel *B2* auf den zwischen beiden Halbkreisen befindlichen, mit *0* bezeichneten Bolzen, die Kurbel *B1* auf 6 gestellt wird. Stehen beide Kurbeln auf *0*, so ist kein Strom vorhanden.

Der Wechsel der Stromesrichtung wird durch den Stromwender (Commutator) (*C*) mit den Anschlägen *N* (normal) und *W* (Wechsel) bewirkt. Sind die Leitungsschnüre in die Klemmschrauben *K* (Kupfer), *Z* (Zink) eingespannt, so geht, wenn die Kurbel des Commutators auf *N* steht, der positive Strom durch die Klemme *K* und deren Leitungsschnur in den Körper und durch die andere Leitungsschnur zum Zinkpol *Z*. Steht die Kurbel dagegen auf *W*, so geht der positive Strom von der Klemme *Z* durch den Körper nach *K*.

Das Galvanoscop (*G*) zeigt uns, wenn die an den Leitungsschnüren befestigten Leiter auf einen Körpertheil gesetzt werden und der bei *a* befindliche Stöpsel entfernt ist durch den Grad der Ablenkung vom *0* Punkte an, wie stark der Strom ist, der in diesem Moment auf den betreffenden Körpertheil einwirkt. An dem Messingknopf *M* oberhalb des Galvanoscops befindet sich ein kleiner Magnetstab, durch dessen Drehung nach links oder rechts man die Nadel, wenn dieselbe bei offener Kette eine Abweichung zeigt, auf den *0* Punkt einstellen soll.

Die Verbindung zwischen der Batterie und dem Stromwähler ist folgendermaassen in's Werk gesetzt. Nachdem man die einzelnen Elemente hintereinander geschaltet, also immer Zink mit Kupfer verbunden hat, führt man den ersten Leitungsdraht vom Kupferpol des ersten Elements links nach dem Knopfe 10 der Kurbel *B1* und befestigt ihn mittelst einer Schraubenmutter an der Hinterwand. Der zweite Draht wird in der Klemme, welche das zweite Element mit dem dritten verbindet, befestigt und nach dem Bolzen 8 geführt. Dasselbe geschieht zwischen dem 4. und 5., 6. und 7., 8. und 9. Element und werden die Drähte mit den Bolzen 6, 4, 2 in entsprechender Reihenfolge verbunden. Der Draht zwischen dem 10. und 11. Elemente wird mit dem Bolzen *O* verbunden. Vom 11. Elemente ab werden dann immer 10 Elemente abgezählt, die Leitungsdrähte zwischen dem 20. und 21., dem 30. und 31., dem 40. und 41, endlich dem 50. und 51. Elemente eingelegt und zu den mit 10, 20, 30, 40 bezeichneten Knöpfen der Kurbel *B2* geleitet. Der letzte Draht wird vom Zinkpol des 60. Elements zu dem Bolzen des Knopfes 50 geleitet.

Die Remak'schen Electroden bestehen aus hölzernen Griffen mit Messingansätzen, die theils die Form von Knöpfen von ¼ bis 1 Zoll Durchmesser, oder von Kugelsegmenten und Platten von 1½ bis 3 Zoll Durchmesser, oder von Querbalken von 1 bis 3 Zoll Länge und ⅓ bis 1 Zoll Breite haben. Dieselben werden zweckmässig zur Vermeidung der Oxydation mit einem dünnen Platinplättchen überzogen, und dann mit einer Lage Flanell und darüber Leinewand bedeckt. Sonst belegt man auch wohl die Conductoren mit einer ¼ bis ½ Zoll dicken Korkscheibe, die durch einen Leinewandüberzug an der Metallplatte festgehalten wird. —

Neuerdings hat Fromhold in einer kleinen Schrift (Der constante galvanische Strom modificirbar in seinem Intensitäts- und Quantitätswerth. Pest 1867) einen Apparat beschrieben, der, soweit es sich bis jetzt übersehen lässt, insofern einen Fortschritt in der Construction bekundet, als man bei seinem Gebrauch nicht nur Ströme von beliebiger Intensität, sondern auch Ströme von beliebiger Quantität therapeutisch verwerthen kann.

6. **Der Fromhold'sche Apparat** ist folgendermaassen construirt: Seinen Boden bildet ein Brett 24″ lang, 13″ breit, welches an seiner Längsachse beiderseits eine Prominenz zur Aufnahme von 2 metallisch befestigten, 21″ hohen, unten in einer Breite von 3‴ vollständig durchgeschlitzten, oben auf der Innenfläche eingeschlitzten Holzsäulen besitzt. Auf dem Boden aufgeleimt und mit Schrauben befestigt ist ein zweites, an 32 Stellen durchbohrtes Brett, welches zur Aufnahme von 32 Batteriegläsern bestimmt ist. Ein gleiches Brett, zum Stützpunkt für die Gläser dienend, ist vermittelst zweier Schrauben, welche durch die durchschlitzten Stellen der Säulen gehen, an jeder beliebigen Höhe bis zu den oberen Rändern der Gläser fixirbar und gestattet auf diese Weise jederzeit einen freien Einblick in die Gläser. (s. Fig. 4).

Die 32 Gläser, deren jedes einen äusseren Durchmesser von etwa 2½ Zoll Durchmesser und 8 Zoll Höhe hat, sind in vier Reihen aufgestellt und dienen zur Aufnahme der Pag. 99 beschriebenen Zink - Blei - Platinmoor - Elemente. Die electromotorischen Metalle werden von einem, den Dimensionen des Bodenbretts entsprechenden Holzrahmen getragen, der demgemäss der Länge

Fig. 4.

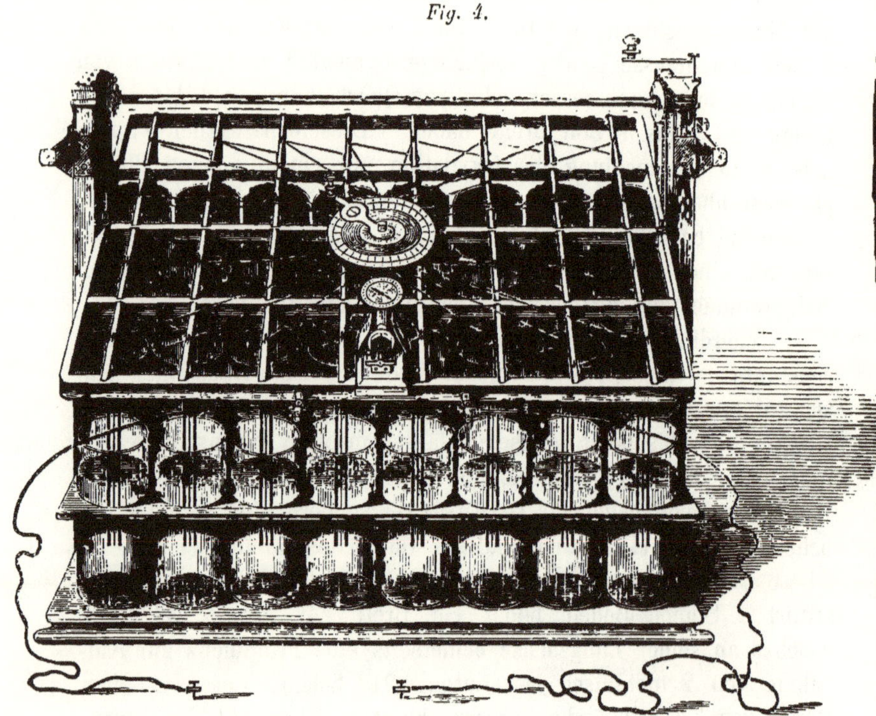

nach in vier Theile getheilt ist, und der in seinem Mittelquerstück das Zifferblatt (Remak's Stromwähler) und den Commutator enthält. Die longitudinalen vier Abtheilungen sind durch kleine Querhölzchen oder Sättel so getheilt, dass jeder Sattel genau über der Mitte eines Batterieglases befindlich ist. Der ganze Rahmen wird hinaufgezogen, wenn man die Metalle aus der Flüssigkeit heben, herabgelassen, wenn man sie in die aus angesäuertem Wasser bestehende Flüssigkeit einsenken will, und zwar geschicht Hebung und Senkung durch eine Welle. Dieselbe besteht aus einem von einer Säule zur andern gehenden starken Eisenstab, der an seinen beiden inneren Enden eine Metallscheibe von 3 Zoll Durchmesser und an der Stelle, wo er rechterseits aus der Säule hervortritt, ein Zahnrad besitzt, welches durch eine vertikal gerichtete Schraube ohne Ende bewegt und durch 40 Drehungen vollständig um seine Achse gedreht, aber auch vermöge der Friktion der Gewinde in jeder beliebigen Höhe festgestellt werden kann. Das Zifferblatt, welches auf seiner hinteren Fläche die Zuleitungen sämmtlicher positiven Pole aufnimmt, besteht aus einer horizontal gelagerten, 5 Zoll im Durchmesser haltenden, und aus gut getrocknetem Holz gearbeiteten Scheibe, welche den 32 Elementen entsprechend 32 Nummern enthält, und aus einem Zeiger, der, ohne Erschütterungen hervorzubringen, von 1 bis 32 fortbewegt werden kann. Dem Apparat ist, ähnlich wie dem Remak'schen, ein Commutator und statt der Magnetnadel eine vom Apparat getrennte Tangenten-Boussole beigefügt, die in den Stromlauf mit eingeschaltet werden.

Es scheint dieser Apparat dadurch, dass er Ströme von grosser Intensität und Quantität zu liefern im Stande ist, und da er innerhalb dieser Werthe durch Einschaltung einer grösseren oder kleineren Zahl von Elementen, und deren mehr oder weniger tiefes Einsenken in die Flüssigkeit, alle möglichen Modificationen zulässt, den verschiedenen therapeutischen Indicationen zu genügen, die namentlich auch die Chirurgie stellt. Er gestattet ausserdem durch das ganz allmälig tiefere Einsenken der electromotorischen Metalle in die Flüssigkeit eine Quantitätsschwellung, durch das langsame Ueberschleifen des Zeigers von geringeren auf höhere Nummern eine Intensitätsschwellung, von deren Anwendung sich Fromhold manche Vortheile für die Therapie verspricht.

Eine besondere Erwähnung verdient noch

7. **die Thomsen'sche Polarisations-Batterie** (Siehe: die Polarisations-Batterie, ein neuer Apparat zur Hervorbringung eines continuirlichen electrischen Stromes von hoher Spannung und constanter Stärke mit Hülfe eines einzelnen galvanischen Elements von Julius Thomsen. Hamburg 1865), weil sie vor allen bisher bekannten Batterieen den Vorzug besitzt, bei Anwendung eines galvanischen Elements eine ausreichende electromotorische Kraft hervorzubringen, mithin nur sehr wenig Raum einnimmt, weil ferner, wenn auch die erste Anschaffung theuer, dagegen die Betriebskosten ausserordentlich gering sind, ihre Instandhaltung

leicht ist, und weil dieselbe vielleicht geeignet ist, mit gewissen Modificationen als transportable Batterie für medicinische Zwecke zu dienen. Die Theorie, welche der Construction des Apparates zu Grunde liegt, ist folgende: Wenn man mit den Polen eines galvanischen Elements zwei Platinplatten berührt, die in verdünnte Schwefelsäure getaucht sind, dann das Element entfernt und die Platinplatten durch einen Metalldraht verbindet, so entsteht ein electrischer Strom, der in entgegengesetzter Richtung von dem Strome verläuft, der die Platten in diesen Zustand versetzt hat — die Platten sind dann polarisirt; es hat sich durch die kurze Berührung eine unsichtbare Schicht der Bestandtheile des Wassers auf den Platten abgelagert, indem Wasserstoff der Platte zugeführt wurde, die mit dem Zinkpole, Sauerstoff derjenigen, die mit dem Kupferpol des Elements in Berührung war. Der Strom hat natürlich nur eine kurze Dauer, indem sich Wasserstoff und Sauerstoff schnell wieder vereinigen, dafür kann man aber in sehr kurzer Zeit eine grosse Menge von Platten in der angegebenen Weise laden, und erhält, wenn man dieselben zu einer Batterie verbindet, einen electrischen Strom von sehr hoher Spannung. Die Stromstärke würde aber sehr schnell abnehmen, wenn man nicht dafür Sorge trüge, dass die einzelnen Zellen ohne Unterbrechung ihrer gegenseitigen Verbindung geladen würden und dies geschieht dadurch, dass man die Platinplatten wie zu einer Batterie vereinigt und die Verbindung des polarisirenden Elements mit jedem Plattenpaare so herstellt, dass die bereits vorhandene Ladung durch die Wirkung des ladenden Stromes verstärkt wird.

Die Polarisation-Batterie besteht aus drei Hauptheilen: 1) der eigentlichen Batterie, 2) dem galvanischen Element, welches ladet, 3) dem Vertheilungs-Apparat, durch welchen der von dem Element erzeugte Strom nach einander durch die verschiedenen Zellen der Batterie geführt wird. 1. Die Batterie wird gebildet aus zwei offenen, mit Wachs ausgelegten Holzkästen, von denen jeder durch 26 direkt in die Holzwand eingeschobene Platinplatten in 25 Zellen getheilt wird, dergestalt, dass — und dies ist eine besondere Eigenthümlichkeit dieser Batterie — die Platten selbst die Scheidewände zwischen den einzelnen Zellen bilden, und die zwei Seiten derselben Platte jedesmal zwei verschiedenen Zellen angehören. 2. Als galvanisches Element, welches im Stande sein muss, Wasser leicht zu zersetzen, eignet sich am besten eine Zink-Platin- oder Zink-Kohlen-Element mit Salpetersäure oder Chromsäure. 3. Der Vertheilungs-Apparat besteht aus einem flachen Ring, von einem isolirenden Stoff gefertigt, in welchen eine so grosse Zahl kurzer Metallstücke radienförmig eingelagert ist, als die Batterie Zellen enthält, und von denen jeder durch einen feinen Silber- oder Kupferdraht mit einer Platinplatte in der Batterie verbunden ist. Durch die Mitte des Ringes geht eine lothrechte Achse, welche oben zwei gegenseitig isolirte Arme trägt, die mit zwei hölzernen, zur Aufnahme der Leitungsdrähte vom galvanischen Element dienenden Klemmen in Verbindung stehen. Die beiden Arme repräsentiren die beiden Pole des Elements, sind jeder mit einer Feder versehen und stehen so weit von einander ab, dass, wenn der eine einen der Metallstifte des Ringes berührt, die andere Feder den nächsten trifft. Wird nun die Achse umgedreht, was durch ein Uhrwerk, ein Gewicht, oder durch eine vermittelst eines galvanischen Elements bewegte electro-magnetische Vorrichtung bewerkstelligt werden kann (die höchstens in zwei bis drei Sekunden eine Umdrehung bewirkt), so wird nacheinander jede Platte mit Wasserstoff auf der einen und Sauerstoff auf der andern Seite geladen. Nach einer Umdrehung der Achse sind alle Platten geladen und die Batterie ist im Stande ihre Wirksamkeit zu beginnen. — Die Intensität des Stromes wird durch das polarisirende Element, und dieses wiederum durch ein Rheostat, d. h. eine Vorrichtung regulirt, die uns in den Stand setzt, durch Einschaltung eines längeren oder kürzeren Metalldrahtes den Leitungswiderstand des Elements beliebig zu vermehren. Der ganze Apparat excl. des galv. Elements befindet sich einem etwa 1½ Fuss langen, 1 Fuss breiten und ½ Fuss hohen polirten Holzkasten.

---

2. Inductions-Apparate.

Unter den **magnet-electrischen Inductions-Apparaten** erwähnen wir

8. den **Apparat von Pixii.** Hier wurden die electrischen Ströme durch einen um eine senkrechte Achse rotirenden Stahlmagneten inducirt, über dessen Pole zwei mit zusammenhängenden

Spiralen umwundene Eisenkerne angebracht waren. Es rotirte mithin der Magnet, während die Inductionsspirale unbeweglich feststand.

In allen später construirten Apparaten ist der Magnet fest und das hufeisenförmige weiche Eisen, etweder mit der Inductionsspirale oder ohne dieselbe, beweglich. Zu den Rotations-Apparaten mit beweglicher Spirale gehören der von Saxton-Ettinghausen, Keil, Stöhrer etc.; zu denen mit unbeweglicher: Duchenne's magnet-electrischer Apparat, und der der Gebrüder Bréton.

9. **Der Saxton-Ettinghausen'sche Apparat:**

Fig. 5.

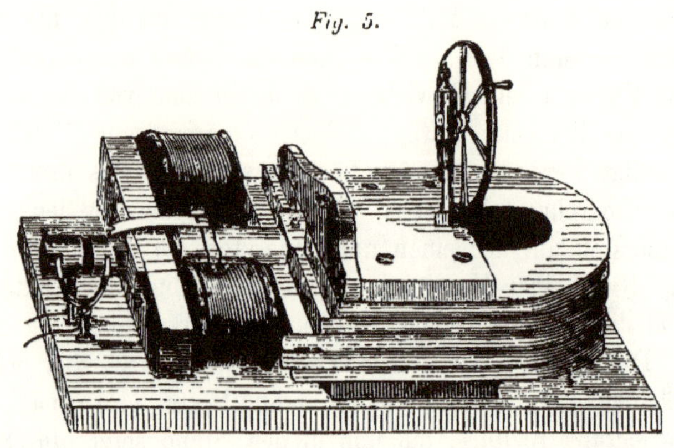

besteht aus einem kräftigen Hufeisenmagneten von fünf oder sieben Lamellen, der auf einem hölzernen Untersatze durch Schrauben befestigt ist. In der Ausbiegung des Magneten befindet sich eine kleine Welle, welche durch ein, oberhalb des Magneten befindliches Drehrad in Bewegung gesetzt wird. Die Welle, da sie von kleinerem Durchmesser, als das Drehrad ist, macht im Verhältniss der Halbmesser mehr Umdrehungen, als dieses. Mit der Welle drehen sich die Inductionsspirale und eine vor derselben liegende eiserne Achse. Auf dieser Achse befinden sich zwei Stahlringe, von denen der eine, durch eine Hülse von Glas, Holz oder Elfenbein isolirt, das eine Ende der Inductionsspirale, der zweite, nicht isolirte, das andere aufnimmt. Der nicht isolirte Ring besteht aus zwei Abtheilungen, von denen die vordere durch 2 sich diametral gegenüberliegende Vertiefungen unterbrochen, die hintere ununterbrochen ist. An jeder Seite der Achse befindet sich ein kleiner messingener Pfeiler, in welchem metallene Federn eingeschraubt sind und zwar auf dem rechten zwei, von denen die eine den isolirten, die andere die vordere Abtheilung des nicht isolirten Ringes, endlich die links eingeschraubte die hintere Abtheilung desselben schleift. Schliesslich ist an jedem Messingpfeiler ein metallener Leitungsdraht, mit Applicationscylinder versehen, befestigt, zwischen denen der zu electrisirende Körpertheil eingeschaltet wird. — Wird das Drehrad und mit ihm das ganze rotirende System in Bewegung gesetzt, so ruft jeder Pol des Magneten in dem ihm gegenüberstehenden, im Inneren der Inductionsspirale enthaltenen weichen Eisen, die entgegengesetzte Polarität hervor, es wechseln mithin nach jeder halben Umdrehung der Achse die dem Magneten zugewendeten Seiten des Eisens ihre Polarität. Jeder magnetische Eisenstab erregt in der herumgelegten Spirale einen electrischen Strom nach folgendem Gesetze: Erregt man in einem Eisenstabe, der in einer rechtsgewundenen Spirale liegt, in der Weise Magnetismus, dass auf dem zugewandten Ende ein Nordpol entsteht, so tritt der positiv electrische Strom, der durch den Magnetismus erzeugt wird, auf dieser Seite in die Spirale ein — das Umgekehrte erfolgt bei einer linksgewundenen Spirale. — Die zu beiden Seiten der Achse befindlichen messingenen Säulen haben den Zweck, mittelst der Metallfedern und Leitungsdrähte, die Inductionsströme in den betreffenden Körpertheil überzuführen, und zwar geschieht dies immer in dem Augenblicke, in welchem die Pole der Eisenstäbe von den Magnetpolen abgerissen werden, und die eine rechtsseitige Feder in eine der grubenartigen Vertiefungen tritt, die sich auf der vorderen Abtheilung des nicht isolirten Ringes befinden. Haben wir es also mit einer rechtsgewundenen Spirale zu thun, und verlässt in diesem Augenblicke der Eisenstab, dessen Drahtende mit dem isolirten Ringe verbunden ist, den Südpol des Hufeisenmagneten, so geht der positive Strom von hier auf den rechten Pfeiler und (da die Leitung der vorderen rechten Feder dadurch, dass sie in einer Vertiefung steht, unterbrochen) von hier durch den Leitungsdraht in den betreffenden Körpertheil uber, durchströmt diesen von rechts nach links und geht dann durch den linken Pfeiler und die linksseitige Feder zu dem nicht isolirten Ringe zurück. Nach der nächsten halben Umdrehung, wo sich der Eisenstab, dessen Drahtende mit dem nicht isolirten Ringe verbunden ist, unter dem Südpol des Hufeisenmagneten befindet, geht der positive Strom (da die Leitung der vorderen rechten Feder wiederum unterbrochen ist) durch die linksseitige Feder, den linken Pfeiler, den linken Leitungsdraht in den zu electrisirenden Körpertheil, durchströmt diesen von links nach rechts und kehrt dann durch den rechtsseitigen Leitungsdraht, Pfeiler und die rechte hintere Feder zum isolirten Ringe zurück. Der Strom geht mithin abwechselnd von rechts nach links und von links nach rechts, also in einem zu electrisirenden Arme in einem Momente von der Hand zum Oberarm, im nächstfolgenden vom Oberarm zur Hand und so fort.

10. Aehnlich verhält es sich mit dem von **Keil modificirten Saxton'schen Apparate**, an welchem statt der Federn und Stahlringe am vorderen Ende der eisernen Achse ein Gyrotrop so angebracht ist, dass er durch die Drehung des Rades ebenfalls mitgedreht wird.

Fig. 6.

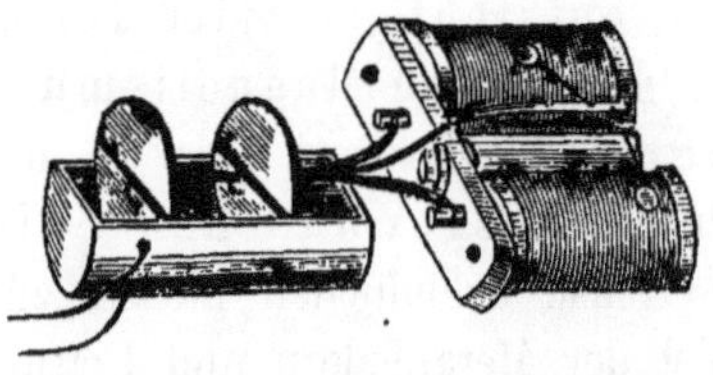

Er besteht aus zwei Mal zwei kleinen, bis etwa 3 Linien von ihrem Rande mit Lack überzogenen Halbscheiben von Neusilber, die sich theilweise dergestalt decken, dass sie zwei runde Scheiben zu bilden scheinen. Von diesen Halbscheiben stehen die obere hintere mit der unteren vorderen — und die untere hintere mit der oberen vorderen in Verbindung und nehmen zugleich je ein Drahtende der Inductionsspirale auf. Die etwa 1 Zoll weit von einander getrennten Scheiben tauchen in Quecksilber ein, welches sich zur Vermittlung der Leitung in zwei Rinnen eines hölzernen, auf einem besonderen Gestell ruhenden Gefässes befindet. In dem Quecksilber jeder Rinne liegt ein Metalldraht, an dessen äusserem Ende der Leitungsdraht befestigt ist. Auch hier wechselt mit jeder halben Umdrehung die Richtung der Ströme, die zu dem zu electrisirenden Körpertheil gelangen.

Erst Stöhrer gelang es durch seine äusserst sinnreiche Commutator-Vorrichtung, die nach jeder halben Umdrehung entgegengesetzt gerichteten Ströme in gleichgerichtete Ströme zu verwandeln, und als solche auf den Körper zu übertragen.

11. **Der Stöhrer'sche Apparat** (Vogelperspective)

Fig. 7.

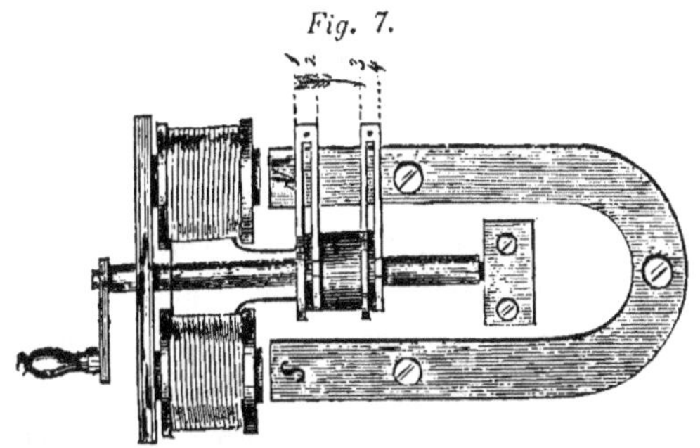

besteht aus einem horizontal gerichteten Hufeisenmagneten von meist fünf gleich langen Lamellen, ferner aus einer in der Mitte des Hufeisens befindlichen, den Seitenarmen desselben parallel laufenden beweglichen eisernen Achse, an der sich in der Richtung von hinten nach vorn befinden: a) der Commutator, b) die mit der Inductionsspirale umwickelten weichen Eisen, welche am Ende einer unter einem Winkel von 90 Grad abgehenden Eisenplatte befestigt sind, c) eine Welle, die durch ein darunter befindliches Drehrad in Bewegung gesetzt, das ganze rotirende System (Achse, Commutator, Inductionsspiralen) mitbewegt.

Auch hier wird, wie bei dem sub 9 beschriebenen Saxton-Ettinghausen'schen Apparate jeder Kern der Inductionsrolle mit jeder halben Umdrehung der Welle in einen Nordpol und dann wieder in einen Südpol verwandelt, und doch werden vermittelst des Commutators stets gleich gerichtete Ströme übertragen. Es besteht dieser Commutator aus einem kürzeren weiteren und einem etwas längeren engeren messingenen Cylinder, die durch ein Buchsbaumrohr von einander isolirt, dergestalt in einander geschoben werden, dass der dünnere Cylinder den dickeren an beiden Enden überragt. Auf jedes Ende beider Cylinder ist ein Stahlkamm aufgelöthet, so dass wir 4 Stahlkämme haben, die wir der Reihe nach von vorn nach hinten mit 1, 2, 3 und 4 bezeichnen wollen. Die Hälfte eines jeden Stahlkammes überragt die andere

Hälfte etwa um ½ Linie und zwar so, dass die Hälfte, die bei 1 hervorragt, in gleicher Weise bei 3 erhaben ist; die bei 2, ebenfalls bei 4. Das eine Ende der Inductionsspirale ist mit dem Kamm 1 und da dieser durch das enge messingene Rohr mit dem Kamm 4 in unmittelbarer Verbindung steht, auch mit dem Kamm 4 verbunden, während das andere Drahtende mit dem Kamm 2, und durch diesen mit 3 verbunden ist. Zwei Stahlfedern endlich, die an dem Holzkasten, in welchem sich der Apparat befindet, so angebracht sind, dass ihre vorderen geschlitzten Enden die Stahlkämme von oben leicht berühren, sind an ihren hinteren Enden mit Leitungsdrähten versehen. Wird der Apparat in Bewegung gesetzt, so werden während einer halben Drehung die Stahlkämme 1 und 3, während der nächsten halben die Stahlkämme 2 und 4 von den Stahlfedern berührt. Gesetzt ein aus dem einen Drahtende austretender positiver Strom geht durch den Ring 1 und den entsprechenden Stahlfederarm und vorderen Leitungsdraht zum menschlichen Körper, von diesem durch den hinteren Leitungsdraht und Stahlfederarm auf den Kamm 3 über und vollendet somit seinen Lauf, indem er durch den Ring 2 in die Drahtrolle zurückkehrt, so wird der nach einer halben Umdrehung entstehende positive Strom durch den Kamm 2 auf den Stahlfederarm und vorderen Leitungsdraht zum menschlichen Körper, von diesem durch den hinteren Leitungsdraht, den entsprechenden Stahlfederarm auf den Kamm 4 und 1 wieder in die Drahtrolle übergehen. — Bei dieser Commutator-Vorrichtung werden also stets gleich gerichtete Ströme durch den zu electrisirenden Körpertheil geleitet. — Um die Häufigkeit der Unterbrechungen zu vermehren, hat Stöhrer in neuerer Zeit ein Paar gezahnte Scheiben von Kupfer auf der Welle angebracht, wodurch der Strom bei jeder einzelnen Umdrehung des Rades oftmals unterbrochen wird. —

Als kleine compendiöse, billige und für viele Fälle genügende Apparate sind noch die sogenannten amerikanischen von Palmer & Hall in Boston, oder die ähnlichen von Davis & Kidders in New-York erwähnenswerth, dieselben besitzen aber keine Commutator-Vorrichtung.

Was die **volta-electrischen Inductions-Apparate** anbetrifft, so bestanden die früheren (der Baumann'sche, Rauch'sche etc.) a) aus einer einfachen oder aus einer constanten Kette, b) aus einem oder zwei Drähten, die in vielfachen Windungen einen hohlen Cylinder von Pappe oder Holz spiralförmig umkreisten, c) aus einem gezahnten Drehrad, welches die Unterbrechungen des Stromes bewirkte, und endlich d) aus Leitungsschnüren, welche die unterbrochenen Ströme auf den zu electrisirenden Körpertheil übertrugen. — Durch Eisenstäbe, die in kleinerer oder grösserer Zahl in den Cylinder hineingelegt wurden, sowie durch langsamere oder schnellere Umdrehungen des Rades wurde die Intensität des Stromes modificirt.

Viel vollkommener, als die genannten, ist der Neef-Wagner'sche Apparat, der als Grundlage aller neueren, vollkommeneren Volta-Inductions-Apparate angesehen werden kann, insofern sie alle mit einer selbstthätigen Hammervorrichtung versehen sind, und dadurch einen wesentlichen Vorzug vor ihren Vorgängern besitzen.

12. **Der Neef-Wagner'sche Apparat** (s. Pouillet's Lehrbuch der Physik von Müller. II. Auflage. Band II. Pag. 232)

Fig. 8.

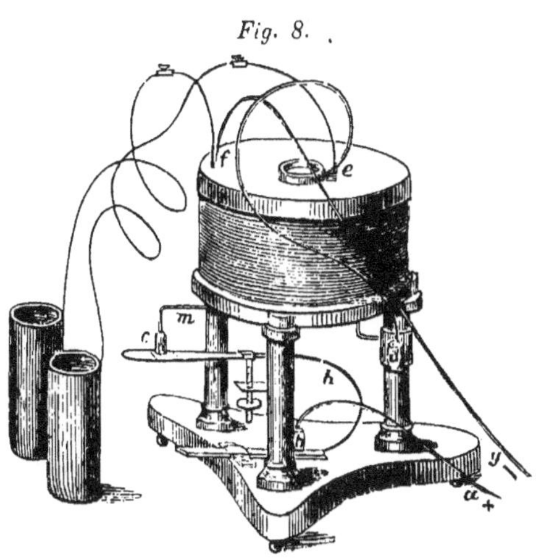

besteht aus einer constanten Kette, deren positiver Pol durch den Leitungsdraht *a* mit dem am Fussgestelle der Inductionsrolle befindlichen, mit Quecksilber gefüllten Näpfchen *b* verbunden ist, während der negative Pol durch den Draht *g* mit dem Anfang der

Inductionsspirale *f* in directer Verbindung steht. Die Inductionsspirale umkreist von hier aus in vielfachen Windungen eine hölzerne Rolle, tritt dann bei *e* nach aussen, und endet in einem zweiten Quecksilbernäpfchen *d*. Zwischen den Näpfchen *b* und *d* ist eine leitende Verbindung in folgender Weise hergestellt. Ein von *d* aus horizontal unter der Rolle verlaufender Kupferdraht *m* endet in einem kleinen, leicht beweglichen Platinhammer *c*. Dieser Hammer ruht auf einem Platinplättchen, welches auf dem von *b* kommenden Draht aufgelöthet ist. Durch das Aufheben des Hämmerchens *c* und die dadurch bewirkte Trennung vom darunter befindlichen Platinplättchen wird der Strom unterbrochen — durch das Sinken desselben wiederhergestellt. Beide Operationen verrichtet aber der Apparat selbst. Es befindet sich nämlich in der Inductionsrolle ein Cylinder von weichem Eisen, der magnetisch wird, sobald der Strom den inducirenden Draht durchläuft. Wird er dieses, so zieht er ein kleines, auf dem beweglichen Draht *m* aufgelöthetes Eisenplättchen an, wodurch zugleich Draht und Platinhämmerchen gehoben, und der Strom unterbrochen wird. Sobald aber der Strom unterbrochen ist, verliert der Cylinder von weichem Eisen seinen Magnetismus, der bewegliche Kupferdraht senkt sich und die Kette ist wiederum geschlossen, um im nächsten Augenblick wiederum geöffnet zu werden, und so fort. Durch die beständige Aufeinanderfolge der Oeffnungen und Schliessungen in dem inducirenden Drahte werden in einem zweiten, parallel laufenden Drahte fortwährend Ströme inducirt, die zu physiologischen und therapeutischen Zwecken angewandt werden können. Die Schnelligkeit, mit der die Unterbrechungen auf einander folgen, hängt von der Entfernung der Eisenplatte vom Eisenkern ab und diese wiederum kann durch eine Stellschraube regulirt werden.

Der Klöpfer'sche, Jentsch'sche, Goldberger'sche Apparat u. s. w. sind mehr oder weniger compendiöse Modificationen des Neef-Wagner'schen; sie werden meist durch ein Bunsen'sches Zinkkohlen-Element in Thätigkeit gesetzt. Manche von ihnen sind behufs der Modification der Stromstärke mit einem sogenannten Moderator versehen. Es ist dies eine mit Wasser, Weingeist oder Oel gefüllte Glasröhre, in deren oberes und unteres, durch einen Zapfen verschlossenes Ende die beiden Endigungen des einen durchschnittenen Leitungsdrahtes hineintreten. Da man dieselben beliebig weit von einander entfernen, und demgemäss die

Länge des Weges, den der Strom in der eingeschalteten Flüssigkeit zu durchlaufen hat, beliebig verkürzen oder verlängern kann, so ist man dadurch im Stande, einen mehr oder weniger starken Strom auf einen Körpertheil hinzuleiten.

13. **Duchenne's volta-electrischer Apparat** (siehe: Duchenne, de l'Electrisation localisée etc. 1855 [Pag. 127 seq.] 1861 [Pag. 134 seq.]).

Fig. 9.

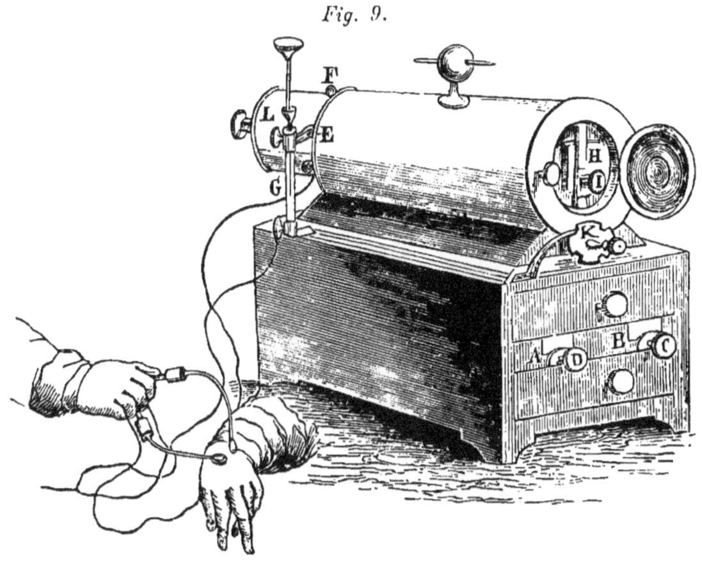

besteht aus zwei in einem Holzkasten befindlichen Schiebladen, und einer über demselben befindlichen mit Handgriff versehenen Metallhülse. In der unteren Schieblade, die mit verkitteten Glasplatten bekleidet ist, so dass die Feuchtigkeit das Holz nicht angreifen kann, befindet sich ein Bunsen'sches Element. Das Zink desselben hat die Gestalt eines flachen Kastens, in welchen die Kohle ohne Diaphragma eingesetzt wird. Die Kohle ist flach, in der Mitte ausgehöhlt und die Höhle mit Coakstaub ausgefüllt. Ist die Kohle neu, so tränkt man sie mit Salpetersäure, und bringt sie dann in dass Zinkgefäss, nachdem man vorher einige Löffel gesättigter Kochsalzauflösung, womit die ganze Oberfläche des Zinks befeuchtet sein muss, hineingelegt hat. — Neuerdings hat Duchenne die Elemente in der Weise verändert, dass die in einem Kautschukkasten befindliche ausgehöhlte Kohle mit Wasser getränkt, dann mit einer Schicht Schwefelquecksilber und darüber mit einer dünnen Lage Tuch bedeckt, und hierauf mit einer Zinkplatte belegt wird*).

Zwei Kupferplatten *A* und *B*, von denen die eine mit dem Zink, die andere mit der Kohle des Elements in Verbindung stehen, communiciren durch 2 Platinplättchen *C*, *D*, mit der primären Spirale, welche ebenso wie die secundäre in der oberhalb des Holzkastens befindlichen Metallhülse gelegen ist. Die primäre oder Magnetisirungsspirale, aus einer verhältnissmässig kleinen Zahl von Windungen eines 1 Mm. dicken Drahtes bestehend, enthält in ihrer Höhlung ein Eisendrahtbündel und dient dem Extracurrent zum Ausgangspunkt, während von der secundären oder Inductionsspirale, welche aus einer bedeutend grösseren Zahl von Windungen eines ½ Mm. starken Drahtes gebildet wird, die secundären Ströme in *E* und *F* abgeleitet werden. Um diese unbeweglichen Spiralen ist ein geschlossener, beweglicher kupferner Cylinder, „Dämpfer“ *L*, herumgelegt, der mit einer Scala versehen ist. Ist er ganz in die Hülse hineingeschoben, so haben die Ströme die geringste Intensität; um dieselbe allmälig zu vergrössern, zieht man den Dämpfer immer weiter heraus. Da diese Schwächung bei sehr kräftigen Apparaten nicht genügte, schob Duchenne einen zweiten geschlossenen Cylinder in die Magnetisirungsspirale hinein, die in ihrem Innern ein Bündel von Eisenstäben enthält, und erhielt nun die schwächste Wirkung, wenn Cylinder und Spiralen sich vollständig deckten. Was den physikalischen Grund für dieses Verhalten anbetrifft, so wirken geschlossene Leiter, die sich in der Nähe eines Inductionsstromes befinden, gleichviel, ob sie die Form von hohlen metallischen Cylindern oder von geschlossenen Spiralen haben, schwächend auf den Strom, indem in denselben beim Kommen und Gehen, und zwar auf Kosten des Inductionsstromes, Ströme inducirt werden. So wird im vorliegenden Falle durch den äusseren kupfernen Cylinder, die Stromstärke des in den Spiralen verlaufenden Stromes abgeschwächt, während durch den inneren, um das Eisendrahtbündel herumge-

*) Dergleichen Elemente, neuerdings auch vielfach bei den kleinen, besonders von Laien angewandten Volta-Inductions-Apparaten in Gebrauch, haben den Vorzug, dass sie erstens keiner Säure bei der Benutzung bedürfen, und zweitens durch die von ihnen selbst ausgeführte Amalgamirung des Zinks, dasselbe viel haltbarer machen.

legten, die verstärkende Wirkung der Eisenstäbe bis auf Null reducirt werden kann. — Als eine dritte stromschwächende Vorrichtung befindet sich noch ein Moderator *G* beim Apparate, der durch die grössere oder kleinere Wasserschicht, die der Strom vor seiner Uebertragung zu durchdringen hat, jede beliebige Herabsetzung der Stromstärke möglich macht. — Die Unterbrechungen können ebenfalls auf zwei Weisen bewerkstelligt werden, entweder a) durch den Hammer, welcher aus einem beweglichen Eisenstück *H* und einer mit Platinspitze versehenen Schraube *I* besteht, mit welcher das weiche Eisen des Eisendrahtbündels an einer mit Platinblech belegten Stelle in Berührung kommt, oder b) durch das unmittelbar über dem Holzkasten befindliche Zahnrad *K*, welches mittelst einer Kurbel drehbar ist und durch eine Feder mit der Spirale in Verbindung gesetzt wird. Man ist dadurch im Stande, in der Häufigkeit der Unterbrechungen beliebig zu variiren, durch den Hammer bis auf vier in einer Sekunde, durch das Drehrad bis auf eine noch geringere Zahl. — Um die Stromstärke des galvanischen Elements zu messen, befindet sich in der oberen Schieblade der sogenannte Strommesser, eine Boussole, die den Grad der Magnetisirung des Eisenkerns der Spirale angiebt. Die Platte der Boussole ist in vier Theile, jeder Theil in 90 Grade getheilt. Der Strommesser dient aber auch dazu, die primäre Stromstärke des Elements möglichst gleichmässig zu erhalten. Denn da keine Säule vollkommen constant ist, und also auch das Duchenne'sche Element nach mehrstündiger Thätigkeit einen Theil seiner Stärke einbüsst, so können wir, wenn die Boussole eine Abschwächung des Stromes anzeigt, die Magnetnadel durch Zusatz von einigen Tropfen Salpetersäure ihren früheren Standort wiedergewinnen lassen, und sind auf diese Weise durch die combinirte Wirkung des Strommessers und Dämpfers in den Stand gesetzt, den Grad der Reizbarkeit eines Körpertheils mit möglichster Genauigkeit zu messen.

14. **Der Baierlacher'sche Apparat** (s. Die Inductions-Electricität von Dr. E. Baierlacher. Nürnberg 1857. Pag. 141 seq.), eine Modification des Duchenne'schen, weicht in folgenden Punkten von demselben ab: 1) der Baierlacher'sche Apparat hat statt zweier, zur Regulirung der Stromstärke dienender Kupfercylinder nur einen, der nach Centimetern graduirt, über das innerhalb der Spirale befindliche Eisendrahtbündel hin-

und hergeschoben werden kann. 2) Lässt Baierlacher seinen Hammer, der ein ziemlich erhebliches Gewicht hat, zwischen einem in der Mitte der Eisenstäbe eingelegten Electromagneten und einer kleinen Platinplatte in horizontaler Richtung schwingen. Die Platinplatte selbst kann vermittelst einer Messingschraube einem Platinstifte genähert werden, der sich in der Mitte der den Hammer tragenden Feder befindet.

15. **Stöhrer's transportabler Inductions-Apparat** — und zwar ein kleiner und ein grosser — besteht aus einem Mahagonikasten, der durch eine Scheidewand in zwei Abtheilungen zerlegt ist. Auf der linksseitigen befinden sich 1 resp. 2 der auf Pag. 99 beschriebenen beweglichen Zinkkohlen-Elemente, auf der andern: der Inductions-Apparat. Durch Klemmschrauben, welche Zink und Kohle an der Scheidewand festhalten, wird der Batteriestrom zur primären Spirale und zum Unterbrecher geleitet. Derselbe besteht aus einem vierkantigen Eisenstück, welches leicht beweglich an einer Feder befestigt, von dem aus einem Eisendrahtbündel bestehenden Electomagnet angezogen und losgelassen, das bekannte Spiel des Hammers und dadurch Induction der secundären Spirale veranlasst, welche Letztere durch Heben und Senken eines graduirten Stäbchens vertikal verschoben werden kann. Eine messingne, mit Druckschraube versehene Feder lehnt sich gegen den Hammer und bedingt durch geringere oder grössere Anspannung eine Veränderung der Stärke und des Tempos der Inductionsschläge. — Zur Ableitung des Stromes zu einem Körpertheile dienen 4 Schraubenständer, von denen die mit *P* bezeichneten den primären, die mit *S* bezeichneten den secundären Strom geben. — Modificationen der Stromstärke können hervorgebracht werden: a) für beide Ströme durch verschiedene Fixirung der Batteriegläser und verschiedene Spannung der für den Hammer bestimmten Feder. b) Den primären Strom kann man ferner dadurch dämpfen, dass man die Schraubenständer des secundären Stromes durch den beigegebenen Drahtbügel verbindet und die Spirale mittelst ihres Stäbchens hebt. c) Bei der Benutzung des secundären Stromes wird der Drahtbügel entfernt, hier wächst mit der Hebung der Spirale die Stärke des Stromes. — Sämmtliche Nebenapparate befinden sich in einer zum Heben und Senken eingerichteten auf der rechten Seite des Apparates angebrachten Schieblade.

Der grössere Apparat unterscheidet sich von dem kleineren

dadurch, dass er a) 2 Batteriegläser hat, b) dass sein Hammer vollkommener eingerichtet ist, indem er aus einem Balancier von Eisen besteht, dessen Gegendruck durch eine Spiralfeder regulirt wird. c) Da hier der primäre Strom selbst durch vollständige Hebung der Inductionsspirale noch nicht bis zu dem Grade geschwächt wird, wie es in einzelnen Fällen nothwendig ist, hat Stöhrer in neuester Zeit noch ein kupfernes Rohr im Inneren des Inductionsapparates angebracht, welches durch ein kleines, ebenfalls graduirtes Stäbchen gehoben, sich über die primäre Spirale schiebt, und im Verein mit der gehobenen geschlossenen Inductionsspirale den primären Strom bis auf ein Minimum dämpft.

16. **Du Bois-Reymond's Apparat**

Fig. 10.

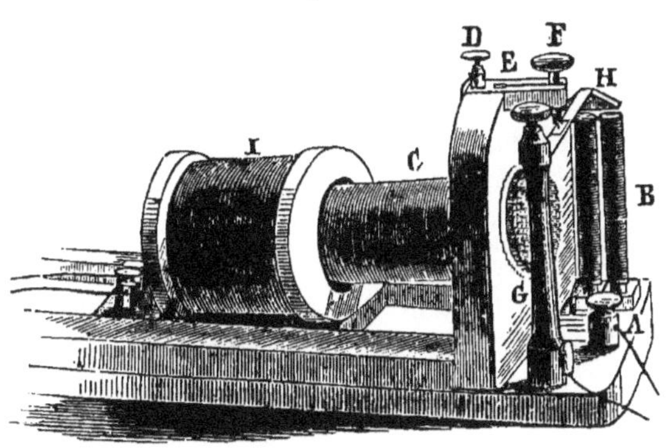

wird, wenn es auf einen intensiven Strom von nicht zu langer Dauer ankommt, am zweckmässigsten durch ein kleines Grove'sches Element in Bewegung gesetzt — wo es dagegen gilt, einen genügend starken Strom in jedem Moment bereit zu haben, je nach seiner Grösse, mit einem oder zwei Bunsen'schen Elementen, die nach Poggendorf's Angabe (s. Pag. 13) gefüllt sind, oder mit der Pag. 95 beschriebenen Stöhrer'schen Zimmer-Batterie verbunden. Für den letzteren Fall ist es auch zweckmässiger, den grösseren Apparat, mit 5½ Zoll langen Magnetisirungs- und Inductionsrollen, dessen primäre Spirale aus circa 500 Windungen eines 1,2 Mm., dessen secundäre aus circa 10,000 Windungen eines 0,25 Mm. starken Drahtes besteht, in Anwendung zu ziehen — während bei Anwendung des Grove'schen Elements der kleinere Apparat mit 2½ Zoll langen Magnetisirungs- und Inductionsrollen, dessen primäre

Spirale aus circa 250 Windungen eines 1,2 Mm., dessen secundäre aus circa 500 Windungen eines 0,25 Mm. starken Drahtes besteht, vollständig ausreicht.

Der vom Zinkpol des Elements ausgehende Draht wird in einer am vorderen Ende des Apparats befindlichen Hülse *A* eingeschraubt, welche zugleich den Ausgangspunkt der Magnetisirungsspirale bildet. Von *A* umkreist er spiralförmig ein hufeisenförmig gebogenes Eisen *B*, geht von dort auf einen horizontal gerichteten, mit einem beweglichen Eisendrahtbündel gefüllten Holzcylinder *C* über, den er ebenfalls spiralförmig umwindet und endet in einer messingnen Hülse *D*. Dieselbe ist auf einem Messingstück *E* befestigt, welches an seinem vorderen Ende, behufs der Aufnahme einer Stellschraube *F* durchbohrt ist. Der von der Kohle (dem Platin) ausgehende Leitungsdraht begiebt sich zu einem perpendikulär gerichteten messingnen Säulchen *G*, welches oben den Stiel eines federnden Eisenhämmerchens *H* aufnimmt, das, sobald der Apparat in Thätigkeit gesetzt ist, in ununterbrochener Aufeinanderfolge an die Stellschraube *F*, oder an das Hufeisen *B* anschlägt, und dadurch die Verbindung zwischen den Drähten unterhält oder aufhebt. Der positive Strom geht also von der Kohle des Elements zur messingnen Säule *G*, von hier zum Eisenhämmerchen *H* bis an die Berührungsstelle der Stellschraube *F*, dann durch das Messingstück *E* zum Draht des Holzcylinders *C*; von hier begiebt er sich zum Hufeisen *B*, und endet in der Hülse *A*, welche den vom Zink kommenden Leitungsdraht aufnimmt. Ausser dem erwähnten, mit Eisenstäben gefüllten Holzcylinder, enthält der Apparat noch einen zweiten *J*, den sogenannten „Schlitten“, der vermittelst einer am Fussgestell befindlichen Bahn über den kleinen Holzcylinder hin- und hergeschoben wird, und denselben mehr oder weniger vollständig decken kann. Dieser Cylinder ist, wie bereits erwähnt, von einer 20 Mal grösseren Zahl von Windungen eines Drahtes umgeben, der an Dicke etwa $^1/_5$ des primären beträgt; seinen Anfang und sein Ende nehmen zwei am hinteren Ende befindliche Hülsen auf, die zugleich als Aufnahmestätten für die Leitungsdrähte dienen, welche den Strom zweiter Ordnung auf den zu electrisirenden Körpertheil übertragen. Der Extracurrent wird von *D* und von einer daneben befindlichen Hülse abgeleitet, die durch einen Draht mit *A* in Verbindung steht. — Der Extracurrent hat seine grösste Intensität, wenn das

Eisendrahtbündel vollständig in den Cylinder hineingeschoben, der Schlitten dagegen entfernt und der Einwirkung der Magnetisirungsspirale entzogen ist; je weiter das Drahtbündel herausgezogen und der Schlitten hineingeschoben wird, desto schwächer ist derselbe. — Der Strom zweiter Ordnung hat dagegen seine grösste Intensität, wenn sich Eisenstäbe, Holzcylinder, Schlitten vollständig decken; je weiter die Eisenstäbe herausgezogen, je mehr der Schlitten entfernt und der Einwirkung der Magnetisirungsspirale entzogen ist, desto schwächer ist derselbe. — Durch die geringere oder grössere Annäherung der Stellschraube *F* an ein auf der Mitte des Hämmerchens *H* befindliches Platinplättchen kann die Zahl der Intermissionen vermindert oder vermehrt werden.

Oftmals ist der Du Bois'sche Apparat noch mit einem in Zoll und Linien getheilten Maassstab versehen, der am Schlitten befestigt ist, um vergleichende Messungen der Contractionsfähigkeit verschiedener Muskeln zu einer Zeit, oder derselben Muskeln zu verschiedenen Zeiten anstellen zu können — doch ist diese Vorrichtung für den ersten Zweck meist überflüssig, für den zweiten ungenügend, wenn wir nicht den Apparat gleichzeitig, wie es Duchenne bei dem seinigen gethan hat, mit einer Boussole versehen, die die Stärke des galvanischen Elements vorher zu messen, und nöthigenfalls zu reguliren gestattet. Aber selbst dann ist der Einfluss der äusseren Temperatur, der trockenen und schwitzenden Oberhaut, — die Abweichungen selbst abgerechnet, die sich am Apparate durch Absatz von Kohle am Platinplättchen, durch die grössere oder geringere Annäherung der Stellschraube an das Hämmerchen etc. zeigen — ein so bedeutender, dass der Aufwand der Zeit mit dem durch solche Messung zu erzielenden Gewinn in keinem Verhältniss steht.

Wir haben im Vorhergehenden eine Reihe magnet-electrischer und volta-electrischer Inductions-Apparate beschrieben, die ein ziemlich vollständiges Bild ihrer allmäligen Vervollkommnung geben. Was die Ersteren anbetrifft, so lernten wir solche kennen, die einen feststehenden und solche, die einen beweglichen Magneten haben, ferner solche, die mit jeder halben

Umdrehung der Inductionsspirale verschieden gerichtete, und solche, die stets gleichgerichtete Ströme auf den zu electrisirenden Körpertheil überführen. Alle liefern nur Ströme erster Ordnung. Bei der Mehrzahl der genannten Apparate wird die Stromstärke durch die grössere oder geringere Annäherung des Magneten an die Inductionsspiralen vermittelst einer hinter dem Magneten befindlichen Schraube, und durch auf dem Magneten gelegene Anker regulirt. Was den ersten Punkt anbetrifft, so wird das Eisen mit der grösseren Entfernung vom Magneten auch weniger stark magnetisirt und ruft demgemäss auch weniger starke electrische Ströme im Kupferdraht hervor, während durch die Anker und zwar, je nachdem sie eine grössere Berührungsfläche darbieten und, je nachdem sie näher den Polen aufgesetzt werden, desto mehr magnetische Kraft gebunden, und desto weniger zur Hervorrufung der Inductionsströme übrig gelassen wird.

Unter den volta-electrischen Apparaten erwähnten wir zuerst derjenigen, die durch eine inconstante Kette erregt und durch ein Drehrad in Bewegung gesetzt wurden, gingen dann zu denen mit constanter Kette und Drehrad, die beide eines Gehülfen (zum Bewegen des Rades) bedürfen, über, betrachteten dann die von selbst arbeitenden Apparate und zwar zuerst den Neef-Wagner'schen, der nur einen Inductionsstrom zweiter Ordnung liefert, und dessen Stromstärke nur durch Anwendung mehr oder weniger concentrirter Säuren, oder durch die mehr oder weniger häufige Aufeinanderfolge der Intermissionen und demgemäss unvollkommener modificirt werden kann, und machten den Beschluss mit dem Duchenne'schen, dem Stöhrer'schen und Du Bois-Reymond'schen und ihren Modificationen, die Ströme erster und zweiter Ordnung liefern und vermittelst der Metall-Cylinder oder Schlitten zu den verschiedensten Variationen der Stromstärke auf die bequemste Weise befähigt sind.

Was die Vortheile und Nachtheile anbetrifft, die die eine Klasse der Inductions-Apparate vor der andern hat, so haben im Allgemeinen die magnet-electrischen vor den volta-electrischen den Vorzug, dass sie bei der Anwendung keiner Vorbereitung bedürfen und zweitens, dass ihre Wirkung stets, oder wenigstens eine sehr lange Zeit hindurch gleich bleibt. Durch das häufige Verschieben oder Abreissen der Anker leidet zwar am Ende auch die Kraft des Magneten, das Streichen giebt ihm aber dieselbe bald wieder. Bei den volta-electrischen Apparaten dagegen muss der Anwendung eine chemische Vorbereitung vorangehen; ausserdem verliert mit Abnahme der Kraft der galvanischen Kette, die nothwendig nach einiger Zeit eintritt, der electrische Strom an Intensität, endlich entwickeln sich bei dem Gebrauche schädliche Gase, die, wenn sie auch bei der Anwendung sehr wirksamer Ketten, die mit verdünnten Säuren zu arbeiten gestatten, der Quantität nach nicht sehr bedeutend sind, gleichwohl eine unangenehme Zugabe bilden. Dagegen haben wiederum die volta-electrischen Apparate der Neuzeit den Vorzug, dass man bei ihrer Benutzung keines Gehülfen bedarf, dass die Intermissionen viel häufiger sind, dass ferner die Aufeinanderfolge der Intermissionen Stunden lang dieselbe bleibt, was bei denen, die gedreht werden, unmöglich ist*), und dass man endlich zweierlei Ströme von ihnen ableiten kann, von denen der Eine einer grösseren Gesammtsumme electromotorischer Kräfte seine Entstehung verdankt, als der Andere.

Was den letzten Punkt anbetrifft, so hatte Duchenne die interessante Beobachtung gemacht, dass der Strom erster Ordnung besonders auf die Contractilität der Muskelfasern, der Strom zweiter Ordnung besonders auf die sensiblen Nerven der Haut wirke, und schrieb deshalb beiden Strömen specifisch verschiedene Wirkungen zu. Aber obgleich die Beobachtung eine vollständig richtige ist, so ist die Erklärung doch eine ungenügende, indem die Differenz in der Wirkung beider Ströme auf der Verschiedenheit der beiden Spiralen beruht,

---

*) Um die Zahl der in einer Zeiteinheit ertheilten Schläge genau zu kennen und beliebig zu vermindern, hat Remak eine sinnreiche Vorrichtung construirt. Sie besteht in einem Uhrwerk, welches mit den Leitungsdrähten eines volta-electrischen Apparates dergestalt in Verbindung gesetzt ist, dass (nach aufgehobener Action der Feder) Oeffnung und Schliessung der Kette durch das Pendel in der Weise bewirkt wird, dass in dem Moment, wo dasselbe seinen höchsten Punkt erreicht: durch Hebung einer kleinen Kette die Feder geöffnet — in dem Moment, wo es ihn verlässt: durch Senkung derselben wiederum geschlossen wird. Je nachdem man das Pendel verlängert oder verkürzt, bewirkt man weniger oder mehr Schwingungen und dadurch weniger oder mehr Intermissionen. Durch dieselbe Vorrichtung kann man übrigens jeden constanten Strom in einen unterbrochenen mit beliebig häufigen Unterbrechungen verwandeln.

in denen die Ströme entwickelt werden, so dass wir hier wiederum eine Consequenz des Ohm'schen Gesetzes vor uns haben. Es besteht nämlich die inducirte Rolle aus sehr vielen Windungen eines äusserst feinen Drahtes, die inducirende aus einer viel geringeren Zahl von Windungen eines dicken Drahtes, die electromotorische Kraft einer einzelnen Windung des inducirenden Drahtes ist mithin stärker, als die einer Windung des secundären Drahtes. Nun besteht zwar die secundäre Spirale aus einer ungleich grösseren Zahl von Windungen, mithin ist auch die Summe der electromotorischen Kräfte eine grössere; da aber die wesentlichen Widerstände in demselben Maasse wachsen, so wird das Verhältniss ungeändert bleiben und der Extrastrom in der inducirenden Rolle eine bedeutendere Intensität besitzen, als der Strom der Inductionsspirale. Das Verhältniss kann sich aber mit dem Hinzutritt eines neuen Widerstandes leicht ändern. Ist derselbe gering, wie z. B. wenn wir behufs der Reizung eines oberflächlich unter der Haut gelegenen Muskels feuchte Conductoren auf die durchfeuchtete Oberhaut nahe bei einander aufsetzen, so wird der Extracurrent im Vortheil sein, weil der Quotient aus der electromotorischen Kraft der primären Spirale durch den summirten Leitungswiderstand des Drahtes und der durchfeuchteten Gewebe grösser ist, als derjenige aus der grösseren electromotorischen Kraft der secundären Spirale, durch den noch viel grösseren Widerstand des secundären Drahtes sammt dem der durchfeuchteten Gewebe. Gilt es dagegen die Haut zu electrisiren und den enormen Leitungswiderstand der trockenen Epidermis zu überwinden, so kehrt sich das Verhältniss um, und wir operiren bedeutend vortheilhafter mit dem secundären Strome. Dies ist auch der Grund, weshalb oftmals zur Reizung tiefer gelegener Muskeln der Extracurrent nicht ausreicht, während der secundäre Strom die Widerstände zu überwinden im Stande ist. Aus diesen Gründen bedient man sich heutzutage zu physiologischen und pathologischen Untersuchungen, die wir im VII. und VIII. Abschnitt ausführlicher zu besprechen haben, ausschliesslich der Volta-Inductions-Apparate, während in der Therapie auch die Magnet-Inductions-Apparate ihre Stelle behaupten. Denn wenn dieselben auch nicht zur Erregung der Hautnerven in gleichem Maasse befähigt sind, und höchstens die Stöhrer'schen in dieser Hinsicht einigermaassen genügen, so verdienen sie dagegen in denjenigen

Fällen den Vorzug, wo wir nicht einen sofortigen Tetanus, sondern eine allmälige Contraction der erregten Muskeln, wie es namentlich zu geburtshülflichen Zwecken rathsam erscheint, hervorrufen wollen. Auch werden wir derselben in den Fällen nicht entbehren können, wo wir, wie z. B. bei Lähmungen einzelner Muskeln oder bei Auftreibungen der Gelenke etc., die oft lange Zeit zu ihrer Heilung bedürfen, den Händen von Laien die Kur überlassen müssen. Hier sind dann namentlich die oben erwähnten kleinen Apparate von Palmer & Hall oder von Davis & Kidders auch ihrer Billigkeit wegen besonders zu empfehlen.

Was die Auswahl unter den sub 13. bis 16. beschriebenen Volta-Inductions-Apparaten anbetrifft, so hat der Duchenne'sche vor dem Du Bois'schen, was seinen Nutzen für die Therapie anbetrifft, den Vorzug, dass wir mit der Häufigkeit der Schläge durch seinen Hammer und Drehrad in viel bedeutenderem Maasse variiren können — während durch die grössere oder geringere Annäherung der Stellschraube an das Hämmerchen des Du Bois'schen Apparates die Zahl der Intermissionen zwar mehr oder weniger vermehrt, aber nicht bis zu jedem beliebigen Grade vermindert werden kann. Dagegen hat aber der Du Bois'sche Apparat vor jenem den Vorzug, dass wir durch den Gebrauch des Schlittens allein die Stromstärke in jedem Moment auf die bequemste Weise reguliren und bis zu einem Grade abschwächen können, der höchstens durch die vereinte Wirkung der Duchenne'schen Dämpfer und des Moderators erreicht werden kann. Ausserdem gewährt der Du Bois'sche Apparat, dessen Feder nicht wie bei den anderen durch den Eisenkern der Spiralen selber, sondern durch das davon getrennte kleine Hufeisen in Schwingungen versetzt wird, die Möglichkeit, denselben auch ohne oder mit einer grösseren oder geringeren Zahl eingelegter Eisenstäbe zu benutzen, und giebt so ein neues Mittel an die Hand, die Stromstärke, welche, besonders wenn die Rollen einander nahe sind, mit zunehmender Annäherung sehr rasch wächst, innerhalb ihrer höheren Werthe beliebig abzustufen. Gemeinschaftlich haben beide Apparate den Mangel, dass ihr Extracurrent für viele Fälle, in denen die electro-musculäre Contractilität sehr reducirt ist, nicht ausreichend stark ist. — Der Stöhrer'sche Apparat hat den grossen Vorzug, dass er in jedem Moment ohne jede chemische Vorbereitung sofort benutzt werden kann, dass also alle die Unbequemlichkeiten fortfallen, die mit der jedesmaligen Füllung des Elements verbunden sind, und die namentlich, wenn man sich bei transportablen Apparaten des compendiösesten und stärksten, des Grove'schen Elements bedient, nicht gering anzuschlagen sind — da sie ausser in dem Zeitverluste noch in dem bei grosser Beschäftigung unvermeidlichen Verbrennen der Hände und der Wäsche des Operateurs bestehen — hingegen steht namentlich in dem kleinen Apparat die Feder häufig still und gelingt die Wiederherstellung ihrer Bewegung keineswegs in allen Fällen sofort, ausserdem erreicht der secundäre Strom selbst des grösseren Apparates niemals die Stärke, die er im Du Bois'schen Apparat hat, und die namentlich bei hochgradigen Anästhesien oder wo man den Strom als ableitendes Mittel benutzen will, indicirt ist. — Endlich war es wünschenswerth, an den Apparaten eine Vorrichtung anzubringen, durch welche der Arzt, der gewöhnlich seiner beiden Hände zum Electrisiren bedarf, im Stande wäre, ohne fremde Hülfe die Stromstärke allmälig zu vermehren, weil er dadurch ein Mittel besässe, die Application so schmerzlos zu machen, wie es für alle Fälle, besonders aber Kindern und sensiblen Personen gegenüber, zu erstreben war.

17. **Modificirter Du Bois'scher Apparat** aus der Fabrik von Siemens & Halske (jetzt Krüger & Hirschmann).

Um die vorher erwähnten Unvollkommenheiten zu beseitigen, habe ich am Du Bois'schen Apparate durch unsere genialen Mechaniker Siemens & Halske folgende Veränderungen anbringen lassen, wodurch zwar sein Preis bedeutend erhöht ist (indem er 60 Thaler kostet), derselbe aber auch allen gerechten Ansprüchen genügt, welche diejenigen Aerzte, die sich mit der Electrotherapie speciell beschäftigen, an einen solchen Apparat machen können.

1) Wurde das Hämmerchen bedeutend schwerer gemacht und so eingerichtet, dass es fast bis zum Doppelten verlängert werden kann, wodurch, da mit der Länge des Pendels die Zahl der Schwingungen in einer gegebenen Zeiteinheit abnimmt, ihre Häufigkeit bis auf wenige in der Sekunde herabgesetzt werden kann. Auch wurde, um die Heftigkeit der einzelnen Schläge und damit ihre Schmerzhaftigkeit zu mildern (ähnlich wie

am Erdmann'schen Apparate), ein zweites Metallfederchen auf der ersten angebracht, welches in dem Moment, wo die stärkere Feder den Electromagneten verlässt und der zu electrisirende Körpertheil einen Schlag erhält, in Thätigkeit treten, den Schlag verlängern und dadurch abstumpfen kann.

2) Um den Extracurrent stärker zu machen, wurde die secundäre Spirale so verändert, dass sie auch zur Verlängerung der primären benutzt werden kann. Zu dem Ende ist sie in vier, durch hölzerne Ringe unterbrochene, gleich grosse Abtheilungen zerlegt worden, auf jeder Abtheilung ist ein ¼ so dicker Draht, als der für den Extracurrent benutzte, in zahlreichen Windungen aufgerollt, und vermittelst einer oberhalb der Inductionsspirale befindlichen Walze die Einrichtung getroffen worden, dass durch einfache Drehung derselben und Umschaltung der Commutatoren (Vorreiber): a) alle 4 Anfänge und alle 4 Enden der dünnen Drähte mit einander verbunden, die vier Drähte also parallel geschaltet und dadurch ein viermal so dicker (also dem Extracurrent an Dicke gleicher) Draht dargestellt wird, oder b) das Ende des Drahtes der ersten Abtheilung mit dem Anfang des Drahtes der zweiten, das Ende des Drathes der zweiten mit dem Anfang des Drahtes der dritten Abtheilung etc. verbunden wird, die Drähte mithin hintereinander geschaltet, und auf diese Weise eine viermal so lange, dünne, der secundären Spirale des früheren Apparates vollkommen analoge Spirale gebildet wird.

Die Figuren 11 und 12 werden den Verlauf des Stromes I. und II. Ordnung versinnlichen und ist in beiden Figuren der directe volle Batteriestrom durch dicke Striche, der vierfach getheilte Strom in Fig. 11 durch dünne Striche, der secundäre Strom in Fig. 12 durch unterbrochene Linien dargestellt — die dünnen Linien der Fig. 12 deuten die Drähte an, die bei dieser Schaltung ohne Action sind.

Verfolgen wir den Lauf des Stromes I. Ordnung (Extracurrent) (s. Fig. 11), nachdem wir den Apparat durch passende Stellung der Commutatoren in die Lage gebracht haben, in welcher der Strom durch die Inductionsspirale verlängert wird — so tritt der vom Zinkpol der Batterie kommende Strom in *b* in den Apparat ein, geht von hier auf den Electromagneten *c*, von diesem auf die Magnetisirungsspirale *d*, von derselben durch den Vorreiber *V'* auf die secundäre Spirale über. Da dieselbe durch

Stellung der Walze in eine solche Position gebracht ist, dass die 4 Drahtanfänge der 4 Abtheilungen $A^{\cdot}$ $A^{\cdot\cdot}$ $A^{\cdot\cdot\cdot}$ $A^{::}$ und die 4 Enden derselben $E^{\cdot}$ $E^{\cdot\cdot}$ $E^{\cdot\cdot\cdot}$ $E^{::}$ zu einem viermal so dicken Draht vereinigt (parallel geschaltet) sind, so durchläuft der

Fig. 11. Schema für den Strom I. Ordnung.

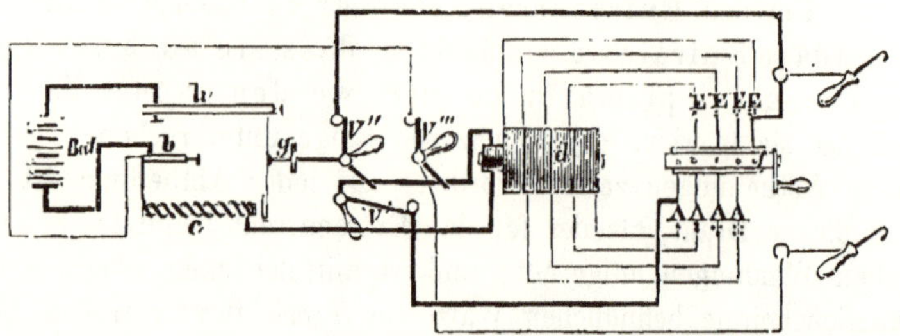

Strom diesen vierfachen Draht, und setzt von hier, nachdem er in eine Schraube eingetreten ist, die zugleich zur Aufnahme des für einen Conductor bestimmten Leitungsdrahtes dient, der am Fussgestell befindlichen Bahn folgend, seinen Lauf durch den Vorreiber II. (V'') zur Stellschraube g, zum Platinhämmerchen, zur messingnen Säule h fort und endet in der Kohle der Batterie. Die dem Leitungsdrahte des zweiten Conductors zur Aufnahme dienende Schraube befindet sich ebenfalls am hinteren Ende des Schlittens; zwischen dieser und dem Eintrittspunkte des Batteriestromes in b ist eine durch den Vorreiber III. (V''') vermittelte Leitung hergestellt.

Fig. 12. Schema für den Strom II. Ordnung.

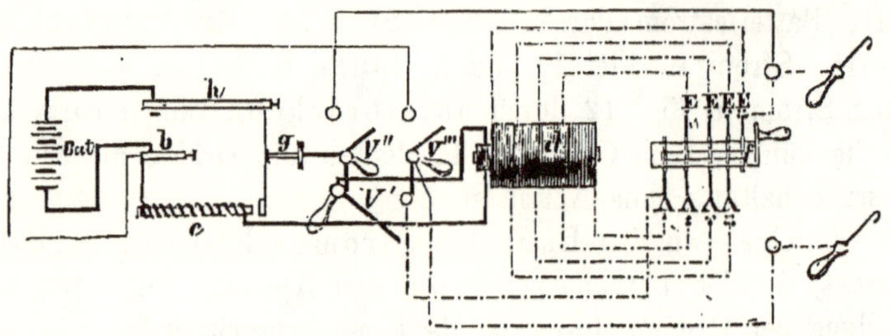

Um den Inductionsstrom zu benutzen, ist wie aus Fig. 12 ersichtlich, der Vorreiber I (V') ganz ausser Thätigkeit gesetzt, während die beiden andern Vorreiber eine Lageveränderung erfahren haben. Durch die Lageveränderung von V''' ist die Walze f zugleich in eine Stellung gebracht worden, in der die Drähte der vier Abtheilungen der Inductionsspirale hintereinander geschaltet sind.

Der Strom I. Ordnung geht in diesem Falle vom Zinkpole der Batterie nach der Schraube *b*, nach dem Electromagneten *c*, zur Magnetisirungsspirale *d*, durchläuft dieselbe und kehrt in Folge der Lageveränderung von V'' durch die Stellschraube *g* und die messingne Säule *h* zur Kohle der Batterie zurück.

Der Inductionsstrom dagegen geht von V''' zum Anfang der Inductionsspirale $A^{\cdot}$, durchläuft deren erste Abtheilung bis zu ihrem Ende $E^{\cdot}$, geht von hier auf den Anfang der zweiten Abtheilung $A^{\cdot\cdot}$ über, durchläuft dieselbe und endet in $E^{\cdot\cdot}$ und sofort bis zum Drahtende der vierten Abtheilung, E::, von wo er in die Schraube tritt, welche den Leitungsdraht des einen zu dem zu electrisirenden Körpertheil führenden Conductors aufnimmt. Nachdem er den Körpertheil durchströmt hat, kehrt er durch den zweiten Conductor, den zweiten Leitungsdraht, die denselben aufnehmende Schraube, und die am Fussgestell befindliche Bahn zum Vorreiber III (V''') zurück. Wie wir sehen, ist bei dieser Schaltung ein Theil der Drähte ohne Action, und sind dieselben, wie wir bereits erwähnt, mit dünnen Strichen bezeichnet.

3) Zur bequemen Regulirung der Stromstärke habe ich an der Vorderfläche des Schrankes, auf welchem mein Apparat fixirt ist, ein bewegliches Fussbrett anbringen lassen, welches in jeder Stellung, die ihm der Fuss giebt, verharrt. Von dem vorderen Ende dieses Brettes steigt ein starker Messingdraht perpendikulär auf, und tritt in ein durchbohrtes Messingstück ein, in welchem er sich mit dem Fussbrett hin- und herbewegt. Das Messingstück ist ebenfalls an dem Schranke befestigt und dient zugleich einem Leitungsdrahte zur Aufnahme, welcher die Verbindung mit dem Schlitten vermittelt. An dem perpendikulär gerichteten Messingdraht ist ein horizontal gerichteter befestigt, von dem aus ein zweiter vertikal gerichteter in ein etwa 6 Zoll langes, mit Wasser gefülltes Glasrohr (Moderator) eintaucht, welches durch Messinghalter festgeschraubt ist. Drücke ich mit dem Hacken meines Fusses auf das hintere Ende des Fussbrettes, so erhebt sich mit seinem vorderen Ende und dem daran befestigten Drahte gleichzeitig der in das Wasserrohr eintauchende Draht; senke ich

dagegen die Spitze meines Fusses, so steigt in demselben Verhältniss der Draht in das Wasser hinab. Da nun eine Leitung in der Weise angebracht ist, dass der Strom, ehe er in den zu electrisirenden Körpertheil eintritt, die Wassersäule durchdringen muss, so ist durch den einfachen Druck mit dem Fusse ein sehr bequemes Mittel gegeben, die Stromstärke langsam und allmälig zu jedem beliebigen Grade, auf fast unmerkliche Weise zu steigern. — Diese einfache Vorrichtung, von deren Nutzen ich mich durch fortgesetzten Gebrauch überzeugt habe, ist auch an allen anders construirten Volta-Inductions-Apparaten leicht anzubringen.

Die **Stromgeber (Electroden, Conductoren, Excitatoren)** bestehen am zweckmässigsten aus graden oder wenig gebogenen, mit einem isolirenden Handgriff versehenen Metallstäben, die je nach ihren verschiedenen Zwecken verschieden geformt und mit verschiedenen Ansätzen versehen sind; bald sind sie an der Spitze abgerundet, bald bestehen sie aus einem kleineren oder grösseren Knöpfchen, bald aus einer Olive, und werden diese Ansätze mit feinem weichen Waschschwamm überzogen. Häufig bedient man sich noch cylinderförmiger, zur Aufnahme eines kleinen Schwammes geeigneter Metallhülsen, häufiger noch kleiner metallner Zangen, in welche man Schwämme von verschiedener Grösse, die man, um denselben mehr Halt zu geben, an den Seitenrändern zusammennäht, hineinklemmt — endlich auch kleiner, aus feinem Silber- oder Golddraht bestehender Pinsel. Ich habe zu diesen einen Unterbrecher hinzugefügt, durch welchen man in geeigneten Fällen, ohne den Conductor von der Haut zu entfernen, einzelne kräftige Zuckungen hervorbringen kann. Zu dem Ende ist zwischen der unmittelbar über dem hölzernen Handgriff befindlichen Metallhülse, welche den Leitungsdraht aufnimmt und dem Metallstabe ein aus präparirtem Kautschuk oder aus Elfenbein bestehender, ¼ Zoll langer Isolator eingeschoben, der nur dann in Wirksamkeit tritt, wenn man durch einen Fingerdruck die Feder, welche die metallische Verbindung zwischen dem Handgriff und Metallstab unterhält, von diesem entfernt. — Ueberdies hat man noch zur Einführung in einzelne Organe, z. B. in die Blase, in den Oesophagus etc., besondere Leiter construirt, von denen wir im VI. Abschnitt reden werden. — Zur Vermeidung der Oxydation, die nach längerem Gebrauch an den Spitzen resp. Ansätzen erfolgt, belegt man dieselben mit dünnen Platinplättchen oder wendet sogenannte unpolarisirbare Electroden an, die von Stöhrer aus präparirter Kohle, nach Du Bois-Reymond's Angabe aus Modellirthon bereitet werden. — Um den Leitungswiderstand der Haut herabzusetzen, taucht man die Conductoren in warmes Wasser (30 bis 40° R.) oder durchfeuchtet die zu electrisirende Hautpartie damit. — Die **Leitungsschnüre** endlich, welche die Verbindung zwischen Apparat und Conductor vermitteln, bestehen aus mit Seide übersponnenen Metalldrähten, die dann noch, um das Ueberspringen der Funken, welches bei sehr starken Strömen und bei durchfeuchteten Schnüren trotzdem erfolgt, zu vermeiden, mit dünnen Gummischläuchen überzogen werden können.

SECHSTER ABSCHNITT.

Methode der Anwendung unterbrochener und constanter Ströme.

Duchenne, De l'électrisation localisée. 2e Edit. 1861 (l. c. Pag. 47—102). — Richter's Bericht über die electro-physiologischen Arbeiten des Dr. Duchenne de Boulogne (in Schmidt's Jahrbüchern Band LXXX. Pag. 258 seq.). — Dr. B. A. Erdmann, Die örtliche Anwendung der Electricität in Bezug auf Physiologie, Pathologie und Therapie. Leipzig 1860. Pag. 70—164. — R. Remak, Ueber methodische Electrisirung gelähmter Muskeln. Berlin 1856. — Dr. H. Ziemssen, Die Electricität in der Medicin. 3. Aufl. Berlin 1866. — Prof. A. Fick, Einige Bemerkungen über die neuere Electrotherapie vom physikalisch-physiologischen Standpunkte, in der Wiener Medic. Wochenschrift 1856. No. 48 und 49. — Prof. A. Fick, Die medicinische Physik. Braunschweig 1856. Pag. 454 seq. — J. Rosenthal, Physikalische und physiologi-Bemerkungen über Electrotherapie in der Deutschen Klinik, 1858. No. 3 und 4. — J. Rosenthal, Electricitätslehre für Mediciner. Berlin 1862. Pag. 158 seq. — Brenner, Versuche zur Begründung einer rationellen Methode in der Electrotherapie, genannt: die polare Methode (Petersb. med. Zeitschrift 1862. Bd. III. Pag. 257 seq.).

Wenn man auch bereits seit längerer Zeit bemüht war, die electrischen Ströme behufs der Heilung von Krankheiten einzelner Organe, Organtheile oder Gewebe, mit möglichster Vermeidung der benachbarten, auf diese selbst zu richten — wenn man auch namentlich die Electrisation einzelner Muskeln zweckmässig ausführte, den electrischen Strom zweckmässig in die Blase etc. hineinleitete, wenn man ferner, um das lästige Brennen auf der Haut zu vermindern, die Excitatoren mit weichem, befeuchteten Leder umwickelte, und dagegen, wo man eine Hautreizung beabsichtigte, Metallplatten auf die trockene Haut brachte — so gebührt doch Duchenne das Verdienst, die sogenannte

„localisirte Galvanisation“ oder „Faradisation“ zuerst systematisch angewandt, ihr einen ausgedehnteren Spielraum, eine bestimmte Technik gegeben zu haben. Deutschem Wissen und deutscher Gründlichkeit blieb es dann vorbehalten, was des Franzosen praktischer Takt ohne Bewusstsein der Gründe gefunden, wissenschaftlich zu erhärten und zu bestätigen.

Duchenne stützte sein Verfahren auf folgende Beobachtungen: 1) Bringt man zwei trockene Excitatoren auf eine trockene, harte Epidermis, so entstehen an den Berührungsstellen: Funken von einem eigenthümlichen Knistern begleitet. 2) Befeuchtet man in einem solchen Falle den einen Excitator, so nimmt man an der Stelle, die mit dem trockenen Excitator in Verbindung steht, eine oberflächliche Empfindung in der Haut wahr. 3) Befeuchtet man die mit den metallischen Excitatoren in Verbindung gesetzte Haut, deren Epidermis dick ist, ein wenig, so entsteht zwar eine stärkere oberflächliche Hautempfindung, aber keine Funken, kein Knistern. 4) Sind Haut und Excitatoren stark befeuchtet, so nimmt man an den betreffenden Theilen weder Funken, noch Knistern, noch Brennen, sondern Phänomene der Zusammenziehung, verbunden mit einer entsprechenden Empfindung wahr.

Man ist demnach im Stande, die electrischen Ströme nur auf die Haut, oder auf die darunter liegenden Gewebe einwirken zu lassen. Duchenne blieb aber noch den Beweis dafür schuldig, dass die erstgenannten Phänomene: Funken, Knistern, Brennen das Resultat der Hauterregung allein, und die letztgenannten: die der Contraction und der sie begleitenden Empfindung, auch wirklich das Resultat der Erregung der Muskeln oder Nerven allein sind. Zwei pathologische Fälle boten ihm Gelegenheit, diesen Beweis zu führen. Bei Einem der Juni-Verwundeten war ein Theil des Musc. cruralis blossgelegt. Legte Duchenne trockene Excitatoren auf den blossgelegten Theil des Muskels, so erfolgte Contraction von einer eigenthümlich zusammenziehenden Empfindung begleitet — legte er trockene Excitatoren auf eine den Muskel bedeckende gesunde Hautpartie an, so entstand eine Empfindung von Brennen, keine Muskelcontraction — legte er jetzt mit feuchten Schwämmen bedeckte Excitatoren auf dieselbe Hautpartie an, so stellte sich wieder die Muskelcontraction mit der sie begleitenden Empfindung ein. — Bei einem zweiten Juni-Verwundeten war der Radialnerv am unteren Theil des Vorderarms zerstört, und demgemäss Verlust der electrischen Contractilität und Sensibilität in den Muskeln der hinteren Vorderarmgegend eingetreten, während die Sensibilität der Haut, da die Hautnerven unverletzt waren, eine vollkommen normale blieb. Hier riefen trockene Excitatoren auf die verschiedensten Stellen des Vorderarms angelegt, stets ein intensives Brennen hervor, während feuchte Schwämme auf der hinteren Vorderarmgegend weder Contraction, noch die sie begleitende Empfindung erregten.

Um die **Haut** zu erregen, bedient sich Duchenne dreier Verfahrungsweisen: 1) der electrischen Hand; 2) voller metallischer Excitatoren; 3) metallischer Fäden. Das erste Verfahren, nur im Gesicht, und bei äusserst reizbaren Patienten auch an andern Körperstellen anwendbar, besteht darin, dass der Arzt einen mit dem einen Poldrahte in Verbindung gesetzten feuchten Schwamm dem Patienten an eine ziemlich unempfindliche Stelle z. B. an die Sacro-lumbar-Gegend oder auf das Sternum anlegt, den andern Excitator aber in die Hand nimmt, und damit langsam über die leidende, vollkommen trockene Hautstelle hinfährt. Behufs der Hauterregung an andern Körpertheilen bedient man sich voller metallischer Excitatoren, mit denen man über die trockene, oder wenn sie sehr hart ist, etwas angefeuchtete Epidermis hin- und herfährt. Bedarf man einer kräftigen Ableitung auf einer kleinen circumscripten Stelle, so hält man die Spitze des olivenförmigen oder kegelförmigen Excitators längere Zeit auf derselben — man nennt dies: den electrischen Nagel. Der metallischen Pinsel, mit denen man entweder die Haut schlägt (electrische Geisselung), oder die man, so lange es der Patient erträgt, auf derselben Hautstelle liegen lässt (electrische Moxe), bedient man sich zur Erregung der Handflächen, Fusssohlen, anästhetischer Hautpartieen oder als Ableitungsmittel. Wir werden später die einzelnen Krankheiten in's Auge fassen, in denen die electrische Hauterregung vortheilhaft wirkt, hier wollen wir nur erwähnen, dass die lokale Einwirkung auch meist eine lokale bleibt und dass man daher, wo man eine ausgedehntere Hautfläche erregen will, alle einzelnen Hautpartieen dieser Behandlung unterwerfen muss. An denjenigen Hautstellen, die im normalen Zustande einen hohen Grad von Empfindlichkeit besitzen, thut man gut, mit schwachen Erregungsgraden zu beginnen, allmälig zu immer stärkeren überzugehen und sobald man (namentlich im Gesicht) eine deutlich wahrgenommene Empfindung hervorgebracht hat, zu dem weniger eingreifenden Verfahren zurückzukehren.

Behufs electrischer Erregung der **motorischen Nerven** oder der **Muskeln** setzt man feuchte Excitatoren, wie wir sie Pag. 130 kennen gelernt haben, in möglichst geringer Entfernung von einander auf diejenigen Stellen der Haut, welche über denselben liegen. Was die Gründe für die angegebenen Verfahrungsweisen anbetrifft, so müssen wir zuvörderst bemerken, dass der Begriff der „lokalisirten Galvanisation“ nicht so gedeutet werden darf, als ob derjenige Muskel oder dasjenige Gewebe, welches unmittelbar von den Conductoren berührt wird, einzig und allein von dem electrischen Strome getroffen würde, sondern der von aussen her auf einen beliebigen Körpertheil gerichtete Strom ist zwar am intensivesten an seiner Ein- und Austrittsstelle, verbreitet sich aber nichtsdestoweniger durch den ganzen Körper. „Von dem Strome jeder einzelnen Molekel eines Muskels“, sagt Du Bois-Reymond (l. c. Bd. I. Pag. 687) „werden nicht nur die einzelnen Gebilde dieses Muskels, sondern in seiner natürlichen Lage auch die mit ihm in Berührung stehenden Knochen, Nerven, Gefässe, Sehnen etc. durchflossen, ja bei gebeugter Lage des Oberschenkels gegen den Bauch, des Unterschenkels gegen den Oberschenkel, erstreckt sich der Strömungsvorgang jeder Molekel eines Bauch- oder Schenkelmuskels über den ganzen Fuss, Unterschenkel, Oberschenkel, den Bauch mit allen seinen Eingeweiden und wird das Bein in's Wasser gesetzt, oder mit einem leitenden Bogen in Verbindung gebracht: auch in das Wasser oder in den leitenden Bogen.“ Konnte Du Bois-Reymond diesen Satz in seiner Allgemeinheit in Bezug auf die, nur durch einen kräftigen Multiplicator nachweisbaren Ströme des thierischen Körpers aussprechen, um wie viel mehr wird er die Gültigkeit haben, wo palpable Ströme von aussen her in den Körper eintreten? Hier verbreitet sich der Strom zwischen seinem Ein- und Austrittspunkt nach allen Seiten hin und durch alle offenen Bahnen. Aber die Intensität des Stromes ist nicht an allen Stellen eine gleiche. Sie ist von verschiedenen Momenten abhängig. 1) Von der Länge des Weges zwischen der Ein- und Austrittsstelle. Wie die Stärke des electrischen Stromes mit zunehmender Länge eines eingeschalteten Metalldrahtes abnimmt, ebenso wird seine Intensität mit wachsender Entfernung der Pole von einander geschwächt; so werden dieselben metallischen Conductoren in einer Entfernung von einem Zoll auf die trockene Haut gebracht, einen viel heftigeren Schmerz hervorrufen, als wenn sie in einer fussbreiten Entfernung applicirt sind. 2) Der Strom ist am stärksten in der geraden Linie, die den kürzesten Weg zwischen den beiden Conductoren bezeichnet, seine Intensität nimmt mit der Länge der bogenförmigen Bahn, welche man sich zwischen Ein- und Austrittsstelle gelegt denkt, ab. Nehmen wir das Beispiel, welches Fick (l. c. 457) gewählt und durch eine Zeichnung versinnlicht hat, und legen eine angefeuchtete Electrode auf die Schulterhöhe, die andere am Vorderarm an, so sind alle Curven, welche der Strom, um von einem Punkte zum andern zu gelangen, einschlagen kann, von ziemlich gleicher Länge und folglich ziemlich gleich grossem Widerstande, es wird sich in diesem Falle die sich abgleichende Electricitätsmenge ziemlich gleichmässig über den ganzen Arm verbreiten und mithin, wenn nicht sehr starke Ströme angewandt werden, die Dichtigkeit an keiner Stelle so gross sein, um die auf dem Wege gelegenen Muskeln zu Actionen anzuregen. Hätten wir dagegen die beiden befeuchteten Conductoren nahe bei einander auf den M. deltoideus angelegt, so würden die Wege, welche der Strom durchlaufen kann, um von einem Conductor zum andern zu gelangen, in ihrer Länge ausserordentlich differiren, es würde dem entsprechend die Intensität des Stromes in den verschiedenen Curven von einander abweichen; und selbst bei schwachen Strömen die Stromdichtigkeit in der geraden Linie zwischen den Conductoren erheblich genug sein, um eine kräftige Zusammenziehung des Deltoideus zu bewirken, während keine Reizphänomene benachbarter Muskeln, des Biceps, Pectoralis sichtbar werden. — Scheinbare Ausnahmen dieses Gesetzes finden in der Nervenphysik ihre Begründung — so entsteht z. B. auf Reizung eines Stückes des N. ischiadicus im ganzen Bein bis zur Fussspitze ein klonischer oder tonischer Krampf, weil dadurch sämmtliche vom N. ischiadicus versorgte Muskeln contrahirt werden; Contraction des Uterus bei Anlegung einer Electrode an die Vaginal-Portion, der anderen an den Fuss, sind auf Rechnung der Reflexthätigkeit der Nerven des Gebärmutterhalses zu setzen etc. 3) Wo mehrere Leiter vorhanden sind, vertheilt sich der Strom im geraden Verhältniss zu ihrem Leitungsvermögen. Auf diesem Gesetze beruht die Anwendung der feuchten Schwämme zur Electrisation der Muskeln, der Metallplatten oder der electrischen Pinsel zur Erregung der Haut. Setzen wir zuerst die beiden mit feuchten Schwämmen armirten Conductoren auf die wohl durchfeuchtete Epidermis, so wird der Strom die von den Electroden bedeckten Stellen ziemlich leicht und gleichmässig durchdringen, sich in den darunter gelegenen Gebilden vertheilen und da wo die Stromdichte hinreichend ist, mithin zunächst in den unter den Electroden gelegenen Theilen und in der geraden Linie zwischen denselben: Wirkung äussern, d. h, die dort gelegenen Muskeln, sensiblen und motorischen Nerven anregen. Halten wir dagegen zwei Metallplatten, oder besser, zwei aus dünnem Messingdraht bestehende Pinsel auf dieselbe, jetzt trockene Hautstelle, so setzt die trockene Epidermis dem Strome einen so beträchtlichen Leitungswiderstand entgegen, dass die im entsprechenden Maasse herabgesetzte Stromstärke nicht mehr genügend ist, in den unter der Haut gelegenen Muskeln Contractionen hervorzurufen. Dagegen wird jetzt — vorwaltend bei Anwendung des Pinsels, wo die Haut nur an einzelnen kleinen Punkten von den Conductoren berührt wird — die Stromdichte eine so erhebliche sein, dass sie an denjenigen Stellen, wo sie die Haut durchbricht, vorzugsweise an ihren zartesten Stellen (Schweisskanälchen) die sensiblen Nervenfasern heftig erregt und bei irgend anhaltender Einwirkung Erythem, Bläschenbildung, in einzelnen Fällen Sugillationen erzeugt. Um den möglichst höchsten Grad von Erregung der Hautnerven zu erhalten, wird man der einen Electrode die Gestalt einer mit Schwamm überzogenen Platte geben und dieselbe auf die durchfeuchtete Haut setzen, dagegen als zweite Electrode den Metallpinsel auf die trockene Haut appliciren, weil man dadurch den enormen Leitungswiderstand der Epidermis, den der Strom bei gleichzeitiger Anwendung zweier Pinsel zwei Mal überwinden musste, fast auf die Hälfte reducirt, und dadurch eine Steigerung der Stromstärke und folglich auch der Stromdichte am Pinsel auf das Doppelte bewirkt. Anders bei der Erregung der Muskeln. Hier unterscheidet Duchenne eine direkte und indirekte Faradisation, von denen die Erstere durch Berührung der über dem zu reizenden Muskel gelegenen Hautpartie mittelst feuchter Conductoren, die Andere: durch Reizung des, oder der den Muskel versorgenden Nerven bewirkt wird. Bei der direkten Muskelreizung entging es Duchenne's Scharfblick nicht, dass sich einzelne Muskeln von gewissen Punkten ihres Verlaufes aus energischer und prompter contrahirten, als von andern unter anscheinend gleichen Bedingungen. Remak fand bei seinen Versuchen, dass diese Punkte die Eintrittsstellen der motorischen Nerven in die Muskeln seien, und stellte als Grundsatz auf, dass man, um mit den möglichst schwächsten Strömen möglichst kräftige Contractionen zu erhalten, den einen spitzen Conductor auf die Eintrittsstelle des motorischen Nerv in den Muskel, die andere in seiner unmittelbaren Nähe aufsetzen sollte — ein für die Electrotherapie höchst wichtiges Gesetz, weil man durch dessen Befolgung im Stande ist mit verhältnissmässig schwachen Strömen kräftige Contractionen in weniger schmerzhafter Weise zu erregen. Remak nannte dies Verfahren: extramusculäre Erregung im Gegensatze zur intramusculären (Duchenne's directer). Was die Gründe für dasselbe anbetrifft, so liegen diese einerseits in der grösseren electrischen Reizbarkeit der Nerven im Vergleich zu der der Muskeln*), andererseits in der grösseren Dichte des Stromes beim Aufsetzen kleiner spitzer Conductoren auf die Eintrittsstellen des Nerven in den Muskel, in Gegenüberstellung breiter Conductoren, die man auf dem Muskel applicirt. Es galt aber jetzt zu prüfen, ob das von Remak angegebene Verfahren für alle Fälle ausreichte, d. h. ob alle Muskeln der Erregung von den Randpunkten aus zugänglich wären, und dann dasselbe durch passende Abbildungen, die die Auffindung der motorischen Punkte am Leben erleichterten, dem Praktiker nutzbar zu machen. Beiden Aufgaben hat Ziemssen

*) Cl. Bernard fand, dass die verschiedenen Organe zur Erregung ihrer functionellen Thätigkeit im physiologischen Zustande sehr verschiedener Electricitätsmengen bedürfen, der Muskel einer bedeutend grösseren, als der Nerv. Unter den Nerven sind die motorischen bedeutend reizbarer, als die sensiblen etc. (Gaz. méd. de Paris, 20 Février 1858. — Gaz. hebdomad., 20 Août 1858. Pag. 596).

in seiner oben angeführten Schrift genügt. In erster Beziehung fand er, dass die Erregung von den Randpunkten aus keineswegs bei allen Muskeln anwendbar sei, indem einerseits im Verlaufe der Nerven selbst und in ihrer Verbreitung, z. B. im N. facialis, ferner in den von der Pars supraclavicularis des Plexus brachialis abgehenden Schulter- und Thoraxnerven, endlich und vor Allen in den Nerven der unteren Extremitäten etc. mannichfache Abweichungen vorkämen, die die Auffindung der betreffenden Punkte sehr erschwerten, und dass andererseits häufig die Nerven aus der Tiefe in den Muskel eintreten, z. B. im Flexor digit. subl. und profd., in den Interosseis, in den Mm. radialis, extern. long., splenius capitis, latissimus dorsi, teres major, semimembranosus, semitendinosus etc., zu deren Erregung man daher immer zur intramusculären Reizung seine Zuflucht nehmen muss. Der zweiten Anforderung zu genügen, hat Ziemssen Tafeln gezeichnet, mit deren Hülfe die motorischen Punkte auch am Lebenden leicht aufgefunden werden können. Um sie zu gewinnen, suchte er, nachdem er den mit dem positiven Pol in Verbindung gesetzten Conductor auf das Brustbein gesetzt hatte, einen feinen zugespitzten, mit dem negativen Pole verbundenen Conductor auf den oberflächlichsten Punkt des motorischen Nerv zu bringen, fixirte diesen mit Höllenstein, und bezeichnete ihn als den motorischen Punkt, nachdem er ihn am Leichnam an der entsprechenden Stelle wiedergefunden hatte.

Besonders zur **indirecten (extramusculären) Faradisation der Muskeln** ist eine genaue anatomische Kenntniss des Verlaufs der Nerven und ihrer mehr oder weniger oberflächlichen Lage in den verschiedenen Regionen ihres Verlaufs nothwendig, um ihnen an denjenigen Stellen beizukommen, wo sie der Einwirkung des Stromes am zugänglichsten sind. Wir werden im Folgenden die wichtigsten derartigen Stellen anführen, müssen aber behufs des genaueren Studiums der motorischen Punkte auf die Ziemssen'sche Schrift verweisen.

Der Stamm des N. facialis kann nach Duchenne am bequemsten vom äusseren Gehörgange aus gereizt werden, indem man einen feuchten konischen Excitator in den Gehörgang einführt und gegen dessen untere Seite andrückt. Eine in dieser Weise ausgeführte Erregung ist aber unzweckmässig, weil sie schmerzhaft und ungenügend ist, indem die heftigen Contractionen, die

Duchenne bei dieser Applicationsweise auf der betreffenden Gesichtshälfte eintreten sah, dadurch bedingt werden, dass er die Kette an der zweiten Electrode auf der Parotis schloss. Weniger schmerzhaft, aber auch nur bei mageren Personen wirksam, ist die Reizung des N. facialis nach seinem Austritt aus dem For. stylomastoideum, indem man eine dünne Electrode dicht unterm Ohr swischen Proc. mastoideus und dem Gelenkfortsatz des Unterkiefers andrückt. Die grösseren Zweige des Pes anserinus sind bei ihrem Durchtritt durch die Parotis leicht einzeln zu erregen und setzen gereizt Contractionen der von den Rami temporales oder zygomatici oder buccales etc. versorgten Muskeln. — Der N. vagus ist an der unteren Hälfte des Halses zwischen Art. carotis commun. und Vena jugularis, der N. laryngeus inf. in der Furche zwischen dem Oesophagus und Trachea zu faradisiren. — Der Ramus extern. des N. accessorius ist in seinem ganzen Verlaufe von dem Austritt aus dem N. sterno-cleido-mastoideus bis zum Eintritt in den M. cucullaris oberflächlich gelegen und leicht zu treffen. — Der N. hypoglossus liegt ziemlich oberflächlich dicht über dem Cornu majus des Zungenbeins zwischen dem M. stylohyoideus und und hyoglossus. — Um das Zwerchfell zu electrisiren, sucht man den vorderen Rand des M. scalenus ant. auf, indem man mittelst zweier auf den äusseren Rand des M. sterno-cleido-mastoideus gelegter Finger die Haut nach innen drängt. Ohne mit dem Druck nachzulassen, entfernt man die beiden Finger so weit von einander, dass ein schmaler, feuchter Conductor, der dann unmittelbar auch den N. phrenicus drückt, dazwischen geschoben werden kann. Nachdem man auf der andern Seite ebenso verfahren, lässt man den Inductions - Apparat schnell und kräftig wirken. Die beiden auf diese Weise gleichzeitig gereizten Phrenici bewirken sofort ein starkes Heben beider Brustseiten mit geräuschvoller Inspiration und reichlichem Lufteinströmen in die Lungen. — Der Plexus brachialis ist in der Supraclaviculargegend in dem Zwischenraum zwischen dem M. scalenus ant. und med. zu erreichen. Die aus dem Pl. brachialis hervortretenden Brust- und Schulterblattnerven lassen sich, mit Berücksichtigung häufiger Abweichungen in ihrem Verlauf, wenn die Integumente nicht zu stark sind, einzeln electrisiren, und zwar der N. dorsalis scap. dicht unter dem N. accessorius Willisii: am Rande des M. trapezius — die Nn. thoracici posteriores nach ihrem Durchtritt durch den M. scalenus med. dicht über der Clavicula, und nicht weit vom Cucullarrande — der N. suprascapularis kann häufig nach aussen vom M. omohyoideus vor dem Eintritt in die Incisura scapulae gereizt werden — die Nn. thoracici anteriores sind meist unter der Clavicula am oberen Rande des M. pectoralis maj. zu treffen. Von den Armnerven ist der N. axillaris am oberen hinteren Umfang der Achselhöhle, der N. musculo-cutaneus nach seinem Durchtritt durch den M. coracobrachialis in der Furche zwischen diesem und dem M. biceps zu faradisiren. Der N. medianus lässt sich am sichersten am unteren Drittheil des Humerus, nachdem er an die innere Seite der Art. brachialis getreten ist, gegen den Knochen fixiren. Reizung des Medianus bewirkt ausser den schmerzhaften Empfindungen im Bereich der sensiblen Aeste des Vorderarms und der Finger: kräftige Pronation des Vorderarms, Beugung der Hand nach der Radialseite, Beugung der Finger mit Opposition des Daumens. Der N. ulnaris, am zweckmässigsten in der Rinne zwischen Olecranon und dem Condylus int. humeri gereizt, bewirkt ausser der Schmerzempfindung im Bereich des Ram. palmaris longus (in der Haut des unteren Theils der inneren Fläche des Vorderarms bis zur Hohlhand) eine Contraction des M. flexor carpi ulnaris, des M. flexor digitorum profundus, der Mm. interossei, lumbricales tert. et quart., der Muskeln des kleinen Fingers und des M. adductor pollicis. Der N. radialis ist an der Vereinigungsstelle der mittleren und unteren Drittheils des Oberarms, wo er, unter dem M. triceps hervortretend, auf die äussere Armseite übergeht, der electrischen Reizung am zugänglichsten und bewirkt ausser schmerzhaften Sensationen auf der äusseren Seite des Ober- und Vorderarms bis zum Handgelenk, Contractionen der Mm. sup. brevis, extensor carpi rad. und uln., extensor digit. comm., extensor indicis, extensor digiti minim. propr., extensor pollicis long. und brev. und abductor pollicis — folglich Supination des Vorderarms mit completer Streckung der Hand und des Daumens, Streckung der ersten Phalangen der übrigen Finger, schwache Beugung ihrer letzten Phalangen.

Der N. cruralis ist nach seinem Durchtritt unter dem Poupart'schen Bande auf der äusseren Seite der Art. cruralis zu treffen; es erfolgt energische Streckung des Unterschenkels, begleitet von schmerzhaften Sensationen im Bereiche des N. saphenus major, minor und cutaneus femoris ant. und med., also an der vorderen und inneren Seite des Oberschenkels, des Knies und der Innenfläche des Unterschenkels bis zur grossen Zehe. Der N. obturatorius lässt sich sofort am For. obturatorium erreichen, indem man die Electrode senkrecht gegen den horizontalen Schambeinast aufsetzt und mit festem Drucke Haut, Fettpolster und M. pectineus comprimirt. Die Erregung bewirkt eine ebenso kräftige als schmerzhafte Adduction des Oberschenkels. Der N. ischiadicus ist entweder an seinem Ursprung im Becken durch die hintere Wand des Rectums, oder nach seinem Austritt aus der Incisura ischiadica major hinter dem Kopf des Oberschenkels zu erreichen; es entsteht kräftige Beugung des Unterschenkels mit schmerzhafter Empfindung im Bereich sämmtlicher sensiblen Aeste des Ischiadicus, also im ganzen Unterschenkel und Fuss. Die Nn. peronaeus und tibialis liegen am oberflächlichsten, in der Kniescheibe — der Erstere, unmittelbar am hinteren Umfange des Capitulum fibulae zugänglich, bewirkt eine Contraction der Mm. peronaei, tibialis anticus, extensor digitor. comm. long. und brevis und extensor hallucis longus, mit Empfindung in den Hautnerven des Fussrückens — der N. tibialis, in der Mitte der Kniekehle gereizt: energische Contraction aller an der hinteren Fläche des Unterschenkels und an der Fusssohle gelegenen Muskeln, sowie schmerzhafte Sensation in der Wade und Fusssohle.

An den eben genannten Stellen, oder wo es sich um Reizung eines einzelnen Muskels handelt, an den Eintrittsstellen der motorischen Nerven an den Muskel wird stets der negative Pol, als derjenige, der die stärkere Wirkung sowohl auf die sensiblen, als auf die motorischen Nerven ausübt, hingesetzt — während man mit der andern Electrode die Kette auf dem Muskel selbst schliesst. Man bewirkt dadurch einerseits, dass die Abschwächung des Stromes auf dem kurzen Wege zwischen beiden Electroden eine möglichst geringe ist, andererseits, dass ausser dem motorischen Nerv auch die im Muskel selbst verlaufenden Nervenäste mitgereizt und auf diese Weise mit der geringsten Stromesstärke die möglichst grösste Wirkung erzielt wird. Nur bei Reizung der Gesichts- und Halsmuskeln thut man gut, die Kette ausserhalb dieser Partieen auf dem Rumpf zu schliessen, weil im entgegengesetzten Falle Reizung der sensiblen Trigeminus- und Cervicalnervenfasern nicht zu vermeiden ist. Bei Reizung solcher Muskeln, die von zwei Nerven versorgt werden, z. B. bei Reizung der Mm. deltoideus, cucullaris, biceps femoris setzt man am zweckmässigsten jeden Conductor auf den Eintrittspunkt des einen Nerv in den Muskel. Sonst kann man zweckmässig, um Zeit zu ersparen, namentlich bei Muskellähmungen mit erheblicher Herabsetzung der electro-musculären Contractilität, gleichzeitig die Conductoren auf die motorischen Punkte zweier Muskeln aufsetzen und kann auf diese Weise, da in diesen Fällen die Differenz in der Grösse der Reizung zwischen dem positiven und negativen Pole nicht in's Gewicht fällt, zwei Muskeln zu gleicher Zeit erregen. Wo es aber an subtileren Regionen darauf ankommt, dieser Differenz Rechnung zu tragen, da wird man zweckmässig die negative Electrode auf den motorischen Punkt des voluminöseren, oder wo Differenz in der Reizbarkeit beider Muskeln vorhanden ist, auf den weniger reizbaren — die positive auf den motorischen Punkt des dünneren oder des reizbareren Muskels setzen.

So wichtig aber die indirecte Muskelreizung auch für den Electrotherapeuten ist, und so vielfachen Gebrauch er von derselben macht, so ersetzt sie doch die directe keinesweges. Denn wenn es sich selbst nicht um die Reizung solcher Muskeln handelt, deren motorische Punkte von aussen her unzugänglich sind, so müssen wir doch noch in vielen anderen Fällen zur intramusculären Reizung unsere Zuflucht nehmen. Namentlich sind es diejenigen, in welchen die electro-musculäre Contractilität vollständig erloschen ist und folglich beim Ausbleiben der Contraction der Beweis fehlt, dass wir den motorischen Punkt wirklich getroffen haben; es sind ferner Motilitätsstörungen, welche mit erheblicher, auf Erkrankung der Muskelsubstanz beruhender Atrophie einhergehen, sowie endlich Lähmungen, bei denen jede Nervenreizung möglichst vermieden werden soll.

Was die **directe Faradisation** der Muskeln anbetrifft, so sind die oberflächlich gelegenen Muskeln des Stammes und der Extremitäten im normalen Zustande leicht dadurch zur Contraction anzuregen, dass man beide Conductoren angefeuchtet nahe bei einander, und zwar in der, der Längsfaserung des Muskels entsprechenden Richtung aufsetzt. Bei mehrköpfigen oder sehr breiten Muskeln wird man, da die von den Conductoren berührten Partieen vorzugsweise gereizt werden, die Conductoren nach einander mit den verschiedenen Muskelpartieen in Berührung bringen müssen.

Auch die tiefer gelegenen Muskeln bieten in der Nähe ihres Ursprungs oder Ansatzes häufig einen Punkt dar, von dem aus sie der directen Einwirkung des electrischen Stromes zugänglich sind. Ist dies nicht der Fall, so muss man einen intensiveren Strom anwenden, der die darüber liegenden Gewebe, die man durch feste Compression der Electroden zu einem grossen Widerstande vereinigt, durchdringend, zu den tieferen Muskeln gelangt — ein Factum, von dessen Möglichkeit man sich namentlich in denjenigen Fällen von Bleilähmungen überzeugen kann, in welchen die Contractionsfähigkeit der oberflächlich gelegenen Muskeln erloschen, die der tiefer gelegenen dagegen erhalten ist.

Besondere Schwierigkeiten verursacht die Electrisation der **Augenmuskeln** wegen ihrer Lage innerhalb der Orbita, welche sie der localen Einwirkung eigentlich unzugänglich macht. Zwar sind bei geöffnetem Auge und fixirtem Bulbus die einzelnen Augenmuskeln mit einer feinen Electrode zu treffen, gleichwohl verbietet die Reizbarkeit des Auges, die Gefahr einer Entzündung, die Schmerhaftigkeit des Verfahrens, endlich der häufige Mangel geeigneter Assistenten diese Applicationsweise in den meisten Fällen entweder ganz oder gestattet höchstens die Anwendung sehr schwacher Ströme, die dem beabsichtigten Zwecke nicht genügen. Ich faradisire deshalb die Augenmuskeln in der Weise, dass ich, während ich dem Patienten den mit dem positiven Pol verbundenen Conductor in die Hand gebe, eine dünne, mit Schwamm umwickelte und mit dem negativen Pol in Verbindung gesetzte Electrode, bei Reizung des M. obliquus sup. gegen die Spina oder Fovea trochlearis des Stirnbeins, bei Reizung des M. obliquus inf. an den Margo infraorbitalis des Oberkieferbeins dicht neben der Fossa lacrymalis, bei Reizung des M. rectus externus gegen den äusseren, bei Reizung des M. rectus internus gegen den inneren Augenwinkel, bei Reizung des M. rectus superior an die obere, endlich bei Reizung des M. rectus inferior an die untere Fläche des Augapfels fest anlege. Man kann auf diese Weise, namentlich wenn man beim Ansetzen der Conductoren mit schwachen Strömen operirt, die man nach und nach verstärkt, allmälig zu sehr starken Strömen emporsteigen. Dass auf diese Weise in der That Contraction des betreffenden Augenmuskels erfolgt, konnte ich namentlich bei einem Individuum mit Lähmung des M. obliquus sup. und M. rectus int. beobachten, dessen Auge in Folge wiederholter Augenmuskellähmungen wenig reizbar, während der Operation selbst geöffnet werden konnte und theils an der Stellung des Augapfels, theils an der grösseren Annäherung der Doppelbilder, den Effect der Reizung erkennen liess. — Benedict (Electrotherapeutische und physiologische Studien über Augenmuskellähmungen. Archiv für Ophthalmologie. X. Jahrgang 1864. Pag. 97—122) hat den constanten Strom bei Paralysen der Augenmuskeln angewandt und folgendes Verfahren eingeschlagen. Er setzt den Kupferpol auf die Stirn und bestreicht mehrere Minuten hindurch mit dem Zinkpol bei Abducens-Lähmungen: die Jochwangenbeingegend, bei Lähmung des M. rectus internus und M. obliquus inferior: die Haut an der Seitenwand der Nase in der Nähe des inneren Augenwinkels, bei Ptosis: das obere Augenlid, bei Lähmung des M. rectus inferior: den unteren Orbitalrand, endlich bei Lähmung des N. trochlearis: die Innenseite der Nase in der Nähe des inneren Augenwinkels.

Was die **Kehlkopfsmuskeln** anbetrifft, so ist der M. cricothyreoideus von aussen her durch Aufsetzen zweier kleiner spitzer Conductoren zu beiden Seiten des Lig. conoideum leicht zur Contraction anzuregen: Schild- und Ringknorpel nähern sich, die Spannung der Stimmbänder wird vermehrt. Die electrische Reizung der übrigen Kehlkopfmuskeln gelingt nur vom Pharynx aus, und zwar wendet Ziemssen, der (l. c. Pag. 200 seq.) die Methode besonders vervollkommnet hat, zu diesem Behuf einen Inductionsstrom an, der eben stark genug ist, um den M. frontalis zur Contraction anzuregen, oder einen galvanischen Strom von 8 bis 12 Siemens'schen Elementen. Er verbindet den vom negativen Pol ausgehenden Draht mit einer katheterförmig gebogenen, bis an die Spitze cachirten Sonde, führt ihn, während der die Bewegung controllirende Kehlkopfsspiegel mit der linken Hand gehalten wird, rasch mit der rechten Hand ein, und lässt dann die Kette mittelst der zweiten, mit grosser Schwammkappe versehenen Electrode von einem Assistenten auf einem beliebigen entfernten Körpertheil schliessen. Der M. arytaenoideus transv. ist leicht zu erreichen, indem man die hintere Fläche der Cart. arytaenoidea mit der Electrode berührt — beide Knorpel rücken sofort kräftig aneinander. Was die electrische Reizung der Mm. cricoarytaenoideus post. und lat. und des M. thyreo-arytaenoideus anlangt, so ist der Sinus pyriformis, die Bucht, welche sich zwischen dem hinteren Rande der Cart. thyreoidea und der Platte der Cart. cricoidea befindet, der Leitpunkt für die Electrode. Behufs der Reizung des M. crico-arytaenoideus post., des Dilatator glottidis, geht man vom Sinus pyriformis aus direct nach hinten und unten; der M. crico-arytaenoideus lat. ist im Sinus pyriformis am äusseren Rande der Ringknorpelplatte zu erreichen, er bewirkt schwache Rotation des Giesbeckenknorpels, so dass sich der freie Rand des betreffenden Stimmbandes der Mitte nähert; der M. thyreo-arytaenoideus endlich lehnt sich unmittelbar an den vorderen oberen Rand des M. crico-arytaenoideus lat. an, bewirkt eine Verziehung des Giesbeckenknorpels nach vorn und unten, und ist ebenfalls bei der Verengerung der Stimmritze thätig. — Die Muskeln des Kehldeckels, die Mm. thyreo- und ary-epiglottici kann man direct durch Aufsetzen der Electrode auf die Seitentheile der Kehldeckelbasis zur Contraction bringen.

Da die intralaryngeale Faradisation eine der schwierigsten Aufgaben der laryngoscopischen Technik bildet, da ferner der Kur selbst häufig eine Vorbereitungszeit von mehreren Monaten vorausgehen muss, die einzig und allein dazu dient, die Reizbarkeit der Kehlkopfsschleimhaut genügend abzustumpfen, mithin von Seiten der Patienten und des Arztes eine ausserordentliche Geduld beansprucht wird, da endlich bei der Operation selbst die Bewegungen des Kehlkopfs eine Fixirung des Spiegelbildes, und mithin auch der Electrode bisweilen unmöglich machen, so wird sich das Verfahren nur für verhältnissmässig sehr wenige Fälle von Stimmbandlähmung eignen, während man in den bei Weitem meisten mit der percutanen Faradisation ausreicht.

Wir haben behufs der Erregung der Muskeln durch den electrischen Strom noch zweier Verfahrungsweisen zu erwähnen, nämlich der **Reflex-Erregung** und der **Miterregung.** Die Erstere beruht auf der Eigenschaft der sensiblen Nerven im gereizten Zustande und bei unverletzter Leitungsbahn gewisse Bewegungsfasern in Thätigkeit zu versetzen und kann dazu benutzt werden, um vermittelst der electrischen Reizung der Hautnerven gleichzeitig auf Muskeln zu wirken. Indicirt ist dieses Verfahren 1) bei Lähmungen mit gleichzeitiger Anästhesie der Haut über den gelähmten Muskeln, namentlich bei hysterischen Lähmungen, wo mit der Beseitigung der Anästhesie häufig die Bewegungsfähigkeit zurückkehrt. 2) In denjenigen Fällen, wo der leidende Theil für locale Anwendung der Electricität schwer oder gar nicht zugänglich ist, z. B. bei Menstruationsstörungen etc. (s. Schulz, die Reflexwirkungen der Inductions-Electricität etc. in der Wiener med. Wochenschrift 1855. Nr. 49). Das Verfahren besteht hier in der electrischen Erregung solcher Hautpartieen, deren Nerven im Centralorgane in möglichst gleicher Höhe mit den Nerven desjenigen Organs endigen, auf welches man einwirken will. Die Reflexerregung ist 3) anwendbar bei Neuralgieen, wo man die abnorm gesteigerte Reizbarkeit der in den Muskeln verlaufenden sensiblen Nerven durch einen intensiven Hautreiz abstumpfen will (s. Behandlung der Neuralgieen im therapeutischen Theil). — Auch von der Miterregung, die darin besteht, dass ein Reiz, der einen Muskel oder Nerv trifft, durch Fortpflanzung vom Rückenmark aus noch andere Muskeln zu Thätigkeitsäusserungen anregt, und unter gewissen Bedingungen selbst Mitbewegungen dieser veranlasst, kann man in einzelnen zu electrischer Behandlung geeigneten Fällen insofern Gebrauch machen, als man durch Reizung der in höherem Grade gelähmten Muskeln auch die in geringerem Grade gelähmten mitreizt. Wie die Erregbarkeit des Centralorgans für reflectorische Bewegungen erhöht wird, wenn der gereizte sensible Nerv seine Leitung zum Gehirn eingebüsst hat, so scheint seine Erregbarkeit für Mitbewegungen unter denselben Bedingungen gesteigert zu sein. Ich mache deshalb von dieser Erregungsart bei apoplectischen Lähmungen und Contracturen anscheinend mit Vortheil Anwendung, indem ich z. B. bei gleichzeitiger aber vorwaltender Lähmung des Arms vor der des Beins, nur die Armmuskeln electrisire in der Erwartung, dass die gelähmten Muskeln des Beins von dem Reize mitgetroffen werden.

Was die Erregung der **Sinnesnerven** durch den intermittirenden Strom anbetrifft, so wird der Tastsinn erregt durch längere oder kürzere Berührung der Finger mit einem trockenen metallischen und einem feuchten Excitator. — Behufs der Erregung des Gehörsinns taucht man einen metallischen Excitator in den mit Wasser gefüllten Gehörgang, und setzt den andern feuchten Excitator auf die Schläfe, oder man führt den einen gut isolirten Leiter durch die Nase in die Tuba Eustachii, während man den andern auf die Schläfe applicirt. — Zur Erregung des Geruchsinns wird ebenfalls der eine Conductor in den Nacken angelegt, während man mit einem trockenen Excitator über die Membrana Schneideri hin- und herfährt. — Die Erregung des Geschmacksinns endlich erfolgt durch fortgesetztes Bestreichen der Zunge mit dem electrischen Pinsel.

Die meisten **inneren Organe** sind der electrischen Erregung schwer zugänglich; am leichtesten noch: der Mastdarm, die Blase, die Gebärmutter. Um den Mastdarm oder seine Sphincteren zu electrisiren, führt man einen metallischen Excitator, der durch Kautschuk isolirt ist und in einer Olive endet, mit sorgfältiger Vermeidung des äusserst empfindlichen Randes des Darms in das durch Klystiere gereinigte Rectum ein, drückt die Olive an den unteren Theil desselben, d. h. an den M. levator und sphincter ani an, und bewirkt auf diese Weise eine deutlich fühlbare Zusammenziehung des Mastdarms; die andere Electrode wird stark durchfeuchtet auf den Damm gestellt. Da der Mastdarm für den electrischen Reiz wenig empfindlich ist, so bedarf man für ihn, wie für die Blase, eines kräftigen Stromes. Behufs der Erregung der Letzteren führt man einen in einem metallenen Knopf oder in einer Olive endigenden Excitator in den Mastdarm, eine metallische geknöpfte und bis zum Knopfe mit Kautschuk überzogene Sonde in die Blase ein, und bringt sie, je nachdem man den Blasenhals oder Körper erregen will, mit den verschiedenen Punkten desselben in allmälige Berührung. In manchen Fällen ist es ausreichend, den einen befeuchteten Conductor oberhalb der Symphysis pubis, den andern an den Damm anzulegen. Für die schwereren Fällen dagegen hat Duchenne einen sogenannten „Excitateur vésical double“ erfunden. Er besteht aus zwei biegsamen, vorn mit Knöpfen versehenen Drähten, die, von einander getrennt, in einer Kautschuk-Röhre verlaufen. Mit ihren Enden an einander gelegt haben sie die Gestalt einer geknöpften Sonde und solchergestalt werden sie in die Blase eingeführt. In derselben werden sie durch Vorschieben von einander entfernt, so dass sie zwei verschiedene Punkte der Blase berühren. Nachdem jeder Draht mit einem Pol des Apparates in Verbindung gesetzt ist, werden sie langsam in der Blase hin- und hergeführt. Ein ähnliches, jedoch mit einer andern Krümmung und einem etwas grösseren Knopf versehenes Instrument führt man behufs der electrischen Erregung der Gebärmutter vermittelst des Zeigefingers zum Mutterhals. — Indirect kann man die Beckenorgane dadurch erregen, dass man einen olivenförmigen Conductor auf die hintere Wand des Mastdarms andrückt, wo er den Plexus sacralis und hypogastricus trifft.

Um die Testikel zu erregen, fasst man dieselben oder die viel empfindlicheren Nebenhoden zwischen zwei feuchte Excitatoren. Da die Operation sehr schmerzhaft ist und die sie begleitende Empfindung der Compression der Hoden sich bis in die Lenden verbreitet, so darf man nur einen schwachen Strom anwenden, widrigenfalls man leicht eine Neuralgie veranlasst. Zu den Samenbläschen gelangt man am besten von der vorderen Wand des Mastdarms aus.

Die Reizung des Pharynx und Oesophagus geschieht vermittelst eines Schlundexcitators. Derselbe, aus einer sehr biegsamen, in einer Olive von 3 bis 4 Mm. Durchmesser endigenden Metallsonde bestehend, die durch eine Kautschuk - Röhre bis zur Olive isolirt ist, wird mit dem negativen Pole des Inductions-Apparates verbunden, zum betreffenden Organ geleitet, während der mit dem positiven Pole verbundene feuchte Conductor auf das Brustbein gesetzt wird. Bei der Reizung des Pharynx muss man sich hüten, mit der Olive die seitlichen Partieen, wo die Stämme des N. vagus, glossopharyngeus und accessorius liegen, zu treffen, während man bei Reizung des Oesophagus die nach der Luftröhre zu liegenden Nn. recurrens und vagus zu vermeiden hat. — Herz und Lungen, wegen der Dicke der Thoraxwände dem electrischen Strom unzugänglich, könnten höchstens durch Vermittelung des Vagus in der unteren Halsgegend zwischen der Art. carotis comm. und Vena jugularis der electrischen Einwirkung ausgesetzt werden.

Was die **therapeutische Verwerthung rasch oder langsam auf einander folgender Stromesunterbrechungen** anbetrifft, so sind die Ersteren angezeigt: 1) Wo es sich um Erregung der sensiblen Nerven der Haut oder Muskeln handelt. 2) Wo es auf Verbesserung der Tonicität und Ernährung erschlaffter oder atrophischer Muskeln ankommt. 3) Wo die Funktion einzelner Muskeln bestimmt, oder die electrische Reizbarkeit zu physiologischen oder diagnostischen Zwecken (siehe Abschnitt VII. und VIII.) geprüft werden soll. Die langsam auf einander folgenden Stromesunterbrechungen sind dagegen in denjenigen Fällen indicirt, wo 1) die electro-musculäre Contractilität sehr herabgesetzt ist, 2) bei normal erhaltener Muskelreizbarkeit der Willenseinfluss gehemmt ist, wie z. B. bei apoplectischen Lähmungen. Einzelne starke Schläge, die bei Anwendung des Inductionsapparates zweckmässig durch den oben beschriebenen Unterbrecher, bei Anwendung des Batteriestromes noch intensiver durch wiederholten Wechsel der Stromesrichtung mittelst des Remak'schen Commutators erzeugt werden, sind am Platze: 1) in manchen Fällen, in denen man die krankhaft gesteigerte Reizbarkeit des Rückenmarks, insofern sie sich durch abnorme Muskelbewegungen äussert, herabsetzen will; 2) wo es sich um Beseitigung von Muskelcontracturen handelt; 3) in denjenigen chirurgischen Fällen, in welchen es auf kräftige Muskelbewegungen ankommt, wie z. B. bei Gelenksteifigkeit nach der Heilung von Knochenbrüchen, oder bei Ankylosen nach rheumatischen oder traumatischen Gelenkentzündungen etc.

In der Regel ist eine täglich oder einen um den andern Tag wiederholte Sitzung von 5 bis 15 Minuten für die Realisirung des Heilzweckes ausreichend, indem länger ausgedehnte, oder zu häufig wiederholte Sitzungen leicht Uebermüdung und Muskelschmerz zur Folge haben. Es giebt aber sehr reizbare Individuen, bei denen eine nur wenige Minuten andauernde Erregung mittelst eines schwachen Stromes klonische Krämpfe hervorruft, während andererseits torpide Individuen eine halbe Stunde hindurch mit einem intensiven Strome electrisirt werden können, ohne die geringste Abspannung zu empfinden. — Wie viel Zeit man einem einzelnen Muskel widme, das hängt ausser von der Reizbarkeit des Patienten noch von der Krankheitsursache und von dem Grade der electro-musculären Contractilität ab, so dass, wo die Letztere erhalten, eine kurze, öfter wiederholte Reizung zweckentsprechend ist, während, wo sie erheblich herabgesetzt ist, z. B. bei traumatischen Lähmungen, eine viele Minuten andauernde Erregung stattfinden kann.

In verhältnissmässig seltenen Fällen sind eine oder wenige Sitzungen zum Gelingen der Kur ausreichend; meist nimmt eine solche eine mehrwöchentliche oder mehrmonatliche Behandlung in Anspruch. Bisweilen tritt im Verlauf der Kur ein Stillstand ein, selbst ein scheinbarer Rückschritt; hier ist es gut dieselbe auf einige Wochen zu unterbrechen, und den Muskeln Ruhe zu gönnen — nach der Wiederaufnahme der Behandlung tritt der Fortschritt der Besserung oft um so schneller ein.

Für die **therapeutische Anwendung des constanten Stromes** sind natürlich dieselben physikalischen Grundsätze geltend, die wir für die Anwendung des Inductionsstromes bereits kennen gelernt haben — es kommt also auch hier darauf an, einerseits die grösste Stromdichte auf das Gebilde zu concentriren, auf welches man einwirken will, andererseits den Leitungswiderstand der darüber befindlichen Theile möglichst herabzusetzen. Die motorischen Nerven, die Muskeln und die mit contractilen Muskelfasern versehenen Organe werden vorzugsweise durch den intermittirenden Strom (und zwar durch den galvano-electrischen Strom in höherem Grade, als durch den magnet-electrischen) gereizt, auch wird durch den Ersteren eine momentan-intensivere Hautreizung gesetzt — dagegen werden die sogenannten electrotonischen Wirkungen, die Modificationen der Erregbarkeit, die Einwirkungen auf das Gehirn, das Rückenmark, den Sympathicus etc., die rein chemischen Wirkungen zum Theil einzig und allein, zum Theil in unvollkommnerem Maasse durch den constanten Strom erzielt. Bei den Erstgenannten soll man auch, soweit es möglich, den oben angegebenen Regeln gemäss, der Richtung Rechnung tragen, in welcher der Strom den Nerv durchsetzt — bei den Letzteren die Ansatzpunkte der beiden Pole genau differenziren. Brenner hat (l. c.) ausführlich auseinander gesetzt, dass es am Lebenden in den wenigsten

Fällen möglich sei, den galvanischen Strom in einer bestimmten Richtung in einen Nerv einzuführen, weil die Pole fast immer an physiologisch nicht gleichwerthigen Punkten angebracht seien und mithin die Wirkung desjenigen Pols mehr in die Erscheinung trete, welcher dem differenteren Ansatzpunkt entspräche (l. c. Pag. 275) — nach ihm ist also nicht die Stromesrichtung, sondern es sind die Pole, analog ihren physikalisch-chemischen Wirkungen, als Erzeuger der verschiedenen physiologischen Effekte des electrischen Stromes anzusehen. Brenner hat sich dann ferner bemüht, diese seine Beobachtungen mit den physikalischen Lehrsätzen über electrische Nervenreizung und den Electrotonus in Einklang zu bringen, findet dieselben durch Pflüger (Untersuchungen über die Physiologie des Electrotonus 1859) fast durchgängig bestätigt und gründet darauf seine sogenannte polare Methode, deren Wesen darin besteht, dass man demjenigen Pol, dessen Wirkung man in einem vorliegenden Falle beansprucht, eine solche Lage giebt, in der er für die Einwirkung auf den Nerv die günstigsten Leitungsverhältnisse bietet. Diese Methode und die Behauptungen, auf welche sich dieselbe stützt, sind im Allgemeinen richtig, der Electrotherapeut ist sogar häufig in praxi, namentlich in den Fällen, wo es sich um die Herabsetzung der excessiven Reizbarkeit eines Nerven handelt, genöthigt, die Kathode an einer, von der wirksamen Anode möglichst weit entfernten Stelle aufzusetzen — weil in demselben Nerv neben dem Anelectrotonus auch immer Katelectrotonus vorhanden ist — gleichwohl werden wir in den meisten Fällen auch der Stromesrichtung mit Vortheil Rechnung tragen können und verweise ich in Bezug hierauf auf Pag. 54 und Pag. 92 Nr. 9, 10 und 11.

Wir wenden übrigens den Strom nach Remak in zwei Formen an, stabil, indem wir die Electroden kürzere oder längere Zeit unverrückt auf derselben Stelle erhalten, oder labil, indem wir einen Conductor langsam über die Haut hingleiten lassen. Zu diesen beiden Anwendungsweisen hat Fromhold (Der constante galvan. Strom, modificirbar in seinem Intensitäts- und Quantitätswerth. Pest 1866) eine dritte hinzugefügt, die Intensitätsschwellung, welche durch allmälige Vermehrung und dem entsprechend allmälige Verminderung der Zahl der wirksamen Elemente hervorgebracht wird — ein Verfahren, über dessen therapeutische Wirksamkeit bis jetzt noch kein Urtheil gefällt werden kann.

Was die **Galvanisation der Centraltheile des Nervensystems, des Gehirns und Rückenmarks** anbetrifft, so kann deren Möglichkeit heut zu Tage nicht mehr bezweifelt werden. Machten die bekannten Erscheinungen des Schwindels, die häufig bei galvanischer Reizung in der Nähe des Kopfes und ziemlich constant bei Anlegung eines Conductors in die Fossa auriculo-maxillaris eintraten, und noch im höheren Grade der Metallgeschmack, über den bisweilen Hysterische und Tabetische bei Durchleitung eines Stromes durch das Becken klagen, die Einführung constanter Ströme in das Gehirn und Rückenmark wahrscheinlich, so haben die Pag. 75 angeführten Erb'schen Beobachtungen den experimentellen Nachweis geführt, dass wir für diesen Zweck nicht einmal sehr intensiver Ströme bedürfen. Erb konnte schon durch einen mässig starken Inductionsstrom, dessen Conductoren auf beiden Schläfengegenden postirt waren, Contractionen des mit der Gehirnsubstanz nur in der Ausdehnung weniger Linien in Berührung gebrachten Froschpräparates erregen; um so erfolgreicher musste der constante Strom wirken, theils durch seine bedeutend stärkere chemische Wirkung, welche, bei den günstigen Leitungsverhältnissen, die im Allgemeinen Schädel und Wirbelsäule mit ihren zahlreichen Kanälen, Blutgefässen, Nähten, Oeffnungen etc. darbieten, eine intensivere Einwirkung auf Gehirn und Rückenmark möglich macht, theils durch seine Dauer und die allmälige Zunahme seiner Intensität, welche das Eindringen in tiefer gelegene Theile begünstigt, während die intermittirenden Ströme mit ihrer momentanen Dauer sich mehr oberflächlich ausgleichen.

Das operative Verfahren bei der Galvanisation des Gehirns besteht in der 2 bis 3 Minuten währenden Durchleitung eines Stromes von 10 bis 16 Elementen*) vom Hinterhaupt zur Stirn.

---

*) Die Stromstärke genau zu dosiren, d. h. die Zahl der für eine bestimmte Operation nothwendigen Elemente anzugeben, ist für den constanten Strom noch

Welche Erfolge möglicherweise dadurch erzielt werden, wollen wir im IX. Abschnitt besprechen. — Bei der Galvanisation des **Rückenmarks** wird gewöhnlich ein mit dem positiven Pol der Batterie in Verbindung gesetzter grosser Conductor auf diejenige Stelle der Wirbelsäule hingestellt, in welche man den lokalen Ausgangspunkt der Krankheit verlegt, während der negative Conductor auf einem von der Wirbelsäule entfernteren Punkt rechts oder links aufgesetzt wird. — Auch hier ist nur eine kurze Einwirkung bis höchstens 5 Minuten an ihrem Platze.

Die Galvanisation des **Sympathicus** verrichtet man in der Weise, dass man einen etwa 1 Zoll langen und $\frac{1}{3}$ bis $\frac{1}{2}$ Zoll breiten Conductor, dem Verlaufe des M. sterno-cleido-mastoideus an seiner inneren Seite entsprechend, bei beabsichtigter Reizung des Ganglion cerv. sup. in der Richtung gegen den 2. und 3. Halswirbel, bei Einwirkung auf das Ganglion cerv. med. gegen den 5. und 6., endlich bei Einwirkung auf das Ganglion cerv. inf. gegen den 7. Hals- und 1. Rückenwirbel fest aufsetzt, während man den zweiten grösseren Conductor oben am Nacken, oder auf den hinteren Enden der Rippen an der Seite der Wirbelkörper (mithin der Lage der Ganglia thoracica und lumbalia entsprechend) festhält, oder nach einander über verschiedene der erwähnten Stellen langsam hinführt. — Für die Wirksamkeit dieses Verfahrens leistete mir besonders folgender Fall Gewähr, der den Einfluss der Reizung des Halssympathicus auf die vasomotorischen Nerven unzweifelhaft nachwies.

Beobachtung 1. A. S., Kaufmann, 22 Jahre alt, war vor zwei Jahren ohne bekannte Veranlassung, in einer Restauration sitzend, von einem apoplectischen Anfall befallen worden, der die rechte Körperhälfte vollständig lähmte, und von dem sich der Kranke nur sehr allmälig erholte, so dass am 7. März 1867, als ich ihn zum ersten Mal sah, der Gang noch schwerfällig, die Bewegungen des Arms und namentlich der Hand genirt, ihre Sensibilität vermindert, und Contracturen der rechten Gesichtshälfte, namentlich der Mm. zygomaticus

schwieriger, als für den unterbrochenen (s. Pag. 121). Abgesehen von den Differenzen der Empfindlichkeit verschiedener Individuen für dieselbe Stromstärke auf entsprechenden Körperstellen, und desselben Individuums zu verschiedenen Zeiten, werden wir selten zwei Batterieen von absolut gleicher Stärke finden, und wiederum wird deren Constanz eine wechselnde sein, zu der dann noch die Verschiedenheit des Leitungswiderstandes der Conductoren hinzutritt. — Wir werden uns also in dieser Hinsicht meist mit ziemlich vagen Bezeichnungen begnügen müssen.

und levator ang. oris vorhanden waren. Die Hauptklagen des Patienten aber richteten sich ausser gegen ein beständiges Sausen in der rechten Kopfhälfte, vor Allem gegen ein Gefühl unerträglicher Hitze im rechten Ohr, welches sich auch objectiv durch eine auffallende Röthe und durch erhöhte Temperatur vor dem linken kennzeichnete. Hier bewirkte das angegebene Verfahren, d. h. Ansatz des negativen Conductor auf der dem Ganglion cerv. sup. entsprechenden Stelle, Ansatz des positiven Conductors auf das Hinterhaupt, ausser dem allmäligen Nachlass des Sausens, von der ersten Sitzung ab eine so erhebliche, sowohl subjectiv als objectiv wahrnehmbare Verminderung der Erscheinungen am äusseren Ohr, dass nach 8 bis 10 Sitzungen die Klagen des Patienten über Hitze im Ohr verstummten und dem entsprechend Röthe und Temperaturerhöhung schwanden. Kurz will ich noch erwähnen, dass, besonders wohl durch die Beseitigung der Contracturen der rechten Gesichtshälfte sich in 30 Sitzungen Gesichtsausdruck und Sprache erheblich besserten, und durch die peripherische Behandlung der Extremitäten der Gang normaler, der Gebrauch des Arms und der Hand freier wurde.

Noch interessanter ist folgender Fall, aus der Praxis des Dr. Drissen, dessen Güte ich auch die Krankengeschichte verdanke.

Beobachtung 2. C. P., Bildhauer, 35 Jahre alt, hat 1866 den Krieg mitgemacht und leidet nach seiner Angabe seit Anfang Juli des genannten Jahres an folgenden Erscheinungen: Beide Arme sind etwas abgemagert und eiskalt, die Hände anästhetisch, blutleer, Todtenhänden ähnlich, beim tiefen Einstechen von Nadeln fliesst kein Blut aus; die Bewegungen sind erschwert und kraftlos. Derselbe Zustand in geringerem Maasse in den unteren Extremitäten. Neuralgische Schmerzen sind weder in den Beinen noch in den Armen vorhanden, nur klagt Patient über eine Empfindung von Stechen in den Fingern. — In den Lazarethen war es durch die eingreifendsten diaphoretischen Mittel, selbst später durch russische Bäder nicht gelungen, die Transpiration zu erregen. D. richtete den constanten Strom auf den Sympathicus, indem er den positiven Pol auf die dem Ganglion cerv. sup. entsprechende Stelle setzte; in der zweiten Sitzung trat ein starker Schweiss ein, der namentlich an den Fingerspitzen perlartig hervorquoll, während sich gleichzeitig die Hände rötheten. Dabei traten zeitweise heftige Contractionen in den Muskeln der oberen und unteren Extremitäten ein (die sogenannten diplegischen Contractionen, von denen wir sogleich sprechen werden). Von dieser Zeit ab besserte sich mit der Temperaturzunahme die Motilität von Tag zu Tag, so dass der Patient nach 12 Sitzungen wieder im Stande war, seiner Beschäftigung nachzugehen. — Eine peripherische Behandlung war in diesem Falle gar nicht eingeleitet worden.

Bei der Anwendung des constanten Stromes haben Remak und Andere ausser den Pag. 50 erwähnten antagonistischen galvanischen Contractionen, in einzelnen pathologischen Fällen noch andere Formen von Reflexcontractionen beobachtet und therapeutisch verwerthet. Hierher gehören:

1) Die Reflexcontractionen, die besonders bei progressiver Muskelatrophie vorkommen und die dadurch entstehen, dass zwei bestimmte, von den zu erregenden Muskeln weit entfernte Punkte gereizt werden — **diplegische Reflexcontractionen.** — Als diejenige Stelle, von der hier die Reflexcontractionen ausgehen, und auf welche der mit dem positiven Pol in Verbindung gesetzte kleine Conductor festgehalten werden soll, bezeichnet Remak: die der Höhe des Ganglion cerv. sup. entsprechende Fossa auriculo - maxillaris der entgegengesetzten Seite, während der mit dem negativen Pol verbundene grössere Stromgeber auf den sechsten Halswirbel der entsprechenden Seite, oder auf eine unterhalb desselben gelegene Stelle, die oft mühsam aufgesucht werden muss, und sich bisweilen erst an der Lendengegend vorfindet, applicirt wird. Remak fügt hinzu, dass sich bisweilen die betreffenden Reizpunkte auf der, der kranken Extremität entsprechenden Seite befinden, und betont, dass diplegische Contractionen niemals durch den Inductionsstrom hervorgerufen werden können (s. Remak: Application du courant constant etc. Pag. 27 bis 31). — Fieber (Die diplegischen Contractionen nach Versuchen an Menschen und Thieren erläutert. Berlin. klin. Wochenschrift 1866. Bd. III. Nr. 23. 25. 26.) hat bestätigt, dass das Ganglion cerv. sup. behufs der Erregung der diplegischen Contractionen die Hauptrolle spielt, ebenso, dass die von Remak hierzu nöthig erachtete Stromesrichtung, also der Ansatz des positiven Pols auf dasselbe und der Ansatz des negativen an einer, unterhalb des fünften Halswirbels gelegenen Stelle zur Hervorrufung derselben nothwendig sei — dagegen konnte er, den Behauptungen Remak's entgegen, die genannten Contractionen nicht nur durch den constanten, sondern auch auch durch den Inductionsstrom erregen. Uebrigens hat Fieber dergleichen Contractionen, die Remak auch bisweilen im Beginn der Arthritis nodosa wahrgenommen hat, bei einer rheumatischen Parese des Arms, bei Bleilähmung, bei einer apoplectischen Lähmung, Drissen, ausser in dem in der Beobachtung 2 erwähnten Falle einer vasomotori-

schen Lähmung der Extremitäten, bei Parese der Armnerven wahrscheinlich in Folge entzündlicher Nervenreizung beobachtet; ich selbst nahm sie unter Anderem bei einem sehr anämischen jungen Mädchen mit Lähmung und Atrophie der oberen Extremitäten in Folge chronischer Arsenik-Vergiftung wahr und zwar hier ebensowohl auf Einführung constanter, als intermittirender Ströme. Dr. Drissen und Dr. A. Eulenburg hatten aber in diesem Falle Gelegenheit mit mir zu beobachten, wie die diplegischen Contractionen durch Reizung verschiedener, entfernt liegender Punkte ausgelöst wurden, denn dieselben traten ein: erstens auf den Ansatz der Conductoren an der gebräuchlichen Stelle, zweitens bei deren Ansatz auf der rechten oder auf der linken Seite der Wirbelsäule, besonders in der Höhe des 4. bis 8. Brustwirbels, drittens bei Application des einen Conductors auf die Herzgrube, des andern auf die erwähnte Wirbelgegend, und zwar erreichten dieselben bei der letztgenannten Applicationsweise ihre grösste Intensität, während sie bei Fixation an der gebräuchlichen Stelle weit weniger prononcirt waren — es war mithin in diesem Falle die Fixation des Ganglion cerv. sup. zur Hervorrufung des Phänomens nicht erforderlich.

2) Die **centripetalen Reflexbewegungen**, die Remak (s. Galvanotherapie Pag. 221) und Braun (Berl. klin. Wochenschrift 1865. Bd. II. Pag. 123) bei veralteten Apoplexieen beobachteten und mit Erfolg therapeutisch benutzten. Dieselben enstanden in dem Remak'schen Falle bei einer 38jährigen Apoplectica mit starken Contracturen der Arm- und Schenkelmuskeln, sobald ein stetiger Strom durch den Nerv des gelähmten Arms oder Beins geleitet wurde, wo sich dann im ersteren Falle die Contraction des Beins, im zweiten die des Arms löste — bei Braun, indem der durch den N. peronaeus der gelähmten Seite geführte aufsteigende Strom die Contractur der Finger löste und den Arm nach hinten erhob, eine Erscheinung, die auf der gesunden Seite unter gleichen Bedingungen nicht eintrat. Dagegen konnte im letztgenannten Falle eine centripetale Wirkung vom N. medianus auf das Bein der entsprechenden Seite nicht hervorgerufen werden.

Behufs der **galvanischen Erregung der Sinnesnerven** sucht man ebenfalls den Electroden eine solche Lage zu geben, dass die Stromdichte in dem betreffenden Organe ihr Maximum erreicht. Um z. B. auf die Retina und den N. opticus zu wirken, setzt man demgemäss den einen Conductor auf den inneren Augenwinkel, den andern auf die Schläfe, vermeidet aber zu starke Ströme, da die durch den Galvanismus geweckte Lichterscheinung bei reizbaren Augen Retinitis erzeugen kann. — Um den Geschmackssinn zu erregen, bringt man den einen Conductor auf die Zunge, während man den andern im Nacken applicirt etc.

Was die peripherische Reizung mittelst des constanten Stromes betrifft, um deren Methodik sich besonders Benedikt in Wien Verdienste erworben hat (s. u. A. Allgem. Wiener Med. Zeitung 1863), so kann man entweder den sogenannten Rückenmarks-Wurzel-Strom (Rk.-Wz.-Str.) anwenden, indem man den einen, gewöhnlich den Kupferpol an der Wirbelsäule applicirt und mit dem Zinkpol an der Seite der Wirbelsäule streicht, oder den Rückenmarks-Plexus- (Rk.-Pl.-Str.) resp. Rückenmarks-Nervenstrom (Rk.-Nv.-Str.), indem sich ein Pol auf einem Nervenplexus resp. Nervenstamm, der andere auf dessen Ursprung an der Rückenwirbelsäule befindet, oder den Plexus-Nervenstrom (Pl.-Nv.-Str.), wo der eine Pol auf einem Plexus, der andere auf einem seiner Nerven ruht, oder den Nerven-Muskelstrom (Nv.-Mk.-Str.), wo der eine Pol den Nerv, der andere die von ihm versorgten Muskeln berührt. Auch kann man, wo grössere Strecken eines Nervenstammes zugänglich sind, beide Pole auf denselben Nerv, oder endlich einen Conductor auf den Muskel, den andern auf seinen motorischen Punkt hinstellen, und verweisen wir in Bezug auf die letzterwähnten Verfahrungsweisen auf Pag. 139 seq. Natürlich kann man bei allen diesen Operationen die Ströme in auf- und absteigender Richtung und ebenso stabil oder labil einwirken lassen.

SIEBENTER ABSCHNITT.

Die Electricität in ihrer Anwendung auf Anatomie, Physiologie und Pathologie.

Wir haben oben erörtert, wie man durch die örtliche Faradisation mittelst häufig unterbrochener Ströme nicht nur jeden einzelnen Muskel, sondern auch jedes Muskelbündel zu sofortiger Contraction bringen kann. Duchenne benutzte dieses Verfahren, um die Wirkungsweise jedes einzelnen Muskels auf exacte Weise darzulegen, und widerlegte dadurch manche Irrthümer, die sich in den anatomischen Lehrbüchern dadurch forterbten, dass die meisten Bewegungen nicht von einem einzelnen, sondern durch die gleichzeitige Mitwirkung verschiedener Muskeln ausgeführt werden. — Bérard sagte deshalb treffend, dass Duchenne durch die localisirte Anwendung des electrischen Stromes der Schöpfer einer „Anatomie vivante“ geworden sei.

Wir wollen im Folgenden die interessanten Resultate dieser Untersuchungen kurz wiedergeben, indem wir behufs eines genaueren Studiums auf Duchenne's Arbeiten oder auf Erdmann (III. Aufl. Pag. 94—164) verweisen.

I. Unter den **Gesichtsmuskeln** schrieb man den beiden Mm. zygomaticis die Wirkung zu, den Mundwinkel auch aussen und oben zu ziehen; Duchenne wies nach, dass der M. zygomaticus major in Folge seines Ansatzes an den Mundwinkel beim Lächeln und beim Ausdruck der Heiterkeit, der mehr nach innen und vorn gelegene M. zygomaticus minor beim Weinen und beim

Ausdruck der Traurigkeit thätig sei. Der faradisirte M. pyramidalis nasi drückt Erzürntsein, Drohung, der M. transversalis nasi Verachtung und Spott aus; der gereizte M. triangularis nasi giebt dem Gesichte den Ausdruck der Geilheit. Der M. subcutaneus colli wird im Zorn, Schreck, sowie beim Ausdruck der Resignation angespannt. Der M. frontalis zieht die Haut der Stirn, Augenlider, Augenbrauen in die Höhe, leicht contrahirt erheitert er die Züge, bei stärkerer Contraction drückt er Zweifel, bei der stärksten, unter Mitwirkung anderer Muskeln, angenehme Ueberraschung oder Schaudern aus. Der M. buccinator zieht die Commissur der Lippen stark nach aussen und bildet einige Längsfalten auf der Wange, die alt machen, während die gemeinschaftliche Action des M. buccinator und M. zygomaticus major bei manchen Menschen die lieblichen Grübchen auf der Wange hervorruft. — Die Muskeln des Tragus und Antitragus verengen die Ohrmuschel und haben den Zweck, das Ohr vor zu heftigen Eindrücken, scharfen Tönen zu schützen, während die Muskeln des Helix zur Erweiterung des Gehörorgans bestimmt zu sein scheinen.

II. Was die **Hand- und Armmuskeln** anbetrifft, so hat Duchenne nachgewiesen, dass, wenn man in der Flexionsstellung der Hand und Finger die Extensoren der Finger faradisirt, sich zuerst die beiden letzten Phalangen, dann die ersten Phalangen strecken und zuletzt Extension des Carpus nach dem Vorderarm zu eintritt. Die beiden letzten Phalangen bleiben gestreckt, bis der Metacarpus einen Winkel mit dem Vorderarm bildet, von da ab treten sie in Flexion, während sich die ersten Phalangen noch mehr strecken. Zu gleicher Zeit spreizen die Extensoren die früher in Flexionsstellung einander genäherten Phalangen auseinander. Bei Reizung des Extensor indicis proprius nähert sich der Zeigefinger dem Mittelfinger, bei Reizung des Extensor digiti minimi proprius entfernt sich der kleine Finger vom vierten bedeutend mehr, als es durch die Contraction des vom Extensor digitorum comm. zu ihm verlaufenden Bündels geschieht. Es folgt hieraus, dass der Extensor digitorum comm. und die Extensores proprii nicht nur die ersten Phalangen strecken, sondern auch die Finger von dem feststehenden Mittelfinger entfernen. Dagegen haben die Adductoren und Abductoren der Finger, die Mm. interossei, Mm. adductores et abductores pollicis et digiti minimi, endlich die Mm. lumbricales ausser ihrer eigenthümlichen Function der Adduction, Abduction und Beugung der betreffenden Finger: die Streckung der zweiten Phalanx des Daumens und der zweiten und dritten der übrigen Finger zu bewerkstelligen. Der M. flexor pollicis brevis ist ein Beuger der ersten Phalanx des Daumens, im höheren Grade ein Strecker der zweiten, der M. opponens pollicis beugt den Mittelhandknochen des Daumens nach der Handwurzel, dreht aber dabei den Daumen mit seiner Hohlhandfläche gegen die des Zeigefingers. — Der M. supinator longus endlich ist nur dann Supinator, wenn der Vorderarm vorher stark pronirt war; war dies nicht der Fall, sondern hatte der Vorderarm seine gewöhnliche ruhende Lage, so wird der Vorderarm gegen den Oberarm in einer Richtung gebeugt, welche die Mitte hält zwischen Supination und Pronation. — Pathologische Facta bestätigen diese Beobachtungen, so kann z. B. ein Kranker mit Lähmung des Extensor digit. comm. noch die zweiten und dritten Fingerglieder strecken, während die Streckung der ersten unmöglich ist; die Seitwärtsbewegung und Spreizung der Finger ist erschwert, auch geht die Beugung der zwei letzten Phalangen nur unvollkommen von statten. Bei Lähmung oder Atrophie des Abductor longus und Extensor brevis pollicis ist der Mittelhandknochen des Daumens permanent adducirt und dadurch das Festhalten kleiner Gegegenstände zwischen den drei ersten Fingern behindert, während bei Lähmung des Extensor longus pollicis der Daumen zwar zur Mittelhand gebeugt, aber bei unverletztem Extensor brevis und Abductor longus sein Gebrauch wenig gestört ist. Bei Lähmung der Muskeln des Daumenballens stellt sich, in Folge der jetzt unbeschränkten Thätigkeit des Extensor longus pollicis, der Mittelhandknochen des Daumens so in Extension, dass er einen vorspringenden Winkel mit der Handwurzel bildet, der Patient vermag aber nicht sein letztes Daumenglied zu extendiren, ohne gleichzeitig den Mittelhandknochen und die erste Phalanx des Daumens mitzustrecken. Lähmung oder Atrophie des Flexor brevis pollicis macht es unmöglich, den Daumen mit dem Ring- und kleinen Finger in Opposition zu bringen; ist aber dabei der Abductor brevis und Opponens unversehrt, so kann der Daumen noch die beiden ersten Finger berühren und die Hand ist noch zum Schreiben geschickt; ist endlich der

Adductor bei Lähmung der übrigen Muskeln des Daumenballens unversehrt, so kann der Kranke noch kräftig Gegenstände zwischen Daumen und Zeigefinger halten.

III. Gehen wir jetzt auf die Muskeln über, welche **den Arm und die Schulter** bewegen, so ist der M. pectoralis major in zwei Bündel zu trennen, von denen das obere (aus der Clavicularportion und den Fasern, die sich an den oberen Theilen des Sternum ansetzen, bestehend) Arm und Schulter nach oben und vorn zieht. Bei gleichzeitiger Erregung an beiden Armen stellen sich die Ellenbogen nach vorn, innen und etwas nach oben, und die Arme werden gegen den Thorax angedrückt. Die untere Portion des M. pectoralis dagegen ist ein Herabzieher des Arms. Reizung des ganzen Muskels bewirkt Rotation des Oberarms um seine Achse mit gleichzeitiger Pronation der Hand. — Der M. deltoideus bewirkt ausser der Hebung des Oberarms noch eine Lageveränderung des Schulterblatts und zwar in der Weise, dass der Angulus ext. scap. herabgedrückt, der Ang. int. etwas gehoben und der Mittellinie genähert, endlich die Scapula um ihre Verticalachse gedreht und dadurch ihr hinterer Spinalrand um 4—5 Centimeter von der Brustwand entfernt wird. — Wird der M. latissimus dorsi bei herabhängendem Arme in seinem oberen Drittel gereizt, so zieht er den Arm nach innen und hinten und nähert das Schulterblatt der Mittellinie, während Reizung der beiden unteren Drittel eine Senkung der Schulterecke und Neigung des Rumpfs nach der entsprechenden Seite bewirkt. Werden beide Muskeln gleichzeitig in ihrem obern Drittel gereizt, so nähern sich beide Schulterblätter einander und die Schultern stellen sich schief nach vorn und innen, während gleichzeitige Reizung beider in ihrem unteren Theile Senkung der Schultern und Streckung des Rückens, und mithin die militärische Haltung bewirkt. — Bei Lähmung des Deltoideus hängt der Oberarm fast unbeweglich am Brustkasten herab; versucht der Patient, Jemandem die Hand zu geben, so schleudert er den Arm vermittelst des Serratus nach vorn. Ist von den drei Bündeln, die den Deltoideus zusammensetzen, nur einer gelähmt, so ist die Erhebung des Arms nach dieser Seite hin verhindert, während sie nach den andern erhalten ist; am meisten hinderlich ist die Lähmung des vorderen Bündels. Ist der Latissimus dorsi paralysirt, so ist die Haltung dadurch erschwert, dass die Schulterblätter vorwaltend durch die Mm. rhombeidei in ihrer Richtung erhalten werden. Was die Function der Schulterblattmuskeln anbetrifft, so fand Duchenne, dass von den drei Bündeln des M. trapezius das oberste und vorderste (Portio clavicularis) faradisirt, den Kopf kräftig nach der gereizten Seite neigt und etwas nach hinten dreht, so dass das Kinn nach der entgegengesetzten Seite steht; das mittlere hebt das Schulterblatt und nähert es der Mittellinie; das untere endlich senkt den inneren Winkel des Schulterblatts ein wenig und nähert den Spinalrand der Mittellinie. Bei gleichzeitiger Reizung des ganzen Trapezius hebt sich das Schulterblatt, der Spinalrand nähert sich der Mittellinie, die Schulterecke senkt sich nach hinten und innen, endlich wird der Kopf nach vorn gebogen und nach der entgegengesetzten Seite gedreht. — Der M. rhomboideus (Duchenne fasst unter dieser Bezeichnung den M. rhomboideus major und minor zusammen) hält im Zustand der Ruhe den hinteren Schulterblattrand gegen den Thorax fest eingedrückt; contrahirt er sich in allen seinen Fasern, so dreht sich das Schulterblatt um seinen äusseren Winkel und hebt sich dann; im extremsten Grade ist der Spinalrand schief von oben nach unten und von aussen nach innen gerichtet, so dass der innere Winkel von der Mittellinie mehr absteht, als der untere. — Reizt man den M. serratus anticus major in seiner unteren Partie, so entsteht eine Drehung des Schulterblatts um seinen unteren Winkel, in Folge deren sich das Acromion hebt und der untere Winkel nach aussen und vorn gestellt wird. Wird gleichzeitig die mittlere Partie gereizt, so geht das Schulterblatt nach vorn, aussen und oben. Dabei entfernt sich der Spinalrand um 2 bis 4 Centimeter von der Mittellinie, drängt sich an die Thoraxwand und macht in die Haut eine tiefe Furche; der untere Theil des Serratus hebt die Schulterecke. Bei gleichzeitiger Reizung des ganzen Serratus (durch Faradisirung des N. thoracicus lateralis) wird die Scapula unter Erhebung ihres Acromialwinkels so weit nach vorn und aussen vorgeschoben, dass der Raum zwischen Scapula und Wirbelsäule das Doppelte vom Normalen beträgt; dabei ist der innere Rand fest an den Thorax angepresst, während das Schulterblatt im Uebrigen flügelförmig vom Thorax absteht.

Bei Lähmung der unteren Portion des Trapezius entfernt sich die Basis scapulae bis auf 10 bis 12 Centimeter von den Dornfortsätzen und bildet den sogenannten „breiten Buckel", den wir häufig bei Handwerkern antreffen, die in Folge ihrer Profession beständig krumm sitzen; gesellt sich eine Lähmung des oberen Theils hinzu, so senkt sich die Schulter, und das Schulterblatt nimmt eine solche Stellung ein, dass ihr unterer Winkel der Mittellinie mehr genähert, der innere dagegen weiter von ihr entfernt ist, als im normalen Zustande. Dabei erleiden die Bewegungen mannichfache Störungen. Bei Lähmung der unteren Partie kann der Patient die Schultern noch etwas zurückziehen; versucht er aber beide Schultern einander zu nähern, so ziehen die Mm. rhomboidei die Schulterblätter in ihrer Richtung, d. h. sie erheben dieselben und drehen sie gleichzeitig um ihren äusseren Winkel. Ist der mittlere Theil mitergriffen, so scheint sich das Schulterblatt vom Thorax abzulösen und dem Oberarm keine feste Stütze mehr zu bieten; es werden daher die Armbewegungen, welche eine gewisse Muskelkraft erfordern, schwer und unbequem. — Ist der M. rhomboideus gelähmt, so entfernt sich die Basis scap. von der Thoraxwand, markirt sich deutlicher unter der Haut und es entsteht eine mehr oder weniger beträchtliche Falte zwischen ihr und der Wirbelsäule; gleichzeitig ist jetzt in Folge des eintretenden Uebergewichts des Serratus ant. maj. der untere Winkel nach vorn und aussen gezogen. Was die damit verbundenen Bewegungsstörungen anbetrifft, so sind sämmtliche Bewegungen, welche ein festes Anliegen der Basis scap. an die Brustwand und ein kräftiges Anziehen gegen die Mittellinie erfordern, namentlich die Bewegung des Arms nach hinten beschränkt. — Eine Lähmung des Serratus ant. maj. zeigt, wenn der Arm herabhängt, die Senkung des Schulterblatts wenig verändert; höchstens steht der untere Schulterblattwinkel etwas mehr nach hinten und oben und springt mehr hervor. Entfernt aber der Patient den Arm vom Rumpfe und dreht somit das Schulterblatt um seine verticale Achse, so entfernt sich der hintere Schulterblattrand vom Thorax und bildet daselbst eine hohle Rinne; gleichzeitig hebt sich der untere Winkel vom Brustkorb ab, während der vordere sich demselben mehr anschmiegt. Je weiter das Uebel fortschreitet, desto frappanter sind diese Veränderungen, so dass im höchsten Grade das Schulterblatt flügelförmig von der Thoraxwand absteht. Die Bewegungen des Arms sind bei vollkommener Paralyse des Serratus sehr beschränkt, die Erhebung ist nur mittelst des Deltoideus bis zur Horizontalebene möglich, jede darüber hinausgehende

Erhebung ist, wenn nicht die obere Portion des Cucullaris und der Levator ang. scap. stark mitarbeiten, vollständig unausführbar und geht selbst mit deren Hülfe nur unvollkommen von statten.

IV. Ebenso interessant vom anatomischen, als wichtig vom therapeutischen Standpunkte aus sind die Aufschlüsse, welche Duchenne's Untersuchungen über die **Function der Muskeln des Fusses** ergeben haben. Er fand nämlich, dass directe Streckung und directe Beugung des Fusses nur durch gleichzeitiges Zusammenwirken mehrerer Muskeln zu Stande kommen, indem jeder einzelne Streck- oder Beugemuskel des Fusses zu gleicher Zeit eine Adduction oder Abduction desselben bewirkt. Er gab deshalb den einzelnen Muskeln die ihrer Function entsprechenden Namen und nannte die vereinigten Mm. gastrocnemius, soleus und tibialis post., die den Fuss strecken und adduciren: M. extensor adductor — die Mm. peronaeus longus und brevis, die den Fuss strecken und abduciren: M. extensor abductor — den M. tibialis anticus, der den Fuss beugt und adducirt: M. flexor adductor — den M. extensor digitorum communis longus und M. extensor hallucis, die den Fuss beugen und abduciren: M. flexor abductor. Directe Streckung entsteht also aus der combinirten Wirkung der Mm. gastrocnemii, soleus und peronaeus longus — directe Beugung durch gleichzeitige Wirkung der Mm. tibialis ant. und extensor digit. comm. long.

Reizung des Extensor adductor (Gastrocnemius, Soleus und Tibialis post,) bewirkt ausser der kräftigen Streckung des Hinterfusses und des äusseren Randes des Vorderfusses eine Drehung des Fusses dergestalt, dass die Spitze nach innen, die Ferse nach aussen steht. Gleichzeitig dreht sich der äussere Fussrand nach aussen, während die Zehen in Folge der Streckung der ersten und Beugung der andern Phalangen Klauenform annehmen. Reizung des Extensor abductor (Peronaeus longus und brevis) bewirkt starke Senkung der inneren Seite des Vorderfusses, sowie Abduction des Fusses, dessen äusserer Rand gehoben wird und dessen Malleolus internus hervorspringt. — Lähmung oder Atrophie des Extensor adductor bewirkt folgende Erscheinungen: Beim Versuch, den Fuss zu strecken, wird derselbe durch die Thätigkeit des nun allein fungirenden Extensor abductor stark abducirt; der Vorderfuss wird dabei in Folge einer Senkung des ersten Metatarsalknochens, des Os naviculare und Os cuneiforme nach innen gedreht; die Plantarseite mehr gehöhlt, die Dorsalseite mehr gewölbt. Mit der Zeit nimmt die Dorsalwölbung zu, die Ferse senkt sich dagegen immer mehr, bis endlich der Astragalus die Stelle des Calcaneus einnimmt, und der von Duchenne sogenannte „Hohlfuss des Peronaeus longus" entsteht. Secundär tritt dabei Retraction einzelner Fussmuskeln, des Adductor hallucis, des Flexor brevis digit. etc. ein. — In Folge der Lähmung oder Atrophie des Extensor abductor verschwindet die Wölbung des Fusses fast ganz; beim Stehen nimmt der Fuss Valgusstellung ein, der innere Fussrand steht platt auf dem Boden. Macht man dagegen bei Lähmung des Extensor abductor den Versuch, den Fuss zu strecken, so nimmt der Fuss die Stellung wie beim Varus ein, indem jetzt durch die tonische Kraft des Tibialis anticus das Köpfchen des ersten Metatarsalknochen in die Höhe gezogen wird. Allmälig bildet sich ein Plattfuss aus, der mit Beseitigung der Peronaeus-Lähmung wieder schwindet.

Was die Beugung des Fusses anbetrifft, so wird bei Reizung des Flexor adductor (Tibialis anticus) der Fuss stark gestreckt und adducirt und der innere Rand des Vorderfusses erhoben. Bei Reizung des Flexor abductor (Extensor digit. comm. long. und Extensor hallucis) wird der Fuss gebeugt und abducirt. Die vier letzten Zehen sind dabei schwach gestreckt, der äussere Fussrand gehoben, die Fusssohle nach aussen gedreht, die grosse Zehe gebeugt. — In Folge der Atrophie oder Lähmung des Flexor adductor ist die Beugung des Fusses immer mit Abduction verbunden, der Fuss wird mehr nach aussen gedreht und stösst beim Gehen leicht am Boden an; zuletzt wird die Wirkung der Extensoren überwiegend und es entsteht Pes equinus. Bei Lähmung oder Atrophie des Flexor abductor geschehen die seitlichen Bewegungen in entgegengesetzter Richtung; der Fuss kann demgemäss nicht gebeugt werden, ohne dass er zu gleicher Zeit adducirt und die Sohle nach innen gedreht wird. Der Vorderfuss krümmt sich von unten nach oben, so dass man bisweilen den Astragalus und Calcaneus hervortreten sieht.

Reizung des Tibialis posticus und des Peronaeus brevis bewirken unabhängig von Beugung und Streckung die Seitenbewegungen des Fusses und zwar der Tibialis posticus die reine Adduction und der Peronaeus brevis die reine Abduction; beide gleichzeitig wirksam verhindern das Ausweichen des Fusses nach innen und aussen. Bei Lähmung oder Atrophie der genannten

Muskeln nimmt der Fuss im ersten Falle Varus-, im zweiten Valgusstellung ein.

V. In Bezug auf die Function des **Zwerchfells** ergaben Duchenne's Untersuchungen, dass wenn man bei lebenden Menschen oder Thieren beide Phrenici faradisirt, heftige, rapide Contractionen des Zwerchfells eintreten, in Folge deren bei unverschrten Unterleibswandungen die falschen Rippen gehoben und nach aussen bewegt, der Brustraum nach unten erweitert wird, und eine der Erweiterung entsprechende Quantität Luft in die Lungen einströmt. Dies plötzliche Eindringen der Luft durch die Glottis in die Luftröhre ist mit einem eigenthümlichen Schluchzen verbunden, welches nach Ziemssen durch die plötzlichen Schwingungen der Stimmbänder, die bei der unvorbereiteten, tiefen Inspirationsbewegung nicht aus dem Wege geschafft sind, hervorgebracht wird. — Sind die Thiere vorher ausgeweidet, und ist somit der Widerstand der Bauchmuskeln und Baucheingeweide beseitigt, so bewirkt die Contraction des Zwerchfells, dass die falschen Rippen nach innen gezogen werden. Auch hört man in diesem Falle das eben erwähnte laute Inspirationsgeräusch nicht, woraus folgt, dass Unterstützung des Zwerchfells von unten her ein Haupterforderniss für seine Einathmungsfähigkeit ist. — Bei Atrophie des Zwerchfells sinken bei der Inspiration das Epigastrium und die Bauchwände ein, statt sich zu heben, während sich die Thoraxwände heben und erweitern, das Umgekehrte bei der Exspiration.

VI. Reizung eines einzelnen **M. intercostalis externus** vermittelst einer dünnen Electrode, welche unmittelbar am Ursprunge des M. serratus magnus scharf gegen den unteren Rand der oberen Rippe angedrückt wird, bewirkt nach Ziemssen bei ruhiger Respiration eine kräftige, deutlich sichtbare und fühlbare Erhebung der unteren Rippe nach aussen und oben. Diese Erhebung theilt sich mittelbar auch der zweitunteren Rippe mit, deren Bewegung man ebenfalls sowohl sehen, als mit aufgelegten Fingerspitzen fühlen kann. Verstärkt man den Strom allmälig, so dass der M. intercostalis int. mitgetroffen wird, so lässt sich doch keine Veränderung in der Stellung der Rippe und der Zwischenrippenräume wahrnehmen. Letztere stehen, so lange die Reizung währt, in einer schief nach aussen abfallenden Ebene und sind steinhart anzufühlen. Auch die während der Reizung hervorgebrachten forcirten In- und Exspirationen scheinen keine Veränderung in der eben angegebenen Stellung zu bewirken. Die gereizten Intercostalmuskeln bleiben unverändert wie eine Wand stehen, während an den übrigen Intercostalräumen das Zurücksinken und Vorwölben deutlich wahrnehmbar ist.

VII. Was die **Bauchmuskeln** anbetrifft, so bewirkt Reizung eines jeden Nervus intercostalis abdom., welcher in einen der gemeinschaftlich den M. rectus abdominis bildenden Muskelbäuche eintritt, ein Hart- und Prallwerden des entsprechenden Muskelbauchs und zwar ziehen die oberen Bäuche die Bauchwand nach oben, die unterhalb des Nabels gelegenen nach unten; ausserdem zieht jeder für seinen Theil die Bauchwand nach innen und sucht eine Ebene zwischen Sternum und Symphyse herzustellen. — Reizung des M. obliquus abdominis ext. bewirkt seitliche Abflachung des Bauches. Reizt man die äusseren Bündel der Mm. obliqui ext. beiderseits mit mehreren Electroden, indem man die Leitungsdrähte theilt, oder mehrere Leitungsdrähte von beiden Polen ausgehen lässt, so bildet die äussere Partie beiderseits eine Ebene, während die mittlere Partie der Bauchwand ein starke, schmale Vorwölbung bildet. — Wird der M. transversus abdominis zu gleicher Zeit auf beiden Seiten der Crista ossis ilei und nahe dem äusseren Rande des Quadratus lumborum faradisirt, und gelingt es auf diese Weise, was keineswegs immer der Fall ist, den Muskel zu erreichen, so erfolgt Einschnürung des Bauches in die Quere und bei ausreichend starkem Strome eine ebenso kräftige Wirkung, als wenn der Mensch sich seiner Bauchpresse zur Entleerung des Rectums oder der Blase bedient — eine Erscheinung, die oftmals von specifischen Presstönen begleitet ist. Rückt man mit der Electrode weiter nach vorn, so kann man durch kräftiges Eindrücken oberhalb der Spina ilei ant. sup. eine partielle Wirkung auf den M. obliquus abdom. internus ausüben.

Wir wollen jetzt zu den **Lähmungen der Nerven** übergehen, welche die Haut und die Muskeln der Extremitäten versorgen und ein kurzes Bild von den Veränderungen entwerfen, welche die wichtigsten totalen Lähmungen in der Function der betreffenden Theile zu Wege bringen.

An den oberen Extremitäten bewirkt Lähmung des N. radialis folgenden Symptomen-Complex. Der Patient ist nicht im Stande das Handgelenk zu erheben, die ersten Phalangen zu strecken, die Hand in Supination zu bringen, dieselbe zu adduciren oder zu abduciren. Die Abduction und Extension des Daumens ist ebenfalls aufgehoben. Dagegen sind alle anderen Bewegungen: Flexion und Pronation des Arms, Beugung der Finger, Adduction des Daumens etc. ausführbar. Meist ist ein Gefühl von Taubheit in der Hand und Anästhesie der Dorsalseite des Unterarms und der Hand damit verknüpft. — Ist der N. ulnaris gelähmt, so ist der Patient häufig noch im Stande, grosse Gegenstände mit der Hand festzuhalten, während ihm das Fassen kleiner Gegenstände unmöglich ist. Die Kraft, mit der er dargebotene Gegenstände zwischen zwei Fingern hält, ist verschieden, je nachdem er sie mit Daumen und Zeigefinger, Daumen und Mittelfinger, oder Daumen und Ring- oder kleinem Finger erfasst. Letzteres ist absolut unmöglich, während die anderen Bewegungen eher ausführbar sind. Versucht der Kranke die Hand zu schliessen, so beugen sich zwar die beiden letzten Phalangen der Finger ausreichend, hingegen die ersten so wenig, dass die Finger und wieder vorwaltend der Ring- und kleine Finger die Handfläche nicht erreichen. Sind die Interossei vollständig gelähmt, so entfernen sich beim Versuch der Geradstellung der Finger dieselben bis auf einige Linien von einander und es ist absolut unmöglich, sie in dieser Lage einander zu nähern oder sie weiter von einander zu entfernen. Nähert man sie gewaltsam, so entsteht Beugung der ersten Phalangen. Dagegen können die Bewegungen des Daumens mit Ausnahme der Adduction, also Beugung der ersten Phalanx, Opposition und Abduction ausgeführt werden; die Streckung des Handgelenks, die Beugung des Vorderarms gegen den Oberarm, Supination und Pronation gehen ungehindert von statten. Die gewöhnliche Stellung der Hand weicht in nichts von der normalen ab, aber es haben die innere Hälfte der Hand ihre Sensibilität, die Finger und zwar vorwaltend die beiden letzten ihr normales Tastgefühl eingebüsst. — Ist der N. medianus gelähmt, so ist die Beugung des Arms im Ellenbogengelenk frei, dagegen ist die Beugung des Handgelenks behindert, die Flexion der zweiten und dritten Phalangen der Finger, die Pronation der Hand aufgehoben. Der Daumen kann zwar adducirt, aber nicht gebeugt, [nicht in

Opposition gebracht werden; die Streckung des Handgelenks und der Finger, die Supination des Arms ist nicht behindert, die Mittelfinger sind taub, kalt, gefühllos.

An den unteren Extremitäten ist bei einer Lähmung des N. cruralis die Beugung des Oberschenkels, sowie die Streckung des Unterschenkels mehr oder weniger gehemmt; der Patient wird, da in Folge der Lähmung des vierköpfigen Oberschenkelmuskels das Vorwärtsschreiten sehr behindert ist, das Bein nur wenig vom Fussboden erheben, nur kleine Schritte machen können; das Treppensteigen ist schwierig, das Erheben aus sitzender Stellung oft unmöglich. Ist der N. obturatorius mitgelähmt, so ist ausserdem die Adduction der Schenkel, das Herumdrehen des Körpers von der Rücken- auf die Bauchseite, sowie die Rotation des Oberschenkels nach aussen gehemmt.

Die Lähmung des N. peronaeus bietet folgende diagnostische Erscheinungen dar: Die Bewegungen des Ober- und Unterschenkels gehen mehr oder weniger ungehindert von statten, dagegen sind die Bewegungen des Fusses sehr beschränkt; der Patient kann sich nicht beim Gehen auf den Metatarsalkopf der grossen Zehe stützen, die Drehung des Fusses nach aussen, die Streckung der Zehen, namentlich der grossen etc. ist unausführbar, er tritt mit dem äusseren Fussrande auf. Die Sensibilität der Haut ist gewöhnlich an der äusseren Fläche des Unterschenkels und am Fussrücken vermindert. Bei Lähmung des N. tibialis gehen ebenfalls die Bewegungen des Oberschenkels, mit Ausnahme der mehr oder weniger erschwerten Rotation nach aussen, ungehindert von statten, dagegen ist die Flexion des Unterschenkels, die Erhebung des Beins nach hinten, die Rotation des Unterschenkels nach innen und aussen aufgehoben; die Ferse kann nicht gehoben, weder Mittelfuss noch Zehen gebeugt werden. Der äussere Rand des Fussrückens, sowie die Fusssohle haben ihre Sensibilität eingebüsst.

ACHTER ABSCHNITT.

Die Electricität in ihrer Bedeutung für Diagnose und Prognose der Lähmungen.

Wie die Diagnostik der Lungen- und Herzkrankheiten durch Anwendung des Stethoscops und Plessimeters an Sicherheit gewonnen und die auf die physicalische Untersuchung der betreffenden Organe gestützte Therapie eine rationellere geworden ist, ebenso hat die Behandlung der Lähmungen eine mehr wissenschaftliche Basis bekommen, seitdem wir die Reizbarkeitsverhältnisse der betreffenden Nerven und Muskeln durch das feine Reagens des electrischen Stromes zu prüfen und die Abweichungen von der Norm zu messen im Stande sind. Wie aber die physicalische Untersuchung der Brustorgane allein, ohne Berücksichtigung der übrigen Erscheinungen am Individuum in den wenigsten Fällen zur Stellung einer sichern Diagnose, niemals zur Begründung einer rationellen Kur hinreicht, so ist auch der electrische Strom nur ein Hülfsmittel, welches uns bei voller Berücksichtigung der übrigen Erscheinungen am Individuum, der ätiologischen Momente etc. in vielen sonst unklaren Fällen zu einer sicheren Diagnose verhelfen, bei anscheinend widersprechenden Symptomen unser Urtheil bestimmen, bei zweifellosen bestätigen wird, welches endlich in Bezug auf die Stellung der Prognose einzelner Lähmungsformen von der grössten Bedeutung, in einzelnen Fällen eine Sicherheit, wie kein zweites Mittel gewährt. Als Beweis für diese Behauptung will ich, ehe ich die diagnostischen Kriterien der verschiedenen Lähmungsformen bespreche, einige Beobachtungen mittheilen, in denen ich beim Fehlen oder bei der Unsicherheit anderer Anhaltspunkte, aus dem electrischen Verhalten der afficirten Muskeln allein Diagnosen stellen konnte, deren Richtigkeit der weitere Verlauf als unzweifelhaft herausstellte.

Beobachtung 3*). Der Kürschnermeister Hache, ein bisher gesunder Mann von 38 Jahren, verspürte seit etwa 5 Monaten eine gewisse Schwäche und Ungelenkigkeit in beiden Händen, so dass ihm die Gradstreckung derselben immer schwerer und seit 3 Monaten unmöglich wurde. Bei jedem Versuche, Etwas zu greifen, zu nähen, Jemandem die Hand zu reichen, bogen sich die drei Mittelfinger der gebrauchten Hand sofort um, während der Daumen und kleine Finger gestreckt wurden. Eben so vergeblich war das Bemühen, die Hände zu spreizen oder die Daumen von den Zeigefingern zu entfernen. Dem Eintritt des Uebels waren mit Ausnahme leicht ziehender Schmerzen in beiden Schultern keine abnormen oder schmerzhaften Empfindungen irgend einer Art vorausgegangen, wie auch der Patient für die allmälige Entstehung desselben keine Ursache anzugeben wusste. Bei der am 12. März 1854 angestellten Untersuchung fand ich, dass selbst ein sehr intensiver electrischer Strom, auf die Mm. extensores digit. comm. der Hände gerichtet, nicht die ersten Phalangen der Finger zu strecken im Stande war. Auch die electro-musculäre Sensibilität war in den gelähmten Muskeln in dem Maasse herabgesetzt, dass selbst ein sehr starker Strom dem Kranken wenig empfindlich war. Die übrigen Extensoren (mit Ausnahme der Extensores indic. propr. und der Abductoren der Daumen, die in ihrer electro-musculären Contractilität und

*) Dieser Fall ist besonders dadurch interessant, dass ich an ihm zuerst die Bleilähmungen, welche durch den jahrelangen Gebrauch eines bleihaltigen Schnupftabacks entstehen, entdeckte (s. Med. Central-Zeitung vom 22. November 1854 und Virchow's Archiv 1857. Pag. 209 seq.). — Seit Veröffentlichung dieser Beobachtung wurden so viele Fälle von Bleivergiftung durch Schnupftaback constatirt, dass in Frankreich, Belgien, Preussen und anderen deutschen Staaten strenge Verbote gegen Verpackung des Tabacks in Blei erlassen worden sind. Gewiss verdanken sehr viele Lähmungen ähnlichen Ursachen ihre Entstehung; Tränken der Seide mit Bleiessig, um ihr Gewicht zu vermehren, so wie andere Fälschungen, zu denen eine bis zum Extrem gesteigerte Concurrenz führt, Bleiweiss zu Schminken und anderen kosmetischen Mitteln etc. etc. und ähnliche dem Arzt so häufig unbekannt bleibende Ursachen verursachen Lähmungen, die bei der Fortdauer der schädlichen Einwirkung allen ärztlichen Bemühungen Trotz bieten. Duchenne erwähnt einige Fälle, in denen durch Zusatz von Bleisalzen zum Wein, durch Bier, welches durch bleierne Röhren aus den Kellern in die Schenkstuben geleitet wurde, Bleilähmungen veranlasst worden sind.

Sensibilität ebenfalls mehr oder weniger erheblich gelitten hatten), ferner Supinatoren, sämmtliche Flexoren und Pronatoren hatten an beiden Armen ein vollkommen normales electrisches Verhalten. Es schien mir hiernach eine Bleilähmung vorzuliegen, obgleich sich weder aus der Beschäftigung oder Lebensweise, noch aus vorausgegangenen Krankheitssymptomen ein Moment ableiten liess, welches für die Richtigkeit dieser Diagnose sprach.

Nachdem ich siebenunddreissig Mal die Electricität ziemlich erfolglos angewandt hatte, trat der Patient eine Reise an und ging somit aus der Kur. Ich sah ihn etwa zwei Monate später, am 9. Juli 1854 wieder. Zu den oben beschriebenen Lähmungserscheinungen war eine beträchtliche Hervorwölbung beider Handwurzel- und der zweiten, dritten und vierten Mittelhandknochen beider Hände hinzugetreten, ein Symptom, welches mich mehr und mehr in meiner früher gehegten Ansicht bestärkte. Bei einer erneuten Untersuchung aller Bedingungen, die möglicherweise bei meinem Patienten die Bleiintoxication bedingen konnte, ergab die qualitative Analyse in dem Taback, den derselbe seit einer Reihe von Jahren schnupfte (Pariser No. 2 von Gebr. Bernard in Offenbach) und den er immer pfundweise in Blei verpackt, kaufte und conservirte, einen so erheblichen Bleigehalt, dass ich mich der quantitativen Prüfung überhoben erachten durfte. Nachdem der Patient nun das Schnupfen ausgesetzt und sich beim vierwöchentlichen Gebrauch von Schwefelbädern und salinischen Abführungen die Anschwellungen besonders der rechten Hand erheblich vermindert hatten, die Lähmungserscheinungen aber noch ungeändert fortbestanden, wurde die electrische Kur wieder aufgenommen und in 40 Sitzungen so weit geführt, dass der Kranke am 6. November beide Hände gerade strecken, die einzelnen Finger von einander entfernen, die Zeigefinger frei erheben, dass er ungehindert schreiben, nähen und seine übrigen Geschäfte verrichten konnte. Die vollständige Heilung erfolgte nach und nach, ohne weitere Anwendung der Electricität oder anderer Mittel, bis Ende des Jahres, doch war auch da noch, nachdem alle willkürlichen Bewegungen längst frei und ungehindert von statten gingen, die electro-musculäre Contractilität in den früher gelähmten Muskeln herabgesetzt, und fand sich erst bei einer im August 1855 angestellten Untersuchung vollkommen normal.

Beobachtung 4. Herr Z., Waldhornbläser, ein stets gesunder Mann von 49 Jahren, erkrankte im October 1852 an einem Nervenfieber, von welchem er erst im Februar 1853 in so weit genesen war, dass er zu seiner früheren Beschäftigung zurückzukehren versuchte. Er machte aber dabei die traurige Bemerkung, dass er zwar die hohen Töne, wenngleich mit Anstrengung, hervorzubringen im Stande war, dass ihm aber die tiefen vollkommen versagten. Behufs der Hervorbringung tiefer Töne wird aber das Mundstück ganz lose an die Lippen angelegt, um deren Muskelspiel einen freieren Spielraum zu lassen, während bei den hohen Tönen das Mundstück fester angedrückt wird. Da man es mit einer theils durch die vorhergegangene Krankheit, theils durch mangelnde Uebung bedingten örtlichen Schwäche zu thun zu haben glaubte, so wurden dem Patienten ausser einer kräftigenden Diät, spirituöse Waschungen und mässige, aber in keiner Weise anstrengende Blase-Uebungen anempfohlen. Aber obgleich diese Behandlung Monate lang fortgesetzt wurde und der Patient sich übrigens körperlich vollkommen wohl fühlte, trat in den localen Erscheinungen nicht die geringste Aenderung ein, so dass sich der Patient, auf den Rath seines Arztes, behufs der Einleitung einer electrischen Kur am 30. Mai 1853 an mich wandte.

Ich fand in ihm einen grossen, wohlgebildeten, ziemlich musculösen Mann, der bei der Respiration den Thorax normal ausdehnte, dessen Lungen, Kehlkopf etc. durchaus nichts Krankhaftes darboten, der die Gesichtsmuskeln frei und leicht nach allen Seiten bewegen konnte, der auch eine oberflächliche Berührung an allen Punkten des Gesichts deutlich empfand — nur glaubte ich, wenn ich die beiderseitige Backenhaut zwischen meinen Fingern fasste, eine etwas compactere Masse auf der rechten, als auf der linken Seite zu greifen, eine Differenz, die aber zu unbedeutend war, um darauf eine Diagnose zu basiren. Jetzt faradisirte ich die einzelnen Gesichtsmuskeln und fand, dass die electro-musculäre Contractilität auf der rechten Seite im Vergleich zur linken erheblich herabgesetzt war, dass sich namentlich der M. zygomaticus major, der M. depressor labii superioris, depressor anguli oris, selbst der M. orbicularis oris rechterseits viel weniger prompt und energisch, als auf der linken Seite contrahirten und die mit der Zusammenziehung verbundene Empfindung dem entsprechend auf der rechten Seite weniger deutlich wahrgenommen wurde, dass aber diese Abweichung zwischen den Mm. masseteres und temporales beider Gesichtshälften eine kaum bemerkbare war. Ich stellte demgemäss die Diagnose auf eine Ausschwitzung in die Muskelsubstanz und ins Zellgewebe der rechten Backenhaut (rheumatische Schwiele), die nach oben vom unteren Rande des Jochbeins, nach unten vom unteren Rande des Unterkieferkörpers, nach aussen vom Processus coronoideus desselben begrenzt schien. — Demgemäss wurde auch der electrische Strom auf die leidende Hautpartie gerichtet und zwar mit solchem Erfolge, dass der Patient nach 30 Sitzungen, wenn auch noch mit Anstrengung, die tiefen Töne hervorzubringen im Stande war. — Als ich den Patienten am 3. November 1853 noch einmal untersuchte, war die electro-musculäre Contractilität und Sensibilität der Mm. zygomatici, des M. depressor lab. sup. etc. auf beiden Seiten eine vollkommen gleiche und normale.

Beobachtung 5. Julius C. aus Grüneberg, ein kleiner, schwächlicher, verzogener, aber anscheinend gesunder Knabe von 12 Jahren, war mit einem rechtsseitigen Klumpfusse (Pes varus) geboren worden, zu dessen Beseitigung im ersten Lebensjahre von Dieffenbach die Sehne des M. tibialis ant. durchschnitten wurde.

Den Eltern wurde zu gleicher Zeit anempfohlen, dem Kinde von der Zeit ab, wo es die ersten Gehversuche machen würde, zur Unterstützung des Fusses, stets festes Schuhwerk anzulegen. Dies trug er noch bis vor sieben Monaten, wo er es bei Gelegenheit einer vierzehntägigen leichten fieberhaften Krankheit ablegte und in Pantoffeln herumlief. Dabei entstand beim Spiel, wahrscheinlich in Folge eines geringfügigen Insults, der die Sehne des Tibialis ant. traf, eine entzündliche Reizung derselben, die sich durch Anschwellung, durch Schmerzhaftigkeit bei der Berührung an der Stelle, wo die Sehne früher durchschnitten war, endlich durch Bewegungsstörung manifestirte. Das rechte Bein wurde dabei im Oberschenkel und Knie gebeugt, der Fuss war abducirt und gestreckt, jede willkürliche Bewegung von Seiten des Patienten, jeder Versuch des Arztes, dem Beine eine andere Lage zu geben, missglückte. Nachdem durch Blutegel, Einreibungen von Ungt. neapolit., Kataplasmen die entzündlichen Erscheinungen beseitigt worden, blieb gleichwohl die Unmöglichkeit der willkürlichen Bewegungen zurück, das Bein behielt seine vorhin geschilderte Stellung, beim Versuch der Locomotion berührte die Fussspitze kaum den Boden und auch die Aerzte waren in ihren wiederholten Versuchen, das Bein aus seiner abnormen Stellung zu bringen, nicht glücklich. In einer siebenmonatlichen Unthätigkeit, während der Patient entweder auf einem Rollwagen gefahren wurde oder auf dem linken Bein hinkte, litt die Ernährung des rechten Beins und besonders des Unterschenkels erheblich, die Muskeln wurden welk, die Extremität kälter. Nachdem sich Geh. R. Langenbeck von diesem Zustande überzeugt hatte, schickte er den Knaben am 27. April 1857 behufs der Prüfung des electrischen Verhaltens der gelähmten Muskeln zu mir. Die Sensibilität des betreffenden Theils war ungestört. Sämmtliche Muskeln des Unterschenkels und Fusses reagirten auf einen schwachen Strom sehr gut; nur entstand bei Reizung des N. peronaeus, des M. extensor digitorum comm. und M. tibialis ant. an der früher schmerzhaften Stelle Schmerz. Nachdem ich mich hierdurch überzeugt hatte, dass wir es nur mit einer traumatischen Lähmung geringen Grades zu thun hätten, reizte ich den Extensor digit. comm. von Neuem zuerst mit einem schwachen Strom, den ich aber durch allmäliges Hineinschieben der Rolle bis zu dem Grade verstärkte, dass in Folge einer starken Flexion des Fusses, derselbe und mit ihm das ganze Bein seine normale Stellung wiedergewann. Und der Knabe konnte, wenn auch zuerst zaghaft und langsam, doch sofort gehen. In den folgenden zwei Wochen, die der Knabe noch in Berlin zubrachte, verlor sich unter der Anwendung des intermittirenden Stromes die Schmerzhaftigheit im Verlauf der Sehne des Tibialis ant., die besonders über dem Os naviculare ihren Sitz hatte, vollständig, die Muskeln nahmen an Fülle zu, die Temperatur des Beins wurde normal, und der Knabe konnte frei und ungehindert die grössten Wege zurücklegen.

Beobachtung 6. M. L., Sohn eines Arztes aus Flensburg, ein kräftiger, wohlgenährter Knabe, der bereits zweimal einen Anfall von Pseudocroup durchgemacht hatte, erkrankte im Januar 1865, 1 Jahr 8 Monat alt, in folgender Weise. An demselben Tage, an welchem seine Wärterin von Rachendiphtheritis befallen wurde, war er mürrisch, hatte einen heissen Kopf, eine belegte Zunge und erbrach die genossenen Speisen. Die Inspection seines Rachens ergab: ein etwa nadelkopfgrosses weisses Exsudat auf der linken Tonsille, beide Tonsillen geröthet, mässig geschwollen. Am andern Tage war das Exsudat geschwunden, das Unwohlsein zog sich aber noch 8 Tage hin. Ungefähr 4 Wochen später bemerkte der Vater, dass der Kleine, der bis dahin äusserst flink auf den Beinen war, beim Gehen wackelte, über Schmerzen in den Beinen klagte und mit den Händen nach beiden Hüften griff, Symptome, die sich gewöhnlich im Laufe des Nachmittags verloren. Nach 8 Tagen konnte er nicht mehr sicher gehen, fiel bisweilen um, sank, wenn er aufstehen wollte, ins Knie, befand sich aber sonst körperlich vollständig wohl, namentlich fehlte jede Spur einer Gehirnreizung. Ende Februar waren die unteren Extremitäten vollständig gelähmt, nicht der geringsten activen Bewegung fähig, sie waren eiskalt, Sensibilität und Reflexerregbarkeit vollständig erloschen, Blase und Mastdarm ebenfalls gelähmt. Eine Paralyse des Gaumensegels, Accommodationsstörungen der Augen waren nicht eingetreten. Dieser Zustand währte bis zum Juni, in welchem die ersten schwachen Spuren der Beweglichkeit in den durchaus nicht abgemagerten Oberschenkeln wahrgenommen wurden. Im September war der kleine Patient im Stande, kurze Zeit an einem Stuhle zu stehen, bald darauf wurde es ihm möglich sich aufzurichten, wenn er einen festen Stützpunkt hatte; von dieser Zeit an stieg auch die Temperatur der Beine. Im März 1866 konnte er an einer Hand geführt mühsam einige Schritte gehen, die Lähmung der Blase und des Mastdarms war im Schwinden begriffen.

Am 13. April 1866 sah ich den jetzt 3 Jahr alten, ausserordentlich wohlgenährten kleinen Patienten zum ersten Mal. Die Muskulatur der Beine hatte wenig gelitten und waren dieselben mit einem dicken Fettpolster versehen, die Adductoren und die Gastrocnemii beider Beine waren stark contrahirt, ihre Temperatur jetzt normal, Reflexerregbarkeit vorhanden. Es handelte sich um die Entscheidung der Frage, ob wir es mit einer sogenannten diphtheritischen Lähmung, oder mit einer Lähmung aus andern Ursachen zu thun hätten. — Die electro-musculäre Contractilität im Quadriceps femoris, sowie in sämmtlichen vom N. peronaeus versorgten Unterschenkelmuskeln war in beiden Beinen so erheblich herabgesetzt, dass wir in Anbetracht des bisherigen Verlaufes der Krankheit, ferner der im Beginn der Lähmung vollständig aufgehobenen electro-musculären Contractilität, die niemals bei einer diphtheritischen Lähmung erloschen ist, die Diagnose auf ein

Exsudat im Rückenmarkskanal in Folge chronischer Entzündung der Pia mater stellen könnten. — Der weitere Verlauf hat die Richtigkeit der Diagnose bestätigt. Als ich den Knaben im Mai 1867 wieder sah, war er zwar im Stande, ohne fremde Unterstützung durch das Zimmer zu gehen, aber sein Gang hat, in Folge der noch nicht vollständig normalen Functionsfähigkeit der Strecker des Unterschenkels bei vorhandener Contractur der Wadenmuskeln, das Eigenthümliche, dass der Patient den Oberkörper nach hinten überbeugt und gewöhnlich nur auf den Spitzen der Füsse auftritt. Die Reaction gegen den Strom hat sich übrigens in sämmtlichen ergriffenen Muskeln und zwar ziemlich gleichmässig gebessert, so dass nach einer wahrscheinlich nöthigen Tenotomie der Achillessehnen eine vollständige Heilung in Aussicht steht.

Gehen wir jetzt, nachdem wir uns von der Bedeutung der Electricität für Diagnose und Prognose der Lähmungen im Allgemeinen überzeugt haben, auf die einzelnen Lähmungsformen selbst über, um aus dem differentiellen Verhalten der gelähmten Nerven und Muskeln gegen den Strom, diagnostische und prognostische Kriterien zu gewinnen, so treten uns nach Ueberwindung der technischen Schwierigkeiten, die eine zu diesem Zweck angestellte Untersuchung erfordert, manche andere Momente entgegen, deren sorgfältige Berücksichtigung allein uns vor groben Irrthümern schützen kann. So ist z. B. das Verhalten des Muskels bei localer Faradisation das Product zweier Factoren: der motorischen Erregbarkeit der intramusculären Nervenfasern und der Muskelfasern*). Eine geschwächte Contraction bei localer Muskelreizung kann daher eine verminderte Reizbarkeit der Nervenfaser bei normaler Muskelfaser, oder eine verminderte Reizbarkeit der Muskelfaser bei normalem Verhalten der Nervenfaser, oder endlich das Product verminderter Reizbarkeit der Muskel- und Nervenfaser bedeuten. Hier werden wir also zu weiteren Untersuchungen schreiten müssen. Contrahirt sich nun derselbe Muskel auf

---

*) Die selbstständige Reizbarkeit der Muskelfasern ist jetzt nicht nur durch Bernard's und Kölliker's Vergiftungsversuche mit Curare, sondern auch durch die zuerst von Wundt beobachtete dauernde Contraction eines Muskels während seines Durchflossenseins vom constanten Strom (s. Pag. 50), sowie durch das eigenthümliche Verhalten des Muskels im Electrotonus (s. Pag. 40) bewiesen.

den Willensreiz, oder auf electrische Reizung des Nervenstammes, der zu ihm seine Aeste sendet, normal, so kann er nicht wesentlich erkrankt sein, und die mangelnde Reaction beruht auf einer Erkrankung der intramusculären Nervenfasern (s. M. Benedikt: Die Methode der electrischen Untersuchung des Nervensystems. Allgem. Wiener Medic. Zeitung 1863). — So treten ferner bei länger bestehenden Lähmungen in den afficirten Muskeln, Nerven, Centraltheilen: secundäre Veränderungen ein, die auf das electrische Verhalten von Einfluss sind und die Diagnose erschweren. Endlich kommen gleichzeitig peripherische und centrale Lähmungen an demselben Individuum vor, und zwar veranlasst entweder durch dieselbe Ursache — wie z. B. eine von der Corticalsubstanz des Gehirns ausgehende Geschwulst, allmälig an Grösse zunehmend, einzelne Nerven an der Basis cranii comprimirt — oder durch andere Veranlassungen, wie die häufig vorkommenden peripherischen Paralysen bei hysterisch Gelähmten zeigen.

Dagegen giebt uns auch die electrische Untersuchung Mittel an die Hand, nicht nur die vom Gehirn, Rückenmark, dem Sympathicus, vom Nerven oder vom Muskel ausgehenden Lähmungen von einander zu sondern, sondern sie gestattet uns noch weitere Schlüsse: 1) über deren speciellen Sitz, ob z. B. im Nervenplexus, oder im Nervenstamm, ob im ganzen Muskel, oder nur in einem Theil desselben etc. Haben wir in dem vorliegenden Fall einer peripherischen Nervenlähmung auf Anwendung des Rk.-Pl.-Stromes normale Reaction, während solche auf den Rk.-Nv.-Strom ausbleibt, so befindet sich das Leitungshinderniss im Nervenstamm: reagirt in einem Fall von Muskellähmung die vordere Portion des Deltoideus schlecht, während sich die mittlere und hintere der angewandten Reizung entsprechend contrahiren, so haben wir den Sitz der Krankheit in die vom N. thorac. ant. versorgte Clavicularportion zu verlegen. Aehnliche Schlüsse sind auch bei Anästhesieen möglich; entsteht z. B. bei einer Hautanästhesie, die sämmtliche Aeste eines Nerven betroffen hat, auf Reizung des Nervenstammes die normale Empfindung bis in seine letzten Verzweigungen, so wissen wir, dass Gehirn, Rückenmark, Nervenstämme intact sind und dass das Leiden in der aufgehobenen Erregbarkeit der letzten Nervenendigungen beruht. Derselbe Schluss auf peripherische Erkrankung ist zulässig, wenn bei vollständiger Anästhesie einer Extremität auf Reizung der betreffenden Nervenplexus oder hinteren Wurzeln die normale Reaction eintritt, während das Ausbleiben derselben den umgekehrten Schluss auf centrale Erkrankung aus dem Grunde nicht gestattet, weil in diesem Falle entweder aufgehobene Reizbarkeit, oder unterbrochene Leitung, oder cerebrale Erkrankung die Anästhesie bedingen kann.

Die electrische Untersuchung belehrt uns 2) über die Natur der Erkrankung; sie setzt uns z. B. in den Stand, eine durch Blei-Intoxication verursachte Lähmung der Extensoren des Unterarms, von einer aus rheumatischen Ursachen entstandenen Paralyse des N. radialis zu unterscheiden.

3) Dieselbe gestattet uns Schlüsse über die Tiefe der Ernährungsstörung des Nerven oder Muskels. Es ist längst bekannt, dass man aus dem Grade der Herabsetzung der electro-musculären Contractilität eines Muskels, welchen der Inductionsstrom angiebt, den Grad seiner Erkrankung ermessen, und daraus wichtige Anhaltspunkte für die Prognose gewinnen kann. Benedikt und Brenner haben aber bei Anwendung des constanten Stromes gefunden, dass Ausfall oder Erhöhung der Oeffnungs- resp. Schliessungszuckung zu nicht minder wichtigen Schlussfolgerungen in dieser Richtung berechtigen. Brenner hat sogar (l. c. Pag. 293 seq.) eine bestimmte Scala angegeben, in welcher bei neuropathischer oder myopathischer Lähmung, der Muskel seine physiologische Reactionsfähigkeit verliert. Im 1. Stadium: Willenseinfluss gehemmt, dagegen Reaction auf Inductions- und Batteriestrom; im 2. Stadium: Effect des Inductionsstromes herabgesetzt oder aufgehoben, Effect des Batteriestromes vorhanden, oft erhöht; im 3. Stadium: Effect nur beim Oeffnen des aufsteigenden Batteriestromes; im 4. Stadium: Effect nur durch metallische Stromwendung; im 5. Stadium: Umkehr des Zuckungsgesetzes; im 6. Stadium: vereinzelte Zuckungen erfolgen auf dem Wege des Reflexes und zwar durch Reizung der Hautnerven mittelst des secundären Inductionsstromes; im 7. Stadium: der Nerv reagirt auf keinen Reiz, der Muskel ist entartet oder geschwunden. Brenner fügt hinzu, dass während der Muskel mit der Zunahme seiner Erkrankung in ein immer tieferes Stadium, oft mit Ueberspringung einzelner, hinabsteigt, derselbe dagegen bei allmäliger Besserung den umgekehrten Weg von der tiefern Scalanummer zur höhern einschlägt,

und dass ferner erst im 7. Stadium die Prognose in Bezug auf die etwa wieder eintretende Leistungsfähigkeit eines Muskels absolut ungünstig zu stellen sei. — Diese interessanten, besonders prognostisch so wichtigen Beobachtungen bedürfen erneuter sorgfältiger Prüfung.

Was das Historische anbetrifft, so war Marshall Hall der Erste, der die Aufmerksamkeit der Aerzte auf den Werth des Galvanismus für die Diagnose paralytischer Zustände richtete. (On the condition of the muscular irritability in the paralytic muscles; Med.-Chir. Transactions Series II. Band IV.) Er stellte die Behauptung auf, dass der Grad der Nervenreizbarkeit als diagnostisches Mittel zur Unterscheidung spinaler und cerebraler Lähmungen zu benutzen sei, indem bei den Ersteren die Muskel-Irritabilität vermindert, und demgemäss die auf den electrischen Reiz eintretenden Muskel-Contractionen schwächer, oder selbst ganz erloschen seien — während bei den cerebralen selbige absolut und zwar dadurch vermehrt sei, dass der Willenseinfluss seine Thätigkeit nicht zu äussern vermöge. Marshall Hall verstand aber, wie Althaus (l. c. Pag. 195) mit vollem Rechte bemerkt, unter „cerebraler Paralyse" eine Lähmung der willkürlichen Bewegung, in welcher die Muskeln dem Einfluss des Gehirns entzogen sind — eine Lähmung, wie sie nach ihm durch Krankheit des Gehirns selbst oder durch Krankheiten des Dorsaltheiles des Rückenmarks entsteht —, während er unter „spinaler Lähmung" nicht eine durch Rückenmarkskrankheit bedingte, sondern eine Lähmung, in welcher die Muskeln dem Einfluss des Rückenmarks entzogen sind, wie sie z. B. nach Continuitätstrennungen der motorischen Nerven eintreten, verstanden wissen wollte. Diese Benennungen, mit denen M. Hall also einen, von dem bisher Gebräuchlichen vollständig abweichenden Begriff verband, führten zu manchen irrthümlichen Auffassungen seiner Behauptungen, deren sich namentlich die Schriftsteller des Continents schuldig machten.

I. Cerebrale Lähmungen.

Unter **cerebralen Lähmungen im weiteren Sinne** versteht man diejenigen Lähmungen, welche durch Krankheiten innerhalb der Schädelhöhle bedingt werden. Romberg hat das grosse

Verdienst, in seinem klassischen Lehrbuch der Nervenkrankheiten ganz besonders den diagnostisch und prognostisch wichtigen Unterschied der Lähmungen, welche die am Gehirn abtretenden Nervenfasern und diejenigen, welche die in demselben verlaufenden motorischen Nervenfasern betreffen, hervorgehoben zu haben, indem die am Gehirn abtretenden Nervenfasern nur die erste Station der peripherischen Bahn bilden und mithin die dieselben betreffenden Lähmungen als peripherische angesprochen werden müssen, während als cerebrale **im engeren Sinne** nur diejenigen bezeichnet werden dürfen, welche die Nerven in ihrem Verlaufe im Gehirn selbst befallen. Die Anlässe zu den peripherischen Lähmungen der Gehirnnerven sind meist comprimirender Art: Ablagerungen dyskrasischer Natur auf dem Periost oder den Knochen an der Basis cerebri, Aftergebilde, Tuberkel, aneurysmatische Gebilde an der Basis des Gehirns und Schädels etc. — während die cerebralen Lähmungen im engeren Sinne: durch Bluterguss oder durch Entzündungsheerde in der Hirnsubstanz, oder durch Geschwülste carcinomatöser oder tuberculöser Natur, oder durch Gehirn-Atrophie oder Hyperämie etc. veranlasst werden. Romberg hat auch zugleich (l. c. Pag. 807 seq.) auf solche Fälle aufmerksam gemacht, in denen Krankheiten des Gehirns die Nerven in ihrer Insertionsstelle am verlängerten Mark und Gehirn beeinträchtigen, und in Folge dessen ausser den Zufällen einer Hirnaffection auch peripherische Lähmungen erzeugen — Fälle, deren Diagnose immer äusserst schwierig, bisweilen bei genauester Berücksichtigung aller Symptome nicht mit Sicherheit gestellt werden kann, wenn uns nicht vielleicht der electrische Strom durch strenge Abgrenzung derjenigen Muskeln, die in ihrem electrischen Verhalten gelitten, und derjenigen, die, obgleich gelähmt, in dieser Hinsicht vollkommen intact geblieben sind, Anhaltspunkte gewährte. Wir haben es hier nur mit den cerebralen Lähmungen im engeren Sinne zu thun. Von diesen behauptete Marshall Hall, wie wir bereits erwähnt haben, dass die Irritabilität in den gelähmten Muskeln in Vergleich mit den gesunden, also absolut vermehrt sei und zwar kam er zu diesem Resultate, indem er in einer Reihe von Fällen den Strom durch zwei Wasserbecken zu den gelähmten Gliedern leitete. Pereira, Copland und besonders Todd (Clinical lectures on paralyses etc London 1856) wiesen die Allgemeingültigkeit dieser Behauptung zurück, indem sie in vielen cerebralen Lähmungen die Reizbarkeit der gelähmten Muskeln nicht nur nicht erhöht, sondern sogar vermindert fanden. Todd kam nach sorgfältigen Beobachtungen zu folgenden Resultaten: 1) In denjenigen Fällen, in denen die gelähmten Muskeln auf den electrischen Reiz in stärkere Zuckungen geriethen, als in den gleichnamigen Muskeln der nicht gelähmten Gliedmaassen, war immer ein gewisser Grad von Contractur in den gelähmten Muskeln zu bemerken, und die Stärke der Zuckung stand im geraden Verhältniss zur Stärke der Contractur. Es waren also in diesen Fällen neben der Paralyse immer Reizzustände der Hirnsubstanz zugegen, wie wir sie bei Apoplexien in sonst gesunden Gehirnen, bei Tuberkelbildung, bei Erweichung, besonders aber bei traumatischer Verletzung mit Meningitis und Meningeal-Apoplexien finden. 2) In denjenigen Fällen, in denen der electrische Reiz keine oder nur schwache Zuckungen veranlasste, waren die Muskeln gewöhnlich schwach und atrophisch, die Temperatur und Ernährung der betroffenen Theile war gesunken, und die Lähmung ging mit einer Structurveränderung der Gehirnsubstanz einher, die entweder langsam entstanden war, bei atheromatöser Entartung der Arterienhäute mit consecutiver Verschliessung ihres Lumens, oder plötzlich, wo Pfröpfe in die Arterien gerathen waren und sie verstopften. 3) In denjenigen Fällen, wo bei vollständiger Paralyse kein Unterschied in der Reizbarkeit der gelähmten und der gesunden Muskeln zu bewirken war, hatte eine apoplectische Lähmung vorher ganz gesunde Menschen in nicht vorgerücktem Alter befallen.

Dem M. Hall'schen Satze gegenüber sprach Duchenne die Behauptung aus, dass sich bei cerebralen Lähmungen die electro-musculäre Contractilität und Sensibilität in den gelähmten Muskeln vollkommen normal verhalte, und keine bedeutenderen Abweichungen zeige, als sich häufig zwischen den entsprechenden Muskeln beider Körperhälften auch im Normalzustande vorfinden. Ich kann diesem Duchenne'schen Ausspruch, namentlich insofern er frische Fälle und Paralysen betrifft, die ihren Erscheinungen nach von der Substanz des Gehirns selbst ausgehen, im Allgemeinen beistimmen; die anscheinend stärkeren Bewegungen, die wir auf den electrischen Reiz in einzelnen Fällen eintreten sehen, sind meist Reflexbewegungen, die nicht nur bei der Art und Weise, wie M. Hall experimentirte, sondern auch dann eintreten, wenn wir auf den zu untersuchenden Muskel von vornherein einen intensiven, schnellschlägigen Strom einwirken lassen, die aber verschwinden, wenn wir einen im Beginn schwachen, selten unterbrochenen Strom ganz allmälig verstärken.

Beobachtung 7. Frau H., 19½ Jahr alt, früher stets gesund, seit 3 Jahren verheirathet, bekam acht Wochen nach ihrer zweiten Entbindung, bei Gelegenheit eines Wohnungswechsels, am 13. October 1856 plötzlich einen Schlaganfall und sank bewusstlos zusammen Nach dreitägiger Bewusstlosigkeit war sie am linken Arm und linken Bein gelähmt, die Zunge war schwer, der Speichel floss ihr aus dem nach links verzogenen Munde, sie konnte auf dem linken Auge nicht sehen. Im Februar des folgenden Jahres fing sie an, den Arm in der Schulter zu erheben und die ersten Gehversuche zu machen. — Bei meinem ersten Besuch am 11. April 1857 konnte sie, das Bein schleifend, im Zimmer auf- und abgehen, der Arm war etwas abgemagert, seine Temperatur herabgesetzt, der Oberarm konnte bis zu einem Winkel von 75 Grad erhoben, die Hand aber, deren Finger krampfhaft geschlossen waren, nicht gestreckt werden; das Sehvermögen war wiedergekehrt, dagegen waren noch deutliche Ueberbleibsel der Facial - Lähmung bemerkbar. Ausserdem bot die Patientin alle Zeichen von Anämie dar (vielleicht in Folge zu lange fortgesetzter Antiphlogose und zu knapper Diät): einen kleinen Puls, blasse Gesichtsfarbe, Schwindelanfälle, Erbrechen alles Genossenen etc. Die electro - musculäre Contractilität und Sensibilität in sämmtlichen gelähmten Muskeln, selbst in den Extensoren der Finger war erhalten.

Beobachtung 8. Louise Kitzerow, bis zum Alter von fünf Jahren gesund, war, nachdem sie mehrere Wochen hindurch Zeichen aussergewöhnlicher Aufregung dargeboten hatte: Schreien und Toben, unstäte Bewegungen der Arme und Beine, krampfhafte Bewegungen der Zunge etc., nach einer durch Fieber und Phantasieen gestörten Nacht, am Neujahrsmorgen 1849, an der rechten Seite gelähmt, und zwar hatte die Lähmung ausser dem rechten Arm und rechten Bein, auch den rechten N. facialis mitergriffen. Die Extremitäten hingen schlaff herunter, die geistigen Fähigkeiten der kleinen Patientin hatten gelitten. Unter dem wiederholten Gebrauch von Blutegeln, Schröpfköpfen und andern antiphlogistischen Mitteln wurde das Kind zwar ruhiger, verlor sich die Faciallähmung, aber die Zeichen allgemeiner Aufregung dauerten noch fort, und es ging ein halbes Jahr darüber hin, bis sie die ersten Gehversuche machen, den Arm einigermaassen gebrauchen konnte. — Als ich die Patientin, 8 Jahre nach dem Insult, am 16. Februar 1857 untersuchte; war sie im Stande, wenn auch mit Anstrengung, grössere Wege zurückzulegen; den rechten Arm gebrauchte sie verhältnissmässig wenig, obgleich sie, wenn auch unbeholfen, alle Bewegungen mit demselben ausführen konnte. Zwischen der rechten und linken Gesichtshälfte war nicht der geringste Unterschied wahrzunehmen, aber der rechte Arm und das rechte Bein waren um 1 Zoll, der rechte Fuss um ¾ Zoll verkürzt. Dabei hatten die Knochen der betreffenden Theile in ihrem Querdurchmesser nicht gelitten, auch war, obgleich ihre einzelnen Muskeln weniger entwickelt waren, keine Atrophie vorhanden. Die paretischen Extremitäten waren blauroth gefärbt und fühlten sich kälter an, zeigten aber in dem electrischen Verhalten ihrer Muskeln keine Abweichung. Die geistigen Fähigkeiten hatten in keiner Weise gelitten.

Dagegen erleidet die Duchenne'sche Behauptung bei länger bestehenden cerebralen Lähmungen mannigfache Ausnahmen. So kommen bisweilen cerebrale Lähmungen vor, die sich durch den raschen Wechsel der Reactionserscheinungen auf eigenthümliche Weise kennzeichnen, indem entweder eine ursprünglich abnorm starke Reaction schnell unter das normale Maass sinkt, oder eine im Beginn verminderte Reaction sich schnell über das Niveau erhebt — dergleichen Fällen liegen meist Geschwülste im Grosshirn zu Grunde, welche einen pathologischen Reiz auf einzelne Nerven ausüben. — Benedikt veröffentlicht (Medicinisch-chirurg. Rundschau 1864. Wien) folgenden hierher gehörigen Fall, der durch den beigefügten Sectionsbericht an Interesse gewinnt.

Josefa Müller, 40 Jahre alt, Handarbeiterin, im August 1863 an Carcinoma mammae operirt, bekam als Reconvalescentin im December Kopfschmerz. Krämpfe der rechten unteren Extremität, Zittern in den beiden oberen, Strabismus, häufige Schwindelanfälle und litt an Erbrechen, weshalb sie Ende 1864 auf die Oppolzer'sche Klinik verlegt wurde. Patientin klagt beständig über Schmerz im Hinterkopfe, ihre psychischen Thätigkeiten haben, bis auf Gedächtnissschwäche für Ereignisse der letzten Zeit, nicht gelitten, ihre Sprache ist verlangsamt. dagegen das Sehvermögen ungetrübt. Sie hat täglich Krämpfe in den Füssen, fortwährend kleine Erschütterungen in der Hand; die Bewegung des rechten Beins ist gehemmt; Streckung des Kniegelenks nur theilweise möglich, Bewegung des Sprunggelenks und der Zehen unmöglich, passive Bewegungen erschwert; die linken Extremitäten sind frei. Die Lähmungserscheinungen wechseln häufig, bald ist der eine, bald der andere Augenmuskel paretisch, bald steht die Zunge schief nach links, bald nicht, bisweilen leichte Paresen im Verlauf des Facialis, in den Schling- und Sprachorganen, die kommen und wieder vergehen, ebenso wechseln Paralyse, Parese und vollständige Beweglichkeit in der rechten oberen und unteren

Extremität. Vom 17. Februar ab tritt Amblyopie ein, dann leidet, bei Häufung von paroxysmenweisen Anfällen eines heftigen Tremor, das Bewusstsein und am 29. Februar machte die gerade herrschende Dysenteria den Leiden der Patientin ein Ende.

Die electrische Untersuchung mittelst des inducirten Stromes, wiederholt an den Muskeln der gelähmten Extremität vorgenommen, zeigt: dass entweder die electro-musculäre Contractilität vermindert war und rasch über das Normale wuchs, um bald wieder bei fortgesetzter Faradisation abzunehmen, oder dass dieselbe normal war und rasch abnahm (in circa 10 Minuten zweimal).

Bei der Section fand sich ein wallnussgrosser Krebsknoten in der linken Hemisphäre; linke Streifen- und Sehhügel leicht ödematös, der rechte Theil des Pons Varolii und das rechte Kleinhirn atrophisch.

Es treten ferner häufig bei lange bestehenden Lähmungen der betreffenden Kategorie im Bindegewebe, in den Nerven und Centraltheilen anatomische Veränderungen ein, die das Resultat der electrischen Untersuchung trüben. So findet sich z. B. häufig bei alten Apoplexien in den gelähmten Theilen ein Schwund des Bindegewebes — hierdurch wird der Leitungswiderstand des electrischen Stromes erheblich vermindert, es gelangt demgemäss ein relativ stärkerer Strom zu dem Muskel der gelähmten, als zu dem der nicht gelähmten Seite, es zieht sich dem entsprechend der Muskel der gelähmten Seite kräftiger zusammen, als der der nicht gelähmten, und ebenso wird hier die die Contraction begleitende Empfindung lebhafter, als auf der nicht gelähmten Seite percipirt. Umgekehrt kann wieder eine dicke, spröde Epidermis, oder eine in Folge von Exsudation entstandene Massenzunahme des Bindegewebes den Leitungswiderstand beträchtlich vermehren. So untersuchte ich einen Gärtner, der sich sein in Folge einer Apoplexie gelähmtes Bein seit circa 2 Jahren täglich 1 bis 2 Stunden lang mit Brennnesseln peitschen liess, und bei dem in Folge dessen, ausser der Verdickung der Epidermis, eine Massenzunahme des Bindegewebes bis zu mindestens ½ Zoll stattgefunden hatte — hier bedurfte es der andauernden Einwirkung eines intensiven Stromes, um auf der gelähmten Seite so kräftige Contractionen hervorzurufen, wie sie auf der nicht gelähmten auf einen Strom mässiger Stärke sofort eintraten. In andern Fällen trübt eine auf der gelähmten Seite vorhandene Haut- oder Muskel-Anästhesie die Deutlichkeit der Erscheinungen. Ein ferneres ganz besonders zu beachtendes Moment bilden endlich die organischen Veränderungen, die bei lange Zeit bestehenden Lähmungen in den Nerven selbst und zwar in ihrem peripherischen und centralen Verlaufe eintreten. Erwähnenswerth ist endlich der Schwund der Nervenfasern in den Centralorganen, den Türck (Zeitschrift der K. K. Gesellschaft der Aerzte zu Wien 1853. Heft 10 und 11. Pag. 289 seq.) zuerst beobachtete, indem er in Fällen, wo durch alte apoplectische Heerde Lähmung bedingt gewesen war, in den entsprechenden Rückenmarkssträngen der entgegengesetzten Seite eine Verminderung und theilweise ein gänzliches Verschwinden der Primitivfasern fand, die durch Körnchenzellen und Elementarkörnchen ersetzt waren. Ein halbes Jahr nach dem Eintritt der Lähmung zeigten sich die Körnchenzellen nur vereinzelt, später zeigten sie sich besonders zahlreich oberhalb der Ursprünge des Nervenplexus für die oberen und unteren Extremitäten, bis sie sich zuletzt immer vollständiger in das Rückenmark hinein erstreckten.

Beobachtung 9. Mad. Heyer, 41 Jahre alt, eine früher stets gesunde, robuste Frau, seit 14 Jahren verheirathet und kinderlos, verlor schon im Alter von 36 Jahren die Regel und litt seitdem wiederholt an Kopfweh und Schwindel. Am 21. December 1857 bekam sie einen Schlaganfall, durch welchen die linke Körperhälfte vollständig gelähmt wurde. Im Laufe der Zeit bildete sich die Faciallähmung zurück, dagegen bestand am 20. December 1859, wo ich die Patientin zum ersten Male besuchte, die Lähmung der linksseitigen Extremitäten noch ungeändert fort. Patientin hatte ausserdem eine Contractur des linken Oberarms und der linken Hand, Schmerzen bei versuchter Bewegung oder Gradstreckung dieser Theile. Die linksseitigen Mm. deltoideus, quadriceps femoris und glutaei sind abgemagert; die Glutaei sind äusserst erschlafft und welk; ebenfalls welk, wiewohl im geringeren Grade, ist der M. quadriceps femoris, während der M. deltoideus sich trotz der Abmagerung ziemlich fest anfühlt. Sensibilität der Haut gegen Berührung anscheinend intact. — Was das electrische Verhalten der gelähmten Muskeln anbetrifft, so stellt sich bei denselben constant eine grosse Verschiedenheit heraus: der linke M. deltoideus reagirt prompter, als der der gesunden Seite; die Extensoren des linken Arms und der Hand zeigen trotz Contractur normales electrisches Verhalten. Am Bein zeigt sich die Reflexerregbarkeit, besonders wenn die motorischen Punkte für den M. vastus internus und rectus von den angefeuchteten Conductoren berührt werden, in dem Maasse erhöht, dass das Bein sofort in die Höhe geschleudert wird. Im Uebrigen reagiren die genannten Muskeln und in noch höherem Maasse die Glutaeen, dem Grade ihrer Erschlaffung entsprechend, ziemlich schlecht, während die Muskeln des Unterschenkels und Fusses ihr normales electrisches Verhalten bewahrt haben. Die electro-musculäre Sensibilität ist in sämmtlichen gelähmten Muskeln des Beins herabgesetzt; die geistigen Functionen der sehr alt aussehenden Patientin haben gelitten und eine gedrückte, trübe Gemüthsstimmung hat sich ihrer bemächtigt.

Auch bei cerebralen Lähmungen aus anderen Ursachen ist die Muskel-Irritabilität in den gelähmten Muskeln meist eine normale. So fand sie Brierre de Boismont (Diagn. Untersuchungen verschiedener Arten der allgemeinen Lähmung mittelst der localisirten Galvanisation. Annal. méd. phys. 1850; Schmidt's Jahrbücher. T. 9. Pag. 110) bei allgemeiner Lähmung in Folge von Geistesstörung intact, und hiermit übereinstimmende Resultate stellten sich bei drei an Paralysie progressive des aliénes leidenden Individuen heraus, die ich auf der Irrenabtheilung des hiesigen Arbeitshauses am 12. Juli 1853 mit Herrn Dr. Leubuscher untersuchte.

Beobachtung 10. Lary, ein robuster Mann von 48 Jahren, hat einen schweren, taumelnden Gang, unverständliche, lallende Sprache, unvollständige Lähmung des rechten Arms. Contractur der Hand, in specie des vierten und fünften Fingers. Atrophie des rechten Vorderarms und ist blödsinnig.

Beobachtung 11. Broth, früher Actuarius, 30 Jahre alt, leidet an beginnender Dementia paralytica. Seine Sprache ist noch ziemlich gut, aber sein Gang schwankend, seine Bewegungen unsicher, wenn er auch die ausgestreckte Hand ziemlich ruhig halten kann. Der Körper ist sehr abgemagert, die Haut welk.

Beobachtung 12. Braunschweig, circa 30 Jahre alt, weiter vorgeschrittene Dementia paralytica, Sprache lallend und unverständlich, Bewegungen unbehülflich — beim Ausstrecken des Armes Zittern, Ernährung gut, Musculatur kräftig.

Bei allen dreien ist die electro-musculäre Contractilität der Muskeln des Gesichts, Rumpfs, der Extremitäten eine vollkommen normale, bei Broth, der abgemagert und dessen Haut schlaff ist, treten die Contractionen präciser und energischer ein, als vergleichsweise bei Braunschweig. Der Grad der electro-musculären Sensibilität war bei der Torpidität und Urtheilslosigkeit der Patienten nicht zu ermessen.

In Bezug auf das differentielle Verhalten der sogenannten essentiellen (spinalen) und cerebralen Kinderlähmungen verweisen wir auf II. dieses Abschnitts.

Als einzig sicheres und absolut entscheidendes diagnostisches Mittel ist der Inductionsstrom in solchen frischen Fällen in Gebrauch zu ziehen, wo es sich um die Beantwortung der Frage handelt, ob eine unter Gehirnerscheinungen auftretende Lähmung (z. B. des N. facialis) ihren Ursprung einem pathologischen Vorgange in der Gehirnsubstanz selbst verdankt, oder ob dieselbe einem Insulte zuzuschreiben ist, welcher den Nerv auf seinem Verlaufe an der Schädelbasis, durch den Canalis Fallopii oder jenseits des For. stylomastoideum betroffen, oder wo wir bei einer unter lebhaften Gehirnerscheinungen auftretenden Lähmung zweifelhaft sind, ob wir es mit einer intermeningealen Apoplexie oder einem Tumor an der Basis cerebri einerseits, oder mit einem Extravasat oder Erweichungsprozess in der Gehirnsubstanz andererseits zu thun haben. Ist das vorliegende Leiden peripherischen Ursprungs, so ist, wie wir bei den peripherischen Lähmungen sehen werden, die electro-musculäre Contractilität schon vom Beginn der zweiten Woche ab geschwächt, bei completer Lähmung sogar in der zweiten bis dritten Woche vollständig erloschen, während wir bei centralem Ursprunge dieselbe vollständig intact finden werden. Ziemssen (Ueber Lähmung von Gehirnnerven durch Affectionen an der Basis cerebri in Virchow's Archiv. Band XIII. Heft II. und III. Pag. 213. 1858) hat in Bezug hierauf einige interessante Krankengeschichten veröffentlicht, wovon wir die erste, in der die Diagnose durch die Section bestätigt wurde, im Auszuge mittheilen wollen.

Wilhelm Diest, Weber, 33 Jahre alt, früher stets gesund und kräftig, in den zwanziger Jahren öfters an Lungenentzündung und vor einem Jahre an einem sechs Wochen dauernden Wechselfieber leidend, bekam kurze Zeit darauf ein syphilitisches Geschwür auf dem Präputium, welches, nur örtlich behandelt, eine ziemlich grosse Narbe zurückliess. Es folgten Anschwellungen der Inguinaldrüsen, nach 3 Monaten Knötchen auf dem Kopfe und rothe Flecke besonders auf der Stirnhaut, dann Schlingbeschwerden und endlich Condylome ad anum. Drei Monate später wurde Patient plötzlich von Diplopie befallen, zu der sich Ptosis des linken oberen Augenlides hinzugesellte; nach weiteren drei Monaten traten nach heftigen Kopfschmerzen und Ohrensausen: Schiefstellung des Gesichts, besonders des Mundes nach links, sowie Erschwerung der Sprache, und endlich Schlingbeschwerden ein, die das Schlucken von Flüssigkeiten in grösseren Quantitäten unmöglich machten. Seit dem Eintritt der halbseitigen Gesichtslähmung litt Diest an Kopfschmerz. Endlich machte sich kurz vor seiner Aufnahme ins Krankenhaus, die am 10. August 1856 erfolgte, eine auffallende Abnahme seiner Kräfte bemerkbar; sein Gang wurde schwerfällig und schlotternd, die Fortbewegung ohne Stütze unmöglich, Arm und Hand schwach. Abnahme der Geisteskräfte war nicht wahrzunehmen.

Die genauere Untersuchung ergab eine complete Lähmung der Nn. facialis dexter, oculomotorius sinister, trochlearis dexter und beider abducentes — eine incomplete der Nn. facialis sinister und oculomotorius dexter; ausserdem eine unvollständige Lähmung in den meisten Streckern und sämmtlichen Beugern der Hand. Die Exploration mittelst des faradischen Stromes zeigte constant die e.-m. Contractilität in den vollständig gelähmten Muskeln erloschen, in den unvollständig gelähmten: erheblich herabgesetzt. Die electro-cutane Sensibilität war auf beiden Seiten normal. Ziemssen konnte in diesem Falle, gestützt auf die Anamnese und das electrische Verhalten der gelähmten Muskeln, einen centralen Ursprung der Lähmungserscheinungen mit Sicherheit ausschliessen und eine Lähmung annehmen, deren ursächliches Moment — vielleicht syphilitischen Ursprungs — die Nerven während ihres Verlaufs innerhalb der Schädelhöhle betroffen und einen Theil derselben vollständig, einen kleineren unvollständig leitungsunfähig gemacht hatte. Die Section, die 20 Stunden nach dem am 18. August unter den Erscheinungen des Lungenödems erfolgten Tode gemacht wurde, bestätigte die Diagnose vollständig. Es fanden sich ausser Tuberkeln und Cavernen in den Lungen, an dem übrigens gesunden Gehirn: die Residuen einer chronischen Entzündung der Pia mater mit Absetzung eines Exsudates und Neubildung von Bindegewebe, durch dessen Schrumpfung die Nerven zusammengeschnürt wurden. In den afficirten Nerven selbst zeigte sich eine der Intensität des Druckes entsprechende Degeneration des peripherischen Theiles der Nerven und consecutive Fettmetamorphose der functionsunfähig gewordenen Muskeln. In dem kurzen centralen Stück der afficirten Nerven fand sich regressive Metamorphose, ausgezeichnet durch enorme Anhäufungen von Fettkörnchenhaufen.

Den cerebralen Lähmungen müssen wir die **hysterischen** anreihen, insofern in den meisten Fällen krankhaft gehemmter

Willenseinfluss die unmittelbare Ursache der Lähmung ist, wenn auch das Rückenmark, das sympathische und peripherische Nervensystem nicht unbetheiligt sind. Dass diesen Lähmungen keine tiefere Erkrankung der genannten Theile zu Grunde liegt, dafür spricht 1) der oftmals vorhandene auffallende Wechsel zwischen Lähmung und Bewegung; 2) die Wirkung psychischer Affecte, indem unverhoffte Freude, Schreck, drohende Gefahr dieselben vorübergehend oder dauernd beseitigen kann; 3) das Fehlen irgend einer erheblichen Ernährungsstörung in den oft viele Jahre hindurch gelähmten Muskeln. Den wichtigsten Einfluss auf die Entwicklung der Hysterie im Allgemeinen und der hysterischen Lähmung im Besonderen üben die sexuellen Functionen in der weitesten Ausdehnung des Begriffs, weshalb dieselben am häufigsten beim weiblichen Geschlecht und in den Pubertätsjahren vorkommen, und müssen wir wahrscheinlich eine Rückwirkung der gereizten sensiblen Fasern der Geschlechtsorgane auf die Centralorgane als Grund der Lähmung ansehen. Characteristisch für diese Lähmungen ist 1) das Coincidiren wirklicher Lähmung mit Haut-, Muskel-, Knochenanästhesie; 2) das häufig im Verlauf der Kur erfolgende Ueberspringen der Anästhesie in Hyperästhesie und der verminderten motorischen Erregbarkeit in die erhöhte; 3) die zur Grösse des Effects oftmals in keinem Verhältniss stehende Geringfügigkeit der Einwirkung.

Das electrische Verhalten der der willkürlichen Bewegung beraubten Muskeln anlangend, ist — ausser in den Fällen, in welchen neben der hysterischen eine peripherische Lähmung vorhanden ist — die electro-musculäre Contractilität vollständig erhalten, wenn auch die Sensibilität verringert oder vollständig erloschen ist.

Beobachtung 13. Fräulein v. S., 26 Jahre alt, hatte bereits wiederholt an Lähmungen des einen oder anderen Arms oder Beins gelitten, die der Anwendung des inducirten Stromes meist schnell gewichen waren, als sie im September 1866 von einer Lähmung beider Beine, zugleich mit einem unangenehmen Gefühl von Schwindel in beiden Augen, befallen wurde — Erscheinungen, die diesmal so hartnäckig waren, dass Patientin bei meinem ersten Besuche am 28. November 1866 nicht vom Sopha aufzustehen oder ein Bein zu heben vermochte. In der Rückenlage konnte sie die Beine, namentlich das linke nicht von der Lagerstätte abheben, die Bewegung des linken Fussgelenks und der linken Zehen war beschränkt, die äussere

Seite des linken Oberschenkels war gegen Berührung und gegen Nadelstiche unempfindlich. Die electro-musculäre Contractilität war auf directe und indirecte Reizung in sämmtlichen Muskeln beider Beine normal, hingegen war die Sensibilität der über dem linken M. vastus externus gelegenen Haut und die des Muskels selbst so vollständig erloschen, dass der Ansatz eines feuchten und eines trockenen Conductors (letzterer als Pinsel) beim Maximum der Stromstärke und bei minutenlanger Einwirkung nicht gefühlt wurde. Wenn auch die Patientin nach 10maligem Gebrauch des Inductions-Apparates bereits im Zimmer kleine Schritte machen konnte und, trotz des sie keinen Moment verlassenden Gefühls des Schwindels, mit geschlossenen Augen ohne das geringste Schwanken stehen konnte, so verminderte sich die Anästhesie doch sehr langsam, und zwar in der Weise, dass ihr Terrain von oben nach unten immer mehr eingeengt wurde, und erst nach 70 Sitzungen dem Erlöschen nahe war. Da das Gefühl des Schwindels in beiden Augen, besonders im linken, auch dann noch fortdauerte, und wohl die Unsicherheit im Gang zum grossen Theil bedingte, da ferner die Patientin nach wenigen Minuten im Gehen ermüdete, so wurde derselben der Gebrauch von Wildbad anempfohlen.

Was die Prognose für die Heilung der hysterischen Lähmungen im Allgemeinen und für die Anwendung der Faradisation in specie anbetrifft, so lassen sich nach Duchenne's reichen Erfahrungen auf diesem Gebiete, bestimmte Anhaltspunkte nicht geben — indem manche Lähmungen und anscheinend die schwierigsten unter dem Einflusse des electrischen Stromes überraschend schnell verschwinden, während dagegen andere, häufig anscheinend leichtere Fälle, diesem so wie allen anderen Heilmitteln Trotz bieten. Unter den hysterischen Lähmungen ist die paraplegische Form diejenige, bei welcher die Electricität weniger günstige Erfolge aufzuweisen hat. Im Allgemeinen hat Duchenne in der Hälfte der hysterischen Lähmungen und zwar meist in Fällen, in denen die verschiedensten Mittel vorher erfolglos in Gebrauch gezogen waren, durch die Electricität Heilung bewirkt.

Wir entlehnen dem Duchenne'schen Werke (l. c. Pag. 382) folgenden Fall:

Marie Picard, 42 Jahre alt, bis vor 4 Jahren vollkommen gesund, bekam in Folge anhaltenden Kummers einen hysterischen Anfall, der mit Steifheit der stark extendirten Zehen begann, worauf Convulsionen, Verlust des Bewusstseins, und endlich ein dreistündiger Schlaf folgte, aus dem sie in vollkommenem Wohlsein erwachte. In den ersten fünf bis sechs Monaten traten dergleichen Anfälle drei bis vier Mal täglich ein, dann wurden sie seltener, und in den letzten Jahren erfolgten sie alle 4 bis 5 Monate. Vor etwa $1\frac{1}{2}$ Jahren bekam sie Kreuzschmerzen, Kribbeln in den Fusssohlen, Steifheit in den Beinen, erschwerten Stuhlgang und Lähmung der Blase. Späterhin wurden auch die Arme schwer, ihre Beweglichkeit beeinträchtigt. Die Lähmung der Arme dauerte fünf bis sechs Monate, war linkerseits beträchtlicher als rechterseits, auch linkerseits mit vollständiger Anästhesie verbunden. Seit 10 Monaten war die Bewegung der Arme wieder frei, seit 5 Monaten hatte sich ebenfalls die Lähmung in den Beinen gebessert, als ohne bekannte Veranlassung zwei Monate vor der Aufnahme in die Charité die Schwäche in den Beinen wieder sichtlich zunahm. Der letzte hysterische Anfall war vor 14 Tagen eingetreten. Bei der Aufnahme selbst zeigten sich folgende Erscheinungen: Die Kranke ist etwas aufgeregt, hat aber keine Kopfschmerzen, Verminderung der Sehkraft des linken Auges, Verminderung der Sensibilität der linken Conjunctiva, der Haut der linken Gesichtshälfte und der linken Hand; vollkommene Unempfindlichkeit der linken Körperhälfte mit Verlust des Geruchs, Geschmacks und Verminderung des Gehörs auf dieser Seite; die Anästhesie, die übrigens nur auf die Haut beschränkt zu sein scheint, ist gerade in der Mittellinie begrenzt; Muskelkraft in der linken oberen Extremität etwas vermindert, Schwäche in der linken, vollkommene Lähmung in der rechten unteren Extremität. Die Kranke hütet seit 5 Monaten das Bett; die zweimalige Anwendung des Glüheisens, der wiederholte Gebrauch von Vesicatoren hatte keinen Erfolg. — Duchenne faradisirte ein einziges Mal die Haut der linken oberen und unteren Extremität und nach wenigen Minuten war die Patientin im Stande, frei und ungehindert zu gehen. Unmittelbar zuvor faradisirte Duchenne die Muskeln, deren electro-musculäre Contractilität vollständig erhalten war; dies Verfahren hatte keine Besserung zur Folge. Am folgenden Tage war die Sensibilität fast überall normal, vielleicht linkerseits ein wenig vermindert, die willkürliche Bewegung war frei und die Patientin verliess nach 5 Tagen geheilt das Krankenhaus.

Erfolglos blieb dagegen die Behandlung in folgendem Duchenne'schen Fall, in dem schliesslich die Heilung spontan erfolgte:

Ein junges Mädchen war in Folge eines Schrecks seit einem Jahre an den unteren Extremitäten gelähmt und in dieser Zeit mit den energischsten Mitteln incl. Moxen erfolglos behandelt worden. Duchenne fand die electro-musculäre Contractilität in den gelähmten Muskeln vollständig erhalten, die Sensibilität der Haut und Muskeln aber in dem Grade herabgesetzt, dass der stärkste Grad der electrischen Reizung nicht die geringste Wirkung hervorbrachte. Mit gutem Muthe unternahm er die Kur dieser hysterischen Lähmung, verfuhr ganz so, wie in dem eben beschriebenen Falle, sah sich aber genöthigt, da in 30 Sitzungen auch nicht der geringste Erfolg eingetreten war, sich höchstens die Sensibilität der Haut etwas gebessert hatte, endlich davon Abstand zu nehmen. — Da verschwand plötzlich, nachdem die electrische Kur längere Zeit aufgegeben und mit der Kranken überhaupt gar nichts mehr vorgenommen wurde, die Lähmung und die Patientin blieb dauernd geheilt.

Benedikt (Beobachtungen über Hysterie. Zeitschrift für pract. Heilkunde. Wien 1864) beschreibt folgenden Fall einer hysterischen Paralyse, der bei einer Hysterischen auf eine traumatische Veranlassung eingetreten war.

Der Handwerkerfrau P. M., 30 Jahre alt, die ein mühseliges, jammervolles Leben führte, fiel vor 5 Monaten ein Stück Holz auf den Ellenbogen, worauf sie durch drei Wochen Krämpfe, aber keine Schmerzen hatte, und dann plötzlich am ganzen Arm inclusive der Schulter gelähmt war. Bei ihrer Aufnahme in die Klinik (4. Mai) war die Schmerzempfindlichkeit der sehr deprimirten Kranken am gesunden Arm und am Oberarm der kranken Seite erhöht, bei der Berührung hatte die Patientin am Oberarm eine stumpfe, am Vorderarm und an der Hand gar keine Empfindung, auch war das Gefühl für passive Bewegungen und für electrische Contractionen im Ellenbogen-, Carpus- und in den Phalangealgelenken erloschen. Die electro-musculäre Contractilität in den gelähmten Muskeln war hier vollkommen aufgehoben; die motorische Erregbarkeit beim Rk.-Nv.-Strom zum Medianus hin herabgesetzt, zum Radialis und Ulnaris ziemlich normal; die sensible der Nervenstämme erhöht; in der Hand war eine Flexibilitas cerea vorhanden. — Durch Galvanisation kehrte in 6 Wochen einige Beweglichkeit in die Finger und in das Carpusgelenk zurück: da aber die sensible und motorische Reizbarkeit bei Anwendung des Rk.-Pl.- und Nv.-Stromes fortwährend so zunahm, dass eine kräftige galvanische Behandlung unmöglich wurde, und da die Faradisation der Haut einen sehr vorübergehenden Nutzen gewährte, so wandte B. Mitte Juni die Galvanisation in der Chloroformnarcose an. Gleich nach der ersten Sitzung wurde die Beweglichkeit in den Fingern und im Carpusgelenke vollständig normal, die Pronation und Supination möglich. Nach wiederholter Narcose kehrten durch Faradisation alle Bewegungen in wenigen Sitzungen zurück, und zwar eine Reihe von Bewegungen jedesmal während der Sitzung. Schon nach der zweiten Narcose war das Gefühl für passive Bewegungen wieder eingetreten, ohne dass die electrischen Contractionen verspürt oder die Hautempfindung in der Hand und im Vorderarm gebessert wurden; dagegen wurde die electro-musculäre Contractilität ziemlich wieder hergestellt. — Es zeigte sich bei dieser Kranken ein interessantes Phänomen, welches für die Theilnahme der vasomotorischen Nerven spricht, nämlich: dass an den Stellen des Vorderarms, wo electrisirt, besonders local faradisirt wurde, scorbutartige Flecke auftraten.

Wir haben in diesem Falle eine peripherische Lähmung bei einer Hysterica und dadurch das Gemisch der Symptome, namentlich neben der dem Schema entsprechenden aufgehobenen Sensibilität, auch ein Erlöschen der electro-musculären Contractilität in den gelähmten Muskeln.

II. Spinale Lähmungen.

Unter **spinalen Lähmungen** verstehen wir solche vom **Rückenmark** ausgehende Lähmungen, die eine Folge sind entweder von der **Beeinträchtigung der selbstständigen motorischen Thätigkeit** desselben, oder von der **Unterbrechung der Leitung** in demselben. Lähmungen der ersten Kategorie werden veranlasst durch Knochenbrüche der Wirbelsäule mit Verletzung des Rückenmarks, durch Apoplexieen des Rückenmarks, durch Myelitis, durch tabetische Processe etc. Lähmungen der zweiten Kategorie: durch Druck von Knochenauftreibungen, Exostosen, Aneurysmen, Krebs, Tuberculose der Wirbelknochen, oder von Exsudaten und Extravasaten in die Häute des Rückenmarks.

A. Lähmungen durch Beeinträchtigung der selbstständigen motorischen Thätigkeit des Rückenmarks.

Bei einer Verletzung aller das Rückenmark constituirenden Theile ist die electro-musculäre Contractilität und Sensibilität vollständig aufgehoben. Je nach der Verschiedenheit des Sitzes der Verletzung sind natürlich verschiedene Muskelgruppen ergriffen, indem jedesmal sämmtliche unterhalb der afficirten Stelle entspringende motorische und sensible Nerven gelähmt sind. Je nach dem Grade und der Tiefe der Verletzung, die entweder das Rückenmark in seinem ganzen Querdurchschnitt oder nur einzelne Stränge desselben betroffen hat, finden wir entweder sämmtliche unterhalb der verletzen Stelle entspringende motorische oder sensible Nerven gleichmässig, oder beide in verschiedenem Grade, oder die Einen ohne die Anderen gelähmt. Der Verlust der electro-musculären Contractilität und Sensibilität tritt nicht sofort mit der Verletzung ein, sondern entsprechend dem allmälig fortschreitenden Absterben der Nerven vom Centrum zur Peripherie, finden wir bald nach erfolgter Verletzung diejenigen Muskeln der directen und indirecten electrischen Reizung noch zugänglich, welche vom vierten, fünften Tag, bisweilen erst von der zweiten oder dritten Woche, ab auf diesen Reiz nicht mehr reagiren. Die Lähmung der willkürlichen Bewegung, die anfangs auf die durch die Verletzung unmittelbar betroffenen Nerven beschränkt ist, erstreckt sich allmälig auch auf andere direct nicht betheiligte, doch büssen die von diesen versorgten Muskeln trotz der aufgehobenen Freiheit der Bewegung ihre electro-musculäre Contractilität und Sensibilität nicht ein.

Was die Prognose dieser Lähmungen anbetrifft, so ist sie von dem Grade der Herabsetzung der electro-musculären Contractilität und Sensibilität abhängig, so dass die Lähmungen im Allgemeinen, wenn sie überhaupt heilbar, um so hartnäckiger sind, je mehr diese beiden Qualitäten gelitten haben, und dass im Einzelnen die Muskeln, deren Contractilität wenig herabgesetzt ist, in ihrer Ernährung wenig leiden und die Freiheit der willkürlichen Bewegung unter Anwendung der Electricität in Kurzem wiedererlangen, während diejenigen, welche die electro-musculäre Contractilität und Sensibilität eingebüsst haben, abmagern, und entweder spät oder gar nicht wieder brauchbar werden. Ist neben dem vollständigen Mangel electro-musculärer Contractilität und Sensibilität auch complete Hautanästhesie vorhanden, so scheint die Prognose absolut schlecht zu sein.

Mankopff veröffentlichte (s. Berl. klin. Wochenschrift 1864. No. 1) folgenden hierher gehörigen Fall aus der Klinik des Professor Frerichs.

Kandal, 42 Jahre alt, Lederzurichter, früher gesund, bezeichnet als einzige Veranlassung seiner ans sonst unbekannten Ursachen Mitte Mai 1863 erfolgten Krankheit zweimaliges Ausgleiten auf einem schlüpfrigen Trottoir, auf welchem er sich nur durch eine rasche, energische Streckung des Rückens aufrecht erhalten konnte. Bald nachher empfand er ziemlich heftige Schmerzen zwischen den Schulterblättern, die sich in den nächsten Tagen bis zur Kreuzgegend herabzogen, ihn jedoch bis zum 29. Mai nicht an seiner Arbeit verhinderten. Als dieselben aber bis in die Zehenspitzen hinabschossen und von einem grossen Schwächegefühl in den Beinen begleitet waren, musste er endlich das Bett aufsuchen.. Am Morgen des 30. Mai verloren sich die Schmerzen in den unteren Extremitäten ziemlich plötzlich, dagegen trat vollständiger Verlust der Empfindung und Bewegung, in den nächsten Tagen auch Schwäche in den Armen, Lähmung der Blase und des Mastdarms ein.

Bei seiner Aufnahme in die Frerichs'sche Klinik (6. Juni) bietet der Kranke ausser den Erscheinungen tiefer Depression und des entsprechenden Fiebers, folgendes Krankheitsbild: sein Händedruck ist schwächer, als normal, seine unteren Extremitäten sind bewegungslos; während der Thorax normal ausgedehnt wird, ist Patient unfähig, die Bauchpresse wirken zu lassen; auf electrischen Reiz contrahiren sich die Muskeln der oberen und unteren Extremitäten bei gleicher, und zwar ziemlich geringer Stromstärke. An den oberen Extremitäten ist die Sensibilität wenig herabgesetzt, an den unteren, ebenso wie an den unteren und seitlichen Bauchgegenden völlig aufgehoben; Schmerzen empfindet er nur in der mittleren Partie der Wirbelsäule und werden dieselben durch Druck auf die in ihrer Stellung normalen Proc. spinosi der unteren Brustwirbel gesteigert. Die Reflexerregbarkeit ist in den unteren Extremitäten vollkommen erloschen, in den Armen normal. — Im weiteren Verlauf trat in den das Nervensystem betreffenden Erscheinungen, abgesehen von Abnahme der Rückenschmerzen auf Application von Schröpfköpfen, nur insofern eine Veränderung ein, als vom 10. Tage nach der Aufnahme des Kranken die electrische Reizbarkeit der gelähmten Muskeln vollkommen erlosch. Ein bedeutender Decubitus, der sich bald nach der Aufnahme einstellte, machte am 26. Juni dem Leiden des Patienten ein Ende. — Die Section ergab als Resultat einer acuten Myelitis: Erweichung der Medulla spinalis bis an den Halstheil, sowie secundäre Neuritis an mehreren Nervenwurzeln.

Beobachtung 14. Der Kaufmann G. L., ein gesunder Mann von 20 Jahren und geübter Reiter, wurde am 20. Juni 1858 von einem wilden Pferde so herabgeworfen, dass er über den Kopf desselben hinweggeschleudert halb auf den Kopf und halb auf die rechte Schulter fiel, und der Kopf eine gegen die linke Schulter geneigte Stellung einnahm. Sofort fühlte er einen empfindlichen Schmerz am Halse, ein eigenthümliches warmes Ueberströmen längs der Wirbelsäule und war an beiden Armen gelähmt. Nachdem er unter unsäglichen Schmerzen am Halse in ein Haus gebracht und hier ein Aderlass gemacht worden war, breitete sich die Lähmung in Zeit von einer Stunde über beide Beine aus, ein lästiger Druck auf der Brust erschwerte das Athmen, die Besinnung schwand, und als L. in einem

Tragkorbe seine Wohnung erreicht hatte, war er im eigentlichsten Sinne des Wortes unfähig, irgend ein Glied zu bewegen, zugleich war das Haut- und Muskelgefühl vollständig geschwunden, und das Einstechen von Nadeln wurde nicht percipirt, während die leiseste Berührung der Arme die grössten Schmerzen verursachte. Die von Geh. R. Langenbeck und Dr. Schulz angestellte Untersuchung ergab eine Fractur des rechten Proc. transversus des fünften Halswirbels und machte die Application von 30 Blutegeln nothwendig. Die allgemeinen und örtlichen Erscheinungen erforderten auch in den folgenden Tagen eine strenge Antiphlogose und häufig wiederholte locale Blutentziehungen, so dass im Ganzen in den ersten 6 Tagen: 120 Blutegel an der rechten Seite des Halses angesetzt wurden. Indessen hatte die Lähmung auch die Blase und den Mastdarm ergriffen, so dass der Patient ausser von starken Abführmitteln, drei bis vier Mal täglich vom Katheter Gebrauch machen musste. Ungefähr acht Tage nach dem unglücklichen Sturze, als das Fieber und die nächtlichen Phantasieen aufgehört, die Schmerzhaftigkeit an der ergriffenen Stelle sich vermindert hatte, stellte sich ein krampfhaftes Zucken in den Beinen, anfangs nur beim Kitzeln der Fusssohlen, allmälig bei der leisesten Berührung eines Beines oder auch beim Gedanken an eine solche ein, und zwar in so heftigem Grade, dass die Oberschenkel mit Gewalt an den Unterleib gezogen, und die Knien in die Nähe des Kinnes gebracht wurden.

Als ich auf den Wunsch der genannten Aerzte den Patienten am 19. Juli, also vier Wochen nach dem Sturz, zum ersten Mal sah, lag er vollständig bewegungslos im Bette. An der Stelle der Verletzung war eine erhebliche Anschwellung bemerkbar, die bei der Berührung schmerzhaft war und nur eine geringe Seitendrehung des Kopfes gestattete. Die Respiration war oberflächlich, Stuhl und Urin sehr träge, der Erstere konnte nur durch starke Drastica, der Letztere durch Einführung des Katheters entleert werden, Hauttemperatur war normal, Appetit gut, Puls klein und schnell. Die electrocutane und electro-musculäre Sensibilität war vom Halse ab bis zu den Fussspitzen herabgesetzt, aber in sehr verschiedenem Grade, so dass, während die Arme etwas Empfindung zeigten, die Beine und zwar vorwaltend das linke auf die Anwendung des electrischen Pinsels in äusserst geringem Grade reagirten; auch die Hinterbacken hatten ihre Sensibilität fast gänzlich eingebüsst, während in der darüber befindlichen Rückenpartie nur von einer erheblichen Herabsetzung die Rede sein konnte. Die electro-musculäre Contractilität war in keinem einzigen Muskel vollständig erloschen; verhältnissmässig am besten reagirten der rechte M. deltoideus, die linken Mm. sacrolumbalis, longissimus dorsi und glutaei, beide Mm. peronaei, die Bauchmuskeln und die vom N. radialis versorgten Muskeln beider Arme. Die vom Ulnaris besonders linkerseits versorgten Muskeln reagirten bedeutend schlechter; schlecht reagirten beide Quadricipites femoris und der rechte Glutaeus maximus. Die Muskeln des Unterkörpers waren wenig abgemagert, während die Abmagerung der Unterarm- und Handmuskeln eine auffallende war. Gleich nach der ersten Faradisation war der Patient im Stande, die grosse Zehe des rechten Fusses, und nach der dritten Sitzung: den kleinen Finger der rechten Hand willkürlich zu bewegen. So nahm von Sitzung zu Sitzung die Fähigkeit der willkürlichen Bewegung wenn auch langsam zu, L. konnte zuerst den rechten, später erst den linken Arm erheben, gleichzeitig gewannen die Rückenmuskeln an Kraft, und das Haut- und Muskelgefühl kehrte auf der linken Körperhälfte wieder. Dagegen nahmen die Reflexbewegungen von Woche zu Woche an Heftigkeit zu und waren namentlich zur Nachtzeit so heftig, dass die Beine mit Gewalt gegen den Oberkörper angepresst wurden, wodurch wir uns veranlasst sahen, nach der 22. Sitzung (3. September) eine zehntägige Pause im Electrisiren, welches überhaupt nur jeden zweiten Tag und wegen der grossen Reizbarkeit des Patienten anfangs mit sehr schwachen Strömen ausgeführt wurde, eintreten zu lassen. Da aber in dieser Ruhezeit die Reflexbewegungen an Häufigkeit und Heftigkeit eher zu- als abnahmen, und da sich in einer zweiten Pause, die wir vom 1. bis 19. November eintreten liessen, dieselbe Beobachtung wiederholte, electrisirten wir unbekümmert um diese Erscheinung fort und fanden endlich, was ich hier besonders hervorheben will, in der durch die fortgesetzte Anwendung der Electricität bewirkten Kräftigung der Muskeln, das wirksamste Mittel, um diesen den Kranken so belästigenden Bewegungen Einhalt zu thun. Von Mitte August ab wurde auch der Phrenicus von Zeit zu Zeit durch schwache Ströme gereizt, und bald wurden die Athembewegungen sichtbarer, die Inspiration tiefer. Nach der 25. Sitzung konnte Patient den ersten Schreibeversuch machen, der ziemlich günstig ausfiel. Nach der 40. Sitzung (23. November) war Haut- und Muskelgefühl zum grossen Theile zurückgekehrt, wenn auch die Nates und die innere Seite des linken Oberschenkels noch in hohem Grade anästhetisch waren; der Urin ging nicht mehr ohne Empfindung ab, Stuhlgang konnte durch leichte Abführmittel in genügendem Grade bewirkt werden. Herr L. konnte sämmtliche Zehen frei bewegen, die Adduction der Oberschenkel ging leicht, die Abduction unvollkommen von statten, die Beine konnten gestreckt und etwas erhoben werden, wiewohl diese Bewegungen durch Reflex- und Mitbewegungen häufig unterbrochen wurden.

Vom Beginn des neuen Jahres (1859) ab machte der Patient im Gebrauch der unteren Extremitäten schnellere Fortschritte. — 60. Sitzung am 18. Februar: Patient ist im Stande, auf beiden Seiten gestützt, einige Schritte zu gehen, die Reflexbewegnngen haben an Heftigkeit abgenommen, Hautempfindung besonders linkerseits besser, Reaction der Muskeln jetzt auch auf der rechten Körperhälfte freier, Athembewegungen fast normal. Die Auftreibung und Schmerzhaftigkeit auf der rechten Seite des Halses hat sich unter dem fortgesetzten Gebrauch des Ungt. Kalii jodati vermindert, der Kopf kann nach beiden Seiten freier bewegt werden. Pottaschenbäder werden angewandt. Nach der 85. Sitzung, mit der wir die Kur behufs einer Badereise nach Teplitz am 19. Mai unterbrachen, konnte der Patient, an einem Arme geführt, ¼ Stunde lang, leicht, sicher und frei in seinen Bewegungen, spazieren gehen. Hautempfindung war auf der linken Körperhälfte normal, Streckung der Finger bei gleichzeitiger Erhebung des Handgelenks ist rechterseits noch nicht ausführbar; auch die linke Hand kann noch nicht vollständig gestreckt, die Finger können noch nicht von einander entfernt werden; dagegen sind die übrigen Handbewegungen ziemlich leicht und frei, so dass Herr L. jetzt geläufig schreibt und wieder Klavier spielt; die Ernährung der Arm- und Handmuskeln hat sich gebessert. Die electro - musculäre Contractilität und Sensibilität ist in den Streckern der Finger und vor Allem in dem rechten Extensor carpi radialis, uud in den linken Interosseis ext. tertius und quartus noch immer herabgesetzt, auch findet noch eine merkbare Abweichung in dem Verhalten beider Mm. sacrolumbales und longissimi dorsi statt, indem die rechtsseitigen bedeutend schlechter, als die linksseitigen reagiren. Stuhlgang erfolgt täglich ohne Nachhülfe, der Urin geht zwar im Strahle ab, doch muss der Reconvalescent oft lange Zeit drücken, bis der Abfluss erfolgt, und dann ist wieder eine Athembewegung hinreichend, denselben zu hemmen. Die Reflexbewegungen treten zeitweise noch mit Heftigkeit ein. — Eine sechswöchentliche Badekur in Teplitz und der nachfolgende Gebrauch von Waldwollbädern in Liebenstein haben zwar zur Kräftigung des Körpers im Allgemeinen beigetragen, so dass der Patient jetzt grössere Strecken zurücklegen kann, aber das Treppensteigen wird ihm noch immer schwer, die Erhebung der Handgelenke bei gleichzeitiger Gradstreckung der Finger ist absolut unausführbar, der Urinabgang ist noch erschwert und die Abweichungen im electrischen Verhalten der Haut und der Muskeln haben sich erhalten. Es wird deshalb am 5. November 1859 die electrische Kur wieder aufgenommen und mit langsamem Erfolge eine Zeit lang fortgesetzt. Es bedurfte mehrerer Jahre bis zur völligen Wiederherstellung des Patienten.

Bei den durch Tabes dorsualis verursachten, mit Verminderung der Sensibilität einhergehenden, motorischen Störungen, die ihrem Wesen nach auf eine Erkrankung der Hinterstränge resp. Wurzeln zurückgeführt werden können, wo also ein relativ nur kleiner Theil des Querschnitts des Rückenmarks erkrankt ist, leidet die electro-musculäre Contractilit und Sensibilität verhältnissmässig wenig, so dass selbst in sehr entwickelten Fällen, wo die Gesammtgruppe der Erscheinungen: die Augenmuskellähmung, der eigenthümliche Gang des Patienten, sein Schwanken beim Stehen mit geschlossenen Augen, Betheiligung der Blase etc. etc., keinen Zweifel an der Diagnose aufkommen lassen, im electrischen Verhalten der unteren Extremitäten-Muskeln sich keine hervortretenden Abweichungen vom Normalen zeigen. Es giebt hier sogar einzelne Fälle, in denen die electro-musculäre Contractilität selbst erhöht erscheint; sie betreffen gewöhnlich ausserordentlich reizbare Individuen mit furchtbaren excentrischen Schmerzen, bei denen sich die Krankheit von Excessen in venere herleiten lässt — während dagegen auch solche vorkommen, in denen die Reizbarkeit einer und zwar der mehr ergriffenen Extremität herabgesetzt ist, was sich bei Anwendung des Inductionsstromes durch eine weniger energische Contraction, bei Anwendung des labilen Rk.-Nv.-Stromes durch späteren Eintritt der Zuckung zu erkennen giebt.

Beobachtung 15. Der Kaufmann J. H. aus Sommerfeld, 31 Jahre alt, viel in einem feuchten Keller beschäftigt, bemerkte anfangs December 1866 zuerst Taubheit in den Zehen beider Füsse, besonders in dem grossen, und Steifheit in den Bewegungen. Die Letztere nahm schnell zu, das Gehen, namentlich im engen Raum, sowie das Erheben der Beine wurde schwer, der Gang unsicher, es traten Störungen in der Urin- und Kothentleerung ein. Als ich den Kranken am 23. März 1867 zum ersten Mal sah, war sein Gang sehr unsicher, er trat stark mit den Hacken auf, er schwankte beim Stehen, namentlich mit geschlossenen Augen, er hatte die schmerzhafte Empfindung des Ringes in der Lendengegend, besonders rechterseits, und ein Gefühl von Spannung in den Waden, sowie Taubheit im vierten und fünften Finger, besonders der linken Hand. Die unteren Extremitäten, an denen H. früher stark transpirirt hatte, waren kalt, Anästhesie der Fusssohlen in dem Maasse entwickelt, dass Patient tiefes Einstechen von Nadeln nicht empfand, und bei Berührung der Sohlen die vagesten Angaben über die betreffende Stelle machte. — Die Muskeln reagirten auf den Reiz des Inductionsstromes normal.

Beobachtung 16. Der Kaufmann W. hierselbst, bis zu seinem dreissigsten Lebensjahre stets gesund — den Freuden der Liebe vielleicht im Uebermaasse ergeben — wurde ohne nachweisbare Veranlassung plötzlich von einer Incontinentia alvi et vesicae, verbunden mit sehr hartnäckiger Stuhlverstopfung, befallen, zu der sich bald ein Gefühl von Schwere, Taubheit, Kälte im linken Bein, ein unsicherer, schwerfälliger Gang, das Gefühl eines fremden Körpers unter der linken Fusssohle hinzugesellten. Versuchte der Patient mit geschlossenen Augen stille zu stehen, so taumelte er hin und her, Erectionen fehlten, der Kranke wurde impotent; dabei war der Urin normal, die Wirbelsäule an keiner Stelle empfindlich. Unter wiederholter Anwendung des Inductionsstromes auf den N. ischiadicus und die Haut der leidenden Extremität, hat sich der Zustand im Laufe von vier Jahren etwas gebessert: die Incontinentia alvi et vesicae ist beseitigt, Stuhl erfolgt meist regelmässig, der Fuss ist wärmer, der Gang sicherer, die Empfindung des fremden Körpers unter der Fusssohle ist geschwunden, aber das Taumeln und Ueberfallen beim Stehen mit geschlossenen Augen, ein häufiger Drang zum Uriniren, besonders wenn der Patient viel geht, die Unmöglichkeit den Sphincter ani et vesicae zusammenzupressen, endlich die Impotenz documentiren deutlich das vorhandene Leiden. Bei Einwirkung des electrischen Stromes auf den N. ischiadicus oder bei directer Einwirkung auf die Muskeln des linken Beines, zeigt sich die electro-musculäre Contractilität und Sensibilität, im Vergleich mit dem rechten Beine, herabgesetzt.

Hierher gehören auch die Lähmungen, die wir häufig bei Kindern in den ersten Lebensjahren auftreten sehen, und die nicht apoplectischen Ursprungs, und nicht Folge äusserer Verletzungen (peripherischen Ursprungs) sind, sondern entweder durch Hyperämie oder Entzündung des Rückenmarks oder seiner Hüllen bedingt sind, die sogenannten **spinalen Kinderlähmungen**. So schwer auch in manchen Fällen die Unterscheidung zwischen apoplectischen und spinalen Lähmungen bei Kindern ist, indem die von Heine aufgestellten Unterscheidungszeichen (s. Heine, Beobachtungen über Lähmungszustände der unteren Extremitäten und deren Behandlung, Stuttgart 1840, und Würtemberger Correspondenzblatt 1857, No. 15, sowie Heine, Spinale Kinderlähmung. Monographie. Stuttgart 1860), — denen gemäss 1) bei spinalen Lähmungen: die unteren Extremitäten ohne gleichzeitige dauernde Paralyse der oberen — bei cerebralen: in der Regel Arm und Bein einer Seite zugleich gelähmt und contrahirt sind; 2) bei spinalen Paralysen: die Geistes- und Sinnesfunctionen ungetrübt sind, während bei cerebralen mehr oder weniger simpelhaftes Aussehen, unvollständiges Sprachvermögen, unfreiwilliger Speichelausfluss, verminderte Hör- und Sehkraft der afficirten Seite, Flimmern vor dem Auge, Schielen, andauernde Kopfschmerzen vorhanden sein sollen; 3) bei spinalen: bedeutende Atrophie und Kälte der paralysirten Glieder wahrgenommen wird, die bei cerebralen fehlen, oder nur im geringen Grade existiren; 4) bei spinalen Paralysen: grosse Relaxation der Beine, bei cerebralen: grosse Steifheit und spastische Beschaffenheit der Muskeln und Sehnen sich zeigte, — keineswegs für alle Fälle genügen, so haben doch die bei Kindern vorkommenden Lähmungen spinalen Ursprungs ein so eigenthümliches Gepräge, dass sich der Geübtere, namentlich wenn er die electrische Exploration zu Hülfe nimmt, kaum darüber täuschen wird. Heine, der das grosse Verdienst hat, die Aufmerksamkeit der Praktiker zuerst auf diese, namentlich in neuerer Zeit überaus häufig vorkommende Lähmungsform gerichtet zu haben, und der dieselbe Paralysis infantilis spinalis (Rilliet's Paralysie essentielle, Duchenne's Paralysie atrophique graisseuse de l'enfance, W. Gule's Paralysis during dentition) genannt hat, giebt folgende Zusammenstellung der bei der in Rede stehenden Krankheit vorkommenden Erscheinungen, welcher ich, nach einer grossen Zahl eigener Beobachtungen, im Allgemeinen beistimmen kann.

Gesund und grade geborne Kinder im Alter von 6 bis 36 Monaten, ausnahmsweise etwas darüber, erkranken, nachdem sie bis dahin ganz wohl waren, entweder mit oder ohne vorhergegangene Andeutungen von Unwohlsein, plötzlich unter den Erscheinungen von Hitze, congestionellen und irritativen Zuständen, Fieber, viel Schreien, und da, wo erschwertes Zahnen in Verbindung steht, mit den weiteren Erscheinungen desselben, sowie auch zuweilen unter den Symptomen von gestörtem Verlauf acuter exanthematischer Krankheitsprocesse, oder endlich eines rheumatischen Fiebers. Bald hierauf brechen Convulsionen leichteren oder stärkeren Grades aus, die sich in kürzeren oder längeren Intervallen wiederholen. In anderen Fällen tritt die Krankheit ohne die angeführten Symptome, plötzlich mit Convulsionen, Schaum vor Mund und Nase, Blauwerden etc. auf. Manchmal fehlen indessen auch diese Erscheinungen oder sind nur in geringem Grade vorhanden, und die Lähmung stellt sich gleichsam über Nacht ein. Nachdem die Krankheit bald kürzer, bald länger, heftiger oder milder, mit oder ohne Convulsionen verlaufen ist, tritt ein Nachlass der Symptome ein; das Kind, das manchmal in höchster Lebensgefahr schwebte, liegt ruhig, blass und abgemattet da, schlägt die Augen auf und sieht sich um, als wenn es aus einem tiefen Schlafe erwacht wäre. Schon geben sich die Eltern der frohen Hoffnung der Wiedergenesung ihres Kindes hin, als sie mit Schrecken die Entdeckung machen, dass das Kind gelähmt ist und zwar entweweder an sämmtlichen Extremitäten, oder an einem oder beiden Beinen, oder bloss an einem Arm oder einem Bein etc. Bisweilen ist die Lähmung eine noch weiter verbreitete, es sind ausser den oberen und unteren Extremitäten die Rückenmuskeln gelähmt, so dass die Kranken nicht einmal aufrecht sitzen können, oder es sind einzelne Muskeln der Rumpfwandung, der Sternocleidomastoideus etc. mitgelähmt, so dass der Kopf nach der Seite geneigt ist. Blase und Mastdarm bleiben meist frei oder leiden höchstens vorübergehend. — Allmälig, in den ersten 4 bis 8 Wochen, findet eine Rückbildung der Lähmung statt, so dass, während im Anfang sämmtliche Extremitäten gelähmt waren, späterhin nur die einer Seite, oder ein Arm und ein Bein verschiedener Seiten*), oder nur ein Oberarm und ein Oberschenkel, oder einer von beiden, oder Unterschenkel und Fuss, oder Unterarm und Hand, oder nur die Rückenmuskelm gelähmt bleiben. Welche Ausdehnung auch im Anfang die Lähmung haben mag, in allen Fällen, die bisher zur Beobachtung gekommen sind, sind die kleinen Patienten noch im Stande, die Oberschenkel im Liegen etwas an sich zu ziehen — und wieder, jedoch etwas erschwerter, zu strecken; die Sensibilität der gelähmten Theile verhält sich fast immer normal, höchstens ist sie etwas vermindert, niemals aufgehoben. Die normale Temperatur der afficirten Gliedmaassen sinkt bald nach dem primären Anfall immer tiefer; die Beine, besonders die Unterschenkel, werden kalt und bläulich und der aufgesetzte Réaumur-Thermometer sinkt zuweilen bis auf 14 Grad herunter. Während mit der Zunahme an Jahren die paralytischen Extremitäten ihr Längenwachsthum meist ziemlich regelmässig fortsetzen, nimmt dagegen die bald mit der Lähmung eintretende Atrophie der afficirten Theile mit der Zeit immer mehr zu. Die Trochanteren, die Kniescheiben, die Scapula bleiben unvollständig entwickelt, die Röhrenknochen haben einen ge-

*) Heine sagt in seiner Monographie (l. c. Pag. 15): „Fälle von Kreuzlähmung sind überhaupt sehr selten und bei unserer Lähmung keine bekannt.“ In der 18. Beobachtung werde ich über einen Fall von Kreuzlähmung berichten.

ringeren Umfang, als im normalen Zustande; in einzelnen Fällen bleiben aber auch die Knochen zugleich im Längenwachsthum zurück und die Gelenkbänder erschlaffen. — Ein bis zwei Jahre nach dem Insult, erst zu der Zeit, wo die kleinen Patienten ihre gelähmten Extremitäten wieder in Bewegung setzen, bilden sich und zwar in Folge ihres Gebrauchs Contracturen: Pes varus, valgus, equinus, calcaneus paralyticus, Genu recurvatum, inversum, eversum paralyticum etc. Die physiologische Ursache ihres Entstehens ist folgende: Da nicht sämmtliche Muskeln des gelähmten Theiles ihre Elasticität vollständig und in gleichem Maasse eingebüsst haben, so ziehen sich bei jeder Bewegung diejenigen Muskeln, die noch einige Vitalität besitzen, zusammen, retrahiren sich, indem von Seiten der vollständig gelähmten Antagonisten nicht der geringste Widerstand geübt werden kann, mit der Zeit mehr und mehr und bilden endlich diese oder jene, oder gleichzeitig mehrere Lähmungsformen an demselben Individuum. So bilden sich auch bei Lähmung der Rückenmuskeln schon durch das fortwährende Sitzen: Lordosen, und wenn die beiderseitigen Muskeln nicht gleichmässig gelähmt sind: Scoliosen. — Auf das Allgemeinbefinden und die Lebensdauer üben übrigens diese Lähmungen keinen nachtheiligen Einfluss aus, im Gegentheil zeigt sich häufig bei ihnen Neigung zu frühzeitiger körperlicher Entwickelung und eine gewisse Immunität gegen andere, namentlich epidemisch auftretende Krankheiten.

Dass wir es in der That hier mit spinalen Lähmungen zu thun haben, dafür sprechen bei dem Mangel bezüglicher Leichenbefunde folgende Gründe: 1) die vollkommene Integrität der Gehirnfunctionen; 2) die in einzelnen Fällen zurückbleibende Paralyse des Oberarms oder Oberschenkels ohne gleichzeitige Lähmung von Unterarm und Hand oder Unterschenkel und Fuss; 3) die so schnell eintretende Abmagerung der paralysirten Theile und das gleichzeitige Zurückbleiben im Wachsthum; 4) die späte Entstehung und allmälige Zunahme der Contracturen, in Gegenüberstellung der bei cerebralen Lähmungen frühzeitig eintretenden Contracturen; 5) das electrische Verhalten der gelähmten Muskeln, welches dem der spinalen Lähmungen vollkommen entspricht, während bei den apoplectischen Kinderlähmungen die electro-musculäre Contractilität normal ist.

Wir finden demgemäss entweder, dass die Muskeln

der gelähmten Theile in Hinsicht auf electro-musculäre Contractilität wenig gelitten haben, oder dass dies bei einem kleineren oder grösseren Theile in erheblichem Grade der Fall ist. Im ersteren Falle können wir den Schluss machen, dass die Lähmung in verhältnissmässig kurzer Zeit vorüber gehen wird, mithin eine günstige Prognose stellen — während im zweiten Falle so tiefgreifende Ernährungsstörungen vorhanden sind, dass eine, selbst im besten Falle langdauernde Kur häufig mit unzureichendem Erfolge gekrönt ist. — Untersuchen wir dergleichen Patienten kurze Zeit nachdem die Lähmung eingetreten ist, so finden wir meist einen Theil der Muskeln des gelähmten Körpertheils normal, einen andern weniger gut, einen dritten gar nicht mehr reagirend. Untersuchen wir sie später, so haben diejenigen gelähmten Muskeln, deren electrische Contractilität und Sensibilität beim Beginn der Krankheit unversehrt war, die Fähigkeit der willkürlichen Bewegung wiedererlangt, ohne bedeutend in ihrer Ernährung zu leiden; diejenigen, deren electrische Contractilität im Beginn der Krankheit mehr oder weniger geschwächt war, bekommen mit der Zeit diese Eigenschaft und die willkürliche Bewegung wieder; die Muskeln endlich, welche nach einem Jahre noch vollständig ihrer electrischen Contractilität und Sensibilität beraubt sind, degeneriren völlig und gehen somit zu Grunde.

Einen sehr glücklichen Fall der Art, bei dem aber des electrischen Verhaltens der gelähmten Muskeln keine Erwähnung geschieht, finden wir in Guy's Hospital reports. Vol. VIII. Part 1. 1852. Pag. 108 seq.

A. E., ein zartes Kind mit hellem Haar und blauen Augen, 1 Jahr alt, hatte innerhalb 6 Wochen, ohne bemerkbare Störung des Allgemeinbefindens, 4 obere und 2 untere Schneidezähne bekommen. Seit etwa 8 Tagen stellte sich öfters ein leichtes Fieber und Diarrhöe ein. Nach einer schlaflosen Nacht bemerkt die Mutter des Morgens beim Waschen, dass das Kind seinen rechten Arm nicht aufheben kann, sondern dass er schlaff an der Seite herabhängt, und besonders die Schulterblattmuskeln ihren Tonus eingebüsst haben. Die Lähmung dauert fort, die Muskeln schwinden; das Kind kann die Finger frei bewegen, ist aber nicht im Stande, den Arm zu erheben. Zeichen von Reizung des Zahnfleisches fehlen. Nach einer sehr leichten electrischen Kur erfolgte in 6 bis 8 Wochen vollständige Heilung.

Von den vielen hierher gehörigen Fällen, die ich selbst beobachtete, will ich zum Beweis der Richtigkeit der oben gemachten Behauptungen zuerst zwei anführen, in denen aus dem annähernd normalen electrischen Verhalten der afficirten Muskeln die Prognose günstig gestellt werden konnte.

Beobachtung 17. Paul Jacoby, ein kleiner, munterer, etwas scrophulöser Knabe von 3 Jahren, wurde im October 1858 ohne bekannte Veranlassung mürrisch und träge, verlor den Appetit und fieberte öfters, besonders gegen Abend. Gleichzeitig bemerkten die Eltern, dass der Kopf beständig nach der linken Seite geneigt war, dass der Knabe ungern ging und beim Gehen das linke Bein nachzog. Diese Erscheinungen wurden allmälig prägnanter, der kleine Patient konnte endlich weder gehen noch stehen, die Muskeln der unteren Extremitäten, namentlich der Oberschenkel und Hinterbacken magerten ab, fühlten sich schlaff und welk an. Spanische Fliegen längs des Rückgraths, Einreibungen, Bäder hatten den Zustand in so weit gebessert, dass der Kopf weniger nach der linken Seite geneigt und eine geringe Kraftzunahme der unteren Extremitäten bemerkbar war. Gleichwohl konnte der Knabe, als ich ihn am 6. April 1859, also 6 Monate seit dem Beginn der Krankheit, auf den Wunsch des Geh. Rath Romberg zum ersten Mal sah, weder stehen noch den Oberschenkel erheben; die Bewegungen des Fussgelenks und der Zehen waren frei, der Kopf nach links geneigt; die Sensibilität der Haut und Muskeln erschien bei Berührung und bei Einführung von Nadeln normal. Die Prüfung des electrischen Verhaltens ergab eine ziemlich gute Reaction sämmtlicher betheiligten Muskeln in Betreff ihrer Contractilität und Sensibilität, wenn sich auch eine nicht unerhebliche Differenz insofern herausstellte, als die rechtsseitigen Strecker des Unterschenkels und die rechten Mm. glutaei bedeutend besser, als die gleichnamigen linksseitigen reagirten. Die Prognose war mithin eine gute — und in der That konnte das Kind bereits nach der 6. Sitzung (18. April), am Stuhl gestützt, einige Augenblicke stehen. Nach der sechszehnten Sitzung (23. Mai) konnte dasselbe, an einer Hand geführt, durch das Zimmer gehen; die Muskeln hatten an Kraft und Fülle zugenommen, der Kopf war weniger nach der linken Seite geneigt. In der 26. Sitzung, mit der wir am 1. Juni die Kur beendeten, konnte der kleine Patient bereits ohne fremde Hülfe einige Mal im Zimmer auf- und abgehen, das Nachziehen des linken Beines hatte sich gänzlich verloren, die Muskeln fühlten sich fest und gespannt an. Eine geringe Neigung des Kopfes nach links war das einzige und letzte Krankheitsresiduum. Auch dieses schwand unter dem Gebrauch des Rehmer Soolbades, aus welchem der Patient vollständig geheilt zurückkehrte.

Beobachtung 18. Paul Allewelt war bis zum Alter von

1½ Jahr vollkommen gesund, lief mit 16 Monaten und hatte zu dieser Zeit bereits 6 Zähne. Mitte August 1858 erkrankte er ohne bekannte Veranlassung auf der Sommerwohnung; es stellten sich Fieber, leichte gastrische Beschwerden, starker Durst ein, dagegen fehlten alle Zeichen von Gehirnreizung, Krämpfe etc. Als der kleine Patient nach 8 Tagen das Bett verliess, konnte er weder den Kopf gerade halten, noch sitzen, weder die Arme noch die Füsse erheben. Innerhalb vier Wochen besserte sich der Zustand unter dem Gebrauche stärkender Bäder bedeutend. Paul konnte den Kopf wieder gerade halten, sitzen, den rechten Arm und den linken Fuss vollständig gebrauchen; dagegen blieb der linke Oberarm und rechte Oberschenkel bei vollständig freier Bewegung des linken Unterarms und Hand, des rechten Unterschenkels und Fusses vollständig gelähmt. Als ich den kleinen Patienten auf den Wunsch des Dr. Abarbanell jun. am 16. November 1858, also 3 Monat nach Beginn der Krankheit, sah, hatte sich in dem geschilderten Zustande nichts Wesentliches geändert; der linke Arm konnte nicht vom Oberkörper entfernt werden, der M. deltoideus sinist. war schlaff, der rechte Oberschenkel konnte nur wenig erhoben, das Bein gar nicht gestreckt werden, Stehen und Gehen war unmöglich, der Quadriceps fem. dext. und die Glutaei dext. waren schlaff und welk. Die Prüfung des electrischen Verhaltens der gelähmten Muskeln ergab: die e.-m. Contractilität und Sensibilität herabgesetzt im linken Deltoideus, normal in den übrigen Muskeln des Oberarms; in weit höherem Grade fand aber diese Herabsetzung in dem Quadriceps fem. dext. statt; auch die rechten Glutaeen reagirten schlechter, als die linken. Die Temperatur des gelähmten Arms und Beins zeigte keine bemerkbare Abweichung. Demgemäss konnte die Prognose günstig gestellt werden, wenn auch, namentlich für das gelähmte Bein, ein langdauernde Kur in Aussicht stand. In der That konnte der kleine Patient bereits Ende Januar (nach 20 Sitzungen) den Arm vollständig erheben und gebrauchen, wenn derselbe auch bei diesen Bewegungen leichter ermüdete. Von Mitte Juni ab (nach 42 Sitzungen) konnte er auf beiden Armen gestützt, und von Anfang August ab (54. Sitzung) auch ohne Stütze längere Zeit stehen. 68. Sitzung (23. October): Paul geht, am rechten Arm geführt, durch das Zimmer, setzt aber dabei den rechten Fuss sehr auswärts. 74. Situng (26. December): Wenn er hingefallen ist, steht er ohne fremde Hülfe wieder auf und geht, wenn auch noch unsicher, doch allein im Zimmer auf und ab; die Stellung des rechten Fnsses ist normal; er kann den Oberschenkel frei erheben, das Bein kräftig strecken, die Ernährung und Reaction der Muskeln hat sich gebessert. Die wenigen nachfolgenden Sitzungen dienten zur Kräftigung des Beins.

Leider verlaufen nicht alle Fälle so glücklich, wie die eben beschriebenen; in vielen kann bei Atrophie und vollständigem

Verlust der electro-musculären Contractilität in wichtigen Muskeln, durch die electrische Reizung der reactionsfähigen, höchstens eine Besserung — in anderen nicht einmal diese erreicht werden.

Beobachtung 19. Clara St., aus Russisch Polen, ein gesundes, blühendes Kind, war im Alter von 2½ Jahren bei Gelegenheit einer Fahrt über Land aus dem Wagen gefallen und hatte sich dabei eine Verletzung der Hautdecken des rechten Oberschenkels zugezogen, die aber so unbedeutend war, dass sie einige Tage nachher wieder ungehindert gehen konnte. Etwa drei Wochen später traten ohne bekannte Veranlassung leichte Fieberbewegungen ein, welche das Kind acht Tage ans Bett fesselten. Als es dasselbe wieder verlassen hatte, bemerkten die Eltern, dass das rechte Bein gelähmt sei, schrieben dies dem erwähnten Fall aus dem Wagen zu und hofften, dass bei Ruhe, spirituösen Waschungen etc. die normale Beweglichkeit bald wieder zurückkehren würde. Statt dessen magerte aber das Bein mehr und mehr ab, wurde kalt, schlaff und vollständig unbrauchbar. — Auf den Wunsch des Geh. Rath Mitscherlich untersuchte ich das Kind am 7. September 1858, etwa 6 Monate nach dem Unfall. Das rechte Bein war nicht verkürzt, differirte aber in Hinsicht der Temperatur und Ernährung ausserordentlich mit dem linken. Das Kind konnte weder allein stehen noch gehen, oder mit dem Bein irgend eine Bewegung mit Ausnahme einer geringen Erhebung und Adduction des Oberschenkels vornehmen. Das Kniegelenk war erschlafft, der Unterschenkel und Fuss nach aussen gewandt; im Stehen war die rechte Hüfte eingesunken, die Wirbelsäule etwas nach rechts gebogen, in der Bauchlage war die Wirbelsäule vollständig gerade. Von den Muskeln reagirten die rechtsseitigen Mm. sacrolumbalis und longissimus dorsi, sowie die Glutaeen viel schlechter, als die linksseitigen — schlechter noch war die Reaction im M. quadriceps femoris — sie fehlte in den Extensoren des Fusses, in den Mm. tibialis ant. und post., in den Peronaeis. Die Prognose musste deshalb ziemlich ungünstig gestellt werden und in der That konnte die kleine Patientin nach der 34. Sitzung am 31. December 1858 zwar allein stehen und geführt insofern besser gehen, als sie den Oberschenkel mehr vom Fussboden abhob, aber am Unterschenkel war noch nicht die geringste günstige Veränderung bemerkbar; im Gegentheil waren Unterschenkel und Fuss blau, erfroren und mit Frostbeulen und tiefgreifenden Geschwüren bedeckt, die trotz aller angewandten Mittel erst Ende Februar zur Heilung kamen. Von dieser Zeit ab trug die Patientin, um die Muskeln möglichst zu üben, eine im Hüft-, Knie- und Fussgelenk bewegliche Maschine und kam beim Fortgebrauch der Electricität (drei Mal wöchentlich), bei Anwendung von Waldwoll-Extractbädern und Frottirungen der Haut so weit, dass, als sie

Ende Mai (96. Sitzung) nach Rehme ging, die Reaction der Rückenmuskeln, Glutaeen und des Quadriceps femoris sich erheblich gebessert und dieselben an Fülle zugenommen hatten, dass die Temperatur des Beins höher, der Gang freier und sicherer und die Erhebung des Beins leichter war; das Knie war beim Gehen noch steif, und Unterschenkel und Fuss ganz nach aussen gewandt. — Auch die Rehmer Soolbäder, welche sie 6 Wochen brauchte, und welche das Bein im Ganzen kräftigten, hatten auf die Beweglichkeit wenig Einfluss, und so war bei der am 4. August angestellten Untersuchung noch immer keine bemerkbare Contraction der Unterschenkel- und Fussmuskeln selbst auf Anwendung eines starken Stromes zu erzielen. Als die Patientin nach der 125. Sitzung Ende September Berlin verliess, hatten sich zwar die übrigen Bewegungen mehr entwickelt, der Unterschenkel wurde beim Gehen weniger geworfen, der Fuss war bedeutend weniger nach aussen gewandt, Temperaturverschiedenheit beider Extremitäten war erheblich geringer, aber Beugung und Drehung des Fusses nach aussen oder innen, oder selbst die kleinste Bewegung der Zehen war noch nicht ausführbar, und auf Anwendung eines starken Stromes kaum eine schwache Reaction der betreffenden Muskeln bemerkbar.

Beobachtung 20. Richard G., 1¾ Jahr alt, erkrankte vor etwa 5 Monaten unter leichten Fiebererscheinungen, die den kleinen Patienten zwar einige Tage ans Bett fesselten, aber sonst spurlos vorübergingen, bis die Eltern nach einigen Wochen bemerkten, dass das Kind zwar mit der rechten Hand spielte, aber den rechten Oberarm nicht gebrauchte. Bald nahmen sie auch eine bedeutende Abmagerung desselben wahr und führten mir am 27. Januar 1862 das Kind zu. Dasselbe war kräftig uud wohlgenährt, der rechte Unterarm und Hand normal, der rechte Oberarm etwas abgemagert, der Deltoideus vollständig atrophisch; die Gelenkbänder in der Weise erschlafft, dass der Humerus nach allen Seiten luxirt werden konnte. — Zwar war hier noch eine geringe Reaction auf directe Reizung der vorderen Partie des Deltoideus vorhanden, gleichwohl hatte eine längere Zeit fortgesetzte electrische Behandlung nicht den geringsten Erfolg, wie ich denn einen solchen niemals bei grosser Erschlaffung des Lig. capsulare humeri und seiner Verstärkungsbänder wahrgenommen habe.

Auch bei **Erwachsenen** kommen entweder unter dem Einflusse exanthematischer Processe, oder aus unbekannten Ursachen in seltenen Fällen dergleichen Lähmungen der unteren Extremitäten vor, die natürlich mit denjenigen Modificationen verlaufen, die durch die vollendete Ausbildung des Körpers bedingt sind. Dahin gehören folgende: 1) Da die Knochen vollständig entwickelt sind, so kann ein Zurückbleiben im Wachsthum nach keiner Richtung hin stattfinden. 2) In Folge der grösseren Willensenergie Erwachsener, durch welche sie behufs der Fortbewegung oder behufs der Ermöglichung anderer Bewegungen, an Stelle der gelähmten ähnlich fungirende Muskeln zweckmässig in Thätigkeit setzen, sowie in Folge der grösseren Festigkeit und Resistenz der Gelenkbänder, werden sich secundäre Deformitäten nicht in dem Grade, wie bei den spinalen Lähmungen der Kinder entwickeln. 3) Da in keinem der von mir beobachteten Fälle das Gehvermögen aufgehoben war, so konnte auch keine so erhebliche Störung in der Blutcirculation, und in Folge dessen keine auffallende Temperaturabnahme erfolgen. 4) Dagegen entwickeln sich hier, bedingt durch die grössere Arbeit, welche die statt der gelähmten in Thätigkeit gesetzten Muskeln auszuführen haben, auffallende Hypertrophieen dieser Muskeln.

Ich beobachtete unter Anderen folgende Fälle:

Beobachtung 21. Die beiden Barone v. H., Zwillinge, wohlgebildete, schöne, grosse Männer, stets gesund, erkrankten im achtzehnten Lebensjahre gleichzeitig an den Masern, nach deren anscheinend glücklichem Verlaufe bei Beiden eine Lähmung beider Unterschenkel mit fortschreitender Abmagerung eintrat. Als ich dieselben im Alter von 24 Jahren untersuchte, betrug der Umfang ihrer Oberschenkel 20 resp. 21 Zoll, der Umfang der Waden 10 resp. 10½ Zoll; der Letztere blieb demnach, wenn man das Verhältniss des Umfanges der Lenden zu dem der Waden, der Norm entsprechend, 3 : 2 setzt, um 4 Zoll hinter dem Normalen zurück. Die Gesässmuskeln waren dagegen, da die Patienten alle Gehbewegungen aus dem Hüftgelenk machten, im colossalen Maasse entwickelt und contrastirten dadurch um so greller mit den atrophischen Unterschenkeln. Ihr Gang war in Folge dessen ein höchst eigenthümlicher. Da sie sich der Beine nur als Stelzen bedienten, so entstand bei jedem Schritt, je nachdem sie den rechten oder linken Fuss vorsetzten, eine rotirende Bewegung des rechten oder linken Oberschenkels von hinten nach vorn, die sich dem ganzen Oberkörper mittheilte, der sich mithin bei jedem Schritt von hinten nach der betreffenden Seite drehte. Die Extension der Unterschenkel war sehr beschränkt, Dorsalflexion des Fusses und Streckung der Zehen vollkommen aufgehoben und nur eine leichte Beugung der Letzteren möglich; die Patienten traten mit den äusseren Fussrändern auf, in den Mm. tibiales zeigten sich Contracturen. Die Adductoren der Oberschenkel, ebenso wie die Muskeln des Fusses waren normal entwickelt, dagegen hatten die Strecker des Kniegelenks und sämmtliche Unterschenkelmuskeln in ihrer Ernährung erheblich gelitten. Die Sensibilität der Haut und Muskeln war vollständig erhalten. Die electro-musculäre Contractilität war herabgesetzt im Quadriceps femoris, fehlte in den Mm. peronaei, extensores digit. comm., gastrocnemii etc., während die Beuger des Kniegelenks und der Zehen eine schwache Reaction zeigten. — Das seltene Auftreten einer derartigen Affection im Gefolge des Masernprocesses, sowie das gleichzeitige Vorkommen bei bis dahin vollständig gesunden Zwillingen lässt hier eine wahrscheinlich anatomisch begründete Prädisposition mit Bestimmtheit voraussetzen. — Eine Jahre lang fortgesetzte electrische und heilgymnastische Kur hatte keinen bemerkenswerthen Erfolg; jetzt sollen sich Beide gar nicht mehr fortbewegen können.

B. Lähmungen durch Unterbrechung der Leitung des Rückenmarks.

Erleidet das Rückenmark einen mässigen Druck durch Exostosen oder Periostosen, durch eine allmälig entstehende Verkrümmung der Wirbelsäule (wie im Pott'schen Uebel), oder durch eine Affection der fibrösen und serösen Gewebe, so ist trotz der Lähmung die electro-musculäre Contractilität intact und die betreffenden Muskeln leiden wenig in ihrer Ernährung. Diese Paraplegieen zeigen ein zweites, überaus wichtiges, diagnostisches Criterium, nämlich die Reflexbewegungen, welche durch Druck der unteren Partie des Rückenmarks, durch Kitzeln der Haut, bisweilen durch den Eindruck der Kälte etc. etc. in den gelähmten Extremitäten entstehen.

Duchenne beschreibt (l. c. Pag. 253) folgenden hierher gehörigen Fall mit Sectionsbericht:

Pierre Bros, 21 Jahre alt, ein robuster, musculöser Wasserträger, bekam zuerst an der hinteren Seite des Rückens Schmerzen, die in der Höhe der letzten Rippen gürtelförmig ausstrahlten und ihn am Bücken verhinderten. Denselben folgten anfangs Januar 1860: Schwäche in den Beinen, schwankender Gang und am 16. Februar Aufnahme in's Hospital Lariboisière. Beide Beine und die untere Hälfte des Stammes bis zur zehnten Rippe, ebenso wie Mastdarm und Blase sind der Bewegung und des Gefühls beraubt. Das Einstechen von Nadeln, die Kälte wird nicht empfunden, Beides aber, ebenso wie die Rückenlage, erregt Reflexbewegungen, die der Kranke deutlich empfindet. Ausserdem hat er Ameisenkriechen. Der Proc. spin. des sechsten Rückenwirbels springt deutlich hervor und ist beim Druck schmerzhaft; Appetit,

Verdauung, Respiration normal, beide Arme kräftig, der Patient guten Muthes. Die einzige Krankheitsveranlassung, deren sich Bros bewusst ist, wäre ungewöhnliche Anstrengung behufs Bewältigung seiner Arbeit in den kurzen Wintertagen. — Es bilden sich Brandschorfe am Heiligenbein und an beiden Trochanteren, die bald eine grosse Ausdehnung gewinnen, der Kranke verfällt sichtlich, es stellt sich allabendliches Fieber ein, dann Necrose des Femur, Oedem der unteren Extremitäten, die Lähmung schreitet bis zur siebenten Rippe aufwärts und es erfolgt am 12. April der Tod. — Duchenne hatte constatirt, dass die Muskeln der gelähmten Extremitäten ihre electrische Reizbarkeit erhalten haben, und schloss daraus auf Integrität des Rückenmarks.

Die Section ergab Folgendes: Beim Druck auf die blossgelegte Wirbelsäule fühlt man eine weiche, fluctuirende Oberfläche; beim Einschneiden in das Ligt. vertebrale ant. kommt man in einen Eiterheerd, die Körper des sechsten und siebenten Rückenwirbels sind grossentheils zu Grunde gegangen, die benachbarten, und zwar vom dritten bis zum zehnten Brustwirbel sind oberflächlich zerstört, der Proc. spin. des sechsten Rückenwirbels bildet einen hervorspringenden Winkel. Nach Wegnahme der hinteren Bogen der Wirbel findet man die Dura mater und das Zellgewebe roth, flockig, geschwollen, das Rückenmark zeigt dem blossen Auge keine bemerkbare Veränderung und seine Consistenz ist normal.

Beobachtung 22. Ch. K., 28 Jahre alt, seit 10 Jahren Maitresse eines alten impotenten Militairs, hatte seit mehreren Jahren zeitweise durchfahrende Schmerzen in den Beinen, die häufig die Stelle wechselten; seit etwa einem Jahre traten ab und zu Reflexbewegungen ein, die, wenn Patientin auf dem Rücken lag, den ganzen Körper erschütterten, wenn sie ging, das eine oder das andere Bein emporschnellten, und dadurch den Gang unsicher machten. Im September 1866 machte sich eine auffallende Schwäche in beiden Beinen bemerkbar, die Schmerzen wurden anhaltender und mehr reissend, die Schwäche nahm im November zu, der Gang wurde taumelnd, die Füsse knickten oft ein, vorwaltend der rechte, und die Kranke fiel wiederholt hin. Nach unzweckmässig gemachten kalten Einwicklungen des Körpers, die niemals Transpiration hervorriefen, erfolgte vollständige Lähmung beider unteren Extremitäten, Lähmung der Blase und des Mastdarms, Anästhesia cutanea und muscularis in dem Grade, dass weder das Einstechen von Nadeln empfunden wurde, noch Patientin von der Lage ihrer Beine Rechenschaft zu geben wusste. Unter dem innerlichen Gebrauche von Strychnin trat von Ende December ab insofern eine Besserung ein, als die Kranke die Oberschenkelmuskeln ein wenig anspannen konnte und bisweilen den Abgang des Urins fühlte. — Die Menses waren und blieben übrigens während der Dauer der Krankheit normal.

Als ich die Patientin auf den Wunsch des Dr. O. Steinrück am 5. Februar 1867 zum ersten Mal besuchte, waren die Lähmungserscheinungen noch in ihrer Totalität vorhanden, so dass die Kranke weder Oberschenkel, noch Unterschenkel, noch eine Zehe des Fusses bewegen konnte; die Anästhesie reichte fast bis zum Nabel, war rechterseits stärker, als linkerseits. Beim Versuch, auf beiden Seiten festgehalten zu stehen, zeigte sich eine so vollkommne Haltlosigkeit in den Beinen, dass sie, beide Füsse seitlich von sich werfend, hinsank; in der Rückenlage nahmen beide Füsse die Varusstellung ein. Die electro-musculäre Contractilität war in den gelähmten Muskeln auf directe und indirecte Reizung wenig verändert, rechterseits sogar, wahrscheinlich in Folge der grösseren Reflexerregbarkeit dieses Beines, erhöht, so dass die Contractionen, besonders auf Reizung des rechten Plexus cruralis, etwas Krampfhaftes hatten und das Bein emporgeschleudert wurde. Reissende Schmerzen sind ausser in den Beinen, auch im linken N. ulnaris zugleich mit einem tauben Gefühl vorhanden. — Wir hatten es hier unfehlbar ausser mit einer seit mehreren Jahren langsam fortschreitenden grauen Degeneration der Hinterstränge, mit einem acuten Exsudationsprocesse zu thun, der durch Druck auf das Rückenmark die Lähmungserscheinungen bedingte.

Ich wandte den secundären Inductionsstrom und zwar die Schwämme zur Erregung der Nerven und Muskeln, den Pinsel behufs Erregung der Haut an, und hatte die Freude, die allmählige Besserung in folgender Reihenfolge eintreten zu sehen. 4. März (11. Sitzung) Patientin kann in der Rückenlage die gestreckten Beine etwas erheben, Fussgelenke und sämmtliche Zehen können etwas bewegt werden; Varusstellung dauert fort, Urinabgang ist häufiger wenigstens bei Tage fühlbar. — 23. März (23. Sitzung): Die Anästhesie hat sich sehr vermindert, ein mässiger Fingerdruck wird überall, mit Ausnahme der Fusssohlen, empfunden, im Oberschenkel besser als im Unterschenkel, links besser als rechts; Nadelstiche werden auch in den Fusssohlen, mit Ausnahme der Zehen, percipirt, links besser, als rechts. Der Hacken des Fusses kann 4 Zoll weit von der Horizontalebene entfernt werden. — 24. April (39. Sitzung): Die ersten Gehversuche werden mit Erfolg gemacht, doch knickt besonders das rechte Bein öfters im Fussgelenk ein, der Gang ist der einer Tabetischen und sehr breitbeinig. Nadelstiche werden in den Zehen des linken Fusses ziemlich gut localisirt. Electro-musculäre Contractilität ist im rechten Bein noch erhöht, Reflexzuckungen treten selten ein. — 24. Mai (50. Sitzung): K. kann ohne jede Unterstützung im Zimmer auf- und abgehen, beim Herumdrehen zeigt sie noch grosse Unsicherheit, besonders im rechten Fusse und tritt hier auch immer mit dem Hacken zuerst auf; die excentrischen Schmerzen in den Beinen und im Ulnaris haben sich vollständig verloren, Urin und Stuhl sind normal. Von dieser Zeit ab schreitet die Besserung schnell vor, Patientin kann schon Mitte Juni eine halbe Stunde hindurch mit kurzen Ruhepausen im Garten spazieren gehen.

Die Berührung der Zehen wird rechterseits ziemlich richtig empfunden, links weniger. Sie hat noch den bekannten Hahnentritt, schwankt beim Stehen mit geschlossenen Augen und wird deshalb jetzt mit dem constanten Strome behandelt.

III. Lähmungen des Sympathicus.

Seitdem von Claude Bernard die Abhängigkeit des Tonus der Arterienwände vom Sympathicus entdeckt, und durch Experimente nachgewiesen worden ist, dass Durchschneidung desselben: Erschlaffung der Muskelfasern der Arterien bewirke — seitdem dann in neuester Zeit von Schiff, Budge, Ludwig etc. die anatomischen und physiologischen Verhältnisse der Gefässnerven, ihr centraler Ursprung und ihre peripherische Verbreitung*), die Wirkungen ihrer Reizung und Durchschneidung festgestellt worden sind — seitdem endlich von Cl. Bernard und Schiff übereinstimmend nachgewiesen ist, dass die Gefässnerven der Extremitäten sämmtlich aus Ganglien des sympathischen Grenzstranges stammen — dürfen wir wohl von **Lähmungen des Sympathicus und ihren Folgezuständen** sprechen. — Die Verbreitung der sympathischen Nerven in den Eingeweiden, in welche sie theils mit den Gefässen, theils für sich eintreten, macht es aber auch zweifellos, dass dieselben auf die ohne Theilnahme des Willens und Bewusstseins stattfindenden Verrichtungen der Ernährung und Absonderung einen bedeutenden Einfluss üben, und so ist es denn erklärlich, dass Lähmungen des Sympathicus auch nach dieser Seite hin von mannigfachen Störungen begleitet sein können, wenn uns auch die stricten physiologischen Beweise dafür bis jetzt fehlen.

Störungen der vasomotorischen Nerven der Haut geben zu krankhaften Veränderungen derselben Veranlassung, wie sie im Herpes Zoster und in der Urticaria in die Erscheinung treten (s. A. Eulenburg. Ueber cutane Angioneurosen. Berl. klin. Wochenschrift 1867. No. 18. 19); primärer Arterienkrampf und die durch denselben verminderte Zufuhr arteriellen Blutes be-

*) Der von Cl. Bernard (Gaz. hebd. 1852. No. 37) und Schiff (in derselben Nummer d. Z.) geführte Nachweis, dass die sympathischen Fasern ebenfalls in den vorderen Wurzeln das Rückenmark verlassen, erklärt uns die Congruenz von Motilitäts- und Ernährungsstörungen, der wir bei Lähmungen so häufig begegnen.

wirkt Hautanästhesie und secundäre Bewegungsstörungen (s. Nothnagel. Ueber vasomotorische Neurosen. Deutsches Archiv für klin. Medicin. Bd. II. Heft II. Pag. 175 seq. und unsere Pag. 155 mitgetheilte 2. Beobachtung); directe Betheiligung des Sympathicus bei apoplectischen Lähmungen erzeugt durch Erweiterung der Gefässe eine Steigerung der Temperatur, wovon Beobachtung 1. auf Pag. 155 Zeugniss ablegt; Continuitätsstörungen der Nervenstämme mit Unterbrechung der Leitung treffen damit zugleich die vasomotorischen Nerven und bringen die Erscheinungen der Blässe, Cyanose, Gangraenescenz zu Wege, denen wir als Folgezuständen peripherischer Lähmungen so häufig begegnen. — Aber auch ein langdauernder Druck, der den N. sympathicus und namentlich sein Ganglion cervicale sup. trifft, scheint Motilitätsstörungen hervorrufen zu können, wenn wir auch die Art und Weise, wie solche secundär zu Stande kommen, noch nicht physiologisch zu erklären im Stande sind. Für die Richtigkeit dieser Behauptung sprach besonders ein Fall, der sich in der v. Gräfe'schen Augenklinik zutrug, in welchem ein an catarrhalischer Augenentzündung leidender Kranker nach einer einfachen Anschwellung der submaxillaren Lymphdrüsen: erst von Accommodationsstörung des Auges der entsprechenden Seite, und später von Lähmung des weichen Gaumens befallen wurde. Hierher scheinen auch die **nach Diphtheritis eintretenden Lähmungen** zu gehören (für deren Eintritt bereits Remak den Sympathicus in Anspruch nahm), und diese Entstehungsweise machte es denn auch erklärlich, dass dergleichen Lähmungen oftmals in Theilen vorkommen, die vom ursprünglichen Sitze der Krankheit weit entfernt sind, und dass dieselben bisweilen den leichtesten Fällen diphtheritischer Halsentzündung folgen, während wir sie bei den schwersten vermissen.

Was das electrische Verhalten der von Lähmung nach Diphtheritis ergriffenen Muskeln anbetrifft, so war dasselbe in zahlreichen Fällen, die ich zu untersuchen Gelegenheit hatte, vollkommen normal, und die Prognose in Bezug auf die Lähmung günstig. Es wird durch die Anwendung des Stromes die Heilung jedenfalls sehr beschleunigt, durch die Electrisation des Phrenicus oft der erlöschende Lebensfunken wieder angefacht.

Beobachtung 23. Leopold Schmidt, 10 Jahre alt, hatte im November 1863 eine leichte Diphtheritis durchgemacht, bei welcher besonders die Tonsillen, vorwaltend die linke, die Uvula und das Zahnfleisch linkerseits betheiligt waren, und die unter der innerlichen Anwendung des Kali chloricum mit Ausschluss aller äusseren Mittel binnen 8 Tagen, ohne den Knaben besonders anzugreifen, verlief. Ungefähr drei Wochen darauf stellten sich Accommodationsstörungen des linken Auges und dann Lähmung des weichen Gaumens mit den sie begleitenden Symptomen, der klanglosen, näselnden Sprache und dem Regurgitiren der Flüssigkeiten etc. ein. Als ich den kleinen Patienten vier Wochen später am 15. Januar 1864 zum ersten Mal sah, waren die Symptome der Paralyse des Velum noch mit gesteigerter Heftigkeit vorhanden, bei dem Aussprechen des Buchstabens a blieb die linke Seite des Velum unbeweglich stehen, während die rechte sich etwas hob, die Accommodationsstörung des linken Auges hatte bereits eine Abnahme erfahren; ein Druck hinter dem Unterkieferwinkel linkerseits verursachte heftigen Schmerz. Es trat von der zweiten Sitzung am 18. Januar ab bemerkbare Besserung ein, und nach 7 Sitzungen am 25. Januar war die Lähmung vollständig beseitigt, und die Bewegung des Gaumensegels normal.

Beobachtung 24. Richard K., 7 Jahre alt, erkrankte am 11. Januar 1861 an einer diphtheritischen Rachenentzündung, die bis zum 14. Januar so an Intensität zunahm, dass die stark geschwollene linke Tonsille mit einem schmutzig gelblichen, in das Parenchym hineingewachsenen Exsudat, und die linke Seite der Uvula mit einer weisslichen Masse bedeckt war. Unter Anwendung von Kali chloricum und localen Aetzungen verloren sich die Symptome bis zum zehnten Tage insoweit, dass das heftige Fieber verschwunden, die Exsudatsmassen beseitigt waren und die Tonsillen narbige Einziehungen zeigten. Das Kind schlief gut, ass wenig, aber mit Appetit, und schien nur noch diätetischer Verordnungen zu bedürfen, um sich von der nachgebliebenen Schwäche zu erholen. — Da stellten sich ungefähr nach 10 Tagen: Lähmung des rechten Gaumensegels, wenige Tage darauf Strabismus convergens (auf dem rechten Auge mehr, als auf dem linken) und endlich eine von Tag zu Tag zunehmende Schwäche beider Beine ein. Zugleich verschlechterte sich das Allgemeinbefinden mehr und mehr, der Schlaf wurde unruhig, die Respiration schwach, die Expectoration stockte und häufig eintretende Erstickungsanfälle bedrohten das Leben des kleinen Patienten. Am 4. October faradisirte ich deshalb auf Wunsch des Dr. Abarbanell jun. den N. vagus und phrenicus mit sichtlich gutem Erfolge und nach der dritten Sitzung (8. October) schien jede Gefahr nach dieser Richtung hin beseitigt. Dagegen traten jetzt die Lähmungserscheinungen in den Armen, und in noch höherem Grade in den Beinen immer mehr zu Tage, so dass der Knabe dieselben nicht bewegen konnte. Die electro-musculäre Contractilität und

Sensibilität war in keinem der gelähmten Extremitätenmuskeln herabgesetzt, die Empfindlichkeit des sehr abgemagerten Kranken aber so gross, dass nur schwache Ströme, 2 bis 3 Mal wöchentlich, angewandt werden konnte — und so bedurfte es einer fast sechswöchentlichen Kur, bis die ersten schwachen Gehversuche ausgeführt werden konnten.

Auch für eine zweite Lähmungsform scheinen wir die Vermittlung des Sympathicus in Anspruch nehmen zu müssen, nämlich für das Zustandekommen der **bei Chlorotischen, Anämischen öfters eintretenden Lähmungen**, deren Eintritt man durch den Reiz des krankhaft gemischten Blutes zu erklären suchte. Man pflegte sie auch wohl den hysterischen Lähmungen beizugesellen, obgleich bei ihnen die für die Letzteren charakteristischen Sensibilitätsstörungen constant fehlen. Im Gegentheil zeigt sich hier, wie bei den Lähmungen nach Diphtheritis, in Bezug auf das electrische Verhalten der gelähmten Muskeln keine auffallende Abweichung vom Normalen.

Beobachtung 25. Frau H., 39 Jahre alt, hat im 16. Jahre die Menses ein einziges Mal spärlich gehabt, im 25sten sich verheirathet, aber nicht concipirt, und in den 14 Jahren der Ehe höchstens 3 bis 4 Mal schwache Spuren der Menstruation, das letzte Mal vor 8 Jahren, gezeigt — dagegen war continuirlich Fluor albus vorhanden. Die von sachverständiger Hand angestellte Untersuchung fand den Uterus rudimentär. Frau H. hat ausserdem häufig an Husten und Auswurf, vor 7 Jahren an einem leichten Anfall von Haemoptoë, endlich im November 1865 an einer Iritis serosa des rechten Auges gelitten. Mitte Juni 1866 trat ohne alle Vorboten eine starke Haemorrhagia pulmonum ein, von der sich Patientin auf einer Sommerwohnung beim Gebrauch von Obersalzbrunnen und Milch vollständig erholte. In die Stadt zurückgekehrt, wurde Frau H., als sie an einem schönen, warmen Tage von einer kurzen Spazierfahrt heimkehrte und die Treppen hinaufstieg, plötzlich auf der obersten Stufe der zweiten Etage, unmittelbar vor ihrer Thür, von einem Gefühl der Lähmung in beiden Beinen ergriffen und vermochte nicht, in ihre Wohnung einzutreten. Als ich die Patientin auf den Wunsch des Prof. Traube und Dr. Schlochauer am 5. October 1866 zum ersten Mal besuchte, war sie nicht im Stande, irgend eine Bewegung mit den Oberschenkeln, Unterschenkeln oder Füssen vorzunehmen, auch konnte sie sich nicht ohne fremde Hülfe im Bett aufrichten, oder von einer Seite auf die andere drehen; Blase und Mastdarm waren unbetheiligt. Anästhesie war nicht vorhanden; die electromusculäre Contractilität und Sensibilität war in allen gelähmten Muskeln erhalten, doch reagirten sämmtliche rechtsseitige Muskeln etwas besser auf den Reiz des inducirten Stromes, als die linksseitigen. Als der intermittirende Strom nur wenige Minuten angewandt war, war bereits eine kleine Abduction des rechten Beines möglich. Nach der fünften Sitzung (10. October) war die Abduction freier, der Quadriceps femoris konnte beiderseits gespannt, die Fussgelenke etwas bewegt werden. 12. Sitzung (18. October): Patientin kann sich im Bett aufrichten, in der Rückenlage die gespannten Unterschenkel zeitweise 1 bis 2 Zoll erheben — rechterseits besser, als linkerseits. 20. Sitzung (25. October): die Beine können adducirt und abducirt, die gespannten Oberschenkel 4 bis 5 Zoll erhoben, die Zehen bewegt werden; die Flexion des Oberschenkel ist frei und geläufig. Von jetzt ab schreitet die Besserung schnell vorwärts. Nach der 26. Sitzung (2. November) kann Patientin fast ½ Minute ohne Unterstützung stehen und macht geführt kleine Gehversuche. Am 8. November geht sie ohne fremde Unterstützung durch das Zimmer, und so schreitet die Besserung langsam aber ununterbrochen fort, so dass wir am 17. November mit der 34. Sitzung die Kur beendigen. Patientin konnte längere Zeit im Zimmer auf- und abgehen, hatte aber noch ein Gefühl von Schwere, Schwäche und Spannung im linken Bein, welches sich bei guter Pflege allmälig von selbst verlor.

Ob nicht auch der **progressiven Muskelatrophie** eine Krankheit des Sympathicus zu Grunde liegt, müssen wir zur Zeit noch dahin gestellt sein lassen. Die sich häufig als erstes Symptom bemerkbar machende, mangelhafte Muskelernährung, der Eintritt der bei Anwendung des constanten Stromes auf den Sympathicus von Remak entdeckten diplegischen Contractionen (s. Pag. 156) und ihrer in manchen Fällen unzweifelhaft günstigen therapeutischen Wirkung, ebenso das anscheinend ungeordnete Befallensein einzelner, von verschiedenen Nerven versorgter, Muskeln, bei Integrität anderer, von demselben Nerv versorgter, macht diese Ansicht nicht unwahrscheinlich. — Schneevogt (Niederlandsch Lancet 1854. No. 3 und 4. Pag. 218) hat sogar in einem hierher gehörigen Falle: fettige Entartung des N. sympathicus und seiner Ganglien bei der Leichenöffnung gefunden. Gleichwohl wollen wir über diese Krankheit bei den Muskellähmungen sprechen, erstens, weil es sich hier nur um die Diagnose handelt, für welche wir allein aus dem electrischen Verhalten der ergriffenen Muskeln Kriterien gewinnen können, und zweitens, weil eine Erkrankung des Muskelgewebes in allen bisher zur Section gekommenen Fällen nachgewiesen worden ist, während in vielen derselben, selbst bei der sorgfältigsten anatomischen Untersuchung, keine Abweichung von Seiten des Nervensystems aufgefunden werden konnte.

Noch einer Krankheit müssen wir hier Erwähnung thun, auf die Remak ebenfalls, als auf eine mit progressiver Muskelatrophie häufig verbundene, die Aufmerksamkeit gelenkt hat — die **Arthritis nodosa**, in der wir die Gelenkanschwellungen oftmals mit Atrophie der Mm. interossei combinirt finden. Besonders im Beginn der Krankheit, während des febrilen Stadiums, können hier die diplegischen Contractionen in ihrer ausgeprägtesten Form durch Reizung des Sympathicus, in der oben angegebenen Weise, hervorgerufen werden. Ihre therapeutische Anwendung soll von Abnahme der Schmerzen und der Gelenkanschwellung, von Volumszunahme der Muskeln, sowie von Verlangsamung des Pulses bei gleichzeitiger Erhöhung der Temperatur begleitet sein (s. Remak. Application du courant constant etc. Pag. 31).

Aus der Praxis des Dr. Drissen theile ich den folgenden Fall mit, den ich bei ihm zu sehen Gelegenheit hatte.

G. T., 24 Jahre alt, Gürtler, behauptet sich im Bivouac kurz vor der Schlacht von Königgrätz erkältet zu haben, so dass er am folgenden Tage den Arm nicht bewegen konnte. Diese Störung ging nach Frottirungen und passiven Bewegungen des leidenden Theils zwar vorüber, aber es trat seit dieser Zeit wiederholt ein Gefühl von Lahmheit im linken Arm ein, welches sich nach Bewegungen wieder verlor. Seit einigen Wochen hatte sich aber der Zustand erheblich verschlechtert, und so zeigte denn der Patient, als er am 12. October 1866 in die Behandlung des Dr. Drissen eintrat, folgende krankhafte Erscheinungen: Er kann den rechten Arm nicht erheben, den linken nur schwer, und mit Schmerzen im Deltoideus, welcher härter erscheint; er kann sich nicht selbst ankleiden, noch die Thür öffnen. Das erste uud zweite Phalangealgelenk des rechten Zeigefingers sind stark geschwollen, ihre Bewegungen auf ein Minimum reducirt; im geringeren Grade sind auch dieselben Gelenke an den anderen Fingern, mit Ausnahme des kleinen', ergriffen; die Mm. interossei sind abgemagert. Links sind ziemlich dieselben Erscheinungen in weniger erheblichem Grade vorhanden. — Auf Reizung des Sympathicus durch Application des positiven Pols auf das Ganglion cervicale sup. der einen, und des negativen Pols auf den sechsten Rückenwirbel der anderen Seite traten diplegische Contractionen mit sichtbarem Erfolge, namentlich in den ersten Tagen der Behandlung ein. Nach 14 Tagen konnten diese Reflexcontractionen nicht mehr hervorgerufen werden, und waren nur noch ein Mal zu erzielen, als sich Patient durch Erkältung eine vorübergehende Verschlimmerung zugezogen hatte. Trotz der im Anfang so bedeutenden Besserung bedurfte es doch einer fast dreimonatlichen, ausschliesslich auf den Sympathicus gerichteten Behandlung, ehe der letzte Rest der Affection getilgt war, indem namentlich die Anschwellung des rechten Zeigefingers dem Kurerfolge den hartnäckigsten Widerstand entgegenstellte.

IV. Nerven-Lähmungen.

Unter **Nerven-Lähmungen** verstehen wir diejenigen, die durch Einwirkungen veranlasst werden, welche die Leitungsfähigkeit der Nerven an irgend einer Stelle ihres Verlaufs, vom Austritt aus den Centralorganen bis zu ihrem Eintritt in die Muskeln beeinträchtigen. Was die ätiologischen Momente anbetrifft, so sind diese Lähmungen entweder Folge von traumatischen Verletzungen, mechanischen Insulten, Trennungen des Zusammenhanges durch Verwundung, Eiterung etc., oder Folge von Luxation oder Fractur, oder von Exsudaten (rheumatischer, syphilitischer Natur etc.), oder von Knochenauftreibungen, Aneurysmen, Geschwülsten etc., oder endlich Folge von Nervenentzündung oder Nervendruck. — Was die Diagnose der peripherischen Lähmungen anbetrifft, so sind ihre charakteristischen Merkmale: Beschränkung auf einzelne Nervenstämme oder Nervenäste, in deren Bereich die willkürlichen und reflectirten Bewegungen*) in gleichem Maasse gehemmt sind, während sie ungehindert in denen fortdauern, die dem lähmenden Einfluss fremd geblieben sind. Hierzu tritt meist eine Verminderung der bewussten Empfindung, die, je nachdem mehr oder weniger sensible Fasern und in mehr oder weniger erheblichem Maasse mitgelitten, dem Grade nach sehr verschieden, sich bald durch geringe Herab-

*) A. Stich hat in einem kleinen, in den Charité-Annalen Band VIII. Heft I. veröffentlichten, Aufsatz auf die Bedeutung der Reflexbewegungen als diagnostischen Mittels, behufs der Entscheidung der Frage über den centralen oder peripherischen Ursprung einer Lähmung, mit Recht die Aufmerksamkeit gelenkt. Ist man z. B. bei der Lähmung eines Arms oder Beins, bei der diese Frage zur Entscheidung vorliegt, im Stande, durch peripherische Reizung: Reflexbewegungen auszulösen, so weiss man, dass die Leitung des sensiblen Nerv zum Rückenmark frei, das centrale Gebilde des Nerv im Rückenmark functionirend, die nächstgelegene motorische Partie im Rückenmark erregbar, und von dieser bis zum Muskel kein Leitungshinderniss vorhanden ist — dass mithin die Krankheit einen centralen Ursprung hat.

setzung, bald durch vollkommenen Verlust der Sensibilität zu erkennen giebt. Hat die Lähmung bis in die zweite Woche hinein gedauert, so gesellt sich eine Störung im electrischen Verhalten der gelähmten Muskeln hinzu, welche nach der Schwere des Eingriffs, den der Nerv erlitten hat, dem Grade nach sehr verschieden, aber jedesmal mit einer Herabsetzung der electro-musculären Contractilität verbunden ist. Sind alle primitiven Fasern eines Nerven verletzt, so verlieren sämmtliche von ihm versorgte Muskeln ihre Contractionsfähigkeit. Es kann aber die willkürliche Bewegung in allen Muskeln aufgehoben sein, obgleich nur wenige, selbst kein einziger Muskel in seiner electromusculären Contractilität gelitten hat — hier scheint die Ernährungsstörung des Nerven keine so tief eingreifende gewesen zu sein, um seine electrische Reizbarkeit wesentlich zu beeinträchtigen. Umgekehrt kann scheinbar die willkürliche Bewegung einzelner Muskeln erhalten sein, während sie in der That erloschen und durch ähnlich fungirende Muskeln ersetzt ist; kier kann die localisirte Anwendung des electrischen Stromes allein die Diagnose sichern. Uebrigens leiden die gelähmten Muskeln mehr in ihrer Contractilität, als in ihrer Sensibilität und erlangen meist die Letztere vor der Ersteren wieder.

Die Prognose der Nervenlähmungen ist von dem Grade der Herabsetzung der electro-musculären Contractilität in den gelähmten Muskeln abhängig, dergestalt, dass jeder Muskel die Fähigkeit der willkürlichen Bewegung unter dem Einfluss der electrischen Erregung um so schneller wieder erlangt, je weniger er von vornherein in seiner electro-musculären Contractilität gelitten hat.

Beobachtung 26. Frau Roy, eine kräftige Person von 42 Jahren, war, die äussere Seite des rechten Vorderarms auf die scharfe Kante eines Fensterbretts gestützt, mit dem Kopf auf der inneren ruhend, eingeschlafen. Als sie nach Verlauf einer Stunde erwachte, war die rechte Hand gelähmt und die Patientin unfähig, dieselbe zu erheben, auszustrecken oder fest zu schliessen. Sie war unter einem rechten Winkel zum Oberarm geneigt, die Finger, besonders der Daumen, Mittel- und Zeigefinger durch das Uebergewicht der Flexoren nach innen gerichtet. Zugleich klagte die Patientin, als sie sich am 30. April 1852, sechs Tage nach dem Unfall, bei mir vorstellte, über ein Gefühl von Taubheit in der gelähmten Hand und über ein eigenthümliches Krisseln in der Haut, welches sich die Rückenfläche des Unterarms entlang bis zum Daumen erstreckte. Sie hatte bis jetzt reizende Einreibungen ohne Erfolg gebraucht. Die nähere Untersuchung ergab, ausser den bereits genannten Erscheinungen, Unempfindlichkeit der Haut an der äusseren Seite des Vorderarms und des Daumens. Die electro-musculäre Contractilität der gelähmten Muskeln: der Extensores carpi radialis und ulnaris, des Extensor digit. communis, der Abductoren und Extensoren des Daumens war intact. Hier genügte die zweimalige Faradisation des N. radialis und der gelähmten Muskeln, um der Hand die Fähigkeit der willkürlichen Bewegung wiederzugeben. Das Taubheitsgefühl dauerte zwar noch 14 Tage lang fort, war aber zu unbedeutend, um die Roy zur nochmaligen Anwendung der Electricität aufzufordern.

Beobachtung 27. Baron L. bekam im Duell einen Hieb an der inneren Seite des rechten Oberarms und zwar am Ende des oberen Dritttheils, durch welchen wahrscheinlich der N. medianus, der N. ulnaris und der N. cutaneus brachii med. durchschnitten wurden. Die Wunde heilte nicht per primam intentionem, sondern es bildete sich Eiter, der sich etwa 3 Zoll tiefer einen Ausweg bahnte. Nach Verlauf einiger Wochen war der Patient, was ihm anfangs unmöglich war, wieder im Stande, die Flexionsbewegungen der Hand auszuführen, auch zeigte sich wieder an der Innenfläche des Oberarms Empfindung, dagegen blieben die vom Ulnaris versorgten Muskeln bewegungslos und die entsprechenden Hautpartieen anästhetisch. Als ich den Patienten drei Jahre nach der Verletzung am 10. Januar 1859 untersuchte, war auf der Volarfläche: der Ringfinger an der Ulnarseite, der kleine Finger vollständig, auf der Dorsalfläche: der kleine und der Ringfinger vollständig, der Mittelfinger auf der Ulnarseite anästhetisch; anästhetisch war ferner die Ulnarseite der Hand; in geringerem Maasse: die Ulnarfläche des Unterarms. Die Hand war kalt und abgemagert, auffallend war namentlich der vollständige Schwund der Mm. interossei externi, des Opponens digit. min. und des Adductor pollicis; auch der Unterarm war magerer, als der linke. Die Hand hat in geringem Maasse die Krallenform angenommen, indem die zweiten und dritten Phalangen, namentlich der drei letzten Finger, nicht gestreckt werden konnten, die Finger, und ebenfalls vorwaltend die drei letzten, konnten nicht vollständig einander genähert, nur wenig von einander entfernt, der Daumen konnte nicht mit dem kleinen Finger in Berührung gebracht und eben so wenig adducirt werden. — Die electro-musculäre Contractilität und Sensibilität war in sämmtlichen vom Ulnaris versorgten Muskeln erloschen. Eine mehrmonatliche Kur erhöhte die Temperatur und stellte das Gefühl theilweise wieder her, auf die Hervorrufung der Muskelthätigkeit blieb sie ohne Einfluss.

Beobachtung 28. Der Goldarbeiter Sch., Sohn eines an Phthisis pulmonum verstorbenen Schneiders, hatte 2 Jahre hindurch an Brustbeschwerden mancherlei Art gelitten, die, verbunden mit den Ergebnissen der physicalischen Untersuchung, kaum einen Zweifel an der Entwicklung einer Lungenphthisis aufkommen liessen. Wider Erwarten besserte sich allmälig sein Zustand, Auswurf und Schweiss verminderten sich, so dass, namentlich auch in Hinblick auf die Ergebnisse der Auscultation und Percussion, die Prognose günstiger gestellt werden konnte. Da stellten sich im Januar 1853 reissende Schmerzen in beiden Ohren ein, zu denen slch copiöser Eiterausfluss, Schwerhörigkeit, endlich vollkommene Taubheit und zwar erst auf dem rechten, später auch auf dem linken Ohre gesellten. Bald darauf bildete sich innerhalb 8 Tagen allmälig zunehmend eine vollkommene Lähmung des rechten N. facialis aus. Zu wiederholten Malen angewandte örtliche Blutentziehungen, Fomentationen, Einspritzungen, der innere Gebrauch erst antiphlogistischer, später narcotischer Mittel beruhigten die Schmerzen und verminderten die Eitersecretion, aber die Taubheit, verbunden mit Sausen auf dem linken und einer dumpfen, klopfenden Empfindung auf dem rechten Ohre, sowie die rechtsseitige Faciallähmung blieben ungeändert.

Ich untersuchte den Kranken, einen Mann von blassem, cachectischem Aussehen, am 12. Mai 1852. Sämmtliche vom rechten N. facialis versorgte Gesichtsmuskeln waren gelähmt, das Gesicht dem entsprechend verzogen — die Uvula hatte aber ihre normale Richtung. Das Trommelfell war auf beiden Seiten zerstört, der äussere Gehörgang verengt, mit Eiter angefüllt. Taubheit auf beiden Ohren. Sensibilität der Gesichtshaut auf beiden Seiten normal. Ausserdem Abnahme der Geschmacksempfindung, verbunden mit einem süsslichen Geschmack auf der rechten Zungenhälfte. Directe Richtung des electrischen Stromes auf die gelähmten Muskeln zeigt die Contractilität erloschen, die electro-musculäre Sensibilität erheblich herabgesetzt. — Wir hatten es demgemäss mit einer Lähmung des N. facialis in der durch das Felsenbein verlaufenden Bahn zu thun, und zwar musste das den N. facialis lähmende Moment, Cl. Bernard's Untersuchung gemäss, oberhalb der Abgangsstelle der Chorda tympani seinen Sitz haben*). — Tuberculöse Caries des Schläfenbeins lag wohl hier dem Uebel zu Grunde. — Eine freilich nur kurze Zeit fortgesetzte Kur hatte keinen Erfolg. Der Patient ging im nächsten Jahre an Phthisis pulmonum zu Grunde.

Beobachtung 29. Julius Ritter, Mechanikus, 34 Jahre alt, von schwächlicher Constitution und schlaffer Musculatur, bekam vor

---

*) Bernard fand nämlich (s. dessen Leistungen auf dem Gebiete der Experimental-Physiologie von Jaksch, Prager Vierteljahrsschrift 1853. Heft I. Pag. 180 seq.), dass die Zerstörung der Paukensaite Verminderung der Geschmacksempfindung, bei normaler Tastempfindung, auf derjenigen Zungenhälfte bewirkt, an der die Chorda durchschnitten ist, und dass demnach, wo bei Faciallähmungen keine Abnahme der Geschmacksempfindung vorhanden, der Nerv unterhalb des Abgangs der Paukensaite erkrankt ist.

etwa drei Wochen in Folge einer Erkältung Schmerz am rechten Schläfenbein, dem Zittern der rechtsseitigen Gesichtsmuskeln und endlich Lähmung derselben folgten. Runzeln der rechten Stirnhälfte, Schliessen des rechten Auges war unmöglich, Essen und Trinken behindert, Thränenträufeln fand statt, der rechtsseitige Sulcus nasolabialis war verstrichen, das Gesicht entsprechend verzogen. Nachdem der Patient vom Herrn Dr. Abarbanell erst mit antiphlogistischen, dann mit ableitenden Mitteln behandelt worden war, kam er am 25. Juni 1854, behufs Anwendung der Electricität, in meine Behandlung. Bei der schlaffen Musculatur, die der Patient im Allgemeinen hatte, war kaum eine grössere Welkheit der gelähmten Gesichtshälfte bemerkbar; die Sensibilität derselben war ebenfalls normal; die electro-musculäre Contractilität und Sensibilität sämmtlicher dem Willenseinfluss entzogener Muskeln unerheblich herabgesetzt. Demgemäss konnte die Prognose in Bezug auf Dauer und Erfolg der Kur günstig gestellt werden. — In der That war der Patient nach der 3. Sitzung (am 27. Juli) bereits im Stande, das Auge zu schliessen, nach der fünften (am 29. Juli) die Stirn zu runzeln, ungehindert zu essen und zu trinken. Nach der 9. Sitzung (am 4. August) konnte er bereits den Mundwinkel etwas erheben, der Sulcus nasolabialis markirte sich deutlich. Nach der 13. Sitzung (am 10. August 1854) konnte er als vollkommen geheilt entlassen werden.

Beobachtung 30. Noch schneller erfolgte die Heilung bei dem Tischler Engelmann, einem 35 Jahre alten Manne, der am 10. August 1854, ohne bekannte Veranlassung, eine linksseitige Faciallähmung, verbunden mit stechenden Schmerzen im linken Ohr, bekam. Nachdem Schröpfköpfe im Nacken applicirt, einige russische Bäder gebraucht, die Schmerzen verschwunden, die Lähmungserscheinungen aber unverändert geblieben waren, wurde mir der Patient am 25. August vom Herrn Dr. Lode behufs Anwendung der Electricität übersandt. Auch bei ihm war die linke Stirnhälfte unbeweglich, das untere Augenlid hing herab, die Thränen liefen aus dem Auge, der Mund stand schief und konnte nicht nach links hin erhoben werden, Essen und Trinken war behindert etc. etc. — Die electro-musculäre Contractilität und Sensibilität der gelähmten Muskeln war vollkommen intact. Am 26. August (2. Sitzung) konnte Patient bereits die Stirne runzeln; am 29. August (5. Sitzung) konnte er den Mund etwas erheben, das Auge, wenn auch mit Anstrengung, schliessen, das Getränk lief nicht mehr aus dem Munde. Eine Reise nöthigte mich die Kur auszusetzen. Trotzdem schritt die Besserung ohne weitere Anwendung von Heilmitteln schnell fort, dergestalt, dass ich den Patienten bei meiner Rückkehr, am 17. September, vollkommen geheilt fand.

Ziemlich ungünstig gestaltet sich die Prognose, wenn die electro-musculäre Contractilität und Sensibilität gänzlich erloschen und gleichzeitig Hautanästhesie zugegegen ist — Symptome, deren Complex wir häufig bei Nervenverletzungen mit Substanzverlust finden. Aber selbst in diesen Fällen dürfen wir an der Möglichkeit der Heilung nicht verzweifeln, da der Substanzverlust sich wieder ersetzen und die Muskeln, wenn sie selbst lange Zeit durch Unterbrechung der Innervation oder durch mechanische Verhältnisse einer vollständigen Unthätigkeit anheimfielen, nach Beseitigung des Functionshindernisses unter geeigneten Ernährungsverhältnissen wieder vollständig leistungsfähig werden können. In Bezug auf den ersten Punkt fand Waller (Müller's Archiv 1852. Pag. 392), dass zwar die Fasern des peripherischen Endes eines durchschnittenen Nerven absterben, dass aber nicht nur in der Narbe selbst, sondern bis zu den peripherischen Endigungen des Nerven Neubildung von Nervenfasern stattfindet. Zwölf Tage, nachdem er den N. vagus bei einem Hunde durchschnitten hatte, war sein peripherisches Ende vollkommen desorganisirt, die Scheide theilweise verschwunden; der Inhalt in dunkle, granulirte Körper zerfallen; nach einem Monate fanden sich an der Stelle der untergegangenen: junge Fasern neugebildet, eine Beobachtung, die auch Schiff (Archiv für physiologische Heilkunde 1852. Pag. 145) bestätigt hat*). In Uebereinstimmung damit fand Duchenne in einzelnen Fällen bedeutender Nerven-Verletzung mit Substanzverlust: die Muskeln, die ihre Contractilität vollständig eingebüsst hatten, späterhin wieder auf den electrischen Reiz reagirend und von Neuem functionsfähig und kommt dadurch zu dem Schlusse, dass ein lange Zeit bestehender absoluter Mangel der electro-musculären Reizbarkeit noch keinesweges zu der Annahme berechtige, dass der Muskel todt sei.

Den interessantesten Fall, den Duchenne in Bezug hierauf in seinem Werke (l. c. Pag. 202) veröffentlicht, werde ich im Auszuge wiedergeben:

---

*) C. Bruch in Basel (s. Archiv des Vereins für gemeinschaftliche Arbeiten zur Förderung der wissenschaftlichen Heilkunde. Band II. Heft III. 1855. Pag. 409 seq.) wies nach, dass Vereinigung getrennter Nervenenden auf dreifache Weise zu Stande kommt. In glücklichen Fällen durch unmittelbare Vereinigung der sich berührenden Faserenden, in anderen Fällen müssen sich die Fasern entgegenwachsen, in den meisten aber geht das peripherische Stück ganz verloren und wird durch Verlängerung des centralen Stücks in seiner ganzen Ausdehnung ersetzt.

Albert Musset, 19 Jahre alt, Buchdrucker, war am 13. November 1846 mit seiner rechten Hand einer Maschine so nahe gekommen, dass dieselbe den N. ulnaris, die Sehnen des Flexor sublimis und profundus, den M. palmaris brevis, die Art. ulnaris etc. durchschnitt, und der Patient erst nach 3 Monaten, mit einer vollständigen Lähmung und Atrophie der rechten Handmuskeln, das Hospital verlassen konnte. Die beiden letzten Phalangen aller Finger waren in beständiger Flexion und die abgemagerte Hand nahm allmälig die Gestalt einer Kralle an. Als Duchenne den Unglücklichen am 22. December 1850, also 4 Jahre nach dem Unfall, sah, war die Hand zum Skelett abgemagert, auf ihrer Innenfläche traten die Sehnen der Flexoren und die Köpfe der Mittelhandknochen hervor. Die beiden letzten Phalangen der Finger waren in permanenter Beugung, konnten aber mechanisch in gleiche Richtung mit den ersten Phalangen gebracht werden, die ihrerseits unvollständig auf den Mittelhandknochen luxirt waren. Versuchte man diese Luxation zu beseitigen, so erhob sich ein unüberwindlicher Widerstand von Seiten der hypertrophischen Köpfe der Metacarpalknochen. Versuchte man die Finger zu strecken, so wurde die Luxation eine vollkommene; übrigens war die Entfernung der Finger von einander, ebenso wie Adduction und Abduction des Daumes unmöglich. Der etwas abgemagerte Vorderarm zeigte eine von oben nach unten und von innen nach aussen gerichtete Narbe, die mit den Sehnen der Flexoren verwachsen war. Die Flexion und Extension des Handgelenkes, Pronation und Supination des Vorderarms gingen normal von statten. Die Sensibilität der Haut an der inneren Hälfte der Hand, am fünften und an der äusseren Seite des vierten Fingers waren geschwächt, die Hand der Sitz beständiger, durch jede Bewegung vermehrter, Schmerzen. Ihre Farbe war mattweiss, in der Kälte blau, ihre Temperatur subjectiv und objectiv bedeutend herabgesetzt, ihre Venen nicht sichtbar. Die electro-musculäre Contractilität war in sämmtlichen Muskeln der Hand erloschen, die Haut an der inneren Hälfte der Rückenfläche der Hand, am kleinen Finger und an der inneren Fläche des Ringfingers vollkommen unempfindlich gegen den electrischen Reiz.

Duchenne schreckte in seinem unermüdlichen Eifer selbst vor diesem anscheinend verzweifelten Fall nicht zurück. Er richtete zuerst den electrischen Strom auf die gelähmten Muskeln und bereits nach der zehnten Sitzung (die Duchenne in der Regel auf 10 bis 15 Minuten ausdehnte) hat Musset in der Hand anstatt der Schmerzen, die er bisher empfunden, das Gefühl einer brennenden Hitze, doch bleiben die Finger noch nach wie vor schmerzhaft, taub und kalt — zugleich beginnt die Ernährung eine bessere zu werden, und die Vertiefungen zwischen den Mittelhandknochen füllen sich aus — die Luxation der ersten Phalangen vermindert sich, die zweiten nehmen eine mehr gestreckte Richtung ein. Wegen einer fieberhaften Krankheit des Patienten wird jetzt die Kur auf drei Wochen ausgesetzt; in dieser Pause schreitet die Besserung des localen Uebels nicht nur nicht zurück, sondern es verbreitet sich im Gegentheil das Wärmegefühl auch über die Finger, deren Taubheit und Schmerzhaftigkeit sich verliert. Duchenne verband nun beim Wiederbeginn der Kur mit der Faradisation der Muskeln auch die der Haut vermittelst metallischer Fäden — die Sensibilität der Haut nimmt bemerkbar zu, die Venen auf der Rückenfläche der Hand treten deutlich hervor, die Hautfärbung wird eine normale. Unter tagtäglich stattfindenden Sitzungen entwickeln sich bis zum 15. März 1851 die früher nicht bemerkbaren kleinen Handmuskeln deutlich, die Stellung des Zeige- und Mittelfingers wird besser; die Beugung der ersten Phalangen ist möglich, die M. interossei reagiren auf den electrischen Reiz; willkürliche Bewegungen sind aber noch nicht ausführbar. In diesem Zustande verlässt der Kranke in der Absicht, der Natur die fernere Heilung zu überlassen, die Charité und bringt zwei Monate ausserhalb derselben zu. Da aber seine Hoffnung getäuscht wird, weder die Hand an Volumen zunimmt, noch die Fähigkeit der willkürlichen Bewegung zurückkehrt, nimmt er wiederum zur electrischen Kur seine Zuflucht und wird, vom Anfang Juni an, wöchentlich 2 bis 3 Mal faradisirt. Zuerst nehmen die ersten Phalangen des ersten und zweiten Fingers eine noch gebogenere Stellung zu den Mittelhandknochen an; aber die beiden letzten strecken sich mehr — willkürliche Bewegung der letzten Fingerglieder, Abduction und Adduction der Finger ist möglich. Jetzt schritt die Besserung rasch vor, so dass Musset bereits Ende August schreiben und zeichnen, und im Februar 1852 trotz mehrmonatlicher Unterbrechung der Kur, die ersten Phalangen des Zeige- und Mittelfingers in einem rechten Winkel zu den Mittelhandknochen beugen und die letzten Phalangen vollständig ausstrecken konnte. Auch war die Stellung und willkürliche Bewegung der beiden letzten Finger eine bessere geworden; die Muskeln des Daumens waren fast vollständig entwickelt und aller Bewegungen fähig, die Sehnen der Flexoren an der Handfläche traten nicht mehr hervor, die Muskeln am Ballen des kleinen Fingers waren brauchbar. — Musset fertigt eigenhändig schriftliche Aufsätze an und hat mit der früher kranken Hand die Preisschrift copirt, in welcher Duchenne diese Krankengeschichte veröffentlicht.

Wie ausserordentlich lange Zeit übrigens Muskeln, die in Folge mechanischer Hindernisse die Freiheit der willkürlichen Bewegung eingebüsst oder dieselbe überhaupt nicht entwickelt haben, ihre Integrität, insoweit sie zur Wiederherstellung oder Erwerbung dieser Fähigkeit nothwendig ist, bewahren können, das beweisen am eclatantesten Fälle angeborener Facialis-Lähmung, bei denen gewöhnlich der von der motorischen Wurzel des Trigeminus versorgte M. buccinator mitgelähmt ist. Hier genügt die ein- resp. zweimalige Faradisation des genannten Muskels, um die grade Seitenbewegung des Mundes zu ermöglichen und dauernd zu erhalten.

Beobachtung 31. Studiosus L. H., 19 Jahre alt, war mit einer rechtsseitigen Faciallähmung geboren worden, für welche, eingezogenen Nachrichten zufolge, der Geburtsvorgang selbst kein Motiv abgab. Ausser der absoluten Unfähigkeit irgend eine Bewegung der rechten Gesichtshälfte auszuführen, die Stirn zu runzeln, das Auge zu schliessen, den Mund spitz zu machen, war die Geschmacksempfindung auf der rechten Zungenspitze herabgesetzt; in der Stellung der Uvula war übrigens weder in diesem, noch in folgenden Falle eine Abweichung bemerkbar. Schon nach der zweiten Sitzung war Patient im Stande, den Mund nach aussen zu ziehen, und zwar in dem Grade, dass sich einige Längsfurchen auf der Wange bildeten — dergestalt, dass also ein 19 Jahr ruhender Muskel die Freiheit der willkürlichen Bewegung im vollständigsten Maasse durch die zweimalige Anwendung des electrischen Stromes wiederbekam. Die mehrmonatliche Anwendung der Electricität, die dann leider durch die Abreise des Patienten unterbrochen wurde, übte übrigens auch auf die vom Facialis versorgten Gesichtsmuskeln einen bemerkbaren Einfluss aus; so konnte Patient bereits nach 6 Wochen pfeifen, die Falten der Stirn markirten sich nach beiden Richtungen hin, die Action des M. levator lab. sup. alaeque nasi war eine sehr lebhafte.

Beobachtung 32. Margarethe T., 7 Jahre alt, hatte ausser einer angeborenen linken Faciallähmung folgende Missbildung: Das innere linke Ohr war zwar vorhanden, dagegen fehlte der äussere Gehörgang und statt des äusseren Ohres ragte eine mit Muskelfasern versehene und daher bewegliche, haselnussgrosse weiche Fleischgeschwulst hervor, in welcher der abnorm nach aussen gebogene Proc. styloideus gefühlt werden konnte. Die ganze linke Gesichtshälfte war verkürzt, namentlich der linke Ast des Unterkiefers, dagegen war der linke Gaumenbogen breiter als der rechte. Die kleine Patientin konnte bereits in der ersten Sitzung die vom M. buccinator ausgeführte Seitenbewegung des Mundes vornehmen, wie sich hier überhaupt in wenigen Monaten (28 Sitzungen) die Freiheit der willkürlichen Bewegung in sämmtlichen Gesichtsmuskeln herausbildete, obgleich natürlich beim Lachen der Mund noch erheblich nach der gesunden Seite verzogen, und bei allen unbedachten Bewegungen das Uebergewicht der rechtsseitigen Gesichtsmuskeln bemerkbar wurde. In diesem Falle war auch eine Erscheinung auffallend (auf deren Vorkommen bereits Duchenne aufmerksam macht), nämlich, dass sich die Freiheit der willkürlichen Bewegung in den linksseitigen Gesichtsmuskeln immer mehr entwickelte, obgleich in ihnen keine Spur von Reaction auf directe oder indirecte electrische Reizung wahrgenommen werden konnte — ein Factum, von dessen Vorhandenlein sich unter Anderen auch Professor Virchow überzeugte. Eine Geschmacksdifferenz der rechten und linken Zungenhälfte liess sich übrigens in diesem Fall nicht constatiren.

Ich habe Pag. 221 erwähnt, dass bei Nerven-Lähmungen meist erst von der zweiten Woche ab eine Störung im electrischen Verhalten der gelähmten Muskeln eintrete, und ich will dies hier noch einmal hervorheben, um vor prognostischen Irrthümern zu warnen, die leicht vorkommen, wenn man in den ersten Tagen nach erfolgter Lähmung, wo sich der in Folge der Innervationsstörung eingeleitete Process noch nicht bis in die Muskeln verbreitet hat, aus dem normalen, oder sehr wenig gestörten electrischen Verhalten eine günstige Prognose stellt.

Beobachtung 33. Der Kaufmann Carl H., 28 Jahre alt, kam am 5. Juni 1858 mit einer vollständigen linksseitigen Faciallähmung zu mir, die er drei Tage vorher, in Folge einer deutlich nachweisbaren Erkältung während der Nacht, acquirirt hatte. Sämmtliche vom N. facialis versorgten Muskeln reagirten gleichmässig gut. Aber schon in der zweiten Sitzung (8. Juni) war die Reaction weniger gut, und am 10. Juni, also am achten Tage seit dem Eintritt der Lähmung vollständig erloschen. 31 electrische Sitzungen, die bis zur Abreise des Kranken (16. Juli) vorgenommen wurden, hatten nur einen geringen Erfolg, so dass sich zwar etliche Falten auf der Stirn zeigten, aber weder das Auge geschlossen, noch der Mund nach links heraufgezogen, oder vollständig zugespitzt werden konnte.

V. Muskel-Lähmungen.

Dr. H. Friedberg hat in seiner Pathologie und Therapie der Muskellähmungen (Weimar 1858) mit Recht die Lähmungen der Muskeln, welche durch eine Ernährungsstörung der Muskelsubstanz entstehen — **myopathische Lähmungen** (Paralyses ex alienata musculorum nutritione) — von denjenigen unterschieden, die durch ein Leiden der Nervencentra oder Nervenstämme bedingt sind — **neuropathische Lähmungen.** Er hat darauf aufmerksam gemacht, dass diese Ernährungsstörung den Muskel unfähig machen kann, dem Willenseinflusse zu gehorchen, selbst wenn die motorischen Nerven für die vom Gehirn und Rückenmark ausgehende Erregung empfänglich sind. Die Ernährungsstörung des Muskels ist bei der neuropathischen Lähmung das secundäre, bei der myopathischen das primäre Moment, tritt deshalb bei der letzteren früher ein und verläuft rascher — umgekehrt ist das Aufhören der Muskelcontraction bei der neuropathischen Lähmung die primäre, bei der myopathischen Lähmung: eine secundäre Erscheinung. Die zur Lähmung führende Ernährungsstörung des Muskels kann nach Friedberg von folgenden Ursachen herrühren: 1) von einer Ernährungsstörung benachbarter Organe, die sich auf die Muskeln fortsetzt, z. B. Lähmung der vom Bauchfell bekleideten Muskeln in Folge von Peritonitis, Lähmung der Intercostal-Muskeln in Folge von Pleuritis, Lähmung des M. deltoideus in Folge von Entzündung des Schultergelenks; 2) von einer äusseren Gewalt, Verwundung, Zerrung, übermässiger Anstrengung, Verbrennung etc.; 3) von einem plötzlichen Temperaturwechsel; 4) von verschiedenen Krankheiten des Bluts, z. B. im Typhus, bei acuten Exanthemen, bei gewissen Vergiftungen, welche die Ernährung der Muskeln stören, z. B. Blei-Vergiftung; 5) von mangelhafter Blutzufuhr oder unterdrückter Muskelbewegung, z. B. Ernährungsstörungen der Muskeln durch Erkrankung der Gefässhäute und durch Thrombose, oder Ernährungsstörung der Muskeln, bedingt durch Druck von Geschwülsten: 6) von unbekannten Ursachen: manche Fälle von Atrophie musculaire progressive etc.

Die Ernährungsstörung des Muskels, welche durch diese verschiedenen ursächlichen Momente bewirkt wird, ist vom pathologisch-anatomischen Standpunkte aus stets dieselbe, nämlich die genuine Muskelentzündung oder deren Folgen. Bei dem Bau der Muskeln, bei ihrem Reichthum an Bindegewebe, welches nicht nur den ganzen Muskel, sondern auch die einzelnen Muskelbündel und Muskelfasern einhüllt, und in welchem sich die Blutgefässe verästeln, entstehen theils durch directe Einwirkung, theils durch Verbreitung von anstossenden Geweben aus, leicht Entzündungen, die sich bei dem Zusammenhang der Muskelscheiden mit den Fascien von den primär afficirten Muskeln auf mehr oder weniger entfernte ausbreiten. Der Gefässreichthum der Muskeln bewirkt aber auch, dass einerseits die Zertheilung der Entzündung und Wiederherstellung der normalen Function sehr rasch erfolgen können, bevor es zu einer erheblichen Ernährungsstörung der Primitivfasern gekommen ist — und dass andererseits, wenn die Zertheilung nicht gelingt, das Exsudat die Bildungsstätte von Eiterkörperchen, Bindegewebe und Fett wird, die Primitivfasern schnell in die sie constituirenden Gewebe zerfallen oder der fettigen Degeneration unterliegen, und Gefässe und Nerven am Ende in ähnlicher Weise erkranken Der eben geschilderte Vorgang braucht aber nicht den Muskel in seiner Totalität gleichzeitig zu ergreifen, sondern es können einzelne Bündel desselben Muskels in sehr verschiedenem Grade afficirt, die einen vollständig erhalten, die andern fettig degenerirt sein etc. Auch können, was die äussere Untersuchung häufig nicht erkennen lässt, die Muskelfasern grösstentheils oder gänzlich entartet sein, ohne dass der Muskel darum atrophisch erscheint, indem derselbe in Folge der Neubildung von Fett oder Bindegewebe bedeutend voluminöser sich darstellt, als er in der That ist.

In Uebereinstimmung mit dem so eben geschilderten verschiedenen anatomischen Verhalten der gelähmten Muskeln ist auch ihre Reaction gegen den inducirten Strom eine sehr verschiedene — so dass alle Grade von der vollkommensten Integrität bis zur vollständigen Aufhebung der electro-musculären Contractilität und Sensibilität bei ihnen vorkommen, und zwar nicht nur nebeneinander bei verschiedenen Muskeln, sondern auch bisweilen bei verschiedenen Bündeln desselben Muskels. Aus dem Grade der Herabsetzung der electro-musculären Contractilität und Sensibilität können wir aber sofort bestimmen 1) welche Muskeln primär und welche secundär gelitten haben, d. h. welche direct vom lähmenden Einfluss betroffen worden, und welche in Folge der Bewegungsstörung ohne selbstständige Erkrankung zur Unthätigkeit verurtheilt sind; 2) wie tief dieselben in ihrer Ernährung gelitten haben, und ob demgemäss eine schnelle, langsame oder gar keine Heilung in Aussicht steht. In letzterer Hinsicht berechtigt aber selbst der vollständige Verlust der Reizbarkeit gegen den inducirten Strom noch keineswegs zu einer unbedingt schlechten Prognose und verweise ich in Bezug darauf auf die Pag. 179 erwähnten Brenner'schen Versuche.

Beobachtung 34. Der Kaufmann S., 28 Jahre alt, hatte sich wahrscheinlich in Folge eines Stiefeldrucks eine Lähmung des M. extensor hallucis longus des linken Fusses zugezogen, der sich dadurch zu erkennen gab, dass Patient, wenn er den Stiefel ausgezogen hatte den grossen Zehen des linken Fusses nicht vom Boden abheben konnte — bei festem Fusswerk war ihm dies weniger unbequem. Die Reaction des gelähmten Muskels war wenig herabgesetzt, die Prognose mithin gut, und so konnte Patient, der am 8. Mai 1867 in Behandlung kam, nach 4 Sitzungen am 17. Mai als geheilt entlassen werden.

Beobachtung 35. Der Kaufmann Hanff, 52 Jahre alt, hatte sich an einem warmen Frühlingsnachmittage in seinem Laden, in Hemdsärmeln arbeitend, der Zugluft ausgesetzt, als er gegen Abend von heftigen reissenden Schmerzen in der rechten Schulter befallen wurde. Dieselben nahmen in der Nacht an Intensität zu, machten jede Bewegung der Schulter, das Aufheben des Armes unmöglich und verbreiteten sich allmälig über Oberarm, Unterarm und Hand bis in die Finger. In Folge der wiederholten Application von Schröpfköpfen auf die Schulterblattgegend, nach dem Gebrauche von Einreibungen und russischen Bädern, verloren sich zwar die Schmerzen innerhalb vierzehn Tagen, aber die willkürliche Bewegung der Schulter war vollkommen aufgehoben, und die Muskeln der hinteren Schulterblatt- und Acromialgegend, besonders der M. deltoideus, magerten sichtlich ab.

In diesem Zustande wandte sich der Patient, etwa sechs Wochen nach dem Beginne der Krankheit, auf den Rath seines Arztes, des Herrn Dr. L. Posner, behufs der Einleitung des electrischen Heilverfahrens an mich. Bei der am 22. Mai 1852 angestellten Untersuchung stellten sich folgende Erscheinungen heraus: die willkürliche Bewegung des rechten Oberarms war vollkommen aufgehoben, derselbe lag fest und unbeweglich dem Thorax an; eine beschränkte passive Bewegung konnte zwar ausgeführt werden, war aber, namentlich beim Versuche den Arm zu erheben, mit grossen Schmerzen für den an und für sich sehr empfindlichen Patienten verknüpft. Die rechte Schulter hatte ihre Wölbung verloren, der M. deltoideus war welk und dergestalt erschlafft, dass sich zwischen dem Acromion scapulae und dem Caput humeri ein circa einen halben Zoll grosser Zwischenraum befand. Der Patient klagte über eine unangenehme Empfindung von Taubheit, Kribbeln und Stechen im Unterarm und in der Hand, namentlich im vierten und fünften Finger, die er durch wiederholtes Reiben mit der gesunden Hand zu beschwichtigen suchte. — Die electro-musculäre Contractilität des M. deltoideus war normal, die electro-musculäre Sensibilität dagegen, besonders in denjenigen Fasern, die vom Acromion entspringen, bedeutend erhöht*). Bereits nach der neunten Sitzung, am 11. Juni, war der Patient im Stande den Arm schmerzlos in die horizontale Lage zu bringen; das Caput humeri hatte sich bis auf zwei Linien dem Acromion genähert, der M. deltoideus an Fülle zugenommen. Der Kranke unterbrach jetzt, in der Absicht das Weitere der Natur zu überlassen, die Kur. Allein da sein Zustand eher eine Verschlechterung, als Verbesserung erfuhr, wandte er sich wiederum am 18. August zur Fortsetzung der electrischen Behandlung an mich. Ich faradisirte den Patienten demgemäss noch vierzehn Mal, und entliess ihn am 2. October als vollkommen geheilt; der M. deltoideus hatte seine willkürliche Bewegung, die Schulter ihre Fülle wiedererlangt, die krankhaften Empfindungen am Arm und in den Fingern hatten sich vollkommen verloren.

Beobachtung 36. C. L., 22 Jahre alt, Oeconom, vom 7. bis 17. Lebensjahre nervösen Zufällen mancherlei Art unterworfen — so litt er vom 7. bis 12. Jahre an paralytischen Erscheinungen der unteren Extremitäten, die mit Intermissionen, in denen er des Gebrauchs der Beine vollkommen mächtig war, wechselten; vom 12. bis 17. Jahre an epileptischen Krämpfen, die bisweilen schon durch das Bürsten eines Rockes hervorgerufen wurden — hatte sich nach dieser Zeit körperlich so kräftig entwickelt, dass er alle Geschäfte eines Oeconomen verrichten konnte und nur von Zeit zu Zeit durch Schmerzen im Hinterkopf oder Rückgrat, die die Application von Blutegeln oder Schröpfköpfen nothwendig machten, incommodirt wurde. Demgemäss wurde er, trotz seines Widerstrebens, für brauchbar zum Militärdienst erklärt und am 18. October 1854 eingezogen. Bereits am 21. October verspürte er Schmerzen in beiden Armen, vorwaltend im linken, die bei den fortgesetzten Exercirübungen an

*) Diese Erhöhung der electro-musculären Sensibilität, die Duchenne bei seinen sogenannten rheumatischen Paralysen, d. h. bei solchen, die in Folge eines Muskelrheumatismus, oder einer Neuralgie, oder in Fällen, in denen sich sonst ein rheumatischer Anlass nachweisen lässt, gefunden haben will, ist wohl nur das Resultat einer gleichzeitigen Hyperästhesie der betreffenden Muskelnerven. Characteristisch für die rheumatische Paralyse ist sie eben so wenig, wie das Normalverhalten der electro-musculären Contractilität, welche ebenfalls nach Duchenne dieser Lähmungsform eigenthümlich sein soll. Froriep (Ueber die Heilwirkungen der Electricität. Erstes Heft: Die rheumatische Schwiele. Weimar 1843) hat als characteristisches und constantes Merkmal aller rheumatischen Krankheitsformen: die rheumatische Schwiele, eine Ausschwitzung, die ihren Sitz entweder in der Lederhaut, oder im Bindegewebe, oder im Muskel, oder im Periost hat, bezeichnet, aber auch diese findet sich bei aufmerksamer Beobachtung zwar häufig, aber keinesweges constant in den genannten Krankheiten; wo sie vorhanden, bedingt sie eine dem Grade nach verschiedene Herabsetzung der electro-musculären Contractilität. — Ich selbst habe Fälle gesehen, in denen Duchenne's, eine grössere Zahl, in denen Froriep's Angaben richtig waren; der Grund liegt einfach darin, dass in Fällen der ersten Art kein Exsudat, wohl aber eine Hyperästhesie der Muskelnerven, in den andern dagegen ein mehr oder weniger erhebliches Exsudat vorhanden war, durch welches, entsprechend der Vermehrung des Leitungswiderstandes, die Muskel-Contractilität herabgesetzt war.

Intensität zunahmen, und besonders in der Schultergegend heftig und von Störungen der Motilität begleitet waren, dergestalt, dass er weder den linken Arm im Schultergelenk ungehindert erheben, noch im Ellenbogengelenk beugen und zuletzt nur den Gewehrkolben mit den Flexoren der Finger halten konnte. So erfolgte denn am 16. November seine Aufnahme in's Lazareth. Trotz der Anwendung von Douchen und Einreibungen trat vollständige Lähmung des Armes mit Herabsetzung der Temperatur, Störung der Sensibilität und Erschlaffung der Musculatur der Schulter- und Oberarmgegend ein. Die endermatische Anwendung des Strychnin von $\frac{1}{8}-\frac{1}{2}$ Gran 2 Mal täglich in steigender Gabe blieb erfolglos, und der Patient wurde endlich am 22. December als zeitig unbrauchbar aus dem Lazareth entlassen. — Nach Verlauf mehrerer Wochen, in denen Schröpfköpfe im Nacken gesetzt, spirituöse Einreibungen angewandt und vollständige Ruhe des Armes anempfohlen war, kam er auf den Rath des Dr Leubuscher am 31. Januar 1855 zu mir. Der Oberarm konnte weder vom Rumpfe entfernt, noch der Arm im Ellenbogengelenk gebeugt werden, sondern hing am Körper herab. Der M. deltoideus und biceps brachii fühlten sich welk an, die Sensibilität der Haut des Oberarms war vermindert, die Bewegungen des Vorderarms und der Hand gingen ungehindert von statten. Der Kranke klagte über ein Gefühl von Kälte im Arm und in der Hand, doch fühlten sich diese Theile nicht kälter an. Die electro-musculäre Contractilität der gelähmten Muskeln, des M. deltoideus und biceps war wenig herabgesetzt und konnte demgemäss die Prognose günstig gestellt werden. In der That war der Patient nach der dritten Sitzung bereits im Stande, den Arm zur Horizontalebene zu erheben, die Sensibilität der Haut steigerte sich, das Kältegefühl liess nach. Nach der neunten Sitzung (9. Februar 1855) gingen alle Bewegungen ungehindert von statten, der Tonus der Muskeln war erhöht, der Arm warm, die Sensibilität der Haut normal. Doch machte ein Schmerz, der jedesmal nach häufigeren Bewegungen des Arms eintrat und sich längs des Schulterblattes bis zum Rückgrat verbreitete, die fortgesetzte Anwendung eines schwachen electrischen Stromes in längeren Pausen (2—3 Mal wöchentlich) wünschenswerth. Unter seiner Anwendung nahmen die früher gelähmten Muskeln im Verlaufe der Monate Februar und März an Fülle zu, die Schmerzen verloren sich und der Patient konnte Ende März ein neues Engagement antreten.

Beobachtung 37. Hermann Schröder, ein stets gesunder Knabe von 12 Jahren, empfand beim Ballspiel, und zwar nachdem er den Ball mit grosser Kraftanstrengung weit fortgeschleudert hatte, einen heftigen Schmerz in der rechten Schulter, der acht Tage anhielt. Zwei Jahre später, seit dem Beginn des Jahres 1854 bemerkten seine Angehörigen, dass die rechte Schulter mehr nach vorn und tiefer stand als die linke, und dass der Thorax rechterseits eingefallen war. Die am 26. August 1854 angestellte Untersuchung erwies diese

Beobachtungen als wohl begründete, ergab aber ausserdem folgende Resultate: Betrachtet man den Patienten von hinten, während er eine ungenirte Stellung mit an dem Körper herunterhängenden Armen einnimmt, so macht die Wirbelsäule vom ersten bis zum siebenten Brustwirbel eine auf ihrem Höhepunkt ½ Zoll grosse Abweichung nach links. Die Entfernung des oberen Schulterblattwinkels vom Proc. spin. des dritten Brustwirbels beträgt rechterseits 4, linkerseits 2 Zoll; die Entfernung des unteren Winkels vom Proc. spin. des neunten Brustwirbels rechterseits 3½, linkerseits 1¾ Zoll. Dabei hängt das rechte Schulterblatt, namentlich in seinem unteren Theile, nur locker mit dem Thorax zusammen, indem der obere freie Rand des Latissimus dorsi, der im normalen Zustande den unteren Winkel des Schulterblatts deckt und am Thorax fixirt, hier in Folge der Lageveränderung der Scapula unter demselben befindlich ist; die rechten Mm. rhomboidei ragen als ein dicker Wulst hervor. — Hat der Patient beide Arme in horizontaler Richtung nach vorn bis zur Mittellinie geführt, so ist die Deviation der Wirbelsäule verschwunden, dagegen beträgt jetzt die Entfernung des oberen Schulterblattwinkels vom Proc. spin. des dritten Brustwirbels rechterseits 4½, linkerseits 3 Zoll — der Abstand des unteren Winkels vom Proc. spin. des neunten Brustwirbels rechterseits 4½, linkerseits 3½ Zoll. Bewegt er jetzt beide Arme gleichzeitig in horizontaler Richtung von vorn so weit als möglich nach hinten, so bringt er zwar die linke Scapula bis zur Wirbelsäule, der untere Winkel der rechten dagegen bleibt in einer Entfernung von 3½ Zoll, der obere in einer Entfernung von 2½ Zoll stehen und wird diese Annäherung des oberen Winkels durch eine kräftige Anspannung der Mm. rhomboidei bewirkt. Wir hatten es hier mit einer vollständigen Lähmung des rechten M. cucullaris, vielleicht in Folge einer Muskelzerreissung zu thun, sowie mit einer wahrscheinlich secundären Relaxation des M. latissimus dorsi der betreffenden Seite. Wenigstens bewirkte eine längere Zeit fortgesetzte Kur nur eine grössere Anspannung des letzteren, dessen electro-musculäre Contractilität ziemlich erhalten war, während Reizung des Cucullaris, dessen electro-musculäre Contractilität vollständig erloschen (vielleicht in Folge ungenügender Vereinigung der getrennten Muskelbündel) ohne allen Erfolg blieb.

In der eben erwähnten Beobachtung finden wir neben der Paralyse des M. cucullaris eine Hypertrophie der Mm. rhomboidei der entsprechenden Seite. — Dergleichen Muskel-Hypertrophieen treten als Folge von Muskellähmungen häufig ein, wenn nicht durch die Lähmung eine bestimmte Bewegung vollständig aufgehoben ist; wird dieselbe nämlich durch andre, nach derselben Richtung hin wirkende Hülfsmuskeln ausführbar gemacht, so nehmen dieselben, die jetzt neben ihrer eigenen noch die Function der gelähmten Muskeln zu ersetzen haben, mit der gesteigerten Leistungsfähigkeit erheblich an Volumen zu. (Siehe Beobachtung 21). Erlangen die gelähmten Muskeln allmälig die Freiheit der willkührlichen Bewegung wieder, so findet eine Rückbildung der Hypertrophie statt. Ausser oder neben den Muskelhypertrophieen, begegnen wir aber öfters bei den Muskellähmungen: den Muskelcontracturen, die sich in Folge des aufgehobenen Gleichgewichts in den Antagonisten der gelähmten Muskeln entwickeln, und die dann ebenfalls, mit der allmälig wiederkehrenden Leistungsfähigkeit des gelähmten Muskels, allmälig verschwinden können.

In der folgenden Beobachtung finden wir in Folge der Lähmung des Serratus ant. major: Hypertrophie der oberen Partie des Cucullaris und des Levator angul. scap., bei gleichzeitiger Contractur der Mm. rhomboidei.

Beobachtung 38. Der Klempnergeselle Sann, 19 Jahre alt, als Kind scrophulös, später immer gesund, ist schwächlich gebaut, nicht musculös und hat eine blasse Gesichtsfarbe. Im Herbst 1856 bekam er ohne bekannte Veranlassung heftige reissende Schmerzen in der rechten Schulter, die bei warmem Verhalten immer bald verschwanden, dann aber zeitweise, besonders in den Morgenstunden, wiederkehrten. Als Sann in der Weihnachtszeit, in der er angestrengt arbeitete, den Kopf lange Zeit in gebückter Stellung gehalten hatte, fühlte er plötzlich einen reissenden Schmerz, der sich vom untersten Halswirbel nach der Fossa supraspinata dextra hinzog und an Heftigkeit zunahm, sobald er den Kopf in die Höhe richtete. Von dieser Zeit ab konnte Sann den Arm nur unter Schmerzen erheben, und wenn sich auch dieselben nach mehrtägigem Verweilen im Bette verminderten, so war Patient bis zum 14. Januar doch nur unter den heftigsten Schmerzen im Stande, seinen Rock vom Riegel abzunehmen. Von dieser Zeit ab wurde er bis zu seiner Aufnahme in die Charité, die am 4. Februar 1857 auf der Schönlein'schen Abtheilung erfolgte, acht Mal electrisirt und die Heftigkeit der Schmerzen dadurch erheblich gemindert.

Bei seiner Aufnahme in der Charité waren folgende Erscheinungen bemerkbar. Sann hat eine leichte Biegung der Wirbelsäule in ihrem Dorsaltheile nach rechts und steht dem entsprechend die rechte Schulter etwas höher. Bei herabhängenden Armen bemerkt man zunächst, dass der innere Rand des rechten Schulterblatts schräger von oben und rechts nach unten und links verläuft und sein unterer Winkel weiter vom Thorax absteht, als auf der linken Seite. Die Gegend der Fossa supraspinata prominirt rechts mehr als links und wird diese Prominenz durch eine Hypertrophie der oberen Partie des Cucullaris und Levator ang. scapulae bedingt; in gleicher Weise prominirt rechterseits die zwischen den oberen Dorsalwirbeln und dem oberen Theil des inneren Scapularrandes befindliche Partie und zwar in Folge einer Contractur der Mm. rhomboidei. Der Patient kann den gestreckten Arm bis zu einem Winkel von 120° erheben: beim Versuch, ihn noch höher zu heben, empfindet er Schmerzen und neigt unwillkürlich den Kopf nach der rechten Seite; unterstützt man die Erhebung des Arms dadurch, dass man den unteren Winkel der Scapula nach aussen schiebt, so kann der Arm bequem bis an den Kopf gebracht werden. Bei der Erhebung des Arms entfernt sich der innere Rand der Scapula so weit von der Wirbelsäule, dass man zwischen Thoraxwand und Innenfläche der Scapula bequem die Faust legen kann; dabei sind selbst bei der vollständigen Erhebung des rechten Arms bis zum Kopf die zahnförmigen Ansätze des M. serratus anticus major rechterseits verstrichen, die sich linkerseits in der gleichen Stellung deutlich markiren. Wird die Schulter nach vorn und unten bewegt, so sind die Mm. rhomboidei dextri stark angespannt und der Ang. inferior scap. stellt sich höher, als der der anderen Seite; hängt der Arm herab, so empfindet Sann an keiner Stelle Schmerz, hingegen ist ein Druck auf die in Contractur befindlichen Muskeln schmerzhaft. Ich sah den Kranken am 23. Februar zum ersten Mal, es war noch keine erhebliche Veränderung in den Symptomen eingetreten, nur konnte Sann den Arm in Uebereinstimmung mit der mehr entwickelten Hypertrophie der oberen Partie des Cucullaris und des Levator ang. scap. etwas höher erheben. Die Reaction des rechtsseitigen Serratus ant. maj. sowohl auf intra-musculäre Reizung, wo ich den einen Conductor in die durch die Lähmung entstandene Grube zwischen Thorax und Scapula, den anderen in der Nähe seiner vorderen Insertionen auf die Rippen setzte, als ganz besonders auf extra-musculäre, wo ich den einen Conductor auf den N. thoracicus longus, unmittelbar an den äusseren Rand der oberen Partie des Cucullaris, etwa 1 Zoll von der Clavicula, den andern auf die Rippen applicirte, war eine so mangelhafte, dass eine sehr langwierige Kur in Aussicht stand. Ausser dem Serratus reagirte auch der rechtsseitige Cucullaris in seiner unteren Partie bedeutend schlechter, als der linksseitige. — So stand noch nach der 48. Sitzung, am 2. Mai 1857, bei grader Stellung mit herabhängenden Armen der untere Winkel des rechten Schulterblatts etwas mehr, als der entsprechende linke vom Thorax ab, so prominirte auch noch die Gegend des inneren Scapularrandes, der innere Rand des Schulterblatts war auch noch immer, wenn auch in bedeutend geringerem Grade, von oben und aussen nach unten und innen gerichtet, endlich fühlten sich die Rhomboidei noch immer gespannt an, die obere Partie des Cucullaris und der Levator anguli scapulae waren noch hypertrophisch. Liess man die Arme bis zur Schulterhöhe erheben, so entfernte sich die rechte Scapula noch beträchtlich von der Wirbelsäule, und war in dieser Stellung der untere Winkel derselben 4 Zoll von der Wirbelsäule entfernt, während der entsprechende linksseitige 1 Zoll abstand. Dagegen konnte der Patient jetzt bequem und schmerzlos den gradgestreckten Arm an den Kopf bringen, die Insertionen des M. serratus markirten sich dabei ziemlich deutlich und die Reaction war, wenn auch noch keine normale, doch eine bedeutend bessere. — Sann verlässt jetzt die Charité, um wieder in Arbeit zu treten und die Kur in meiner Wohnung fortzusetzen; aber schon nach der zweiten Sitzung nöthigt eine den anämischen Patienten sehr angreifende Intermittens tertiana die Kur auf drei Wochen auszusetzen. Nach der 54. Sitzung (6. Juni) sind die Insertionen des Serratus viel deutlicher zu bemerken, die Grube zwischen der Wirbelsäule und dem inneren Schulterblattsrand ist bedeutend flacher, der untere Winkel der Scapula liegt fester am Thorax an. 62. Sitzung (15. Juli): Bei Erhebung des Arms bis zur Schulterhöhe entfernt sich der untere Winkel des Schulterblatts nur noch 2 Zoll weit von der Wirbelsäule, die untere Partie des Cucullaris ist nicht mehr erschlafft, die Dorsalkrümmung der Wirbelsäule nicht mehr vorhanden. Ende August, wo mich der Kranke noch einmal besuchte, konnte er den Arm wieder vollständig zu allen Verrichtungen gebrauchen. Als einzige Krankheitsresiduen waren noch bemerkbar: 1) ein weniger deutliches Hervortreten der Insertionen des Serratus; 2) eine geringe Hypertrophie der oberen Partie des Cucullaris und des Levator ang. scapulae; 3) eine weniger gute electro-musculäre Contractilität des früher gelähmten Serratus anticus major. — Die Contractur der rechten Mm. rhomboidei war kaum mehr bemerkbar.

Diese Contracturen und Hypertrophien machen, namentlich bei ihrem gleichzeitigen Bestehen, häufig Bewegungen ausführbar, die ohne ihren Eintritt bei der Lähmung der eigentlich diesem Zweck dienenden Muskeln unmöglich erscheinen. So konnte Sann zu einer Zeit, wo die Lähmung des M. serrat. ant. major noch vollständig bestand, in Folge der sich entwickelnden Hypertrophie der oberen Partie des Cucullaris und des Levator ang. scapulae und der durch die Contractur der Mm. rhomboidei herbeigeführten Lageveränderung der Scapula, den Arm bis zum Winkel von 120° erheben. So kann man ferner durch fortgesetzte Uebung und electrische Reizung der hypertrophisch werdenden Muskeln, die Kraft dieser Muskeln bis zu einem Grade entwickeln, in welchem sie die gelähmten Muskeln ersetzen. Hätten wir dies in dem eben beschriebenen Falle gethan, so wäre die vollständige Brauchbarkeit des Armes gewiss früher eingetreten, es hätte sich dann aber auch unfehlbar eine erhebliche Verkrümmung der Wirbelsäule herausgebildet. Dagegen kommen andere Fälle vor, in denen man, den Wink der Natur benutzend, die Faradisation der hypertrophisch werdenden Muskeln mit Vortheil anwenden kann, ohne dergleichen Nachtheile zu befürchten.

Es müssen aber diese secundären Contracturen von den primären (idiopathischen) unterschieden werden, die sich bisweilen aus rheumatischen, in den meisten Fällen aus unbekannten Ursachen entwickeln, und deren Diagnose durch die Integrität der Bewegung der Antagonisten und deren normales electrisches Verhalten sicher gestellt wird. Duchenne hat dergleichen idiopatische Contractionen des Rhomboideus, Trapezius, Deltoideus, Peronaeus longus, des Diaphragma etc. beobachtet, und entnehmen wir seinem Werke (Pag. 880) folgenden Fall:

Aglaé Prude, 13 Jahre alt, bemerkte zuerst im Februar 1849 einen, aus einer ihr unbekannten Veranlassung entstandenen, Schmerz der mittleren und hinteren Gegend des Halses rechterseits, der sowohl durch Druck auf die Stelle, als auch durch Neigung des Kopfes nach der linken Seite zunahm. Anderthalb Jahre lang wurde nur eine geringe Schwierigkeit bei gewissen Kopfbewegungen bemerkt, bis zufällig 1852 eine Schulterdeformität entdeckt und die Patientin durch Bouvier an Duchenne gewiesen wurde. Derselbe constatirte Folgendes: Hingen die Arme frei herab, so stand der rechte untere Schulterblattwinkel fast in gleicher Höhe mit dem äusseren Winkel und dicht an der Mittellinie der Wirbelsäule. Brachte man durch kräftiges Herabdrücken des unteren Winkels das Schulterblatt in seine normale Richtung und liess dann mit dem Druck nach, so schnellte der untere Winkel wieder in seine fehlerhafte Stellung zurück, wobei man ein deutliches Knarren zwischen Schulterblatt und Thorax wahrnahm. Ueber dem Spinalrand des Schulterblatts sah man eine ziemlich beträchtliche Geschwulst, die von dem verkürzten Rhomboideus, und am Halse in dem dreieckigen Raum zwischen dem vorderen Rand des Trapezius und dem Sternocleido-mastoideus, eine zweite, die vom Levator ang. scap. gebildet schien. Der Kopf war leicht nach rechts geneigt und verursachte bei der Drehung nach links Schmerz. — Contractur des Rhomboideus und Levator ang. scap. war unzweifelhaft; es galt also noch die Entscheidung der Frage, ob eine Lähmung des Serratus magnus die primäre Veranlassung zu diesen Contracturen wäre. Dass dies Letztere nicht der Fall war, konnte daraus geschlossen werden, dass, wenn die Kranke die Arme nach vorn ausstreckte, sich das Schulterblatt normal stellte, während bei primärer Lähmung des M. serratus sich grade beim Hervorstrecken der Arme die Deformität erst recht markirt hätte. — Gleichwohl beseitigte Duchenne diese Contracturen, die also 2 Jahre bestanden, durch Faradisation des Serratus anticus major mittelst eines sehr schnellschlägigen schmerzhaften Stromes in drei Sitzungen, nachdem er vorher in Monatsfrist einen selten unterbrochenen Strom ohne den geringsten bleibenden Nutzen angewandt hatte.

Wir haben dem Kapitel der Muskellähmungen noch zwei Formen der Erkrankung der Muskelsubstanz anzureihen, die sich durch ihr ganz eigenthümliches electrisches Verhalten kennzeichnen; es sind dies: **A. die durch Bleiintoxication verursachten Lähmungen**, die, auf welche Weise und auf welchen Wegen auch immer das Blei im molekulären oxydirten Zustande in das Blut gelangt, stets bestimmte Muskeln in bestimmter Weise afficiren; **B. die progressive Muskelatrophie**, welche wahrscheinlich auf einer Krankheit des Sympathicus beruht.

A. Lähmungen in Folge von Bleiintoxication.

Bei Lähmungen in Folge von Bleiintoxication leiden die ergriffenen Muskeln in ihrer electro-musculären Contractilität und Sensibilität, aber die Erstere ist oft vollkommen aufgehoben, oder erheblich herabgesetzt, während die Letztere wenig geschwächt ist. Immer und vorwaltend leiden die Streckmuskeln und zwar meist nur die der oberen, in sehr seltenen Fällen auch die der unteren Extremitäten, in den seltensten Fällen letztere allein. Von den Streckmuskeln des Armes leidet der Extensor digit. comm., und zwar in allen oder einzelnen Bündeln, in seinem electrischen Verhalten gewöhnlich am meisten, am wenigsten der Triceps und Deltoideus; in seltenen Fällen leidet zuerst und vorwaltend der Deltoideus. Die Supinatoren behalten stets ihre electromusculäre Contractilität im Normalgrade, wenn sie auch in ihrer willkürlichen Bewegungsfähigkeit gelitten haben. Nur die Muskeln, die in ihrer electromusculären Contractilität gelitten haben, werden atrophisch und widerstehen am längsten dem vortheilhaften

Einfluss der electrischen Behandlung. Eine scheinbare Ausnahme macht bisweilen der M. interrosseus ext. prim., indem er atrophisch sein kann, ohne in seiner Contractilität gelitten zu haben — dies ist aber eine Atrophie, die nicht durch die Blei-Intoxication, sondern durch mechanische Ursachen, z. B. bei Anstreichern durch den Druck des Pinsels etc., verursacht wird. Im Allgemeinen scheinen diejenigen Muskeln am meisten zu leiden, die vom Patienten am meisten angestrengt, oder die von vorn herein, oder durch vorangegangene Krankheiten am wenigsten widerstandsfähig sind. So leiden z. B. die linken Armmuskeln gewöhnlich weniger, als die rechten, und bei Anstreichern der Daumen und Mittelfinger, mit dem sie den Pinsel zu halten pflegen, im höheren Grade, als die übrigen Finger — dagegen behandelte ich einen Anstreicher, der links war, und bei dem dann auch die linksseitigen Strecker mehr gelähmt waren, und ebenso einen Zweiten, der in Folge von Cyphose an Schwäche der unteren Extremitäten litt, bei welchem die Paralyse vorwaltend die Mm. peronaei, extensores digit. ped. long. und extensores hallucis prop. afficirt hatte.

Beobachtung 39. Wilhelm Schultze, Anstreicher, bekam im December 1852 einen äusserst heftigen Anfall von Bleikolik, verbunden mit einer drei Wochen andauernden Stuhlverstopfung. Zugleich mit derselben stellte sich ein heftiges Zittern in beiden Armen, vorwaltend im rechten, mit Lähmungserscheinungen im rechten Vorderarm ein. Als ich den Patienten behufs der Anwendung des electrischen Heilverfahrens am 2. Mai 1853 zum ersten Male sah, war rechterseits der M. extensor digitorum communis, besonders der zum Mittelfinger verlaufende Bauch gelähmt, ferner der M. extensor pollicis longus, extensor carpi radialis und ulnaris, der M. abductor pollicis longus etc., während sich das Leiden des linken Armes auf ein Schwächegefühl und Zittern bei normaler Bewegungsfähigkeit aller Muskeln beschränkte. — Die electro-musculäre Contractilität war in den gelähmten Muskeln in verschiedenem Grade herabgesetzt, am erheblichsten im M. extensor digitorum communis und extensor pollicis longus; die Heranziehung der Hand gegen den Radius und die Ulna war nicht in demselben Maasse behindert. Auch die electro-musculäre Sensibilität des M. extensor digitorum communis und pollicis longus hatte, wenn auch nicht in entsprechenden Maasse, gelitten. Am linken Arme entstanden auf Anwendung eines electrischen Stromes von gleichem Stärkegrade momentan so heftige Anspannungen, nicht nur der betreffenden Extensoren, sondern auch der Abductoren und Adductoren der Hand, dass die Finger bogenförmig ansteigend die Hand überragten. Auch auf Reizung des linken M. extensor carpi radialis oder ulnaris wurde die Hand zum Radius oder zur Ulna in einem Grade herangezogen, den der Patient durch die Willenskraft allein nicht zu erreichen im Stande war. Die mit der Contraction verbundene Empfindung war eine so intensive, dass der Kranke von dem Versuche abzustehen bat. Der M. supinator, deltoideus, triceps der gelähmten und nicht gelähmten Seite verhielten sich vollkommen gleich und normal. — Die Heilung erfolgte innerhalb 6 Wochen.

Beobachtung 40. Der Kammerherr v. St. aus Giessen, ein gesunder, etwas gelblich aussehender Mann von 50 Jahren, bekam ohne bekannte Veranlassung eine seit etwa 3 Wochen fortschreitende Parese der rechten Hand, die bei seinem ersten Besuche am 12. März 1857 so weit gediehen war, dass die Streckung der drei Mittelfinger absolut unmöglich, und die Erhebung des Handgelenks erschwert war. Der Daumen konnte gestreckt und abducirt, der Arm in Pronation und Supination gebracht werden, Muskelatrophie war nicht vorhanden. Die electro-musculäre Contractilität war herabgesetzt im Extensor digit. comm., im Extensor indicis propr., weniger im Extensnr carpi rad. und uln., erhalten in den übrigen Streckern und in den Supinatoren. Metacarpal-Anschwellungen waren nicht vorhanden. Patient hatte niemals Koliken gehabt, aber häufig an Verstopfung gelitten. Als Ursache der Lähmung wurde der mehr als zwölfjährige Gebrauch eines in Blei verpackten und conservirten Schnupftabacks ermittelt. — Die Prognose, welche bei dem kurzen Bestand des Leidens und der Betheiligung weniger Muskeln unbedingt günstig gestellt werden konnte, wurde durch den Kurerfolg bestätigt.

Beobachtung 41. Fräulein Pauline L., anscheinend Mitte der dreissiger Jahre, früher Schauspielerin, mit blassgelblichem Teint, litt seit Jahren an Verstopfung, die aber durch einfache Mittel leicht beseitigt werden konnte. Seit einigen Monaten fühlte sie häufig ziehende Schmerzen in beiden Schultern und Armen, zu denen sich seit etwa drei Monaten eine allmälig zunehmende Lähmung beider Hände gesellte, deren Erhebung und Streckung endlich ganz unmöglich wurde. Herr Geh. Rath Koner erkannte die Lähmung sofort als eine durch Blei-Intoxication verursachte und ermittelte als veranlassendes Moment einen erheblichen Bleigehalt in der Schminke, welche die Patientin allabendlich auf ihren Hals zu bringen pflegte.

Ich sah die Kranke am 17. März 1856 zum ersten Mal und fand: eine Hervorwölbung der Metacarpalknochen beider Hände, Unmöglichkeit das Handgelenk besonders rechterseits zu erheben, aufgehobene Abduction besonders des rechten Daumens. Die Finger, vorwaltend der dritte und vierte, hingen schlaff herab und konnten nur wenig von einander entfernt, dagegen vollständig einander genähert werden. Die Supinatoren waren beiderseits vollständig frei. — Die electro - musculäre Contractilität war in keinem Muskel vollständig aufgehoben, am schlechtesten reagirten rechterseits die Mm. extensor carpi radialis, abductor pollicis longus und extensor indicis, linkerseits der Extensor digit. comm. — weniger hatte der linke Extensor carpi radialis, beide Extensores carpi ulnares, der linke Abductor pollicis longus und die Extensoren der Daumen gelitten. Die Interossei ext. und die Supinatoren zeigten ein durchaus normales electrisches Verhalten.

Oft bleibt lange Zeit nach der Heilung die electro-musculäre Contractilität früher gelähmter Muskeln herabgesetzt, selbst wenn die willkürlichen Bewegungen frei und ungehindert von Statten gehen. So fand ich bei einem vor 2 Jahren an Bleilähmung behandelten Anstreicher, der seitdem keinen neuen Anfall gehabt hatte, bei vollkommener Integrität der willkürlichen Bewegungen, die Irritabilität des M. extensor digit. communis noch immer geschwächt. Es konnte dies kein Symptom eines Anfalls von Bleilähmung sein, da der Patient innerhalb dieser zwei Jahre statt des Bleiweisses nur Zinkweiss verarbeitet hatte. — Auch bei dem Patienten, der den Gegenstand der Beobachtung 3 Pag. 172 bildet, und der das Tabakschnupfen seit seiner Krankheit aufgegeben hatte, war noch nach Jahr und Tag eine Herabsetzung der electro-musculären Contractilität in den betreffenden Muskeln nachweisbar.

Häufig kommen Lähmungen der Extensoren der Hände vor, die sich durch die Integrität der Supinatoren, die Hervorwölbung der Metacarpalknochen, den schiefergrauen Zahnrand, durch vorhergegangene Kolikanfälle, so wie durch das electrische Verhalten der leidenden Muskeln etc. deutlich als Bleilähmungen charakterisiren — die ferner durch Schwefelbäder und Faradisation geheilt werden — und deren Veranlassung dennoch in vollständiges Dunkel gehüllt bleibt, so sehr man sich auch aus praktischem Interesse, namentlich um Recidive zu verhindern, bemüht, dasselbe zu lichten.

Beobachtung 42. Carl Hennig, 40 Jahre alt, Schmied in der Borsig'schen Maschinenbau - Anstalt (wo er aber weder mit Bleiarbeit beschäftigt war, noch mit Bleidämpfen in Berührung kam), will seit 10 Jahren in jedem Jahre ein bis zwei Kolikanfälle überstanden, und seit ein bis zwei Jahren öfters, besonders beim Kartenspiel, einen Krampf im dritten und vierten Finger beider Hände verspürt haben — seit Ende November 1866 leidet er an einer Lähmung der Extensoren beider Hände, die verschiedenen Mitteln, namentlich hypodermatischen Einspritzungen Trotz bot. Von Herrn

Dr. Fränkel, der sofort die Diagnose auf Bleilähmung stellte, an mich gewiesen, constatirte ich am 15. Februar 1867 folgenden Thatbestand: Hennig kann weder die Handgelenke erheben, noch die Finger strecken, die Supination dagegen ist beiderseits frei; das Hautgefühl ist etwas stumpf, der Unterarm welk, die Handmuskeln schlaff. Die electro-musculäre Contractilität ist in allen Extensoren der Finger sehr herabgesetzt, am meisten in den Mm. extensores digit. comm., ferner im rechten M. extensor carp. rad. und im linken M. extensor poll. long. Die Supinatoren reagiren beiderseits normal. Die Metacarpalknochen sind an beiden Armen sehr stark hervorgewölbt, die Zähne von einem schiefergrauen, mehr als linienbreiten Rand umgeben. — Diese Symptome stellten eine lange Kur in Aussicht, und in der That bedurfte es ausser dem fortgesetzten Gebrauche von Schwefelbädern, einer 90maligen Anwendung des electrischen Stromes, um den Kranken bis Mitte Juni d. J. wieder arbeitsfähig zu machen. — Das einzige Moment, welches hier als das möglicherweise krankmachende aufgefunden werden konnte, war die unmittelbar über eine Schriftgiesserei gelegene Wohnung, die Patient zwei Jahre hindurch inne hatte, und kurz vor dem Eintritt des ersten Kolikanfalls verliess. Ob es in der That möglich ist, auch die seitdem sich in jedem Jahre wiederholenden Kolikanfälle, sowie die Bleilähmung von dem Aufenthalte in der mit Blei geschwängerten Atmosphäre (die Patient jetzt seit zehn Jahren verlassen hat) herzuleiten, muss ich dahin gestellt sein lassen.

B. Die progressive Muskelatrophie.

Unter dem Namen: **Atrophie musculaire progressive** hat Aran (Arch. gén. de Med. 1850. Pag. 5 seq.) eine Krankheit beschrieben, deren wesentliche Erscheinungen in einer gleichen Schritt haltenden Störung der Ernährung und der Function einzelner Muskeln, Muskelgruppen oder des ganzen Muskelsystems bestehen. Dieselbe war auch früheren Schriftstellern nicht unbekannt, und so haben bereits Ch. Bell, Abercrombie, Romberg etc. hierher gehörige Fälle mitgetheilt. Duchenne hat das electrische Verhalten der afficirten Muskeln für die Diagnose und Prognose zu verwerthen gesucht.

Meist beginnt die Krankheit mit Abmagerung des M. interosseus primus einer Hand, mit einem Gefühl der Ermüdung, Schwäche im Arm, in seltenen Fällen mit Schmerzen im Nacken. Die Abmagerung geht vom M. interosseus primus auf andere

Muskeln der Hand und des Vorderarms, unter Umständen auf die Muskeln der Schulter und der Brust, des Rumpfes, oder auf diese oder jene untere Extremität über, endlich ergreift sie die Muskeln der Zunge, des Zwerchfells, die Schlundmuskeln, und der Kranke geht, zum Skelett abgemagert, an Bronchitis oder an Catarrhus pulmonum zu Grunde. Die progressive Muskelatrophie ergreift aber nicht immer zuerst die oberen Extremitäten, bisweilen die Muskeln der Stammes, die Hals- oder Nackenmuskeln etc. Oft schreitet die Krankheit in dem primär ergriffenen Theile nur bis zu einem gewissen Grade vor und bleibt dann viele Jahre stationär, z. B. im Unterarm, dann aber springt sie plötzlich, anscheinend regellos, auf die Muskeln des Arms, des Stammes über und richtet dieselben zu Grunde. Von den Armmuskeln leidet gewöhnlich der Deltoideus und der Biceps am meisten, der Triceps am wenigsten. — Der allmälig fortschreitenden Abmagerung entsprechen die Bewegungsstörungen; dem Gefühl der Ermüdung und Schwäche folgt eine gewisse Schwerfälligkeit in den Bewegungen der ergriffenen Theile, deren Bewegungen immer weniger ausgiebig, endlich ganz aufgehoben werden, bis der Kranke zuletzt fast keiner Muskelaction fähig und vollständig hülflos ist. — Der dieser Krankheit eigenthümliche Muskelschwund folgt niemals dem Bereiche eines und desselben Nervenstammes, sondern springt, selbst bei scheinbar continuirlichem Fortschreiten, aus dem Bereiche eines Nervenstammes in den Bezirk eines anderen über, und unterscheidet sich dadurch von dem durch Neuritis bedingten Muskelschwund, der sich streng im Bereich des erkrankten Nerven hält, und mit dem er häufig verwechselt worden ist. — In den meisten Fällen sind fibrilläre Zuckungen zugegen, die zeitweise, besonders bei Aufregungen, Anstrengungen, beim Anwehen der Luft an Intensität zunehmen, und häufig das erste Zeichen der Erkrankung in scheinbar vollkommen gesunden Muskeln sind. — Bei allen diesen Störungen in der Bewegungssphäre erscheint die Sensibilität der Haut und Muskeln gegen Berührung, Druck, Stich in den meisten Fällen normal, in manchen ist Anästhesie zugegen; häufig klagen dagegen die Patienten im weiteren Verlauf der Erkrankung über reissende Schmerzen, die bald in den Gelenken ihren Sitz haben, bald der Bahn gewisser Nerven folgen, bald diffus sind. Auch treten bisweilen in den späteren Stadien

Gelenkanschwellungen ein, wie solche von Remak, Benedikt, M. Rosenthal beobachtet worden sind; in allen Fällen aber sinkt mit dem Fortschritt der Krankheit die Temperatur der ergriffenen Extremität; dem subjectiven Gefühl von Kälte und Frösteln folgt grosse Empfindlichkeit gegen Kälte, und endlich ein bei Berührung und bei Temperaturmessungen auch objectiv wahrnehmbares Sinken der Körperwärme. — Fieberhafte Erscheinungen fehlen immer, wenn sie nicht durch den Hinzutritt acuter Krankheiten veranlasst werden.

Was das electrische Verhalten der betheiligten Muskeln gegen den Inductionsstrom anbetrifft, so ist die electromusculäre Contractilität so lange unverletzt erhalten, als überhaupt noch normale Muskelsubstanz vorhanden ist, aber die Energie der Bewegung, welche durch die Muskelcontraction hervorgerufen wird, nimmt der Verminderung der Muskelmasse entsprechend, ab. Erst wenn die Muskelsubstanz in einem Muskel vollkommen geschwunden ist, ist die electro-musculäre Contractilität vollkommen erloschen. Oft finden wir verschiedene Partieen desselben Muskels in verschiedenem Grade electrisch reizbar. Die electro-musculäre Sensibilität nimmt mit der zunehmenden Atrophie ab. In einzelnen Fällen ist, besonders im Beginn der Erkrankung, die Nervenreizbarkeit erhöht, und es treten in Folge dessen bei Anwendung des intermittirenden, in noch höherem Grade bei Anwendung des constanten Stromes: diplegische und centripetale Reflexcontractionen ein. Im weiteren Verlauf der Krankheit ist oftmals die Erregbarkeit in den dem Centrum näher gelegenen Bahnen erhalten, wenn sie in den mehr peripherischen Nervenstrecken und Muskeln schon erloschen ist.

Dem angeführten Verhalten der Muskeln gegen den electrischen Strom entsprechen die pathologischen Veränderungen, die wir an den Muskeln wahrnehmen. Neben vollkommen gesunden Muskeln finden wir andere, die in verschiedenem Grade krankhaft ergriffen sind, und wiederum in demselben Muskel neben vollkommen normalen Muskelbündeln andere, die bereits in den Krankheitsprocess hineingezogen sind. Die microscopische Untersuchung ergiebt dann in den ergriffenen Muskeln theils Fasern, die in ihrer Textur und ihrem Volumen normal sind, theils solche, in welchen die transversale Streifung weniger deutlich, oft unterbrochen, hie und da ganz verschwunden ist, während die longitudinalen Streifen deutlicher hervortreten, theils solche, in denen nur longitudinale Streifen vorhanden, die transversalen nicht mehr sichtbar sind, und Fett in runden oder länglichen Zellen oder in Tropfen in den Muskelfasern abgelagert ist, endlich Bündel, die nur aus einer amorphen Masse bestehen. Den verschiedenen Stadien der fettigen Entartung entsprechend, verhält sich auch die Farbe der einzelnen Muskelbündel, die roth, blassroth, gelbroth oder gelb erscheinen.

Diese Veränderungen in den Muskeln, wie wir sie eben beschrieben, finden sich nach den übereinstimmenden Berichten aller Autoren in allen Fällen wahrer progressiver Muskelatrohpie vor. Cruveilhier fand aber ausser diesen Structurveränderungen in den Muskeln, in einem Falle, der in dem Arch. gén. de Méd. 1853 enthalten ist: eine sehr beträchtliche Atrophie der vorderen Wurzeln der Rückenmarksnerven vor, und fühlte sich hierdurch veranlasst, indem er die Erkrankung der Nervenwurzeln für das Primäre, die Erkrankung der Muskeln für das Secundäre ansah, der Krankheit den Namen einer „Paralyse" beizulegen. Dieses Sectionsresultat verblieb als ein Unicum, bis Valentiner (Prager Vierteljahrsschrift 1855) eine zweite Beobachtung veröffentlichte, in welcher er dieselbe Atrophie der vorderen Wurzeln der Rückenmarksnerven, ausserdem aber eine sehr beträchtliche Anzahl (wohl gegen 100) kleiner, weisser, nadelknopf- bis linsengrosser, harter, in das Gewebe der Arachnoidea des Rückenmarks eingebetteter Körperchen, und endlich eine centrale Erweichung des unteren Cervical- und oberen Dorsaltheils der Medulla mit Anhäufung von Körnchenzellen vorfand. Ebenso fanden Leubuscher und Frommann (Deutsche Klinik 1857) ausser rother Erweichung der vorderen und seitlichen Stränge der Medulla oblongata — die vorderen und seitlichen Stränge des Rückenmarks in einen schmutzig-weissen, formlosen Brei verwandelt, der keine unversehrten Nervenfasern mehr erkennen liess, während an den Nervenwurzeln selbst keine besondere Dünnheit der vorderen Wurzeln zu erkennen war.

Aehnliche Befunde wurden später von Luys, Reade, Touvenet etc. beigebracht. — Dagegen konnten Oppenheimer, Hasse, Friedberg, Meryon in Fällen ausgesprochener progressiver Muskelatrophie, trotz der sorgfältigsten auf dieses Ziel gerichteten Untersuchung, weder in den Centralorganen, noch in den cerebralen oder spinalen Nervenursprüngen, oder Stämmen der peripheren Nerven, Abweichungen vom normalen Verhalten auffinden — während wiederum Virchow und Friedreich bei Integrität der vorderen Wurzeln: graue Degeneration der Hinterstränge vorfanden. Friedreich (Ueber degenerative Atrophie der spinalen Hinterstränge. Virchow's Archiv Band XXV. u. XXIV.) glaubte sogar in einem Falle, den er selbst untersuchte, zeigen zu können: „dass der in den Muskeln bestehende Erkrankungsprocess auf die in den Muskeln verlaufenden Nervenäste und Wurzeln fortgeleitet war, um schliesslich in den Hintersträngen bestimmte Degenerationen hervorzurufen.“

Bei vorurtheilsfreier Prüfung der angeführten Thatsachen scheint es unzweifelhaft zu sein, dass die Krankheit von den Muskeln allmälig auf die Nerven und auf das Rückenmark fortschreitet. Für diese Anschauungsweise sprechen folgende Gründe; 1) Die in keinem einzigen zur Section gekommenen Falle fehlenden anatomischen Veränderungen in den Muskelfasern. 2) Sectionen von Individuen, die an der in Rede stehenden Krankheit zu Grunde gingen, und bei denen eine von sachverständiger Seite angestellte Untersuchung keine Veränderung der vorderen Nervenwurzeln oder eines Centralorgans aufzufinden vermochte. 3) Der Friedreich'sche Fall, in welchem das Fortschreiten der Krankheit von der Peripherie nach dem Centrum verfolgt werden konnte. 4) Die verschiedenen Stadien der Muskelerkrankung, wie wir sie bisweilen in den einzelnen Bündeln desselben Muskels neben einander vorfinden. 5) Das electrische Verhalten von Muskel und Nerv, und zwar ebensowohl gegen den intermittirenden, als gegen den constanten Strom, also namentlich bei Prüfung mit dem Ersteren: die Erhaltung der electro-musculären Contractilität, soweit normale Muskelsubstanz vorhanden, bei Anwendung des constanten Stromes: Erhaltung der Nervenreizbarkeit in den dem Centrum näher gelegenen Nervenbahnen, bei gleichzeitigem Verlust der Reizbarkeit in peripherischen Nervenstrecken und Muskeln — während bei dem Fortschreiten der Krankheit von den centralen Nerventheilen durch die Nerven zu den Muskeln das umgekehrte Verhalten statthaben müsste.

Dagegen scheint aber die Erkrankung der Muskelsubstanz selbst die Folge einer Krankheit des Sympathicus zu sein, und sprechen dafür unter Andern die Pag. 218 angeführten Gründe; freilich fehlt für diese Behauptung bis jetzt noch jeder anatomische Nachweis, wenn wir nicht den vereinzelt dastehenden Schneevogt'schen Fall der fettigen Entartung des Sympathicus (Nederlandsch Lancet 1854) dafür gelten lassen wollen.

In Hinsicht auf die Aetiologie der Krankheit wissen wir wenig; gewiss ist, dass rheumatische Einflüsse, Erkältungen, fortgesetzte Ueberanstrengungen einzelner Muskeln, vor allen aber Erblichkeit einen wichtigen Einfluss auf ihre Entstehung ausüben. In Betreff der Letzteren ewähnt Duchenne eines Falles, in welchem vier, Meryon eines solchen, in welchem ebenfalls vier, Oppenheimer eines dritten, in welchem sieben Mitglieder derselben Familie an dieser Krankheit litten. Gewöhnlich pflanzt sich die Krankheit ähnlich der Hämophilie nur auf die männlichen Nachkommen fort, dagegen beschreibt Friedberg einen Fall, in welchem Mutter und Tochter derselben zum Opfer fielen.

Beobachtung 43. Moses Jedwabnitzki, Lehrer aus Polen, 31 Jahre alt, bekam vor 4 Jahren, nach einem hartnäckigen Wechselfieber, Zittern und Schwächegefühl im linken Arm, verbunden mit Abmagerung desselben. Die Abmagerung, in der Schulter beginnend, schritt rasch fort, ergriff Oberarm, Unterarm, Hand und in gleicher Weise steigerte sich das vorhandene Schwächegefühl zu vollkommener Lähmung. Seit 1½ Jahren magert auch der rechte Arm in der Schulter und im Oberarm ab, und in vollkommener Uebereinstimmung damit schreiten die Lähmungserscheinungen auch auf diesem Arm fort. Seit 3 Monaten beginnen die linken Mm. glutaei ebenfalls atrophisch zu werden. Die Temperatur des linken Armes ist erheblich gesunken; das Allgemeinbefinden ist ungestört, Appetit und Schlaf gut, letzterer aber bisweilen durch reissende Schmerzen im Kreuz und in den Extremitäten unterbrochen. Arterienpuls an beiden Armen gleich stark. Stuhl und Urin werden regelmässig und leicht entleert. Letzterer reagirt schwach sauer, ist hell und klar. Die genauere Untersuchung zeigt einen vollkommenen Schwund sämmtlicher Muskeln des linken Arms vom Schulterblatt herab, dessen Fossae supra- et infraspinatae als zolltiefe Gruben wahrzunehmen sind, bis zur Hand, zwischen deren Metacarpal-Knochen tiefe Einbuchtungen bemerkbar sind, die Hand ist gegen den Unterarm flectirt, Eröffnung der Finger, Streckung des Unterarms unmöglich. Die ganze Extremität kann in die Höhe geschleudert und durch den Ruhepunkt, den der Oberarm auf dem

Acromion findet, in dieser Lage erhalten werden, ein langsames Erheben derselben ist aber unmöglich. Am rechten Arm bedeutende Atrophie des M. deltoideus, weniger grosse des M. triceps und biceps, Unterarm und Hand noch ziemlich musculös. Es kann demgemäss der Arm nicht erhoben, aber der Unterarm mässig gestreckt und gebeugt werden, während die Bewegungen der rechten Hand ungehindert von statten gehen. Das linke Bein zeigt ausser einer bedeutenden Abmagerung des M. glutaeus maximus nichts Abnormes. Die Muskeln des rechten Beines, des Rumpfes, Gesichts zeigen keine Abweichung. Fibrilläre Muskelcontractionen sind an verschiedenen Muskeln des Rumpfes bemerkbar. — Lassen wir einen electrischen Strom auf die degenerirten Muskeln des linken Armes einwirken, so entstehen keine Contractionen, höchstens schwach bemerkbare Muskelzuckungen, dagegen erfolgen auf Reizung des N. radialis deutliche Streckbewegungen. Bei electrischer Reizung der rechten Armmuskeln sind die Contractionen in Uebereinstimmung mit der mehr oder weniger vorgeschrittenen Atrophie mehr oder weniger energisch. Die Muskeln des rechten Unterarms, der rechten Hand, beider Beine etc. zeigen die electro-musculäre Contractilität und Sensibilität im Normalgrade.

Als ich den Kranken nach 5 Monaten, die er theils im hiesigen jüdischen Hospitale, theils im Bade Gastein zugebracht hatte, am 12. September 1853 wiedersah, klagte er bereits auch über ein Schwächegefühl im rechten Bein; die Abmagerung des rechten Vorderarmes war beträchtlich vorgeschritten.

M. Rosenthal (Die Electrotherapie, ihre Begründung und Anwendung in der Medicin. Wien 1865) berichtet Pag. 165 folgenden Fall, den wir als charakteristisch für die hyperästhetische Form der Erkrankung im Auszuge mittheilen.

Die 24jährige Katharina Gurda will bereits im Frühjahr 1863 bei ihren Feldarbeiten ein „Nachlassen" der linken Hand, sowie ein Entfallen der damit erfassten Gegenstände bemerkt haben. Vier bis fünf Wochen später bogen sich die Finger der genannten Hand mehr und mehr ein. Nach mehreren Monaten kam es zu reissenden Schmerzen im Arm, zu einem krampfhaften Ziehen in der linken Schulter, zu häufigem Zucken der Hand und in den Fingern, die von einem unangenehmen Kältegefühl nicht mehr frei wurden. — Als Rosenthal die Patentin, die drei Monate hindurch faradisirt worden war, nach fünfvierteljährigem Bestand des Leidens in Behandlung bekam, war ihr Zustand folgender: Die blau angelaufene kalte linke Hand ist vollständig unbrauchbar, der Daumen liegt in der Hohlhand gegen die in den Phalangen gebeugten Finger angepresst und kann weder adducirt noch in Opposition gebracht werden; die Erhebung des Armes in der Schulter ist gehemmt, der äussere Winkel der

Scapula gesenkt, der untere gehoben und der Mittellinie genähert, auf ihrer hinteren Seite sind fibrilläre Zuckungen wahrzunehmen. — Als Zeichen der Hyperästhesie der Haut- und Muskelnerven entstehen bei oberflächlicher Berührung der Haut in der Nähe der linken inneren Schulterblattkante: starke abwehrende Bewegungen, beim Druck auf den gespannten linken M. pectorales: reflectorische Streckung des Arms; ebenso bewirkt Druck auf den dritten bis fünften Brustwirbel: Schmerz und Streckung des linken Arms. Die Faradisation des Daumen- und Kleinfingerballens, die Reizung der Mm. interossei bleibt ohne jeden Effect; die des Extensor digit. comm. führt leicht zu einem Krampf in den Flexoren, Ansatz beider Pole auf die mittlere Partie des Deltoideus bewirkt in rascher Aufeinanderfolge: Streckung der Hand, des Arms und Erhebung desselben gegen den Kopf. An der linken untern Extremität, die beim Gehen matter ist und etwas nachgezogen wird, sind ebenso deutliche Zeichen von Hauthyperästhesie, z. B. an der inneren oberen Hälfte der Wade und am oberen Theil der Wadenbeinkante, und von gesteigerter Reflexerregbarkeit, z. B. bei Faradisation des Tibialis ant. oder des Extensor digit. comm. (die einen Kampf zwischen Beugung und Streckung des Fussgelenks bewirkt), wahrzunehmen. An der rechten untern Extremität ist das electrische Verhalten normal. — Bei Durchleitung eines galvanischen Rk.-Nv.-Stromes von 15 Daniel'schen Elementen durch den linken Medianus wird der Arm nach aussen gedreht, so dass die Hohlhand nach aufwärts gerichtet ist, bei Galvanisation des linken Radialis zappelt der Arm eine Zeit lang zwischen Beugung und Streckung, bis er zuletzt erhoben und gegen den Kopf aufgestellt wird. Bei galvanischer Reizung der gesunden und vollständig wohlgenährten rechten Oberextremität machten sich ebenfalls die Zeichen gesteigerter Reflexerregbarkeit bemerkbar und so erfolgten z. B. bei Durchleitung einer Rk.-Nv.-Stromes durch den rechten Trapezius: centripetale Reflexbewegungen (s. Pag. 157) im linken Arm, indem Streckung in den Fingern der linken Hand und Erhebung des gestreckten Armes über die Horizontallinie eintrat.

Was die Prognose und Kur der progressiven Muskelatrophie anbetrifft, so ist dieselbe im Allgemeinen eine ungünstige, namentlich wenn man die auf Neuritis beruhenden Fälle von Muskelatrophie von der hier in Rede stehenden wahren Aran'schen progressiven Muskelatrophie ausscheidet. In den alsdann hierher gehörigen Fällen ist die Prognose von verschiedenen Momenten abhängig: 1) von der Verbreitung der Krankheit — ist nur ein Körpertheil und dieser in beschränktem Maasse ergriffen und bleibt das Uebel in diesen Grenzen lange Zeit local, so ist die Prognose günstiger; 2) von der Ursache — ist plötzlicher Temperaturwechsel oder fortgesetzte Ueberanstrengung einzelner Muskeln die Veranlassung zur Krankheit, so ist namentlich, wenn die ergriffenen Muskeln künftighin geschont werden können, die Prognose bedeutend günstiger, als wenn Erblichkeit derselben zu Grunde liegt; 3) von dem electrischen Verhalten der gelähmten Muskeln — indem nur eine Restitution derjenigen Muskeln möglich ist, in denen noch gesunde Muskelfasern existiren und in denen mithin die electro-musculäre Contractilität noch nicht vollständig erloschen ist.

Was die Therapie der progressiven Muskelatrophie anbetrifft, so hat hier die Electricität, namentlich in Verbindung mit heilgymnastischen Uebungen, mit dem Gebrauch von Eisen, Moorbädern etc. die relativ günstigsten Erfolge aufzuweisen. Das dabei angewandte Verfahren besteht entweder in der von Duchenne anempfohlenen Faradisation der ergriffenen Muskeln, welche besonders da angezeigt ist, wo es sich um die Reizung kleiner Muskeln handelt, oder in der Anwendung galvanischer Rk.-Nv.- und Pl.-Ml.-Strömen, welche vor der ebengenannten den Vortheil gewährt, die Electricität auf eine ganze Gruppe von Muskeln gleichzeitig einwirken zu lassen, deren einzelne Reizung durch Faradisation bei ausgebreiteter Affection zur Unmöglichkeit wird — oder endlich in der von Remak zuletzt ausschliesslich angewandten Galvanisation des Sympathicus; die durch dieselbe grade in Fällen solcher Erkrankung hervorgerufenen diplegischen Contractionen sollen nach dem genannten Autor ganz besonders geeignet sein, die Ernährung der atrophischen Muskeln zu fördern.

Duchenne theilt (Pag. 535) folgenden Fall mit, in welchem die angewandte Faradisation von bestem Erfolge gekrönt war:

Bonnard, Mechanicus, ein grosser, kräftiger Mann von 25 Jahren, bisher stets gesund bemerkte seit dem Februar 1848, wo in Folge der politischen Ereignisse sein Geschäft daniederlag und er, um seine zahlreiche Familie zu erhalten, unter Entbehrungen mancherlei Art, Tag und Nacht angestrengt arbeiten musste, ohne vorausgegangene Schmerzen, eine grosse Muskelschwäche, eine gewisse

Ungelenkigkeit der linken Hand, und damit im Zusammenhang eine fortschreitende Abmagerung des linken Arms (dessen sich derselbe von Jugend auf bei allen Verrichtungen vorwaltend zu bedienen pflegte), die allmälig auch auf den Stamm überging. — Trotzdem arbeitete er bis zum Jahre 1850 ununterbrochen fort, wo ihm der linke Arm vollständig versagte und er im December Duchenne's Hilfe in Anspruch nach, der folgende Erscheinungen vorfand: Der Thorax ist zum Skelett abgemagert; auf seiner vorderen Seite scheint die Haut unmittelbar an den Rippen anzuliegen und ist in jeden Intercostalraum eingesenkt; auf der hinteren Seite sind die Schulterblätter während der Ruhe weit von der Mittellinie entfernt und ihre Spinalränder sind schief von unten nach oben und von innen nach aussen gerichtet, die Schultern selbst sind mehr gesenkt. Der linke Arm ist um ein Drittel weniger voluminös, als der rechte, der Biceps kaum Zeigefinger dick, der Triceps zwar abgemagert, aber noch ziemlich entwickelt; am Unterarm sind besonders die Mm. supinator longus und radiales atrophisch. — Was das electrische Verhalten anbetrifft, so ruft selbst der stärkste Strom nur einzelne fibrilläre Contractionen in den Mm. pectorales, in den zwei untern Dritteln des Trapezius und in dem Latissimus dorsi hervor, und auch nur dann, wenn die Excitatoren auf solche Punkte gesetzt sind, wo das Muskelgewebe in seiner Textur nicht verändert ist; der Biceps contrahirt sich ein Wenig in seinem oberen Theile, andere Muskeln an der vorderen Seite des Oberarms sind aber nicht aufzufinden. Der Triceps streckt gereizt den Arm vollständig und energisch; am Vorderarm sind alle Muskeln vorhanden, aber die vom Supinator longus und von den Radiales ausgeführten Bewegungen zeigen linkerseits eine geringere Energie, als rechterseits. — Die electro-musculäre Sensibilität ist in den atrophischen Muskeln verhältnissmässig vermindert, gleichwohl ist die Sensibilität der Haut, selbst an denjenigen Stellen normal, die vollständig atrophische Muskeln bedecken. Die beträchtliche Entwicklung der nicht atrophischen Muskeln contrastirt auffallend mit den atrophischen. Uebrigens sind im grössten Theile der anscheinend gesunden und bewegungsfähigen Muskeln fibrilläre Contractionen zugegen. Was die gestörten Bewegungen anbetrifft, so will ich kurz anführen, dass die Bewegung des Vorderarmes unmöglich, Streckung der Hand mühsam war, und Bonnard auch den leichtesten Hammer nicht mehr führen konnte. Allgemeine Störungen sind nicht vorhanden, doch war, wahrscheinlich in Folge einer beginnenden Atrophie des Zwerchfells, seit einem Monat die Respiration erschwert, und der Patient kann kaum einige Schritte gehen ohne sich auszuruhen und von Neuem Athem zu schöpfen. — Faradisation des Zwerchfalls, drei bis vier Mal wöchentlich ausgeführt, beseitigte in Kurzem die Athembeschwerden und der Patient war im Stande, grosse Promenaden zu machen und die Treppen ohne die geringste Beschwerde zu steigen. Die electrische Reizung der linken

Armmuskeln drei Mal wöchentlich, 8—10 Minuten lang, ausgeübt, bewirkte bald eine Kraftzunahme und eine Volumensvermehrung dergestalt, dass Bonnard nach sechs Monaten mit seiner Hände Arbeit wieder seine Familie ernähren konnte. Häufige Demonstrationen, die Duchenne an diesem Kranken vornahm, und bei denen er abwechselnd die verschiedenen Muskeln des Stammes und der Extremitäten reizte, brachten auch die fibrillären Contractionen zum Schweigen. Die Pectorales, Trapezii und der Latissimus dorsi waren zwar sehr mager geblieben, behinderten aber den Kranken in der Ausübung seiner Profession nicht wesentlich.

Auch ich habe neben manchen misslungenen Kuren mehrere glückliche aufzuweisen, und zwar betrafen dieselben vorzugsweise solche Fälle, in denen die Krankheit auf Unterarm und Hand, oder auf Schulter, Arm und Hand einer Seite beschränkt war.

Beobachtung. — Herr S., 66 Jahr alt, hatte sich vor 2 Jahren beim Aufhauen von Eis, einer Beschäftigung, an die er sonst nicht gewöhnt war, eine heftige Erkältung zugezogen, in Folge deren Schmerzen im Nacken entstanden, die sich allmälig über die rechte Schulter, den Oberarm, den Unterarm bis in die Hand verbreiteten, und am Ellenbogen, sowie an der Basis des Mittelhandknochens des Daumens ganz besonders empfindlich waren. Den Schmerzen folgten Schwäche, Abmagerung, Unbrauchbarkeit des Arms, sowie ein auffallendes Kältegefühl. — Als ich den Patienten auf den Wunsch des Dr. Schröder am 14. September 1865 untersuchte, war die rechte Schulter und der Arm in seiner ganzen Ausdehnung abgemagert, die Erhebung des Oberarms erschwert, die Gradstreckung des Arms beschränkt; beim Versuch, die Hand zu strecken, fielen die 3 Mittelfinger sofort um, der Zeigefinger konnte nicht extendirt, die Finger nur wenige Linien von einander entfernt und nicht vollständig einander genähert werden. Dabei Atrophie der Schulter-, Arm- und Handmuskeln, von welchen Letzteren namentlich die Muskeln des Daumenballens (mit Ausnahme des Adductor) und die Interossei am meisten gelitten hatten; fibrilläre Zuckungen zeigten sich im grössten Theil der ergriffenen Muskeln. Die electro-musculäre Contractilität war in allen Muskeln erhalten, doch waren die entsprechenden Bewegungen, namentlich der Handmuskeln, weniger prompt. — Die 51malige Anwendung galvanischer Rk.-Nv.- und Pl.-Ml.-Ströme brachte bis zum 20. November, wo ich einer Reise wegen die Kur unterbrechen musste, eine so erhebliche Besserung zu Wege, dass der Oberarm vollständig erhoben, die Hand extendirt und die Finger in gestreckter Richtung einander genähert werden konnten; die Schmerzen hatten aufgehört, die fibrillären Zuckungen sich verloren, Schulter und Arm an Fülle zugenommen. Dagegen konnte der Zeigefinger noch nicht grade gestreckt, der Ringfinger vom Mittelfinger nur auf wenige Linien entfernt werden, auch hatten die Interossei und die Muskeln des Daumenballens noch wesentlich in ihrer Ernährung gelitten, und endlich war die Temperatur im Arm noch herabgesetzt.

Als ich den Kranken am 17. April 1866 wiedersah, hatte sich die Besserung erhalten, nur die Schmerzen waren ab und zu wiedergekehrt, und das Gefühl der Kälte am Arm hatte sich noch nicht verloren. Dies veranlasste mich, zur Galvanisation des Sympathicus zu schreiten, und war deren 12malige Anwendung von so gutem Erfolg gekrönt, dass der Patient die weitere Kur für überflüssig hielt, und der Natur und kalten Abreibungen des Arms das Weitere überliess. Seine Hoffnung hatte ihn nicht getäuscht. Bei einem Besuche am 14. August 1867 fand ich den ganzen Arm gutgenährt, kräftig, jeder Bewegung fähig; sämmtliche Muskeln der Hand waren ihrer normalen Beweglichkeit entsprechend, entwickelt, wenn auch nicht in dem Grade, wie an der gesunden Hand. Die Schmerzen waren nicht wiedergekehrt, die Temperatur normal.

Ob die angegebenen Verfahrungsweisen, und namentlich die Galvanisation des Sympathicus bisweilen auch in solchen Fällen progressiver Muskelatrophie noch Hülfe gewähren kann, in denen die Krankheit neben einer oder beiden oberen, auch die unteren Extremitätenmuskeln und den Stamm ergriffen hat, wage ich nicht zu entscheiden. Auf jeden Fall ist aber wenigstens die versuchsweise Anwendung des letztgenannten Verfahrens grade in diesen Fällen anzuempfehlen, weil ihm die Möglichkeit einer centralen Einwirkung nicht abzusprechen ist.

Schliesslich müssen wir noch einer Lähmungsform Erwähnung thun, auf welche Duchenne (Arch. gén. de Méd. 1860. Sptbr.) zuerst die Aufmerksamkeit gelenkt, der er den Namen „**Paralysie musculaire progressive de la langue, du voile du palais et des lèvres**“ beigelegt hat, und die ausserdem von Chomel, Trousseau, Empis, Gerhardt, Schulz etc. beobachtet worden ist. — Die Krankheit, welche D. in neun Jahren 19 Mal gesehen hat, und die Personen im Alter von 40 bis 60 Jahren ohne jede bekannte Veranlassung befällt, ergreift zuerst die Muskeln der Zunge, dann die des weichen Gaumens, zuletzt die der Lippen — nur in einem Falle ging Lähmung des Gaumensegels und des Orbicularis oris der Zungenlähmung voran. — Die Lähmung der Zunge äussert sich durch erschwerte Articulation und Deglutition; in erster Beziehung bewirkt die unbewegliche Lagerung der Zunge in der Mundhöhle die erschwerte Aussprache der Gaumen- und Lippenbuchstaben und macht dadurch die Sprache unverständlich, während andererseits das Schlucken dadurch erschwert, der reichlich secernirte Speichel im Munde angesammelt, durch seinen längeren Aufenthalt klebrig und zähe wird, und nur mit Mühe von den Wänden der Mundhöhle abgelöst werden kann. Tritt Paralyse des Gaumensegels hinzu, so alterirt sie den Timbre der Stimme, welche jetzt näselnd wird, die Aussprache der Lippenbuchstaben, die bisher normal war, wird undeutlich, es regurgitiren flüssige Speisen und Getränke leicht durch die Nase. — Die Lähmung des Orbicularis oris endlich behindert das Zuspitzen des Mundes, erschwert die Aussprache von O und U. Bisweilen sind auch andere Lippenmuskeln mitergriffen, z. B. der Levator lab. inf., der Triangularis und Quadratus menti, während die höher gelegenen Gesichtsmuskeln: der Orbicularis palpebr., die Zygomatici, der Levator lab. sup. alaeque nasi, die Buccinatorii etc. stets freibleiben. — Die in Rede stehende Krankheit ist fieberlos, die Digestion dabei ungestört, aber durch das erschwerte Einbringen von halbflüssigen Nahrungsmitteln schwinden allmälig die Kräfte, oder es treten Störungen der Respiration, Erstickungsanfälle, endlich Febris hectica ein, und die Kranken gehen innerhalb eines halben bis drei Jahre vom Beginn des Leidens jämmerlich zu Grunde, da wir bisher durch kein bekanntes Mittel den lethalen Ausgang hinauszuschieben, noch viel weniger denselben zu verhüten im Stande sind. Das electrische Verhalten der Muskeln der Zunge, der Lippen, des weichen Gaumen ist stets normal.

Im Punkte der Differential-Diagnostik kann die Krankheit mit doppelseitiger Facialis-Paralyse verwechselt werden — ein Fehler, in welchen ich selbst in dem einzigen Falle verfiel, den ich bis jetzt zu sehen Gelegenheit hatte und der eine Predigerfrau aus der Nähe von Fehrbellin betraf — da auch bei der genannten Krankheit die Lippenmusculatur mitergriffen, das Gaumensegel oft mitafficirt, das Schlucken erschwert, die Sprache undeutlich und tonlos ist, dagegen wird die normale Beweglichkeit der Zunge, der unveränderte Timbre der Stimme, die gleichzeitige Lähmung der auch höher gelegenen Gesichtsmuskeln etc. jetzt bei gehöriger Aufmerksamkeit die Diagnose sichern. — In seltenen Fällen kann diese Krankheit auch neben der progressiven Muskelatrophie vor, doch muss sie von ihr getrennt werden, weil bei Letzterer die Bewegungsstörung der Ernährungsstörung analog verläuft, bei Ersterer die Lähmung stets das erste Krankheitssymptom bildet.

Ueber ihre eigentliche Natur wissen wir nichts Positives. Der von Duchenne ausgesprochenen Ansicht ihres peripheren Sitzes, und zwar in einzelnen vom Hypoglossus, von dem motorischen Ast des Trigeminus, (Vagus), und vom Facialis versorgten Muskeln, widersprechen die wenigen bisher bekannten Sectionsberichte, namentlich der von Gerhardt (Jena'sche Zeitung für Medicin und Naturwissenschaften. Bd. I. Heft II. 1864), welcher im Pons Varolii eine erbsengrosse, weichere, braunviolett gefärbte Stelle, an der mit unbewaffnetem Auge blaurothe Gefässzüge und Punkte zu erkennen waren, und der von Schulz (Beiträge zu den Motilitätsstörungen der Zunge, in der Wiener med. Wochenschrift 1864. No. 38. 39), welcher einen atheromatösen Process an der Basilararterie und Knochenzellenbildung in der Medulla oblongata vorfand. Schulz bemüht sich übrigens in seiner eben erwähnten interessanten Arbeit, die in Rede stehende Krankheit als eine bilaterale partielle Paralyse des Facialis, selbst ohne Betheiligung des Hypoglossus aufzufassen, indem nach ihm die seitliche Immobilität der Zunge einzig und allein durch den tieferen Stand des Zungenbeins in Folge der Lähmung des zum hinteren Bauch des Biventer max. inf. und Stylohyoideus verlaufenden Facialiszweiges bedingt sein soll.

Duchenne veröffentlicht (l. c. Pag. 622) folgenden Fall, den er 1852 in Gemeinschaft mit Chomel beobachtete, und der ihm zuerst Gelegenheit bot, ein vollständiges Bild dicer Krankheit zu entwerfen.

Die Krankheit begann vor etwa 7 Monaten ohne bekannte Veranlassung mit einem in den ersten zwei Monaten kaum beachteten, behinderten Schlingen und einer erschwerten Aussprache. Nach und nach nahmen die Beschwerden zu, das Schlingen wurde schwierig und der Speichel lief aus dem Munde, die Aussprache wurde fremdartig und endlich unverständlich. Nach vergeblicher Anwendung verschiedener Mittel wurde der Kranke an Chomel gewiesen, der alsbald erkannte, dass es sich hier um ein Leiden derjenigen Muskeln handele, welche Articulation und Deglutition vermitteln, und Duchenne mit deren Prüfung beauftragte. Die Zunge war niedergedrückt, wie hinter dem unteren Zahnbogen fixirt, auf ihrer Oberfläche etwas gerunzelt; ihre Beweglichkeit war sehr beschränkt, der

Kranke konnte weder die Spitze derselben erheben, noch ihre Oberfläche gegen den Gaumen anlehnen, sie nur etwas nach vorn und nach den Seiten verschieben. Am Gaumensegel und Zäpfchen war keine Deformität bemerkbar, auch erfolgte auf mechanische Reizung normale Contraction. Die Stimme war näselnd, von normaler Intensität, doch musste der Patient, um Worte auszusprechen, ungeheure Anstrengungen machen, und rührte dies unfehlbar von der Unbeweglichkeit der Zunge her. Pfeifen oder ein Licht ausblasen konnte der Kranke nur, wenn man ihm die Nase zuhielt, ebenso war die Articulation der Lippenbuchstaben b und p bei offener Nase undeutlicher, als bei geschlossener. — Der Mund war stets von reichlichem, klebrigen Speichel angefüllt, den der Kranke nicht ausspeien, sondern nur mit dem Taschentuch herausholen konnte. Trank derselbe, so musste er zwischen jedem Schluck inne halten; ein Theil der mühsam verschluckten Flüssigkeit regurgitirte durch die Nase. Feste Speisen konnte er nur verschlucken, wenn sie zerkleinert, mit Flüssigkeit gemengt, und dann lange Zeit zwischen den Zähnen zermalmt waren. Das Gefühl und das Geschmacksvermögen der Zunge war dabei intakt. Von Zeit zu Zeit traten bei normalen Athembewegungen Athembeschwerden ein. Seit zwei Monaten hatte Schwäche und Abmagerung zugenommen, jedoch war die Ernährung und Leistungsfähigkeit der Muskeln der Gliedmassen und des Stammes noch normal. — Die electro-musculäre Contractilität der Zunge und der Gesichtsmuskeln, sowie der Muskeln des Gaumensegels hatte in keiner Weise gelitten.

Eine 14tägige Faradisation hatte die Zunge voluminöser, ihre Oberfläche glatt, ihre Bewegungen, sowie die der Lippen leichter, die Aussprache deutlicher gemacht, hatte aber auf das erschwerte Schlucken und die abundante Speichelabsonderung keinen Einfluss geübt — auch die Einführung eines Rheophor in den Pharynx und Oesophagus blieb in dieser Hinsicht ohne Erfolg*), und so reiste der unglückliche Kranke in seine Heimath zurück, wo er nach wenigen Monaten in einem Erstickungsanfalle starb. — Bouillon und Milch wurden ihm in der letzten Zeit durch die Schlundsonde eingebracht, ohne dass es dadurch möglich gewesen wäre, seinen quälenden Hunger zu stillen.

---

*) Schulz war im Stande die übermässige Speichelsecretion (die, wie Cl. Bernard nachgewiesen hat, in Folge der Durchschneidung des Facialis eintritt) durch Galvanisation des Facialis zu sistiren, und den vollständigen Schlingakt durch Reizung des Hypoglossus hervorzurufen.

NEUNTER ABSCHNITT.

Die Electricität als Heilmittel.

Die Electricität ist in den drei Disciplinen, welche die Heilkunde umfasst: in der Medicin, Chirurgie und Geburtshülfe, mit Erfolg angewandt worden. Besonders in der **Medicin** ist sie zur Beseitigung so vieler, anscheinend heterogener Krankheiten in Gebrauch gezogen worden, hat sie, nach Aussage der Autoren, häufig so Wunderbares, Unglaubliches geleistet, dass die Sichtung des ungeheuren, in allen medicinischen Journalen zerstreuten Materials, bei der Mischung von Wahrem und Unwahrem, von absichtlichen und unabsichtlichen Täuschungen, von oberflächlichen und ungenügenden Beobachtungen, zwar zu den schwierigsten Arbeiten gehört, aber gleichwohl, in Anbetracht der vielen, von gewissenhaften Beobachtern veröffentlichten interessanten Krankengeschichten und glücklichen Erfolge, für den praktischen Arzt eine reiche Ausbeute gewährt. Bei Nervenkrankheiten in ihren verschiedenen Formen, so wie bei Krankheiten, welche auf Anomalien der Se- und Excretionen beruhen, hat sie sich am meisten bewährt.

Was die **Chirurgie** anbetrifft, in welcher die Electricität erst eine kurze Vergangenheit hat, so sind die auf diesem Gebiet erzielten Resultate nicht weniger befriedigend. Nicht nur die electro-thermischen Wirkungen, die zu galvanokaustischen Operationen in Anwendung gezogen werden, nicht nur die electro-chemischen Wirkungen, von denen man zur Hei-

17*

lung von Varicen und Aneurysmen mit Vortheil Gebrauch macht, sondern auch die wissenschaftlich begründeten und praktisch constatirten Wirkungen, welche der electrische Strom auf die Zertheilung von Exsudaten und Geschwülsten ausübt — versprechen der Electricität einen dauernden und bedeutenden Platz in der Chirurgie. Mehrere andere chemische Anwendungen: die Auflösung der Blasensteine, die Entfernung giftiger Metalle aus dem Organismus etc., sind zwar theoretisch möglich, selbst experimentell erwiesen, aber therapeutisch bisher nur in wenigen Fällen verwerthet worden. Dagegen hat sich die von Klenke und Hassenstein angepriesene Ueberführung von Arzneistoffen durch den continuirlichen Strom praktisch nicht bewahrheitet. Im Gegentheil haben die Untersuchungen von Pelikan und Savelieff dargethan, dass selbst ein Transport von Jod von einer Electrode zur anderen, bei gehörigen Vorsichtsmassregeln zur Vermeidung jedes Irrthums, nicht stattfindet.*)

In der **Geburtshülfe** endlich wird der electrische Strom namentlich zur Erregung der Wehenthätigkeit und zur Stillung von Metrorrhagien von den Engländern, zur Beseitigung von Beugungen und Senkungen der Gebärmutter neuerdings von den Franzosen angewandt, während er in Deutschland bisher wenig Terrain in diesem Zweige der Heilwissenschaft gewonnen hat.

---

*) Interessant und diagnostisch wichtig ist aber (siehe Fromhold's Electrotherapie. 1865. Pag. 134 seq.) die durch den electrischen Strom zu bewerkstelligende Auffindung eines Metallkörpers, welcher gewaltsam in den Organismus eingedrungen ist. Die Schusswunde Garibaldi's in das Fussgelenk bot Gelegenheit zur Entscheidung der Frage, ob die Kugel noch im Gelenk sässe oder nicht. Nélaton befestigte zu diesem Behuf 2 Metallsonden an die Leitungsdrähte eines mit einem Multiplicator verbundenen Elements und führte dieselben, ohne dass sie sich berührten, in die Wunde bis auf den vorliegenden festen Körper ein — der bedeutende Ausschlag der Magnetnadel gab den Beweis, dass eine metallische Verbindung der Sonden hergestellt sei; es wurde in der That die Kugel gefunden, entfernt und vollständige Heilung bewirkt.

Capitel I.

Die Anwendung der Electricität in der Medicin.

I. Die Electricität in Nervenkrankheiten.

A. Hyperaesthesien (Neuralgien).

Bei der Unsicherheit, welche die auf Beseitigung der Causal-Indication gerichtete Behandlung der **Neuralgien** im Allgemeinen darbietet — indem es, wie Romberg sagt, nur in den wenigsten Fällen und auch nur bei frischer Krankheit gelingt, die Wirkung sofort mit der Ursache aufzuheben — sahen sich die Praktiker genöthigt, zu anderen Mitteln ihre Zuflucht zu nehmen. Aber weder die Durchschneidung des leidenden Nerven, noch der innere Gebrauch der Narcotica, noch die Anwendung der specifischen Mittel, des Terpenthin, Arsenik, Chinin etc. führten zu befriedigenden Resultaten — die zahlreichsten Heilungen wurden noch durch die auf die äussere Haut ableitenden Mittel erzielt, die man entweder in der Form von Senfteigen und reizenden Einreibungen oder von Vesicatoren und Kauterien anwandte. Besonders das Glüheisen fand in Jobert de Lamballe und später in Verbindung mit der anaesthesirenden Wirkung von Aether und Chloroform in Valleix (Guide du Médecin praticien. Paris 1851. Tome IV. Pag. 314) warme Lobredner.

Die Neuzeit hat zwei andere Heilmittel aufzuweisen, die einerseits leichter anwendbar, andererseits wirksamer sind, als die genannten, nämlich die Electricität und die hypodermatischen Einspritzungen. Aber während die letztgenannten, wie A. Eulenburg (Die hypodermatische Injection der Arzneimittel. Berlin 1865. Pag. 71.) sagt, ein Mittel sind, welches fast mit absoluter Sicherheit palliative Hülfe, in vielen Fällen sogar Radicalheilung bewirkt, so hat sich dagegen die Electricität als ein Radicalmittel in der bei Weitem grössten Zahl der peripherischen Neuralgien bewährt.

Die Verfahrungsweisen, die dabei in Gebrauch gezogen

wurden, sind verschieden. 1) Die Inductions-Electricitat in der Form des electrischen Pinsels. 2) Der Inductionsstrom mittelst feuchter Electroden durch den leidenden Nervenstamm geleitet. 3) Der constante Strom stabil nach Remak. 4) Der perpetuirliche galvanische Strom nach Hiffelsheim.

Was die erste Methode anbetrifft, so verfährt Duchenne in der Weise, dass er **die Haut in der Nähe der schmerzhaften Stellen geisselt**, nachdem er, um das tiefere Eindringen des Stromes und dadurch möglicherweise eine Steigerung der Schmerzen zu verhüten, die Applicationsstellen vorher durch ein absorbirendes Pulver trocken gemacht hat. In sehr torpiden Fällen (namentlich bei veralteter Ischias), wo selbst der stärkste Strom, in der angegebenen Weise angewandt, keinen ausreichenden Schmerz hervorruft, setzte Duchenne einen Pinsel am Helix oder am Nasenflügel auf. — Ich habe von der intensiven Hautreizung mittelst des electrischen Pinsels nach Duchenne's Angabe eigentlich nur in solchen Fällen Erfolg gesehen, wo eine mehr oder minder ausgebreitete Anästhesie der Haut neben der Neuralgie bestand, wo also der Nerv, welcher der Leitung von Empfindungseindrücken verlustig war, dennoch schmerzhaft afficirt war — ein Zustand, der in dem Gesetz der excentrischen Erscheinung seine Erklärung findet.

Beobachtung 45. Der Postbote Rothardt, 54 Jahre alt durch seine Beschäftigung häufigen Erkältungen ausgesetzt, und seit einer Reihe von Jahren an chronischem Catarrh mit Emphysem des linken unteren Lungenlappens leidend, bekam in der Mitte des nasskalten Januar 1854, ohne direct nachweisbare Veranlassung, einen heftigen Schmerz im Schulterblatt, der sich später zum Oberarm, dann zum Unterarm, endlich zur Hand verbreitete, im dritten Metacarpalraum besonders empfindlich war und sich von hier aus in den kleinen Finger, den Ringfinger und die Ulnarseite des Mittelfingers erstreckte. Der Schmerz war bohrend und reissend, aber nicht zu allen Tageszeiten gleich stark, gewöhnlich in den Vormittagsstunden am heftigsten, machte er im Laufe des Tages einem peinlichen Taubheitsgefühle Platz, und hörte in der Nacht ganz auf. Jeder Versuch mit der Hand Etwas zu ergreifen, rief ihn sofort hervor, wenn er nicht vorhanden, und steigerte ihn, wenn er vorhanden war, so dass der Patient dienstunfähig wurde. Nachdem er schweisstreibende Mittel und reizende Einreibungen eine Zeit lang angewandt und dadurch die Heftigkeit des Schmerzes in Schulter, Ober- und Unterarm gemildert hatte, kam er am 31. Januar zu mir. An der Hand war äusserlich nichts Abnormes wahrzunehmen, dagegen war ein Druck auf den dritten Metacarpalraum ausserordentlich schmerzhaft, die Haut der Ulnarseite der Hand, des kleinen, Ring- und Hälfte des Mittelfingers vollkommen empfindungslos (Neuralgia et Anaesthesia ulnaris). — Auf die einmalige Anwendung des electrischen Pinsels, der in dem Grade, dass er eine schmerzhafte Empfindung hervorrief, auf den anästhetischen Hautpartien hin- und hergeführt wurde, fühlte der Kranke sofort eine erhebliche Erleichterung, das Gefühl der Taubheit in den Fingern war vermindert, eine Berührung der bisher emfindungslosen Hautpartien wurde, wenn auch nur schwach, percipirt; die Schmerzen am nächsten Vormittag waren weniger stark und von kürzerer Dauer. Am Ende der zweiten Sitzung (1. Februar) war die Sensibilität der Haut an der Volar- und Dorsalfläche der Mittelhand normal, am kleinen Finger gebessert, und nur am Ringfinger und der Ulnarseite des Mittelfingers noch ziemlich unverändert; die Schmerzen am nächsten Tage sind unbedeutend, Rothardt kann bereits einen Stuhl erheben. — Nach der dritten Sitzung (2. Februar) ist die Sensibilität vollkommen normal; das Taubheitsgefühl hat sich verloren, Schmerzen treten nicht wieder ein. Am 6. Februar tritt der Patient wiederum seinen Dienst an.

Dagegen habe ich in einer sehr grossen Zahl von Neuralgien der verschiedensten Nerven, des Ischiadicus, des Plexus brachialis, cervicalis, des Trigeminus, der Nn. intercostales etc. den **electrischen Pinsel in Form der Moxe** (siehe Pag. 134) nach folgenden Grundsätzen mit dem glücklichsten Erfolge angewandt: Ich wähle im Allgemeinen, ohne jedoch auf die Applicationsstelle einen besonderen Werth zu legen, solche Stellen aus, die entweder dem Nerv bei seinem Austritt aus dem Centralorgan möglichst nahe liegen, oder noch lieber solche, in denen der Nerv oberflächlich unter der Haut verläuft, und die sich beim Druck häufig durch besondere Schmerzhaftigkeit zu erkennen geben (Points douloureux). So nehme ich bei der Ischias die Stelle, wo der Nerv die Incisura ischiadica verlässt, oder wo er hinter dem Trochanter major verläuft, oder wenn sich der Schmerz noch höher hinauf erstreckt, seine Austrittsstellen aus den For. intervertebralia. Bei der Neuralgie des Trigeminus operire ich auf der hinteren oberen Partie des Halses. Während ich hier den einen Pinsel fest aufsetze, halte ich den zweiten (ähnlich wie Jobert das Glüheisen) etwa eine halbe Linie von der Haut entfernt, dem ersten ziemlich nahe, und lasse von hier aus die Funken einige Secunden bis eine Minute lang auf die Haut überspringen. Man nimmt dabei ein deutliches Knistern wahr, die Hautpapillen erheben sich, die Haut wird roth; bei reizbarer Haut entstehen bisweilen nach einmaliger, häufiger nach wiederholter Application an derselben Stelle: oberflächliche Brandschorfe, in einzelnen Fällen, namentlich bei schlechter Blutbeschaffenheit: Sugillationen. Der durch dieses Verfahren hervorgerufene Schmerz ist ein äusserst intensiver, doch kann man denselben nach der Dauer und Heftigkeit der Neuralgie, nach ihrem Sitze, der Empfindlichkeit der Haut etc., beliebig vermindern und verkürzen. Will man nur auf eine kleine Hautstelle einwirken, z. B. bei einer Intercostal-Neuralgie, so kann man statt des Pinsels einen kleinen, feuchten, spitz zugeschnittenen Schwamm anwenden und aus diesem Funken übertreten lassen. Bisweilen verschwindet der Schmerz nach einmaliger Anwendung sofort und kehrt nicht wieder, meist erscheint er jedoch vermindert am nächsten Tage wieder; bisweilen tritt bald nach der Application ein neuer Anfall auf, der an Dauer und Heftigkeit die gewöhnlichen bedeutend übertrifft, dem aber ein erheblicher Nachlass der neuralgischen Schmerzen folgt. Häufig sind 1 bis 3 Applicationen der beschriebenen Art zur Heilung ausreichend, gewöhnlich bedarf es deren 6 bis 8; nur in chronischen, eingewurzelten, viele Jahre alten Fällen und bei decrepiden Individuen ist eine grössere Zahl von Sitzungen (selbst 40—50) zur vollständigen Heilung nothwendig. Von den peripherischen Neuralgien scheinen nur solche dieser Operationsmethode zu trotzen, denen ein tieferes organisches Leiden, eine mechanische Ursache (Nervengeschwulst, cariöser Zahn) oder endlich eine Neuritis oder Periostitis zu Grunde liegt.

Was die physiologische Erklärung für die Anwendung des electrischen Pinsels bei Neuralgien anbetrifft so wirkt derselbe, wie wahrscheinlich alle Epispastica auf reflectorischem Wege. O. Naumann (Untersuchungen über die physiologischen Wirkungen der Hautreizmittel. Prager Vierteljahrschrift 1863. Pag. 1—16.) wies nämlich experimentell nach, dass schwache electrische Reize eine entschiedene Beschleunigung des Blutlaufs mit deutlicher Verengung der Gefässe und verstärkter Herzaction — starke Reize dagegen eine deutliche Verlangsamung mit Erweiterung der Gefässe und verminderter Herzaction bewirken, und hält die durch Reizung der Hautnerven veränderte Spannung der Gefässe und Veränderung der Herzthätigkeit für ausreichend, um die klinischen Erfolge der Epispastica zu erklären. Es hat aber die electrische Moxe vor den gewönlichen Exutorien den besonderen Vorzug der Plötzlichkeit des intensiven Schmerzes, und gewährt dadurch einerseits die Möglichkeit, denselben nach Bedürfniss in jedem Moment zu erneuern, während sie andererseits verhindert, dass sich der Patient an das Reizmittel gewöhnt und durch Gewohnheit eines Theiles der Wirksamkeit verlustig geht.

Beobachtung 46. Schulrath S., ein gesunder, etwa 65jähriger Mann, hatte vor 2 Jahren an einer Ischias sinistra gelitten, die 14 Monate hindurch hartnäckig allen Mitteln widerstand und endlich dem Gebrauch der Vesicatoires volants, die dem Verlauf des Nerven entlang applicirt wurden, wich. Am 14. September 1854, als er seit einigen Tagen wiederum von einer Ischias desselben Beins befallen war, applicirte ich auf den Wunsch seines Arztes. des Geh. Rath Eckard sofort die electrische Moxe, wiederholte dies Verfahren am 16. und 19. September und befreite den Patienten dauernd und vollständig von seinem Uebel.

Beobachtung 47. Der Kaufmann B., 44 Jahr alt, früher gesund, aber neuerdings in Folge angreifender Gemüthsbewegungen nervös erregt, litt seit 6 Monaten an einer rechtsseitigen Ischias, die er sich anfangs October 1857 bei einem Eisenbahnunfall auf der Reise nach Leipzig zugezogen hatte. Die Schmerzen, während seines Aufenthalts in Leipzig noch erträglich, nahmen allmälig an Heftigkeit zu, so dass er nach Berlin zurückgekehrt längere Zeit das Bett hüten musste. Aber weder der Gebrauch der Schröpfköpfe, noch Einreibungen waren im Stande, die Schmerzen zu beseitigen, die sich längs der hinteren Seite des Oberschenkels, und vom Knie ab längs der inneren Seite des Unterschenkels bis in den Fuss verbreiteten, beim Gehen und bei jeder Bewegung vermehrten, nur bei absoluter Ruhe in der Nacht nachliessen und seit 14 Tagen mit erneuter, unerträglicher Heftigkeit aufgetreten waren. — Am 21. März 1858 wurde der electrische Pinsel zum ersten Mal auf der bei Druck schmerzhaften Stelle hinter dem Trochanter major angewandt; die Schmerzen verschwanden sofort, traten aber am nächsten Tage, wiewohl schwächer, wieder ein. Von der zweiten Sitzung (23. März) ab lassen die Schmerzen von Tag zu Tag an Heftigkeit nach, so dass der Patient jetzt längere Wege schmerzlos zurücklegen kann, und nur ein leises Ziehen an den früher schmerzhaften Stellen empfindet, welches noch eine dritte Sitzung am 27. März nothwendig macht.

Beobahtung 48. Herr S. Rosenberg, 35 Jahr alt, litt seit 2 Monaten an einem Schmerz in der rechten Schulter, der sich mit Ueberspringung des Oberarms, dem Verlauf der Ulna an der inneren Armseite folgend, bis in den kleinen Finger verbreitete, eine theilweise Lähmung der Hand veranlasste, und den Patienten am Schreiben verhinderte. Auf den Gebrauch von Fettwolle liess der Schmerz nach; als er dieselbe aber endlich ablegte, kehrte er mit erneuter Heftigkeit wieder und hat den Kranken seit 14 Tagen weder bei Tage noch bei Nacht verlassen. Die Erhebung des Armes ist besonders schmerzhaft, das Gefühl der Taubheit verbreitet sich bis in die Finger. Die Untersuchung ergab eine Neuralgie des rechten Suprascapularis, zu deren Beseitigung sich der Patient auf Veranlassung des Geh. Sanitäts-Rath Herzberg am 24. März 1857 an mich wandte. Druck auf den N. supraspinatus unmittelbar oberhalb des Collum scapulae, wo der Nerv aus der Fossa supraspinata in die Fossa infraspinata übertritt, rief einen intensiven Schmerz hervor; die Verbreitung des Schmerzes bis in den kleinen und in den Ringfinger und das mit dem Schmerz verbundene Gefühl der Taubheit in diesen Fingern liess eine Mitbetheiligung des N. ulnaris annehmen. Es wurde der electrische Pinsel an der beim Druck schmerzhaften Stelle oberhalb der Spina scapulae in der beschriebenen Weise und mit solchem Erfolge angewandt, dass der Schmerz unmittelbar darauf verschwand und der Patient in der darauf folgenden Nacht gut schlief. Die zweite Application am 26. März beseitigte das Gefühl der Taubheit im Unterarm und in den Fingern.

Beobachtung 49. Gustav Lehnhardt, Schmidt, 23 Jahre alt, kleiner Statur, anscheinend nicht sehr kräftig, bekam wahrscheinlich in Folge sehr angestrengter Arbeit einen Schmerz, der sich von der Furche zwischen dem Condyl. extern. und dem Olecranon des rechten Arms nach dem inneren Umfang des Ellenbogengelenks erstreckte und besonders bei der Drehung des Arms nach aussen, in den Vorderarm, den kleinen und Ringfinger ausstrahlte. Die Schmerzen, bei Tage und in der Ruhe geringer, nehmen bei Nacht und bei Bewegungen des Arms an Heftigkeit zu und nöthigten den Patienten endlich, seine Arbeit einzustellen. Vierzehn Tage später, nach vergeblicher Anwendung reizender Einreibungen, kam er (am 30. October 1856) in meine Behandlung; ein Druck auf die genannte Furche war dem Kranken sehr empfindlich (N. ulnaris dextra); Anästhesie des unteren Theils der inneren Fläche des Vorderarms war nicht vorhanden. Bereits nach einmaliger kräftiger Anwendung des electrischen Pinsels in der Nähe der schmerzhaften Stelle war der Schmerz verschwunden, und es blieb nur ein Gefühl der Anspannung in den Weichtheilen des Ellenbogengelenks zurück, welches sich ohne weitere Anwendung der Electricität durch Einreibungen mit warmem Oel in wenigen Tagen vollständig verlor.

Beobachtung 50. Frau A. F., 35 Jahre alt, von kleiner Statur, gracilem Bau, lebhaftem Temperament, Mutter mehrerer Kinder und seit 7 Jahren an einem beträchtlichen Grade von Anämie leidend, zog sich am 9. Januar 1856 in einer Abendgesellschaft eine Erkältung zu, in Folge deren heftiges Reissen im linken Ohr und in der Schulter eintrat. Angestrengte häusliche Thätigkeit und Gemüthsbewegungen kamen hinzu, und veranlassten am 16. Januar einen fieberhaften Zustand mit Herzklopfen, asthmatischen Beschwerden und reissenden

Schmerzen in verschiedenen Theilen des Körpers. Nachdem derselbe durch eine vierzehntägige leicht antiphlogistische Behandlung gehoben war, blieben nur die Gliederschmerzen zurück, die die Kranke besonders bei Nacht plagten, sich nach einiger Zeit in der linken Schulter concentrirten, von hier aus in's linke Ohr verbreiteten und bald den dritten Ast des Trigeminus ergriffen. Am 28. Januar trat die Betheiligung desselben zum ersten Male in eclatanter Weise hervor; der Gesichtsschmerz trat mit Blitzesschnelle ein, dauerte 5–10 Minuten und verschwand dann rasch. Anfangs stellte er sich in längeren Intervallen, dann aber täglich um 10 Uhr Abends ein, hielt aber noch immer nur wenige Minuten an. Nach Verlauf von 10 Tagen erfolgten täglich zwei Anfälle, der Eine zwischen 3 nnd 4 Uhr Nachmittags, der Andere um 10 Uhr Abends; die Anfälle nahmen nach und nach an Häufigkeit, Intensität und Dauer zu, so dass sie sich täglich 5 bis 6 Mal wiederholten, bedeutend heftiger waren, die anderen Aeste des Trigeminus mitergriffen und der Kranken wochenlang die Nachtruhe raubten. Chinin, Arsenik, stärkende Diät bei möglichster Entziehung aller Reizmittel, Veratrinsalbe versagten ihre Dienste entweder gänzlich oder blieben doch wenigstens von höchst zweifelhaftem Erfolge und so nahm denn die Patientin, auf den Rath der Drr. Philipp und Friedländer, am 3. Mai 1856 behufs der Anwendung der Electricität meine Hülfe in Anspruch. Nach der ersten Sitzung trat eine bedeutende Steigerung der Schmerzen ein; mit der furchtbarsten Intensität wütheten sie mehr als 14 Stunden lang, dann aber folgte eine auffallende Verminderung derselben und nach zwei mit schwächeren Electricitätsgraden, am 5. und 9. Mai wiederholten Applicationen waren die neuralgischen Schmerzen gänzlich und dauernd verschwunden.

Beobachtung 51. Der Bau-Inspector H., ein schwächlicher, nervöser junger Mann, mit blassgelblichem Teint, litt seit vielen Wochen an einem häufig ohne bekannte Veranlassung, stets aber nach geistigen Anstrengungen und Gemüthsbewegungen, eintretenden intensiven Schmerze, der seinen Hauptsitz in der Gegend des linken inneren Augenwinkels hatte, sich aber von hier aus auch in die Stirn und in die linke Nasenhöhle verbreitete und vergeblich mit Narcoticis und Metallpräparaten etc. bekämpft worden war. Trat er ein, so rötheten sich die linke Thränenkarunkel, sowie die Augenlider besonders in der Nähe des inneren Augenwinkels, und es erfolgte vermehrte Thränenabsonderung; erreichte der Schmerz seinen Höhepunkt, wie es namentlich in den Morgenstunden der Fall war, so wurde der Unterkiefer krampfhaft um die Axe des rechtsseitigen Proc. condyloideus gedreht und die Zähne linkerseits aneinander gerieben. Wir hatten es hier mit einer Neuralgie des I. Astes des Trigeminus zu thun, welche secundär den zum M. pterygoideus minor verlaufenden Ast der motorischen Portion des Trigeminus in Mitleidenschaft zog — eine Diagnose, welcher der Arzt des Patienten, Herr Geh. Rath Housselle beistimmte und für deren

Richtigkeit überdies der beim Druck auf das For. supraorbitale und die Spina trochlearis entstehende Schmerz sprach. — Nachdem am 31. Juli und 2. August 1860 der electrische Pinsel in der Gegend des For. supraorbitale applicirt worden war, trat ein vollständiger Nachlass der Schmerzen ein, und nur einige Male nach bedeutenden geistigen Anstrengungen, denen sich der mit dem Baumeister-Examen beschäftigte Patient aussetzen musste, trat er während meiner vierwöchentlichen Abwesenheit von Mitte August bis Mitte September, und zwar vorübergehend hervor. Seitdem befindet sich der Patient wohl.

Beobachtung 52. Der Lieutenant v. d. H., 32 Jahre alt, bekam zuerst vor 4 Jahren in Folge einer Erkältung einen heftigen Schmerz im rechten Hinterkopfe, der lange Zeit anhielt und den Patienten sehr angriff. Derselbe wiederholte sich in den nächstfolgenden Jahren, dauerte oft nur kurze Zeit, oft Stunden und Tage lang, wechselte in seiner Intensität, indem der dumpfe Schmerz oft durch heftig lanzinirende Schmerzen unterbrochen wurde, wich aber jedesmal der Anwendung einiger russischer Bäder. Vor zwei Monaten wurde er wiederum auf dem Manoeuvre von demselben befallen, und zwar schreibt der Betreffende diesmal seine Entstehung dem Umstande zu, dass er den Helm, der die Nacht hindurch auf der feuchten Erde gestanden hatte, auf den warmen Kopf setzte. Die angewandten Mittel, russische Bäder etc. blieben diesmal ohne Erfolg, der Schmerz nahm von Tag zu Tag zu, raubte dem Patienten die Nachtruhe, machte ihn zu jeder geistigen Thätigkeit unfähig und verliess ihn seit 8 bis 14 Tagen nur selten, wenn auch seine Intensität, ohne jedoch einen bestimmten Typus inne zu halten, keinesweges zu allen Zeiten dieselbe war. Am 30. October 1858 kam der Patient zum ersten Male auf den Rath des Stabsarztes Dr. Pesch zu mir. Er sieht sehr nervös angegriffen aus; er beschreibt seinen Schmerz als reissend, lanzinirend, unerträglich; derselbe geht von der rechten hinteren Halsgegend unterhalb des Os occipitale aus und verbreitete sich von hier auf der rechten Kopfhälfte bis hinter das Ohr und bis zum Scheitel, bisweilen selbst in die rechte Schulter und in den rechten Arm; Druck auf den rechten Processus transversus des Atlas und auf das Tuber parietale verursacht Schmerz. Wir hatten demgemäss eine Neuralgia occipitalis dextra vor uns. Nach der ersten Sitzung trat sofortiger Nachlass der Schmerzen und ein ruhiger ungestörter Schlaf in der Nacht ein. — Ein in den nächsten Tagen meist gegen Abend auftretender leichter Schmerz macht eine Wiederholung des Verfahrens am dritten und fünften November nothwendig. Es bildet sich in den nächsten Tagen an einer gereizten Stelle ein Furunkel. Die Schmerzen sind vollständig verschwunden und seit Jahren nicht wiedergekehrt.

Beobachtung 53. Mad. R., 56 Jahre alt, war, wenn auch manchen nervösen Beschwerden unterworfen, dennoch bis zum Eintritt der klimakterischen Jahre ziemlich gesund, seit dieser Zeit aber wurde sie hämorrhoidalleidend und durch das Hervortreten der Knoten in dem Maasse belästigt, dass endlich im Winter 1854 zu ihrer Operation geschritten werden musste. Derselben, die im Uebrigen glücklich verlief, folgte in den ersten Tagen ein heftiger, vom Kreuz ausgehender Schmerz, welcher dem Laufe des rechten Ischiadicus bis in den Fuss hinein folgte, und dann allmälig verschwand. Etwa ein Jahr später nach einer heftigen Gemüthsbewegung trat wiederum rechtsseitige Ischias ein, und nahm trotz der verschiedensten dagegen angewandten Mittel von Tag zu Tag an Heftigkeit zu. Längeres Stehen und Sitzen war der Patientin gleich unerträglich, sie klagte über ein beständiges Gefühl von Kälte, Taubheit, Abgestorbenheit im Bein und namentlich im Unterschenkel, die Heftigkeit des Schmerzes raubte ihr den Schlaf, und so fand ich denn die Patientin am 7. Februar 1856 in einem sehr angegriffenen Zustande. Es bedurfte hier der vierzigmaligen Anwendung des electrischen Pinsels zur vollständigen Beseitigung des Uebels, aber der starke Harnsäuregehalt des Urins einerseits, so wie die 5 Monate nach Beendigung der Kur, nach der Rückkehr der Patientin aus Marienbad und Wiesbaden, hervortretenden varicösen Anschwellungen der Schamlefzen bewiesen wohl hinlänglich, dass wir es hier mit einem dyskrasischen Leiden zu thun hatten.

Interessanter ist folgender Fall, weil hier das angegebene Verfahren eine offenbar durch einen tuberculösen Process der Halswirbel verursachte Neuralgie des linken Medianus, der Nn. thoracic. ant. und des N. thorac. post. derselben Seite in wenigen Sitzungen dauernd zu beseitigen im Stande war.

Beobachtung 54. Der Schriftsetzer Friedrich Muës, 35 Jahre alt, bis zum Jahre 1850 stets gesund, erkrankte im August des genannten Jahres an der Cholera, der sich als Folgekrankheit ein bis zum Mai 1852 dauernder Durchfall anschloss. Im folgenden Jahre entwickelte sich allmälig Tuberculosis pulmonum, und seit Weihnachten 1853 stellten sich ohne bekannte Veranlassung heftige Schmerzen an der linken Seite des Halses neben der Wirbelsäule ein, die sich von hier aus nach vorn bis in die Gegend der linken Brustwarze, nach hinten bis in die Schulter erstreckten und den Patienten im Januar 1854 seine Arbeit einzustellen nöthigten. Schröpfköpfe, Einreibungen und Ruhe milderten dieselben, so dass Muës nach vierzehn Tagen seine Arbeit wieder aufnehmen konnte. Aber bald stellten sie sich mit erneuter Heftigkeit wieder ein, verbreiteten sich von der genannten Stelle aus in den linken Ober- und Unterarm, endlich bis zur Hand, wo sie im Zeige- und Mittelfinger endeten. Der Kranke hatte zu gleicher Zeit in diesen Theilen ein Gefühl von Taubheit und Lähmung, sowie ein beständiges, schmerzhaftes Kribbeln, welches sich beim Gebrauch der Finger zu einem äusserst heftigen Schmerz steigerte. Der Schmerz nahm ferner bei Nacht, sowie überhaupt in liegender Stellung durch den Druck der ergriffenen Theile an Heftigkeit zu und raubte dem Kranken den Schlaf. Die angewandten Mittel blieben ohne Erfolg, so dass Muës am 19. Mai 1854, auf den Rath seines Arztes, behufs der Anwendung der Electricität meine Hülfe in Anspruch nahm. Druck auf die vier unteren linksseitigen Procc. transversi der Halswirbel, sowie ein Druck auf den Medianus an der inneren Seite des Oberarms rufen heftigen Schmerz hervor. Die Haut des linken Zeige- und Mittelfingers ist besonders an den Spitzen anästhetisch.

Der electrische Pinsel wurde hier neben den empfindlichen Procc. transversi in der angegebenen Weise angewandt, ausserdem aber zur Bekämpfung der Anästhesie, die betreffenden Hautstellen etwa 5 Minuten lang mit dem Pinsel gestrichen. Bereits nach der ersten Sitzung empfindet der Kranke eine wesentliche Besserung. Nach 6 Sitzungen (am 5. Juni) ist die Anästhesie an den Fingerspitzen beseitigt, der Druck auf die Procc. transversi viel weniger empfindlich, der Patient kann die verschiedensten Gegenstände schmerzlos mit den Fingern fassen, seine Nachtruhe ist ungestört. Nach der 12. Sitzung am 18. Juni wird der Kranke als geheilt entlassen. — Ich sah den Kranken nach 2 Jahren, kurz vor seinem Tode, der gegen Ende 1856 an der Lungenschwindsucht erfolgte, wieder. Es hatte sich linkerseits neben den oberen Brustwirbeln ein Congestionsabscess gebildet, der wahrscheinlich durch einen cariösen Process der unteren Brustwirbel bedingt war. Die neuralgischen Schmerzen hatten sich seit der electrischen Kur nicht wieder eingestellt.

Der electrische Pinsel, in der bezeichneten Weise angewandt, wirkt aber auch öfters dadurch günstig, dass er in Folge der intensiven Hautreizung durch Reflex: Blutungen aus den erweiterten Venen in der Beckenhöhle (die vielleicht durch ihren Druck die Erscheinungen der Ischias bedingen) hervorruft, oder direct bei Individuen mit impetiginöser Anlage: exanthematische Processe (Furunkeln, Eczema impetiginodes etc.) erzeugt, mit deren Auftreten die Symptome der Neuralgie verschwinden. So behandelte ich einen Officier, der vier Jahre, ehe er in meine Behandlung kam, an einem geringen Hämorrhoidalfluss gelitten, an einer Ischias duplex, die mit dem Eintritt einer nach der dritten electrischen Sitzung erfolgenden Hämorrhoidalblutung sofort und dauernd verschwand. Interessanter ist aber der folgende Fall.

Beobachtung 55. Der Geh. Post-Revisor R...., 57 Jahre alt, seit seiner Jugend von rheumatischen Beschwerden heimgesucht, die stets einen chronischen, Jahre lang anhaltenden Verlauf hatten — so litt er viele Jahre hindurch an einem Exsudat in der Achillessehne, eine ebenso lange Zeit an einer rheumatischen Augenentzündung, in der er die Sehkraft des linken Auges fast vollständig verlor, endlich an Anschwellung der Handgelenke — bekam im April 1857 eine linksseitige Ischias, die trotz des Gebrauches von Schröpfköpfen, Abführmitteln, Narcoticis an Heftigkeit zunahm, Sitzen und Liegen ausserordentlich schmerzhaft, Stehen und Gehen unmöglich machte, und den Patienten namentlich in der Nacht durch die furchtbarsten Schmerzen peinigte. — Als ich ihn auf den Wunsch des Dr. Körte am 3. Mai 1857 zum ersten Mal besuchte, lag er da mit krampfhaft an den Unterleib herangezogenen Beinen, indem jede andere Lage die Schmerzen auf's furchtbarste steigerte; Druck auf den Ischiadicus hinter dem Trochanter war sehr empfindlich. Nach der ersten Application des electrischen Pinsels trat sofort ein Nachlass der Schmerzen ein, der Kranke schlief in der Nacht; nach der dritten Sitzung am 7. Mai war der Kranke vollständig geheilt. Es bildete sich ein eczematöser stark juckender Ausschlag, besonders auf dem linken Bein, der Monate lang in grösserer oder geringerer Ausdehnung bestand; noch jetzt ist grosse Neigung zu Hauteruptionen vorhanden. — Die Schmerzen sind seit der Kur nicht wiedergekehrt.

Bisweilen kommt man auch mit dem sub 2 erwähnten milderen Verfahren zum Ziele, welches darin besteht, dass man einen **inducirten Strom von mittlerer Stärke vermittelst feuchter Electroden 5 bis 10 Minuten lang durch den leidenden Nerv** sendet. Es beruht die Anwendungsweise auf der Fähigkeit des Stromes, die Erregbarkeit der Nerven direct herabzusetzen (s. Pag. 62). Bei der geringen Schmerzhaftigkeit, welche diese Operation verursacht, thut man namentlich bei sehr reizbaren Patienten gut, mit derselben zuerst sein Heil zu versuchen, wenn sie auch an Sicherheit des Erfolges dem angegebenen Verfahren bedeutend nachsteht.

Beobachtung 56. Carl Maass, 35 Jahre alt, Bäckergeselle, von untersetzter Statur, früher stets gesund, in den letzten Jahren häufig Rheumatismen unterworfen, wurde vor etwa drei Monaten plötzlich von einem sogenannten Hexenschuss befallen, zu dem sich bald ein fixer Schmerz an der hinteren und seitlichen Fläche des rechten Oberschenkels hinzugesellte, der sich bis zum Knie verbreitete. Die Schmerzen nahmen besonders bei stürmischer Witterung zu, waren in der Nacht sehr heftig und erreichten beim Aufstehen nach langem Sitzen eine solche Höhe, dass der Patient häufig mehrere Minuten lang, auf beiden Händen gestützt, stehen musste, ehe er im Stande war, einen Schritt vorwärts zu gehen. Schröpfköpfe, Vesicatore, russische Bäder waren ohne, oder höchstens mit vorübergehendem Erfolge angewandt worden. So sah sich am Ende der

Kranke genöthigt, seine Beschäftigung, die ihn zu beständigem Stehen nöthigte, aufzugeben, und nahm am 18. April 1851 meine Hülfe in Anspruch. Er klagte damals über einen beständigen bohrenden Schmerz in der Nähe des Sitzbeinhöckers, zunächst der Austrittsstelle des N. ischiadicus, der in den Abendstunden bis um Mitternacht an Heftigkeit zunahm, in den Vormittagsstunden remittirte und durch Druck ausserordentlich vermehrt wurde. Das Kneifen der Haut war an der leidenden Stelle sehr empfindlich, dagegen das Anpressen des Schenkelkopfes an die Pfanne unschmerzhaft; Appetit gut, Stuhl regelmässig, Puls normal. — Es wurde der eine mit dem Stöhrer'schen Apparat in Verbindung gesetzte Conductor an der Austrittsstelle des Ischiadicus, der andere hinter dem Capitulum fibulae angelegt und der Strom etwa 10 Minuten hindurch geleitet. Der Kranke konnte sofort besser gehen; während er sich mühsam die Treppe hinaufgeschleppt hatte, konnte er, vorsichtig tretend, schmerzlos hinuntergehen. Die Schmerzen blieben den Nachmittag über fort, stellten sich Abends spät, aber bedeutend schwächer als gewöhnlich, ein und verloren sich gegen Mitternacht gänzlich. Nach dreimaliger Anwendung der Inductions-Electricität, in ähnlicher Weise und in gleicher Zeitdauer, war die Ischias verschwunden und der Patient im Stande, den Weg von Spandau nach Berlin (etwa 2 Meilen) zu Fuss zurückzulegen, um sich für den ausserordentlichen Erfolg der Kur zu bedanken.

Becquerel (Traité des Applications de l'Electricité à la Thérapeutique. Paris 1857. Pag. 270) berichtet folgenden Fall von Heilung einer Neuralgia supraorbitalis:

Ein 19 Jahr altes Dienstmädchen bekam Ende August 1856 eine Neuralgia supraorbitalis duplex, die jeden Tag um 11 Uhr eintrat, bis 4 Uhr an Heftigkeit zunahm, aber noch immer so erträglich war, dass sie ihren Dienst verrichten konnte, von 5 an bis 2 Uhr Nachts aber so intensiv wurde, dass Stirn und Augenlider heftig zuckten, und die Patientin, von unerträglichen Schmerzen gepeinigt, laut aufschrie. Von 2 Uhr ab liessen dieselben nach und hörten um 5 Uhr, wo die Patientin einschlief, vollständig auf, um in der 11. Stunde wieder ihren Kreislauf zu beginnen. Vergeblich wurde bis Ende October Chinin, Opium, Morphium endermatisch etc. angewandt, weder in der Dauer, noch in der Heftigkeit des Anfalls trat irgend eine Aenderung ein. — Da schritt Becquerel zum Gebrauch der Electricität, indem er an drei hintereinander folgenden Tagen, und zwar jedesmal um 1 Uhr, einen mässig starken, häufig unterbrochenen Inductionsstrom, etwa 10 bis 15 Minuten lang, durch die Schläfengegenden und durch die Supraorbitalgegenden leitete. Jedesmal hörte der Anfall auf und die Patientin blieb bis um 6 Uhr schmerzensfrei. Nun electrisirte er täglich zweimal, um 1 und um 6 Uhr, und in zehn Tagen war eine vollständige dauernde Heilung erfolgt.

Besonders interessant ist folgender Fall, bei dem sich wahrscheinlich in Folge einer Periostitis des Mittelhandknochens des linken Daumens eine Neuralgie des linken N. radialis entwickelte, die allmälig fortschreitend nicht nur Arm und Bein derselben Seite in Mitleidenschaft zog, sondern sich auch auf den rechten Arm verbreitete, und welche durch die 16malige Anwendung eines quer durch den primär afficirten Knochen geleiteten milden inducirten Stromes vollständig beseitigt wurde.

Beobachtung 57. Fräulein Marie S., ein nervöses, 17jähriges Mädchen, verletzte am 23. November 1862 beim Herausspringen aus einer Droschke, sei es durch das gewaltsame Aufreissen der Thür, sei es durch den in Folge dessen eintretenden Fall auf den linken Arm, den Daumenballen der linken Hand, der schmerzhaft wurde und anschwoll. Weder Arnica-Umschläge, noch ein Druckverband, der 14 Tage liegen blieb, konnten die Schmerzen beseitigen, bis sie sich endlich nach der Application von Blutegeln und warmen Cataplasmen gegen Neujahr in soweit verloren, dass Patientin wieder ohne Binde gehen konnte. Aber schon nach wenigen Tagen, vielleicht nach einer Erkältung, traten sie von Neuem heftiger als je ein. Jetzt schwoll nicht nur der Daumen wieder an, sondern es erstreckte sich die Geschwulst auf die ganze Hand; warme Cataplasmen, wiederholtes Ansetzen von Blutegeln, Alles blieb ohne Erfolg, die Hand wurde immer dicker und steif, die Schmerzen gingen auch auf den Zeige- und Mittelfinger über, breiteten sich dann nach dem Unterarm, Oberarm, Schulter, Rücken, bis in das linke Bein aus und gingen von da auf den rechten Arm über, dessen Hand zeitweise heftig schmerzte.

Am 22. Januar 1863 besuchte mich die Patientin auf den Rath des Dr. Klaatsch zum ersten Mal. Ein Druck auf den Metacarpalknochen des Daumens war der Kranken sehr empfindlich und es wurde deshalb durch diesen mittelst feuchter Conductoren ein wenig schmerzhafter inducirter Strom geleitet. Schon nach der dritten Sitzung wurde die Bewegung der linken Hand freier, die Geschwulst geringer und die Schmerzen vermindert, namentlich hörten von dieser Zeit ab die im rechten Arm und linken Bein vorhandenen vollständig auf. Fernere 13 Sitzungen, in denen das gleiche Verfahren in Anwendung gezogen wurde, genügten, um von Ende Februar ab den Arm schmerzfrei und die Hand für alle Verrichtungen brauchbar zu machen.

Das dritte Verfahren, **die Behandlung der Neuralgien mittelst des constanten Stromes**, wird in der Weise ausgeführt, dass der positive Pol dem Centrum möglichst nahe (auf das Nervengeflecht oder die Nervenwurzel, bei der Neuralgie des Trigeminus: an der Halswirbelsäule nahe dem Proc. mastoideus), der negative Pol auf die verschiedenen schmerzhaften Punkte im Verlauf des betreffenden Nerven, oder wo solche nicht aufzufinden, in der Nähe der peripheren Endigungen des Nerven aufgesetzt, und der Strom auf diese Weise gewöhnlich 2 bis 5 Minuten hindurchgeleitet wird. Die Stärke des Stromes anlangend, so genügen bei Neuralgien des Trigeminus meist 6 bis 10 Elemente, während bei Neuralgien der Brachial-Nerven oder des Ischiadicus 20 bis 40 Elemente in Anwendung gezogen werden müssen, um einen Ausschlag der Galvanometer-Nadel von 5 bis höchstens 20°, wie er meist ausreichend ist, zu erhalten. Das Gefühl der Spannung in den Muskeln, welches oft die Neuralgieen, namentlich die Ischias begleitet, wird meist schnell durch einige Unterbrechungen mittelst des metallischen Stromwenders beseitigt. — Gewöhnlich tritt schon, wenn überhaupt von der Anwendung des Stromes Erfolg zu erwarten ist, nach der ersten Sitzung eine Erleichterung ein. Gleichwohl genügen in den wenigsten Fällen 3 bis 5 Sitzungen, meist muss die Kur 5 bis 6 Wochen hindurch fortgesetzt werden, um alle Krankheitssymptome vollständig zu beseitigen, wobei aber wohl zu beachten ist, dass, wenn nur die Symptome sich erheblich vermindert haben, die letzten Residuen, deren Beseitigung eben die längste Zeit in Anspruch nimmt, häufig bei passendem Regimen nach und nach von selbst verschwinden. Meiner Erfahrung nach führt im Allgemeinen die electrische Moxe schneller die Heilung herbei, als der constante Strom, dagegen ist aber der letztere viel weniger schmerzhaft, und deshalb namentlich bei reizbaren Individuen vorzuziehen; er ist ferner vorzugsweise in den nicht seltenen Fällen indicirt, in welchen eine Schwellung des Neurilems (Neuritis) oder eine Periostitis dem Uebel zu Grunde liegt. In den letztgenannten Fällen wende ich vorzugsweise die polare Methode an (siehe Pag. 152), indem ich, um jede Reizung des Nerven durch die negative Electrode zu vermeiden, den positiven Conductor auf die entzündete, den negativen Pol dagegen auf eine beliebige entfernte, wenig empfindliche Stelle applicire. Dasselbe Verfahren, nämlich das Anlegen des positiven Poles auf die im Zustand der Reizung befindliche Stelle, bei gleichzeitiger Application der negativen Electrode auf einen entfernteren Punkt findet in solchen Fällen von Fothergill'schem Gesichtsschmerz etc. Anwendung, deren Ausgangspunkt Remak in einem der Cervical-Ganglien des Sympathicus gefunden und durch dessen Behandlung geheilt hat. Wir werden seine in der Berl. klin. Wochenschrift 1864, Pag. 229 veröffentlichte Beobachtung mittheilen. Die Wirkungsweise des constanten Stromes bei Neuralgien erklärt sich einerseits durch die Hautreizung, andrerseits durch die in Folge der langedauernden Einwirkung bewirkte Erregbarkeitsabnahme (Pag. 62), in den Fällen endlich, wo Hyperämie und Schwellung des Neurilems oder eine Reizung der Ganglien des Sympathicus die Neuralgie bedingen: durch die allmälige Beseitigung der vorhandenen anatomischen Veränderungen mittelst des Stromes (Remak's katalytische Wirkungen).

Beobachtung 58. Frau D., 54 Jahre alt, Hebeamme, hatte sich nachdem sie mehrere Tage hintereinander in einer Reihe schwieriger Geburten assistirt, einen heftigen Schmerz zugezogen, der zwischen dem 5. und 7. Rückenwirbel seinen Sitz hatte und sich von hier aus, dem Laufe der betreffenden Rippen entsprechend, nach rechts und vorn verbreitete. Der Schmerz, welcher die vollständige Inspiration behinderte, die Gradhaltung des Körpers erschwerte und die Kranke nur bei absoluter Ruhe Nachts verliess, hatte bereits 3 Wochen gewährt, in denen vergeblich Schröpfköpfe im Rücken und Chloroformeinreibungen in Anwendung gezogen waren, als sie am 4. Februar 1863 zur Beseitigung der Intercostal-Neuralgie meine Hülfe in Anspruch nahm. Nach der ersten Sitzung von im Ganzen 5—6 Minuten Dauer, in welcher ich den mit dem Kupferpol verbundenen kleinen Conductor nacheinander auf den centralen Austrittsstellen des 5., 6., 7. Intercostal-Nerven, den Zinkpol in gleicher Weise in den betreffenden Intercostalräumen nahe am Sternum festhielt, trat sofort eine erhebliche Erleichterung ein, so dass mit der dritten Sitzung, am 7. Februar, die Kur beendet wurde.

Beobachtung 59. Unser verehrter College Geh. Rath. Wilms, 41 Jahre alt, erkrankte Ende September 1865 in Folge einer heftigen Erkältung unter den bekannten Erscheinungen einer Occipital-Neuralgie. Die Schmerzen nahmen das ganze Hinterhaupt ein und irradiirten in die Schläfengegend. Sie traten in unregelmässig periodischen Anfällen, häufig des Abends auf, hielten einen Theil der Nacht an und raubten den Schlaf. Als Reflexerscheinungen zeigten sich Zuckungen in den Gesichts-, Hals- und Armmuskeln. Die Valleix'schen auf Druck schmerzhaften Punkte waren in diesem Falle besonders deutlich nachzuweisen. Nachdem in den Monaten October und November verschiedene Mittel — als Jodkalium, Chinin, fliegende Vesicatore, warme Bäder — ohne wesentlichen Nutzen gebraucht waren, erfolgte Anfangs December die Anwendung des constanten Stroms. 15 Sitzungen genügten, um die Neuralgie, die durch ihre Intensität, lange Dauer und die damit verbundene wochenlange Schlaflosigkeit die Kräfte des Kranken sehr geschwächt hatte, völlig zu beseitigen. — Es wurde hier die polare Methode in Anwendung gezogen, indem der + Pol auf die schmerzhaften Punkte, der — Pol auf die seitliche Nackengegend festgestellt wurde. Bereits nach der ersten Sitzung erfolgte ein ruhiger und erquickender Schlaf mit erheblichem Nachlass der Zuckungen.

Remak berichtet in seiner Galvanotherapie (Pag. 425) folgenden Fall:

Ferdinand R., Oekonom, wurde im Beginn des Jahres 1856 nach einer Erkältung von einer Ischias befallen, welche allen bekannten Mitteln Trotz bot und schliesslich im August 1856 die Aerzte nöthigte, ihm eine Reise nach Teplitz zu empfehlen. Da sich auf der Fahrt nach Berlin die Schmerzen zum Unerträglichen gesteigert hatten, so wandte sich der Kranke an Dr. Remak. Die Anfälle tobten am stärksten des Morgens und des Abends, ausserdem immer im Sitzen, so dass der Kranke genöthigt war, sein Mittagessen zum Theil stehend einzunehmen. Im Gehen hinkte er, da er wegen secundärer Contractur der Beugemuskeln des Oberschenkels mit der Spitze des Fusses auftrat. Beim Druck auf den Stamm des N. ischiadicus lebhafter Schmerz. — Vom 25. bis 29. August, also an fünf aufeinander folgenden Tagen, wurden die aus einer Batterie von 25 bis 30 Daniel'schen Elementen erzeugten Ströme 4 bis 5 Minuten hindurch, dem Laufe des Nerven entsprechend, bis zum äusseren Knöchel geführt, und der Kranke fühlte sich so frei von Beschwerden, dass er die Badereise aufgab und nach Hause zurückkehrte.

Beobachtung 60. Fräulein C. B. aus Rostock, 20 Jahre alt, hatte sich in Folge angestrengten Bergsteigens zur Zeit der Menses eine rechtsseitige Ischias zugezogen, die seit 10 Monaten allen erdenklichen Mitteln Trotz bot. Bei jedem Versuch zu Gehen machten sich Schmerzen in der Hüfte bemerkbar, welche die Patientin zum Hinken nöthigten, und bei fortgesetztem Gehen sich bis zum Knie und bald darauf bis zum äusseren Knöchel erstreckten. Beim längeren Stehen trat ein Gefühl von Taubheit und Abgestorbenheit im rechten Bein, beim Liegen häufig spontaner Schmerz ein. Die Menses waren regelmässig. — Bei der Untersuchung am 12. April 1866 waren keine schmerzhaften Punkte im Verlauf des Nerven zu finden, nur ein Druck neben dem 2. und 3. Kreuzbeinwirbel war empfindlich und rief, längere Zeit fortgesetzt, einen dem Verlauf des Nerv bis zum Knie entsprechenden unerheblichen Schmerz hervor. — An dieser Stelle wurde der Kupferpol, der Zinkpol in der Nähe der Rückenwirbelsäule auf einem beliebigen Punkte fixirt. Nach wenigen

Sitzungen trat bemerkbare Besserung, erst nach 49 Sitzungen Heilung ein, die sich aber, wie ich aus späteren schriftlichen und mündlichen Mittheilungen erfuhr, so vollständig erhielt, dass die Patientin allmälig die grössten Touren ohne jede Beschwerde zurücklegen konnte.

Einen lehrreichen Fall von Neuralgie des Pl. cervico-brachialis in Folge von Neuritis, M. Rosenthal's Electrotherapie Pag. 93 entlehnt, theile ich in Folgendem mit:

Die 27jährige Magd Th. Schreiber verspürte im November 1862 nach längerem Waschen in ganz kaltem Wasser ein Reissen im rechten Arm, welches sie jedoch an der Fortsetzung ihrer Küchenarbeit bis Ende Januar 1863 nicht hinderte, um welche Zeit die häufiger und heftiger auftretenden, vom Nacken über den Arm sich ausbreitenden Schmerzen und der gleichzeitige Beugekrampf in den Fingern die rechte Hand völlig dienstuntauglich machten. Beim Druck auf die Dornfortsätze zeigte sich an der Halswirbelsäule, vom 6. Halswirbel ab nach oben: Schmerzhaftigkeit, auch machte sich bei seitlicher Betrachtung eine deutliche Schwellung der rechten Nackenhälfte bemerkbar; in der Supraclaviculargegend derselben Seite rief ein auf das Armgeflecht angebrachter Druck heftigen Schmerz hervor. Ausser einem im unteren Drittheil des Deltamuskels befindlichen schmerzhaften Punkte zeigten sich points douloureux noch in grosser Zahl am Medianus, Radialis, Ulnaris, und zwar am Ober- und Unterarm bis zum Daumenballen herab. Einzelne derselben wurden von der Kranken als der Sitz lebhafter Schmerzen angeklagt. Mit jedem Schmerzanfalle kam es zu einem heftigen Reflexkrampf in den Beugern des Carpus und der Finger; die krampfhaft zur Faust geschlossene Hand konnte selbst bei Anwendung von Gewalt nicht geöffnet werden; nach 6—8 Stunden gingen zuerst allmälig die äusseren, dann die inneren Finger auf.

Es lag hier wohl eine durch länger einwirkenden Kältereiz bedingte entzündliche Schwellung der Weichtheile an der rechten Nackenhälfte vor, wobei wahrscheinlich ein Uebergreifen des Vorgangs auf das Neurilem des Armgeflechts stattfand. Nachdem grössere Dosen Chinin, Einreibungen von Veratrinsalben, Morphium-Injectionen, ohne eine Wiederkehr der schmerzhaften Paroxysmen und Krampfanfälle zu verhüten, angewandt waren, nachdem warme Wannen- und Armbäder den Krampf nur auf einige Stunden gelöst, die achtmalige Faradisation der Antagonisten zwar eine vorübergehende schmerzhafte Streckung der Finger, aber keinen nachhaltigen Erfolg bewirkt hatten, schritt Rosenthal zur Anwendung des constanten Stromes und leitete stabile Pl.-Nv.-Ströme von 8 später 20 Daniel'schen Elementen durch die erkrankte Extremität. Am Morgen nach der dritten Sitzung war Patientin seit 2 Monaten zum ersten Mal im Stande, sich wieder ihrer rechten Hand zum Kämmen zu bedienen. Unter den schmerzhaften Punkten widerstanden ein am N. radialis zwischen dem M. supinator longus und M. brachialis internus gelegener, so wie zwei etwa ein Zoll oberhalb des Handgelenks im N. medianus und N. ulnaris befindliche, am längsten dem Einfluss der Galvanisation. Nach 14 Sitzungen war die Neuralgie in allen Punkten gehoben. Der Beugekrampf war während der galvanischen Behandlung nicht mehr aufgetreten, so dass die Kranke Anfang April wieder in den Dienst eintreten konnte.

Nachdem sie bis Mitte November vollständig gesund gewesen, traten auf dieselbe Veranlassung, d. h. als sie wieder einige Stunden in kaltem Wasser gewaschen hatte, Schmerzen im rechten Arm ein, die durch das baldige Hinzutreten von Flexorenkrampf das frühere Krankheitsbild erneuerten. Die Ende November vorgenommene Untersuchung ergab eine vollständige Identität des Rückfalls mit dem primären Anfall dergestalt, dass sich auch ganz dieselben Punkte schmerzhaft zeigten, nur der Krampf hatte an Hartnäckigkeit gewonnen, indem er meist über 24 Stunden währte. — Der methodische Gebrauch von lauen und Dampfbädern, ebensowenig als der konstante Strom vermochten in den ersten 14 Tagen Bemerkenswerthes zu leisten. Erst nach dieser Zeit, als mit dem Ablauf der entzündlichen Reizerscheinungen die Schmerzanfälle einen milderen Charakter annahmen, fühlte sich die Kranke nach jeder Sitzung leichter; gleichwohl waren deren 20 nöthig, um die sämmtlichen schmerzhaften Punkte vollständig zu beseitigen.

B e o b a c h t u n g 61. Madame A., 28 J. alt, eine gesunde, kräftige Blondine, hatte bereits im März 1866, als sie ihr drittes Kind nährte, häufig das Gefühl von Taubheit und Eingeschlafensein in den vier grösseren Fingern der linken Hand. Als sie im Juni desselben Jahres gleichzeitig zwei Kinder an der Cholera verlor, nahmen die Empfindungen an Heftigkeit zu, und es gesellten sich zu denselben Bewegungsstörungen, so dass die Hand halb flektirt, nur unter den grössten Schmerzen geöffnet werden konnte. Besonders des Morgens war die Hand krampfhaft geschlossen, und erst im Laufe des Tages liess die Spannung etwas nach. — Das Uebel nahm, zumal die Patientin wieder ein Wochenbett durchmachte und das Kind selbst nährte, trotz aller angewandten Mittel (narkotische Einreibungen, Bäder etc.) bis zum 13. August 1867, an welchem Tage ich die Kranke auf den Rath des Dr. W o l f f zum ersten Male sah, von Tag zu Tag an Heftigkeit zu. Die Hand war halb geschlossen, jeder Versuch sie weiter zu öffnen, mit den grössten Schmerzen verbunden; ausser dem beständigen Gefühl des Eingeschlafenseins hatte die Kranke die Empfindung von „Abgebrühtsein" besonders in den Mittelfingern, weniger im Daumen und Zeigefinger, welche letzteren dagegen vorwaltend gegen Berührung anästhetisch waren. Oberhalb des Handgelenks war der Unterarm dicker, und der fühlbar in der Ausdehnung von etwa ¾ Zoll angeschwollene N. medianus gegen Druck empfindlich, so dass wir es unfehlbar mit einer N e u r i t i s d e s M e d i a n u s zu thun hatten. Hier wurde der mit dem positiven Pol verbundene Conductor, auf die anästhetischen Finger der mit dem negativen Pol verbundene hingesetzt und etwa 5 Minuten lang ein stabiler Strom von 20 Elementen hindurch geleitet. Nach 10 Sitzungen (23. August), als ich einer Reise wegen die Kur unterbrach, hatten sich die Schmerzen auch bei versuchter Gradstreckung der Hand sehr vermindert; dieselbe konnte zeitweise spontan geöffnet werden, die Anschwellung des Unterarms war ebenso wie der Schmerz beim Druck auf den N. medianus geringer, der Daumen war vollständig, der Ringfinger ziemlich schmerzfrei.

Ich sah die Patientin am 11. November wieder; die Besserung hatte noch zugenommen, namentlich hatte sich unter dem Gebrauch des Ungt. Kal jod. die Schmerzhaftigkeit des N. medianus über dem Handgelenk, so wie die dort vorhandene Geschwulst vollständig verloren. Da aber trotzdem der Krampf in der Hand, wenn auch mit verringerter Heftigkeit, fortbestand, und namentlich die abnormen Empfindungen im Zeige- und Mittelfinger noch fortdauerten, bemühte ich mich, einen zweiten, höher gelegenen „point douloureux“ zu finden, der diesen Erscheinungen zum Ausgangspunkte diente, und entdeckte in der That an der Grenze des oberen und mittleren Dritttheils des Oberarms in der Ausdehnung von etwa ½ Zoll, eine beim Druck schmerzhafte Anschwellung, gegen welche jetzt dasselbe Heilverfahren mit so sichtlich gutem Erfolge gerichtet wurde, dass die Patientin nach ferneren 14 Sitzungen am 5. December sich vollständig geheilt glaubte und trotz meines Wunsches (da die Anschwellung noch nicht vollständig beseitigt war), die Kur aufgab. Am 7. Januar 1868 sah ich sie wieder, die abnormen Empfindungen waren nicht wiedergekehrt, dagegen war seit 14 Tagen die Hand, besonders der Zeigefinger, bis 10 Uhr Morgens krampfhaft geschlossen; so war denn noch eine Nachkur von wenigen Sitzungen nothwendig, bis sich mit der Anschwellung auch der Krampf vollständig verlor.

Der Remak'sche Fall von Heilung des Fothergill'schen Gesichtsschmerzes durch den constanten Strom ist folgender:

Eine Frau, 36 Jahr alt, von gesundem Aussehen, seit 10 Jahren verheirathet aber kinderlos, hatte seit 12 Jahren bemerkt, dass ihre rechte Gesichtshälfte beim Waschen sehr empfindlich war und bei der Berührung dss Gesichts Krämpfe eintraten. Sechs Jahre hatte dieser Zustand gedauert, als sie eines Tages im Sommer (1856) auf der Strasse einen Schlag auf dem rechten Scheitel fühlte, als wäre sie von einer Keule getroffen. Sie blickte um sich und erstaunte, Niemanden zu finden. Von diesem Augenblicke an entwickelten sich die heftigsten Schmerzanfälle, die fast immer vom Scheitelbein ihren Ausgang nahmen, alsdann lawinenartig in das Innere des Kopfes zurückschossen, alsdann an dem oberen und unteren Rand der Augenhöhle, in der rechten Zungenhälfte, in den Kiefern, in den Zähnen, bald gleichzeitig in den verschiedenen Bezirken des N. trigeminus, bald abwechselnd sechs Jahre hindurch wütheten, so dass die unglückliche Kranke wenig schmerzensfreie Zeit hatte, Tag und Nacht in kleinen Pausen, selbst im Sitzen schlief, um das Versäumte nachzuholen. In der letzten Zeit hatten die Schmerzen einen solchen Grad erreicht, dass sie kaum auf Minuten Ruhe liessen. Die leiseste Berührung der rechten Wange z. B. mit einem Taschentuch, oder eine Bewegung des Mundes beim Essen oder Sprechen rief schon einen Schmerzanfall hervor. — Nach wenigen Sitzungen endeckte Remak, dass, wenn er den Finger auf den zweiten Proc. transv. der betreffenden — rechten — Seite drückte, Krampf und Schmerz auf viele Sekunden schwieg; erlahmte der Finger oder wurde nicht der ganz bestimmte Punkt comprimirt, so trat der Schmerz augenblicklich ein. Auf diesen wurde nun vom 5. März bis in den April hinein, wo R. selbst erkrankte, die Behandlung mit sichtlichem Erfolge gerichtet.

Im Juni erschien die Patientin wieder, über furchtbare Schmerzen klagend, und wieder trat auf die gleiche Behandlung eine rasch von Tag zu Tag fortschreitende Besserung ein. Ueberdies ermittelte Remak im Laufe des Juli, dass von diesem Punkte aus diplegische Contractionen (siehe Pag. 156) in allen Muskeln des rechten Armes und der rechten Hand hervorgerufen wurden, dass mithin die Medulla spinalis cervicalis rechterseits sich im Zustande gesteigerter Erregbarkeit befand — ein Grund mehr, die Behandlung dieses Punktes fortzusetzen. Nachdem dies mehrere Wochen hindurch energisch geschehen war — jedesmal mit Sistirung der Schmerzen und Krampfanfälle — nahmen dieselben von Tag zu Tag an Stärke und Dauer ab und waren Anfangs August fast vollständig geschwunden. — Remak sah die Kranke im August 1862, so wie im Mai 1864 wieder, sie war und blieb vollständig geheilt.

---

4) Der **perpetuirliche galvanische Strom einer Kette** (der Pulvermacher'schen oder Marié-Davy'schen etc.) wird von Hiffelsheim (Annales de l'Electricité médicale 1860—61, Allg. Wiener med. Zeitung. 1865. No. 8—19) nicht sitzungsweise, sondern während der ganzen Dauer der Neuralgie, oft Wochen und Monate lang bei Tag und Nacht (wenn nicht besondere Gründe eine temporäre Unterbrechung veranlassen) in der Weise angewandt, dass die mit Essig befeuchtete Kette je nach dem Sitz des Leidens, an der Stirn, an der Brust, Hüfte etc. angelegt wird.

Wir entnehmen den Annales de l'Electricité, Pag. 279 und 281, folgende 2 Beobachtungen:

Madame F., 50 Jahre alt, hatte vor 12 Jahren eine rechtsseitige Ischias, die 6 Monate dauerte. Vor 14 Tagen trat ein Anfall ein, der in der Hüfte begann, sich allmälig bis zur Ferse verbreitete und au Heftigkeit so zunahm, dass Gehen und Stehen unmöglich, Umkehren im Bett sehr schmerzhaft war. H. begann die Kur am 27. Juli 1857, indem er eine aus 40 Elementen bestehende Kette, die mit Essig und Wasser zu gleichen Theilen befeuchtet war, spiralförmig um den Oberschenkel legte. Am nächsten Morgen erklärte die Patientin, besser geschlafen zu haben, die Schmerzen am Oberschenkel hatten sich vermindert; dem entsprechend konnte sich Patientin im Bett leichter umkehren. Am 1. August nur noch Schmerz in der Wadengegend. Die Kranke schläft gut und sitzt im Bett auf. Am 2. Aug. konnte sie gehen; am 5., nach einem Sturme, empfindet sie Schmerzen neben dem Malleolus, welche am nächsten Tage verschwunden sind. Am 18. August geht die Patientin geheilt aus der Kur.

L., 22 Jahr alt, ein zartes, nervöses Kammermädchen, wird am 18. August 1857 am Typhus leidend in die Charité aufgenommen. Nach 4 Wochen, als sie kaum in die Reconvalescenz eingetreten war, bekommt sie eine sehr heftige, über Kopf und Gesicht verbreitete Neuralgie des Trigeminus. Der Kopf ist so empfindlich, dass sie ihn nicht erheben, die Augen nicht öffnen kann; Kauen und Sprechen sind in gleicher Weise behindert. Nach 4 Tagen complicirt sich diese Neuralgie mit Zahn- und Ohrreissen. — Am 25. September kommt L. in die Behandlung des Dr. Hiffelsheim, der sie in folgendem Zustande vorfindet: Höchster Grad von Schlaflosigkeit, kein Appetit, um 5 Uhr Abends Fieber; Druck auf sämmtliche Austrittsstellen der Nerven um Gesicht und Kopf gleich schmerzhaft. Eine Kette von 24 Elementen, eingetaucht in halb Essig, halb Wasser, wird von der rechten Schläfe über die Backe bis zum Kinn geleitet, ein leinenes befeuchtetes Band darunter gelegt. Die Patientin schläft in der Nacht eine Stunde; am nächsten Tage wenig Veränderung, dagegen ist der Schmerz am 27. Morgens erträglicher, doch springt derselbe von einer Stelle zur andern über, bald rechts, bald links, bald an der Schläfe, bald in der Mitte der Stirn. Dem entsprechend applicirt H. seine Kette immer 12 Stunden hindurch an den verschiedenen schmerzhaften Regionen. Am 30. hatte die Patientin noch einen heftigen Anfall in den Zähnen. Am 2. October allgemeine Erleichterung; die heftigen Anfälle und die durchfahrenden Stiche im Grunde der Orbita haben aufgehört. Am 3. October fühlt sie sich vollkommen geheilt; die Kette wird abgenommen, und die Patientin, nachdem noch einige Tage zur allgemeinen Kräftigung Tonica angewandt waren, als geheilt entlassen.

Die lange Dauer der Behandlung, welche meist diese Kurmethode erfordert, ebenso wie das Ueberspringen der Schmerzen von einem Nerv zum andern, wie es ebenfalls in Folge der schwachen Ströme hier so häufig eintritt, indiciren, den besprochenen Verfahrungsweisen gegenüber, den perpetuirlichen galvanischen Strom höchstens für solche Fälle, wo bei sehr nervösen Individuen die neuralgischen Schmerzen sich gleichzeitig an vielen Nerven vorfinden oder häufig ihre Stelle wechseln.

B. Anaesthesien.

Bei **Anaesthesien peripherischen Ursprungs**, welche die Hautnerven in Folge von Ueberreizung oder Depression (Einwirkung hoher Kältegrade) oder in Folge primären Arterienkrampfes (Siehe Nothnagel, Deutsches Archiv für klinische Medicin. Bd. II. Heft II. Pag. 175 seq.), oder in Folge rheumatischer Einflüsse, oder in Folge eines lange anhaltenden Druckes etc. befallen, sowie bei Anaesthesien, die im Gefolge der Hysterie auftreten, und hier durch eine veränderte Ernährung der peripherischen Nerven bedingt sind — endlich bei Anaesthesien der Sinnesnerven, die durch ähnliche Einflüsse oder durch Unthätigkeit, Mangel an Uebung hervorgerufen werden, dürfen wir von der Anwendung des electrischen Stromes Heilung erwarten, indem derselbe durch vermehrte Blutzufuhr die Reproduction der gelähmten sensiblen oder Sinnesnerven erhöht. Bei Anaesthesien, die durch Verletzung, Durchschneidung eines Nerven bedingt sind, kann die Electricität erst dann etwas leisten, wenn eine Vereinigung der verletzten Nervenenden durch Wiederersatz der Nervenfasern stattgefunden hat — ein Factum, von dessen Möglichkeit zuerst Steinrück (siehe dessen Dissertatio inauguralis de nervorum generatione. Berol. 1838), später Brown-Séquard den mikroskopischen Nachweis geliefert haben. Hier kehrt dann mit der Beseitigung des die Leitung unterbrechenden Einflusses, zwar die Reizbarkeit der betreffenden Nerven zurück, aber damit noch nicht ihre Leistungsfähigkeit; solche wird durch örtlich erregende Mittel und unter diesen besonders durch die Anwendung des electrischen Stromes wieder hergestellt. Der Termin der Wiederherstellung sensibler Leitung bei peripherischer Verletzung ist unbestimmt, er variirt von vier Wochen bis zu drei oder vier Jahren, und kommt in denjenigen Fällen, in welchen keine Regeneration der Nervenfasern in der Narbe selbst erfolgt, sondern die Narbe aus Bindegewebe besteht, niemals zu Stande.

Bai **Anaesthesien centralen Ursprungs** dagegen kann

die peripherische Anwendung des Stromes erst dann von Nutzen sein, wenn die centrale Veranlassung beseitigt ist, was, wie wir im Capital der Lähmungen sehen werden, öfters durch centrale Anwendung des Stromes erreicht wird.

Wichtig ist die Unterscheidung in Haut- und Muskel-Anaesthesie (Anaesthesia cutanea et muscularis), die entweder beide gleichzeitig, oder eine ohne die andere vorkommen. Im ersteren Falle ist der Kranke unempfindlich gegen Berührung, Schmerz, er kann nicht den leichtesten Gegenstand mit der Hand halten, nicht das Gewicht eines Körpers annähernd bestimmen — im letzteren Falle dagegen fühlt der an Anaesthesia muscularis leidende Kranke zwar Berührung und Schmerz, aber der Griff seiner Hand ist kraftlos, er hält selbst einen leichten Körper nur dann fest, wenn er ihn ins Auge fast, während der ausschliesslich an Anaesthesia cutanea Leidende zwar das Gewicht des Körpers mit der leidenden Hand abwägt, aber gegen oberflächliche und tiefere Berührung unempfindlich, und nicht im Stande ist, die Temperatur eines Körpers zu beurtheilen. Andererseits müssen wir auch Anaesthesie (Empfindungslosigkeit gegen den specifischen Sinneseindruck, gegen äussere Berührung) von Analgesie (Empfindungslosigkeit gegen Schmerz) unterscheiden, eine Verschiedenheit, die wohl dadurch bedingt ist, dass die oberflächlichen Schichten der Haut eine verminderte Sensibilität haben können, während die tieferen ihre normale erhalten haben, und umgekehrt. — Um über den Grad der Sensibilitätsverminderung ein richtiges Urtheil zu fällen, ist die Kenntniss der Normen sensibler Energien, die in Bezug auf das Tastgefühl und die Wärmeempfindung von E. H. Weber (De pulsu, resorptione, auditu et tactu. Annotationes anatomicae et physiologicae. Lipsiae 1834) auf's sorgfältigste ermittelt worden sind, von der grössten Wichtigkeit. Derselbe fand, dass Deutlichkeit und Schärfe des Tastgefühls an verschiedenen Stellen der Haut sehr verschieden sind, dass beispielsweise die Zungenspitze die Distanz von $\frac{1}{2}'''$, in der die beiden Spitzen eines Zirkels aufgesetzt werden, als zwei getrennte Eindrücke unterscheidet, während die Volarfläche des letzten Fingergliedes eines Abstandes von 1''', die Rücken- und vordere Schenkelhaut eines Abstandes von 30''' zu dieser Unterscheidung bedarf. Im Gesicht ist die Schärfe der Empfindung um so geringer, je entfernter die Theile vom Munde und von der Mittellinie liegen. Das Kinn und die Aussenfläche der Lippen zeichnen sich durch Feinheit des Gefühls aus. — Was die Geschmacksempfindung anbetrifft, so ergaben die Experimente von A. Klaatsch und A. Stich (Ueber die Geschmacksvermittelung. Virchow's Archiv. Bd. XIV. Heft 3. Pag. 225 seq.), dass nur ein schmaler Raum von etwa 2''', der rings um die Zunge am Rande derselben verläuft, so wie die Wurzel der Zunge und deren hinteres Drittheil, und endlich ein Theil des weichen Gaumens den Geschmack vermitteln.

In Betreff der Kur der Anaesthesien im Allgemeinen verweisen wir auf Pag. 134, 147 und 157, doch sind dabei folgende Punkte zu beachten: 1) Wo tiefere Schichten der Haut oder die Muskeln anaesthetisch sind, durchfeuchten wir die Haut, ehe wir zur Application der Pinsel schreiten. 2) Mit der allmäligen Rückkehr der Sensibilität wird auch die Stärke des erregenden Stromes allmälig geschwächt. 3) Wo Anaesthesien neben anderen Störungen der Nerventhätigkeit, gleichviel ob Hyperaesthesien oder motorischen Lähmungen bestehen, müssen wir zuerst die Anaesthesien bekämpfen, mit deren Heilung (siehe: Beobachtung 45 und Duchenne's Fall: Pag. 191) die übrigen Symptome abnormer Reizung oder Depression der Nerventhätigkeit häufig von selbst schwinden. 4) Bei Anaesthesien, die durch Verletzung oder Durchschneidung von Nerven entstanden sind, beginnt man die electrische Kur frühestens vier Wochen nach dem Unfall, als dem kürzesten Termine, in dem eine Wiedervereinigung vollständig getrennter Nerven stattgefunden hat. 5) Im Allgemeinen kommt man bei peripherisch bedingten Anaesthesien mit dem intermittirenden Strom schneller zum Ziel — will man den constanten anwenden, so verfährt man am zweckmässigsten in der Weise, dass man den negativen Conductor auf die anaesthetische Hautpartie, den positiven auf den betreffenden Nervenstamm anlegt, und langsam streichend den Letzteren dem Ersteren nähert. 6) Anaesthesie durch Neuritis schwindet meist ohne lokale Behandlung durch die Galvanisation des Nerven.

Beobachtung 62. Albert Mohricke, Maschinenbauer, 38 Jahr alt, fand Anfangs Mai, als er Nachts erwachte, den rechten Arm, den er über die Rücklehne des vor seinem Bette stehenden

Stuhles hatte hängen lassen, von der Schulter bis zur Hand gelähmt, bewegungslos, taub und schmerzhaft. Die Lähmung des Arms verlor sich, nachdem er demselben eine passende Lage gegeben, noch in derselben Nacht, dagegen bemerkte der Kranke am folgenden Morgen, dass die Ulnarseite des Vorderarms und der Hand in dem Grade anästhetisch war, dass weder Nadelstiche, die er sich beibrachte, noch eine glühende Kohle, die darauf fiel, den geringsten Schmerz hervorriefen, und dass die willkürliche Bewegung der drei letzten Finger unvollkommen von statten ging.

Nach lange erfolglos fortgesetzter Anwendung reizender Einreibungen wurde mir der Kranke von Dr. Carl Hoffmann zur electrischen Behandlung übergeben. Bei der am 19. Juni angestellten Untersuchung fand ich die Ulnarseite des Vorderarms gegen Nadelstiche absolut unempfindlich, ebenso die Dorsal-, Volar- und Seitenflächen des kleinen, des Ring- und der Ulnarseite des Mittelfingers. Mohricke klagte über ein Gefühl von Kälte, Taubheit, Eingeschlafensein in den gelähmten Theilen — die vollkommene Extension und Flexion der Finger, die Annäherung und Entfernung derselben von einander, ebenso wie das feste Anfassen eines Gegenstandes war schlechterdings unmöglich — die Temperatur der Hand war merklich herabgesetzt, die gelähmten Handmuskeln, namentlich die M. interossei begannen atrophisch zu werden. — Wir hatten es hier mit einer Anaesthesie der Hautäste des N. ulnaris und in deren Folge mit einer Paralyse und Atrophie der M. interossei, der Mm. abductor und opponens digiti min. zu thun, und faradisirten demgemäss die anästhetischen Hautpartien und die atrophischen Muskeln. Der Erfolg war ein durchaus befriedigender. Der Patient hatte bereits nach fünfmaliger Anwendung des Apparates ein deutliches, wenn auch taubes Gefühl bei der Berührung der sonst anästhetischen Hautstellen; zu gleicher Zeit trat eine Temperaturerhöhung ein und die Bewegung der Finger wurde freier. Interessant war es in diesem Falle, die Rückkehr der Empfindung von den peripherischen Grenzen aus nach dem Centrum fortschreiten zu sehen, dergestalt, dass z. B. die Spitzen der Finger und die Mitte des Vorderarms bereits ihre normale Sensibilität wieder erlangt hatten, während die über dem unteren Endstücke des Ellenbogenbeins und dem Mittelhandknochen des kleinen Fingers gelegene Hautpartie noch ziemlich empfindungslos war. Nach zwölf Sitzungen war die Anästhesie mit allen sie begleitenden Erscheinungen vollkommen beseitigt.

Beobachtung 63. Frau Charlotte Schulz, 43 Jahr alt, stets gesund und regelmässig menstruirt, zog sich im November 1850, beim Waschen, eine heftige Erkältung zu. Es entstanden reissende Schmerzen im Nacken und am rechten Arm, die später einer vollständigen Lähmung desselben Platz machten. Als sich die Kranke nach dem Gebrauche verschiedener innerer und äusserer Medicamente im Monat Mai 1851 in der Romberg'schen Klinik vorstellte, war zwar die

Bewegung des Armes wiederum frei, dagegen klagte die Patientin über ein Gefühl von Erstarrung und Unempfindlichkeit in der rechten Wange. Die nähere Untersuchung vermittelst eingebrachter Nadeln ergab Unempfindlichkeit der Haut der Schläfengegend, des oberen Augenlides, der Stirnhaut, der Zunge, des Bodens der Mundhöhle, des Zahnfleisches, der Unterlippe, der Kinnhaut auf der rechten Gesichtshälfte, ebenso wie des hinteren Theils der Kopf- und Nackenhaut rechterseits — während die Nasenschleimhaut derselben Gesichtshälfte eine gewisse, wenn auch verminderte Empfindlichkeit zeigte. Wir hatten es also mit einer vollständigen Anaesthesie des ersten und dritten Astes des N. trigeminus, so wie der Nn. occipitales und subcutanei der hinteren Aeste des ersten bis vierten Cervicalnerven, mit einer unvollständigen des zweiten Astes des N. trigeminus zu thun. Kopfschmerz war nicht vorhanden, dagegen stellte sich häufig eine schmerzhafte, brennende Empfindung im rechten Auge und im Munde ein. Der Sitz des Uebels musste demgemäss in der gemeinschaftlichen Ursprungsstelle der oberen Halsnerven und des Trigeminus am oberen Cervicaltheile des Rückenmarks gesucht werden. Es wurden blutige Schröpfköpfe im Nacken gesetzt, Jodsalbe eingerieben; Kalium jodatum innerlich gereicht, und später warme Bäder verordnet.

Unter dieser Behandlung war bis zum 2. August 1851 die Anaesthesie der rechten Gesichtshälfte verschwunden und hatte einem Kältegefühl Platz gemacht. Die Patientin klagte ausserdem über einen beständig bitteren Geschmack auf der rechten Zungenhälfte, über ein Gefühl von Brennen in der Zungenspitze und in den Häuten des rechten Augapfels, über die Empfindung von beständigem Wasserlaufen aus dem trockenen Auge und über verminderte Sehkraft, dergestalt, dass sie bei gesshlossenem linken Auge die Gegenstände wie durch einen Schleier verhüllt sah. Die Anaesthesie der Cervicalnerven bestand noch ungeändert fort. — Nach dreimaliger Anwendung des elektrischen Pinsels war die Anaesthesie der Cervicalnerven vollkommen beseitigt, der Schleier von dem rechten Auge gewichen, hatte sich der bittere Geschmack verloren, und nur ein taubes Gefühl an den sonst empfindungslosen Stellen, so wie das Brennen im Auge und in der Zungenspitze dauerte fort. Nach der sechsten Sitzung waren auch diese abnorme Gefühlswahrnehmungen beseitigt, und die Kranke konnte am 13. August vollkommen geheilt aus der Kur entlassen werden.

Der Güte des Dr. Klaatsch verdanken wir folgenden interessanten Fall aus der Klinik des Geh. Rath Romberg.

Im Juni 1856 suchte die Wittwe Ringe, 53 Jahr alt, Hülfe in der Romberg'schen Klinik. Ihre Klagen waren mannigfaltig und ohne rechte Bestimmtheit. Sie gab an, seit einiger Zeit im Allgemeinen schwächer geworden zu sein, sie kann nicht lange arbeiten und gehen, Hände und Füsse versagen bald ihren Dienst. Im ganzen Körper habe sie ein Gefühl von Verlähmung, der Geschmack sei undeutlich und schwach geworden. Sie behauptet ferner, seit einigen Jahren an heftigen reissenden Schmerzen im Kopf und in den Extremitäten zu leiden, die ihren Sitz häufig wechselten und ein Gefühl veranlassten, als kröchen sie schlangenartig hin und her. Auf Befragen nach ihrem Appetit erklärte sie, dass sie beständig hungere, und auch wenn sie viel ässe, nie das Gefühl der Sättigung habe. Die Kranke sah als Ursache ihrer Leiden die vielfachen Erkältungen und Durchnässungen an, denen sie bei ihrer Beschäftigung als Waschfrau ausgesetzt war. Die Witterung übte auf ihr Befinden grossen Einfluss, bei stürmischem Wetter steigerten sich ihre Beschwerden. Im Uebrigen waren alle Functionen normal, die Menstruation hatte seit 3 Jahren aufgehört. Sie hatte 9 Wochenbetten glücklich überstanden, war von schweren Krankheiten immer verschont geblieben. Von hysterischen Erscheinungen war sie, soweit sich dies ermitteln liess, immer frei.

Die genauere Untersuchung der Kranken führte zur Entdeckung einer bedeutenden Abnahme des Gefühls. Auf der ganzen Haut und allen der Untersuchung zugänglichen Schleimhäuten war das Schmerzgefühl erloschen, so dass tiefe Nadelstiche weder auf der Körperoberfläche, noch in der Nasen- und Mundhöhle eine Spur von Schmerz erregten. — Ebenso indifferent war sie gegen chemisch reizende Stoffe. Beim Riechen von Aetzammoniak und Essigsäure bemerkte die Kranke wohl, dass ihr etwas Scharfes in die Nase steige, hatte aber keinen Schmerz davon, und konnte das Einziehen der scharfen Dämpfe in die Nase beliebig lange Zeit ruhig ertragen. Die Augen rötheten sich dabei und thränten, aber lebhafte subjective Empfindungen blieben aus. Ebenso unempfindlich wie die Schleimhaut der Nase war die des Kehlkopfs und der Lungen; beim Einathmen der Ammoniakdämpfe entstand kein Husten. Hohe Temperaturen waren im Stande, das Gemeingefühl zu wecken. Als die Kranke die Finger in heisses Wasser steckte, das dem Siedepunkt sehr nahe war, hielt sie dieselben 3 Secunden lang ruhig darin, zog sie dann aber plötzlich zurück, weil sie bemerkte, dass das Wasser „sehr heiss“ sei. In Wasser von 60° konnte sie die Finger sehr lange eintauchen, ohne durch die Wärme belästigt zu werden.

Die Tastempfindung hatte nicht in gleicher Weise gelitten wie das Gemeingefühl. Leises Berühren und Bestreichen der Haut und der Schleimhäute wurde zwar gar nicht wahrgenommen, und ebensowenig war die Kranke im Stande, durch das Getast zu unterscheiden, ob ein Gegenstand eine glatte oder rauhe Oberfläche habe, wohl aber empfand sie bei stärkerem Druck mit einem stumpfen Gegenstand oder beim Durchstechen der Haut mit einer Nadel den Contact deutlich, und war auch im Stande, mit ziemlicher Sicherheit die Stelle zu bezeichnen, an welcher die Berührung stattgefunden hatte. Auch konnte sie zwei an verschiedenen Stellen der Haut gemachte Eindrücke auseinanderhalten und angeben, ob sie an einer oder zwei Stellen berührt worden sei. Die Entfernung, die nöthig war, um zwei Spitzen eines Zirkels als zwei gesonderte Eindrücke wahrzunehmen, war beträchtlicher, als die von E. H. Weber für die gesunde Haut als normal ermittelte. Sie betrug im Gesicht rechts $\frac{3}{4}$, links 1 Zoll, auf der Stirn rechts und links 1 Zoll, auf der letzten Phalanx des Zeigefingers $\frac{1}{2}$ Zoll; an der Streckseite der Vorderarme, im Querdurchmesser des Arms 2, in der Längsrichtung 3 Zoll; an der Beugeseite des Vorderarms 2 Zoll, am Nacken 4 Zoll, an den Unterschenkeln $2\frac{1}{2}$ Zoll. — Der Geruch war ganz erloschen; ätherische Oele und Asa foetida wurden nicht gerochen. Der Geschmack bestand in sehr geringem Grade noch fort. Eine sehr concentrirte Lösung von Quassia-Extract erkannte die Patientin, wenn die Geschmacksfläche in grosser Ausdehnung damit bestrichen war, nach längerer Zeit als „etwas bitterlich". — Das Muskelgefühl hatte nicht gelitten. Bei Wägungen mit der Hand taxirte sie das Gewicht der Gegenstände annähernd sehr richtig. Patientin war im Stande, durch Umgreifen mit der Hand grössere und kleinere Dinge zu unterscheiden, auch wenn deren Umfang nicht sehr verschieden war. Mit Schnelligkeit und Sicherheit konnte sie die Finger und die Fussspitzen auf einen ihr bezeichneten Punkt setzen. — Wir hatten es demgemäss mit einer weitverbreiteten Hautanaesthesie und Analgesie, ferner mit vollständiger Anaesthesie des Olfactorius und der gastrischen Bahn des Vagus, sowie mit Lähmung des Glossopharyngeus zu thun.

Die Behandlung wurde mit dem Gebrauch russischer Dampfbäder eröffnet, doch zeigten sich diese ohne den geringsten Einfluss auf die Anaesthesie. Dann wurde zur Anwendung des elektrischen Pinsels geschritten. Als derselbe aufgesetzt wurde, empfand die Patientin anfänglich gar nichts, nach einer Minute stellte sich ein Brennen ein, das sich dann schnell zu einem heftigen Schmerze steigerte. Nachdem der Pinsel eine kurze Zeit eingewirkt hatte, zeigten sich die von ihm berührten Stellen gegen Nadelstiche empfindlich. Das Elektrisiren war nur an beschränkten Stellen im Gesicht und am Halse vorgenommen worden. Nachdem es 4 mal wiederholt worden war, wurde die Kranke auf's Neue einer genauen Prüfung ihrer Sensibilität unterworfen, und es zeigte sich, dass diese nicht allein an den elektrisirten Stellen, sondern auch am ganzen übrigen Körper fast völlig zur Norm zurückgekehrt war. Nadelstiche empfand sie überall sogleich als Schmerz, sie vermochte durch Betasten glatte und rauhe Oberflächen zu unterscheiden. Die Entfernungen, in der zwei Zirkelspitzen aufgesetzt werden mussten, um zwei gesonderte Eindrücke hervorzubringen, waren nur um wenig weiter, als die von Weber ermittelten Normal-Distancen. Sie war nicht mehr im Stande, das Einathmen von Ammoniakdämpfen zu ertragen, sondern wendete den

Kopf weg, sobald ihr dieselben unter die Nase gehalten wurden. Das Gefühl des nicht zu stillenden Heisshungers hatte sich verloren, auch die schmerzhaften Empfindungen, von denen sie früher sagte, sie wänden sich schlangenartig von einem Glied zum andern, waren verschwunden. Sie war nun wieder im Stande, Handarbeiten zu machen, die ihr früher wohl nicht wegen unzureichender Muskelkraft, sondern wegen des mangelnden Gefühls unmöglich geworden waren.

Beobachtung 64. Carl M., 9 Jahr alt, von etwas scrophulösem Habitus, lebhaft und aufgeweckt, zeigte im Mai 1862 plötzlich Zeichen von Schwerhörigkeit, die seine Umgebung um so mehr erschreckten, als mehrere Mitglieder der Familie an Harthörigkeit litten. Dr. Erhard, von der Ansicht ausgehend, dass, da die Untersuchung des Gehörorganes nichts Krankhaftes nachwies, ein rheumatischer Anlass dem Uebel zu Grunde liege, verordnete Sublimat innerlich und Pottaschenbäder. Nach 8 Tagen konnte der kleine Patient selbst leise Gesprochenes hören, dagegen percipirte er musikalische Töne, Klopfen etc. fast gar nicht. Statt des Sublimats wurde Jodkali verabreicht, die Pottaschenbäder fortgesetzt. Es zeigte sich nun die eigenthümliche Erscheinung, dass die Bäder, die in der ersten Woche sehr reichlichen Schweiss hervorriefen, in der zweiten ihren Dienst vollständig versagten — trotzdem verbesserte sich das Gehör für Gesprochenes, während es für Töne absolut unempfindlich blieb. Die in Schwingung gesetzte Stimmgabel gegen die Stirn gehalten, ruft keine Empfindung hervor, ihr Ansatz auf dem Thorax veranlasst die überraschende Entdeckung, dass auf dem ganzen Gesichte ebenso wie an der ganzen Körperoberfläche, vorwaltend der oberen Körperhälfte, Anaesthesie vorhanden ist. Da der Fortgebrauch der erwähnten Mittel nichts in dieser Sachlage änderte, wurde am 14. Juli auf den Rath des Geh. Rath Romberg behufs Anwendung der Electricität meine Hülfe in Anspruch genommen. Die einmalige Anwendung des electrischen Pinsels im Gesicht und auf den Unterarmen und Händen genügte, die Anaesthesie in ihrer ganzen Ausdehnung zu beseitigen und damit zugleich das gestörte Hörvermögen wiederherzustellen. Die durch diese Operation gleichzeitig erregte Steigerung der Hauttemperatur, sowie die jetzt von Neuem auf den jedesmaligen Gebrauch eines Kalibades reichlich eintretende Transpiration bewirkten in kürzester Zeit die vollständige Wiederherstellung des Gehörs, so dass der Patient Sprache und Töne auf das Feinste wieder percipirte.

Duchenne hat in einer grösseren Reihe von Fällen sogenannter nervöser Taubheit (wo sich keine organischen Veränderungen bei Lebzeiten nachweisen liessen), wie sie bei Hysterischen, ferner nach Masern, Scharlach, Typhus bisweilen vorkommen, durch die Anwendung des intermittirenden Stromes, Besserung resp. Heilung bewirkt. Er führte zu diesem Behufe einen bis an die Spitze isolirten Draht in den bis zur Hälfte mit lauwarmen Wasser gefüllten äusseren Gehörgang ein, setzte den zweiten Conductor am Proc. mastoid. auf und liess so einen schwachen Strom wenige Minuten einwirken. Die bei dieser Operation auftretende Geschmacksempfindung auf der Zunge, die ihm als Zeichen der Integrität der Chorda tympani dient, so wie das bei jeder Unterbrechung eintretende Geräusch im Innern des Ohres, welches nach Duchenne durch Erschütterung des Trommelfells, der Gehörknöchelchen und der Membran des ovalen Fensters entsteht, gelten ihm als prognostisch günstige Zeichen. — Derselbe war auch so glücklich, einige Fälle von **Taubstummheit** durch dasselbe Verfahren erheblich zu bessern, den Einen (Pag. 1015), den wir im Auszug folgen lassen, fast vollständig zu heilen.

Ein 8jähriger Knabe, der seit seiner Geburt taubstumm war, bei dem wenigstens niemals auch nur mit einiger Sicherheit das Vorhandensein des Gehörs constatirt werden konnte, nahm 1856 Duchenne's Hülfe zur Beseitigung seines Uebels in Anspruch. Duchenne fand bei der Aufnahme des Thatbestandes, dass der Knabe weder lautes Schreien, noch das Geläute einer starken Weckeruhr, beides dicht vor seinen Ohren angebracht, hörte und ebenso wenig den Ton einer dicht an die Schädelknochen angelegten Stimmgabel vernahm und schritt desshalb ziemlich hoffnunglos zur Kur. — Nach der ersten Sitzung schien der Knabe links das Tönen der Stimmgabel zu vernehmen, während er rechterseits nichts davon empfand; am nächsten Tage versetzte ihn ein Leierkasten, der auf dem Hofe spielte, in die grösste Aufregung. Nach der siebenten Sitzung hörte er die dicht am linken Ohre ausgesprochenen Vocale und sprach sie, wenn auch mit Schwierigkeit, verständlich nach, namentlich machte ihm die Unterscheidung von e und i grosse Schwierigkeit. Nach der zwölften Sitzung hörte er auf beiden Ohren, und zwar nicht bloss die Stimmgabel und das Läuten der Weckeruhr, sondern auch das Tiktak derselben und zwar auf eine Entfernung von mehreren Centimetern. Gleichzeitig ging im ganzen Wesen des Knaben eine Veränderung vor, früher wild und unbändig, wurde er jetzt ruhiger und gelehrig. Nach 20 Sitzungen, in denen der Patient „Papa, Mama, Bonbon“ aussprechen lernte, wurde die Behandlung suspendirt. — Im April 1857 wurde der Kranke wieder zu Duchenne gebracht; das früher gewonnene Resultat hatte sich nicht nur erhalten, sondern es waren Fortschritte bemerkbar; der kleine Knabe, der an den Gesangsübungen der Kleinkinderschule Theil genommen hatte, bemühte sich die vernommenen Töne nachzusprechen, kannte und sprach alle Buchstaben des Alphabets, fing an zu buchstabiren, forderte sich Brod, Wasser etc.; seine Stimme hatte nicht mehr den gutturalen Ton, wie man ihn bei von Geburt Taubstummen bemerkt; er wandte sich um, wenn man ihn aus der Entfernung rief etc. — Es wurde jetzt eine neue 30 Sitzungen umfassende Behandlung eingeleitet, in welcher so erfreuliche Fortschritte gemacht wurden, dass von jetzt ab eine Lehrerin mit der Erziehung des Knaben betraut wurde, die sich nur vermittelst des Gehörs verständlich machen durfte. — Ein Jahr später (Mai 1858) las der Knabe geläufig und schrieb leserlich; seine Aussprache war deutlich, obgleich ein wenig hastig, er begrüsste Duchenne beim Eintritt mit den Worten „Bon jour, Monsieur le docteur Duchenne de Boulogne", sagte beim Weggehen „Adieu", forderte sich Alles, was er bedurfte, fragte nach den Bezeichnungen ihm unbekannter Gegenstände, und behielt die neu erlernten Worte sehr leicht. — Eine Kur von 30 Sitzungen hat zwar den Zustand des Gehörs noch gebessert, aber nicht in so auffallend bemerkbarer Weise, als die früheren Kuren.

B. Schulz hat zuerst (Siehe Heilung der **Impotenz** mittelst Electricität in der Wiener med. Wochenschrift. 1854 und 1861.) darauf aufmerksam gemacht, dass sich einzelne Fälle von Impotenz durch verminderte electro-cutane Empindlichkeit einer (meist der linken) Halfte der Glans oder der übrigen Hautbedeckung des Penis kennzeichnen, nnd dass in diesen Fällen mit der Beseitigung der Anaesthesie durch fortgesetzte Anwendung des electrischen Pinsels, die Impotenz schwinde.*) Er wendet dabei folgendes Verfahren an: Ein mit dem einen Conductor des Inductions-Apparates verbundener Pinsel wird auf die einzelnen an-

*) Ausser in den mit Anästhesie verbundenen Fällen von Impotenz, wird der Inductionsstrom noch mit Vortheil in solchen in Gebrauch gezogen, wo Atonie der Mm. bulbocavernosi und ischiocavernosi ungenügende Erection und dadurch Impotenz bedingen, oder wo dieselbe auf Erschlaffung der Samenbläschen und der Ductus ejaculatorii beruht. Im letztgenannten Falle führt Duchenne einen Excitator bis zum Veru montanum ein, setzt den Andern auf das Mittelfleisch und lässt einen mässig starken Strom einige Minuten lang einwirken. — Endlich habe ich in einzelnen Fällen der so häufigen Impotenz ex hypochondria mit dem electrischen Pinsel glänzende Resultate erzielt. —

Dagegen ist der constante Strom in denjenigen Fällen indicirt, in denen eine Hyperästhesie der betreffenden Hautpartien mit übermässig häufigen Pollutionen combinirt ist, oder die Ejaculationen verfrüht erfolgen. Es wird in diesem Falle ein constanter Strom von 15 bis 20 Daniel'schen Elementen absteigend von der Mitte der Wirbelsäule nach dem Os scarum 3—4 Minuten hindurchgeleitet; hierauf setzt man den positiven Pol auf's Perineum, den negativen auf die Glans oder allmälig fortschreitend auf den Rücken aesthetischen Punkte 1—2 Minuten hindurch aufgesetzt, während der andere Conductor von dem Patienten auf einen beliebigen Körpertheil angelegt, oder, bis an die Spitze isolirt, in den Mastdarm eingeführt wird. Schulz theilt folgenden hierher gehörigen Fall mit:

Herr S., 43 Jahr alt, verheirathet, ein im Staatsdienste und mit wissenschaftlichen Arbeiten beschäftigter Mann, von zarter, aber gesunder Constitution, hatte über nichts, als über Hämorrhoidalbeschwerden und öfter wiederkehrende Ischialgien zu klagen. Von früher Jugend an ernsten Studien ergeben, konnte er nicht zu viel Zeit dem Geschlechtstrieb widmen, doch überhörte er auch nicht dessen gebieterische Stimme. Vor beiläufig 2 Jahren, nachdem er mehr als gewöhnlich den Anforderungen dieses Triebes nachgegeben — bemerkte er eine Abnahme in der Mächtigkeit der Erektionen bis zu dem Grade, dass der Coitus unmöglich wurde. Enthaltsamkeit, länger als ein Jahr hindurch, hatte keinen Erfolg, und so wandte sich der Patient an den Dr. Schulz, der ausser den Erscheinungen der Anästhesie: bedeutende Varicositäten an den Hoden und am After vorfand. — Nach viermonatlicher Anwendung des Pinsels war der Patient geheilt, die Erectionen waren kräftig, der Coitus befriedigend — zugleich die varicösen Anschwellungen an den Hoden und am After verschwunden.

Schliesslich müssen wir noch einer eigenthümlichen Form von Anaesthesien Erwähnung thun, die zuerst Nothnagel (l. c.) unter dem Namen „**vasomotorische Neurosen**“ einer eingehenden Prüfung unterworfen hat, und deren Wesen nach ihm in einem Krampf der Arterien und dadurch bedingter verringerter Zufuhr arteriellen Blutes besteht — Fälle, die ebensowohl durch die Anwendung des Inductionsstromes in der Form des electrischen Pinsels, als durch den stabilen constanten Strom geheilt werden. Nothnagel berichtet (l. c. Pag. 185) folgende Krankengeschichte:

---

des Penis dergestalt, dass die Sitzung im Ganzen etwa 8 Minuten dauert. — Ich will hier nur den Fall eines jungen Rabbiners erwähnen, der wahrscheinlich in Folge früherer Onanie an allnächtlich wiederholt eintretenden Pollutionen litt, die seine physische und moralische Kraft in dem Maasse beeinträchtigt hatten, dass er sich für unfähig zur ferneren Ausübung seiner Amtsgeschäfte erklärte. Eine Kur von 5—6 Wochen genügte, die Zahl der Pollutionen auf 1 höchstens 2 per Woche zu reduciren, und den Patienten wieder leistungsfähig zu machen. Ich sah ihn nach 2 Jahren als glücklichen Ehemann und Vater eines Kindes wieder.

A. S., Dienerfrau, 37 Jahr alt, will seit 10 Jahren an einem oft eintretenden Gefühl von Abgestorbensein in beiden Händen und Vorderarmen leiden, welches sie dann bei ihrer Arbeit störte. Seit 6 Monaten haben sich ohne bekannte Veranlassung Schmerzen dazugesellt, die seit 5 Wochen sehr an Heftigkeit zugenommen haben. — Bei ihrer Aufnahme klagt Patientin über ein Gefühl von Erstarrung und Kribbeln in beiden Händen, ausserdem über Schmerzen in den Händen und Vorderarmen. Das Kribbeln und die „Vertodtung" lassen bei angestrengter Arbeit bis zum Verschwinden nach, ruhen aber die Hände, so treten diese Empfindungen sofort ein, um sich mitunter, besonders bei Nacht, zu unerträglicher Höhe zu steigern. Am stärksten sind dieselben im 2. und 3. Finger jeder Hand, rechts heftiger als links. Wenn sie ihren Höhegrad erreicht haben, sehen die erwähnten Finger weiss aus, nicht roth wie die andern. Diese Blässe ist Morgens bald nach dem Aufstehen am auffälligsten, währt bisweilen eine Stunde, meist kürzere Zeit. — Inspection und Palpation der ergriffenen Theile zeigt im Intervall nichts Abnormes; Empfindlichkeit gegen Nadelstiche und elektrocutane Sensibilität, ebenso Temperatursinn sind an beiden Händen nnd Vorderarmen etwas abgestumpft, rechts mehr als links. Temperatur rechts 35,5°, links 36,3°. Es wurde der constante Strom in der Weise angewandt, dass der positive Pol der aus 10 bis 20 Elementen bestehenden Batterie auf den Pl. brachialis jeder Seite, der negative auf den Nacken gesetzt, und so der Strom 3 bis 8 Minuten stabil hindurchgeleitet wurde. In 16 Sitzungen erfolgte Heilung.

Pag. 188 theilt Nothnagel eine Krankengeschichte mit, die sich von der eben erwähnten durch Sitz und Verbreitung des Leidens unterscheidet, indem in Folge der beeinträchtigten Sensibilität an Händen und Füssen: Coordinationsstörungen vorhanden waren, wie sie sonst als charakteristisch für die graue Degeneration der Hinterstränge bezeichnet zu werden pflegen — alle Bewegungen waren frei, sobald die Augen compensatorisch für die mangelnde Tastempfindung eintraten. — Electro-cutane Geisselung, Senffussbäder, Bürsten der Haut etc. brachten vollständige Heilung zu Wege.

C. Krämpfe.

Als gemeinschaftlichen Charakter der Krämpfe bezeichnet Romberg (Lehrbuch der Nervenkrankheiten. III. Auflage. Bd: I. Pag. 335) erhöhte Erregbarkeit und gesteigerte Erregung der motorischen Nerven — als Ausdruck dieser

Erregung: Muskelcontractionen in flüchtig wechselnder oder beharrlicher Erscheinung — klonischer oder tonischer Krampf. Auch im tonischen Krampf ist nur die Erscheinung eine beharrliche, in der That setzt sich die anhaltend erscheinende Spannung aus einer unendlich grossen Menge rasch aufeinander folgender Contractionen zusammen. — Vorübergehende Contractionen belegt man mit dem Namen: Zuckungen; sind dieselben in schwächerem Grade vorhanden, so entsteht: Zittern; permanent bleibende Contractionen nennt man Contracturen.

Aetiologische Momente für Krämpfe können alle Reize abgeben, welche im Centrum oder in der Peripherie motorische Nerven direkt oder auf dem Wege des Reflexes treffen. Erleichtert wird diese Entstehung dadurch, dass die Erregung von einer Hirnhälfte auf die andere übergehen kann, dass sie sich ferner im Rückenmark nicht nur in der Längsrichtung, sondern auch durch Vermittelung der Ganglienzellen der grauen Substanz in der Querrichtung fortpflanzt, sowie endlich dadurch, dass, wie die Weber'schen Versuche bei Anwendung des Rotations-Apparates lehren, von jedem Punkte des Rückenmarks aus allgemeine Krämpfe hervorgerufen werden können. Begünstigt wird der Eintritt von Krämpfen ausserdem durch eine bei vielen Individuen vorhandene, theils angeborene, theils acquirirte, fast immer auf dem Boden der Anämie wurzelnde, abnorme Erregbarkeit der Nerven und des Rückenmarks. — Es kann das Rückenmark einerseits als Leitungsorgan sensibler Reizungen (motorische führen fast immer zu Lähmungen), andererseits in Folge der Erhöhung seiner selbstständigen motorischen Thätigkeit, wie in der Chorea; endlich auch durch seine vielfachen Verbindungen mit dem Sympathicus, Quelle oder Vermittler von Krämpfen werden.

Als ungeeignet für die electrische Behandlung müssen wir von vornherein die Krämpfe zurückweisen, die durch tiefe Ernährungsstörungen des Gehirns und Rückenmarks oder seiner knöchernen Hüllen (Meningitis, Encephalitis, Myelitis, Tumoren etc.) durch Plethora oder Congestionen nach den Centralorganen hervorgerufen werden, sowie diejenigen Reflexkrämpfe, die durch Lageveränderungen oder anderweitige Erkrankungen des Uterus oder der Ovarien etc. bedingt werden, oder endlich der Contracturen, die in Folge cerebraler Hemiplegien entstanden sind und durch Hirnreizung unterhalten werden.

Dagegen ist die Anwendung des electrischen Stromes zur Beseitigung solcher Krämpfe indicirt, die sich in Folge andauernder lokaler Reizung allmälig entwickeln (Spasmus facialis nach Photophobie. Stimmkrampf nach Keuchhusten), ferner bei Krämpfen, die durch Ueberanstrengung einzelner Muskeln oder durch Neuritis hervorgerufen werden (manche Formen von Schreibekrampf), ferner in denjenigen Formen des Zitterns, welche die Mercurial- und Bleiintoxication begleiten, oder als Symptome nervöser Reizbarkeit lokal auftreten, ausserdem bei Contracturen, die sich in Folge der Lähmung der Antagonisten in gesunden Muskeln entwickeln, oder durch rheumatische Einflüsse oder Ueberanstrengung plötzlich entstehen, oder sich als Reflexwirkungen schmerzhaft afficirter Gelenke zu erkennen geben, sowie endlich bei manchen Krampfformen, die auf einem Leiden des Sympathicus beruhen (Spasmus facialis durch Reizung der Cervical-Ganglien des Sympathicus) etc. — Auch in einer Reihe von Fällen von Chorea habe ich, nachdem das acute Stadium vorübergegangen, von der Anwendung der Electricität eclatante Heilerfolge gesehen.

Heilend kann hier der electrische Strom insofern wirken, als er bei Krämpfen, die auf Atonie, Anämie, nervöser Reizbarkeit beruhen, die Blutzufuhr zu den geschwächten Muskeln vermehrt, dadurch ihre Ernährung verbessert, und sie somit zu normalen Thätigkeitsäusserungen, sowie zu grösserer Widerstandsfähigkeit gegen äussere Einwirkungen befähigt, und wird zu diesem Behufe ebensowohl der unterbrochene, als der constante Strom in Gebrauch gezogen werden können. Bei denjenigen Contracturen, die in Folge von Lähmung der Antagonisten entstanden sind, wird natürlich ein erregender Strom, sei es in der Form des intermittirenden, sei es in der des constanten labilen Stromes, auf die gelähmten Muskeln gerichtet werden, während ein rheumatisch afficirter und contrahirter Muskel zweckmässiger durch einen constanten stabilen Strom mittlerer Stärke, oder durch einzelne, vermittelst metallischer Umkehr des Stromwenders bewirkte Schläge (in gleicher Weise wie durch kräftige mittelst des Pag. 130 beschriebenen Unterbrechers des Inductions-Apparates bewirkte Zuckungen) erschlafft wird. Dieselben electrischen Schläge haben sich auch bei Application grosser Conductoren auf den Hals- und Lendentheil der Wirbelsäule, wahrscheinlich dadurch, dass sie die Reizbarkeit des Rückenmarks direct herabsetzen, in der Chorea mehrfach bewährt. — Bei den Reflexkrämpfen, die uns so häufig als Heilobject entgegentreten, ist es oft schwer, den eigentlichen Ausgangspunkt des Leidens zu entdecken und ihm beizukommen, und doch ist von dessen Inangriffnahme allein der Kurerfolg abhängig. Hier gelingt es bisweilen, einzelne gegen Berührung oder Druck schmerzhafte Bezirke oder Punkte zu finden, die dann, und zwar dadurch, dass man hier den positiven Pol der Batterie, den negativen an einer beliebigen entfernten Stelle anlegt, versuchsweise in den Kreis der Behandlung gezogen werden müssen. Als solche namentlich gegen Druck empfindliche Punkte erscheinen in manchen Fällen die Ganglien des Sympathicus, dessen Einfluss auf die der Willkür unterworfenen Muskeln überhaupt wohl kaum bezweifelt werden kann, seitdem es in der neuesten Zeit gelungen ist, in einer beträchtlichen Zahl motorischer und gemischter Nerven: die Beimischung vasomotorischer Nervenröhren mit motorischen und sensiblen Nervenfasern nachzuweisen. Remak hat besonders in einer interessanten Abhandlung: Ueber Gesichtsmuskelkrampf (Berliner klin. Wochenschrift. 1864. Nr. 21., 22., 23.) auf die Halsganglien des Sympathicus als häufige Ausgangspunkte dieses Leidens hingewiesen, und durch deren galvanische Behandlung Heilung erzielt. — Bei der Paralysis agitans ist entsprechend den anatomischen Veränderungen, die die Leichenöffnungen im Gehirn und Rückenmark nachweisen, auch von der Anwendung der Electricität kein Heil zu erwarten, gleichwohl kann bisweilen, wenn der Fall frisch und das Zittern auf eine Extremität beschränkt ist, durch Anwendung des Rückenmarks-Wurzel-Stromes in der Weise, dass der Kupferpol an der Wirbelsäule applicirt, und mit dem Zinkpol an der Seite der Wirbelsäule, den betreffenden Nervenwurzeln entsprechend, langsam gestrichen wird, das Zittern gemildert und die Leistungsfähigkeit der Extremität erhöht werden. —

Bei sehr reizbaren Individuen darf man namentlich im Beginn der Kur nur mit sehr schwachen Strömen, eine kurze Zeit hindurch, mit Unterbrechungen von ein bis zwei Tagen operiren, weil sich sonst leicht lokale Krämpfe verallgemeinern und zu den furchtbarsten Convulsionen steigern können. Ueberhaupt wird man in dergleichen Fällen der Anwendung der Electricität zweckmässig den Gebrauch solcher Mittel vorausgehen lassen, die kräftig auf den Darmkanal ableiten, oder solcher, die direct herabstimmend auf das Nervensystem wirken, wie die Metallpräparate, der Arsenik, die narkotischen Mittel, letztere namentlich in der Form subcutaner Injectionen von Morphium oder Atropinverbindungen.

Beobachtung 65. Thekla v. K., ein kräftiges gesundes Mädchen von 13 Jahren, noch nicht menstruirt, aber körperlich sehr entwickelt, bekam vor etwa 2 Jahren, im Juli 1849, den Keuchhusten. Die Hustenanfälle nahmen, trotz der verschiedensten dagegen angewandten Mittel an Häufigkeit und Heftigkeit zu, dergestalt, dass sie alle zehn bis fünfzehn Minuten eintraten, zwei bis drei Minuten anhielten und Heiserkeit, später absolute Aphonie zur Folge hatten. So dauerte der Zustand bis zum 24. Januar 1850, an welchem Tage die Patientin wiederum den ersten Laut von sich gab. Von dieser Zeit ab schritt die Besserung innerhalb vier Wochen in dem Maasse fort, dass die Kranke Ausgangs Februar, die noch fortdauernde Heiserkeit abgerechnet, vollkommen gesund war.

Gegen Ende September 1850 stellte sich ein Lungencatarrh ein, der aus unscheinbaren Anfängen beginnend, immer stärker wurde, von heftigen convulsivischen Hustenanfällen begleitet war, und zu dem später Heiserkeit, endlich Aphonie hinzutrat. Es wurden wiederholentlich Blutegel am Halse applicirt, Schröpfköpfe etc. im Nakken gesetzt, es wurden Veratrin-, Jod- und narkotische Einreibungen in die Kehlkopfsgegend gemacht, Chloroform - Einathmungen angewandt, Argentum nitricum, Moschus, lösende und reizmindernde Arzneien verabreicht, ohne dass, eine vorübergehende Besserung, die auf den Gebrauch des Moschus erfolgte, abgerechnet, irgend eine Veränderung in den Krankheitserscheinungen eintrat. Selbst die auf den Gebrauch von Pillen aus Aloë, Galbanum und Eisen sich ein Mal einstellenden Menses, hatten auf den Verlauf der Krankheit durchaus keinen Einfluss. So kam die Patientin im Mai 1851 nach Berlin, um den Geh. Rath Romberg zu consultiren. Es hatte sich ein vollständiger Stimmkrampf ausgebildet, dessen Anfälle viertel- bis halbstündlich eintraten und eine Dauer von 20 Minuten hatten. Einzelne convulsivisch ausgestossene Hustentöne wurden durch ein tiefes, schnurrendes, die Inspiration begleitendes, trompetenähnliches Geräusch unterbrochen, welches anscheinend von den kleinen Bronchien aus zum Kehlkopf emporsteigend, den Krampf gleichsam einleitete, auch während der Dauer des Anfalls das Uebergewicht hatte, und erst gegen dessen Ende mehr oder weniger zusammenhängenden Hustentönen Platz machte. Dabei wurde das Gesicht stark geröthet, Gesichts- und Halsmuskeln krampfhaft verzogen, es traten convulsivische Zuckungen der Hände und Füsse ein, der Puls war beschleunigt. Die Anfälle, in den Morgenstunden am heftigsten, verloren in den Nachmittagsstunden etwas an Intensität, und hörten bei Nacht ganz auf, dagegen dauerte die Aphonie, die in dem Grade vorhanden war, dass die Patientin auch nicht den leisesten Ton hervorbringen konnte, gleichmässig und ununterbrochen fort. Im Uebrigen gingen alle Funktionen normal von statten, und auch das Aeussere der für ihre Jahre ziemlich corpulenten Kranken verrieth keine Spur ihres hartnäckigen Leidens. Romberg liess die Kehlkopfschleimhaut mit einer Auflösung von Argentum nitricum wiederholt bepinseln, verabreichte innerlich Cuprum carbonicum mit Belladonna in steigenden Gaben, und verordnete endlich, da trotz der fortgesetzten Anwendung dieser Mittel Heftigkeit, Häufigkeit und Dauer der Anfälle nur wenig nachliessen, die Anwendung der Inductions-Electricität auf das leidende Organ.

Als ich die Kranke am 18. Juli 1851 zum ersten Mal sah, traten die Anfälle etwa halbstündlich ein, dauerten circa 15 Minuten und waren von den beschriebenen Erscheinungen begleitet. Unfehlbar hatten wir es hier mit einem Leiden des N. laryngeus inferior zu thun und auf diesen wurde dem entsprechend der Strom des Rotations-Apparates geleitet. — Nach sechszehn Sitzungen von circa halbstündiger Dauer an sechszehn aufeinanderfolgenden Tagen, machten die einzelnen Anfälle Pausen von 2 bis 3 Stunden, und dauerten nur 3 bis 5 Minuten; der trompetenähnliche Ton, sowie die krampfhaften Actionen der Gesichts- und Extremitätenmuskeln waren schwächer. Vom 4. August ab fanden täglich zwei Sitzungen statt; die Anfälle verminderten sich in Folge dessen so schnell, dass am 10. August nur noch zwei Anfälle von etwa vier Minuten Dauer, und von dieser Zeit ab bis zum 16. August, an welchem Tage die Patientin Berlin verliess, um in ihre Heimath zurückzukehren, kein neuer Anfall erfolgte. — Brieflichen und mündlichen Mittheilungen zufolge, trat seitdem überhaupt kein Krampfanfall mehr ein; die Aphonie, die bei der Abreise nur insoweit gebessert war, dass mit heiserer Stimme schwache Töne hervorgebracht wurden, verlor sich erst binnen Jahresfrist, und zwar ohne weitere Anwendung von Medikamenten.

Beobachtung 66. Fräulein T., ein anscheinend gesundes, blühendes, regelmässig aber schwach menstruirtes 16jähriges Mädchen kam am 26. Januar 1863, an einem convulsivischen Singultus leidend, auf den Rath des Geh. Rath Nagel in meine electrische Behandlung. Das Uebel bestand, von kleinen Anfängen beginnend, seit 1¼ Jahr, hatte aber in den letzten Monaten so an Heftigkeit zugenommen, dass es am frühen Morgen, wo das junge Mädchen erwachte, bis zur Nachtzeit, wo sie einschlief, alle Paar Minuten eintrat, höchstens wenn ihre Aufmerksamkeit sehr in Anspruch genommen, oder in den Nachmittagsstunden ½stündige Pause machte, und von einem so schallenden Inspirationsgeräusch begleitet war, dass es durch alle Zimmer tönte. Der jähen, langgezogenen Inspiration folgte eine kurze von einem eigenthümlichen Speisegeruch begleitete kurze Exspiration.

Ich brauche wohl nicht zu erwähnen, dass ausser dem Eisen, bei dem langen Bestehen des Leidens, die gebräuchlichen Narcotica und Nervina vergeblich in Anwendung gezogen waren. — Wir hatten es auch hier unfehlbar mit einer Affection des Vagus zu thun, da bei electrischer Reizung des N. phrenicus ebensowenig als bei Pleuritis diaphragmatica Singultus eintritt, und wurden desshalb auf die beiderseitigen Vagi bald der inducirte, bald der stabile constante Strom gerichtet. Da mir der Erstere mehr Effekt zu haben schien, so wandte ich von der 20. Sitzung (9. Mai) ab den inducirten Strom allein an — gleichwohl bedurfte es noch fernerer 31 Sitzungen, um, nachdem von Mitte Juni ab stundenlange Pausen eingetreten waren, die Anfälle von Ende Juli ab vollständig zum Schweigen zu bringen. — Ein leichtes Recidiv, welches später einmal eintrat, wurde durch einfaches diätetisches Verfahren schnell beseitigt.

Hiffelsheim (De la Dysphagie etc. Annales de l'Electricité méd. Janvier 1861.) heilte folgenden Fall von **Schlundkrampf** durch den continuirlichen Strom:

Bei einem 26jährigen Mann, der gegen Acne rosacea Arsenik gebraucht hatte, stellten sich Schlingbeschwerden und endlich in Folge eines Krampfes Unmöglichkeit zu Schlucken ein. In dem Moment, wo die Speisen zum Pharynx gelangten, wurden dieselben durch den Mund zurückgeworfen, während Flüssigkeiten durch die Nase zurücktraten. Nachdem H. zuerst beide Stromgeber einer grossen Pulvermacher'schen Kette zu beiden Seiten des Halses im Niveau des Pneumogastricus angelegt hatte, leitete er am zweiten Tage den Strom von 14 kleinen Daniel'schen Elementen 15 bis 20 Minuten hindurch. Nach 3 Sitzungen konnte Pat. klein geschnittenes Fleisch herunterschlucken, nach 5 Sitzungen war er geheilt und wurde, nur um ein Recidiv zu verhindern, nachträglich noch 4 Mal galvanisirt.

Popper (Heilung des **Erbrechens** durch Electricität. (Oestr. Zeischrift für pract. Heilkunde. 1864. Pag. 43) berichtet folgende Krankengeschichte:

Ein anscheinend gesundes Mädchen litt an beständiger Auftreibung des Magens durch Gase und Empfindlichkeit gegen Druck, ferner an zusammenschnürenden Schmerzen im Magen, besonders nach dem Essen, endlich an Aufstossen und Erbrechen. Zahllose Mittel hatten keinen Erfolg. P. setzte vor dem Essen beide Pole eines Inductions-Apparates nahe beieinander auf die Magengegend, und liess den Strom 5 Minuten hindurch einwirken. Schon nach der ersten Sitzung verminderte sich das Erbrechen, nach 12 Sitzungen war Heilung erfolgt. Gleichwohl wurde die Kur noch eine Zeit lang fortgesetzt.

In sehr verzweifelten Fällen von nervösem Erbrechen bei Schwangeren sah Bricheteau von folgendem Verfahren in drei

Fällen Erfolg: Er applicirte die beiden Electroden eines anfangs sehr schwachen Stromes im Beginn, in der Mitte und gegen das Ende jeder Mahlzeit, einige Minuten hindurch auf das Epigastrium.

Leider versagt uns aber auch die Electricität in vielen anscheinend hierher gehörigen Fällen ihren Dienst; so behandelte ich vollständig erfolglos ein ebenfalls seit 1½ Jahren an Singultus leidendes etwa 25jähriges Mädchen aus der Praxis des Professor Henoch, so ferner ein in etwa gleichem Alter stehendes Mädchen, aus der Praxis des Dr. Steinrück, an einem krampfhaften Husten (sogenannten Schaafhusten), ohne dass specielle Symptome vorhanden waren, die für die Auffassung dieser Krämpfe, als Reflexkrämpfe, sprachen. Anders war es in einem Falle von Zwerchfellskrampf, der in täglich sich 5 bis 8 Mal wiederholenden Anfällen ein anscheinend kerngesundes Mädchen in demselben Alter befiel, insofern sich hier das erste Uebelbefinden der Patientin von einem vor 1½ Jahren erfolgten Sturz von der Treppe herab herleiten liess, dem unmittelbar Dysmenorrhoe (wie die Untersuchung ergab, durch Retroversio uteri bedingt), und etliche Monate später, bei Gelegenheit einer grossen Gemüthserregung, der erste Zwerchfellskrampf folgte. Hier, wo erklärlicherweise die nur auf dringenden Wunsch der Eltern unternommene galvanische Kur keinen Erfolg hatte, scheint die Lokalbehandlung der schief gelagerten Gebärmutter sowohl auf Dysmenorrhoe, als auch Krampf den vortheilhaftesten Einfluss auszuüben.

Beobachtung 67. Paul Staeger, 11 Jahr alt, schwächlich und scrophulös, bekam vor etwa vier Monaten ohne bekannte Veranlassung **Zittern** im rechten Arm, welches sich zwar nach und nach bei vollständig ruhigem Verhalten verlor, aber zeitweise, namentlich bei Anstrengungen irgend einer Art, sowie bei Gemüthsbewegungen wiederkehrte. Seit October 1857 bemerkte die Mutter eine auffallende Steigerung desselben, welche in den Tagen vom 19. bis 22. Oktober ihren Höhepunkt erreichte, so dass der kleine Patient nicht einen Augenblick den Arm ruhig halten konnte, und bei jedem Schreibeversuch die Hand hin und herflog. — Auf den Rath des Geh. Rath Bartels wandte sich der Patient an mich. Nachdem ich am 22., 23. und 25 Oktober die Muskeln des Arms und der Hand faradisirt hatte, hörten die Bewegungen vollständig auf und der Kleine konnte wieder schreiben; der Kurerfolg war ein dauernder.

Beobachtung 68. Herrmann Beermann, 14 Jahr alt, an einem seit 2 Jahren allmälig zunehmenden Zittern des rechten Arms leidend und deshalb am 30. September 1866 von Geh. Rath Traube an mich gewiesen, wurde von mir mit dem constanten Strom behandelt, und zwar in der Weise, dass ich einen stabilen Strom vom N. radialis zum Pl. brachialis aufsteigen liess, und dann die Extensoren des Arms und der Hand mit schwachen labilen Strömen reizte. Schon von der dritten Sitzung (3. Oktober) trat eine deutlich bemerkbare Besserung ein, so dass der kleine Patient den Arm ½ Minute lang ohne im Geringsten zu zittern, in ausgestreckter Richtung halten konnte; nach der 10. Sitzung (13. Oktober) konnte er, wenn er sich Mühe gab, ohne zu zittern, ¼ Stunde lang schreiben. Mit der 19. Sitzung beendeten wir in den ersten Tagen des November die Kur, da das Zittern seit 8 Tagen auch beim Schnellschreiben, so wie in der Ruhe vollständig aufgehört hatte.

E. Fliess (Beobachtungen über den Einfluss des constanten galvanischen Stromes auf den krankhaft vermehrten und verstärkten Herzimpuls. Berliner klinische Wochenschrift. 1865. Nr. 26.) hat die **herabstimmende Wirkung des constanten galvanischen Stromes auf den Herzimpuls** in 24 Fällen, von denen bei 19 ein organischer Herzfehler nicht nachweisbar, bei 5 aber ein solcher vorhanden war, geprüft und bei allen einen Nachlass der Beschwerden, bei einer grossen Zahl der zur ersten Kategorie gehörigen vollständige Heilung nach 5—6 Sitzungen bewirkt. Fliess bediente sich zur Operation schwacher Ströme, die ein mässiges, selten starkes Brennen erregten, und die er täglich oder jeden zweiten Tag 1—2 Minuten lang auf jeden Vagus einwirken liess; der absteigende Strom erwies sich wirksamer, als der aufsteigende. Der Kranke empfand kurze Zeit nach Oeffnung der Kette Erleichterung und relatives Besserbefinden, und zwar nach den ersten Sitzungen für kürzere oder längere Zeit desselben Tages, nach mehreren, zuweilen auch erst nach vielen Sitzungen, ein dauerndes, auch in Fällen von organischen Herzleiden stattfindendes, Wohlbehagen. Später trat dann auch eine objectiv wahrnehmbare Verringerung der Intensität resp. Frequenz des Herzschlages und der Herztöne resp. Geräusche ein.

Derselbe berichtet (l. c. Pag. 269) folgenden Fall, der im Verlauf der galvanischen Kur vom Docent Ph. Munk in seinen diagnostischen Kursen wiederholentlich einer sorgfältigen Untersuchung unterzogen wurde.

Carl Berg, 26 Jahr, Schuhmachergeselle, erzählt am 10. December 1860, er habe vor 2 Jahren fieberhaften Gelenkrheumatismus überstanden, und leide seitdem an Herzpochen und Engbrüstigkeit; diese Beschwerden vermehrten sich durch Anstrengungen, Gemüthsbewegungen; er könne Nachts nicht auf der linken Seite liegen, woran ihn das den ganzen Körper erschütternde Herzpochen hindere. Diagnose des Dr. Munk: Insufficienz der Mitralis und Stenose des Ostium venosum sinistrum, Dilatation ohne erhebliche Hypertrophie des rechten Ventrikels (der zweite Pulmonalarterienton ist nämlich fast gar nicht verstärkt). Radialpuls 80, klein, regelmässig. Nach der 1. Behandlung (11. December) behauptet der Kranke, beruhigter zu sein, doch ist diese Beruhigung ebenso wie die nach der 2. Sitzung (15. December) eine vorübergehende, dagegen ist seitdem die Athemnoth geringer. Nach der siebenten Behandlung ist die Dyspnoe geschwunden, das starke Herzpochen tritt nur bei grösseren Anstrengungen, vielem Gehen, Treppensteigen, ein, der Puls behält seine Frequenz unverändert. Nach einigen ferneren Sitzungen konnte der Patient ohne Beschwerden auf der linken Seite liegen. Nach der 28. Sitzung am 2. Februar 1861 bestätigte Herr Munk, dass eine compensirende Hypertrophie des rechten Ventrikels mit Verstärkung des zweiten Pulmonalarterientones sich ausgebildet habe, wodurch wohl der Kranke mehr Ruhe hätte. Auch das Katzenschnurren war nicht mehr zu fühlen. Durch die fernere Behandlung besserte sich das Befinden und Aussehen des Kranken noch mehr, so dass er am 4. März 1861 nach der 43. Behandlung mit nicht zu starkem Herzimpuls bei einer Frequenz von 80 entlassen wurde. Am 7. April desselben Jahres stellt sich der Kranke vor und erklärt sein Befinden für erträglich, ebenso am 21. Mai.

Beobachtung 69. Wilhelm May, 21 Jahr alt, Füsilier vom 8. Regiment, ein kräftiger Mann und stets gesund, wurde im November 1850 von einer rheumatischen Entzündung beider Augen, vorwaltend des rechten befallen. zu deren Beseitigung er im Special-Lazareth des IV. Armeecorps aufgenommen wurde. Die Krankheit zog sich mit öfters eintretenden Exacerbationen und Remissionen durch 5 Monate hin, ohne ein örtliches Produkt zu setzen, oder ein anderes Residuum zu hinterlassen, als eine ausserordentliche Lichtscheu, die den Patienten nöthigte, bei jedem hereinbrechenden Sonnenstrahl die Augen krampfhaft zu schliessen, während im Dunklen das Oeffnen derselben möglich war. Die krankhafte Reizbarkeit des M. orbicularis palpebrarum theilte sich im Laufe des Monats März auch andern benachbarten Muskeln mit: den Mm. corrugatores supercilii beiderseits, dem M. zygomaticus major und platysma myoides der rechten Seite, dergestalt, dass bei jedem Versuche die Augen zu öffnen, auch in den genannten Muskeln krampfhafte Zuckungen eintraten. Gegen Ende des Monats hatte das Uebel nicht nur graduell zugenommen, sondern hatte auch andere ferner liegende Muskeln der rechten Seite: den M. sternocleidomastoideus, die Mm. scaleni, den M. rectus capitis anticus major und minor, den M. longus colli in Mitleidenschaft gezogen, so dass jetzt nicht nur beim Versuche die Augen zu öffnen, sondern beständig der Kopf mit zuckenden Gesichtsmuskeln in einem Halbkreise von rechts nach links herumgedreht wurde und nur beim Schlaf eine Unterbrechung in diesen Bewegungen eintrat. — Die pendelartigen Drehbewegungen des Kopfes hatten hier nachweisbar ihren Ausgangspunkt von den früher, nur beim Versuch die Augen zu öffnen, späterhin spontan eintretenden krampfhaften Zuckungen des M. orbicularis palpebrarum genommen, zu denen dann bei der, durch die Dauer der Krankheit und die lange Zeit fortgesetzte antiphlogistische Behandlung, eingetretenen nervösen Reizbarkeit des Patienten, unwillkürliche Bewegungen anderer Muskeln hinzugetreten waren. — Am 3. Juni kam der Kranke auf meine Aufforderung, behufs der Anwendung der Electricität, zum ersten Male zu mir. Ich faradisirte jeden einzelnen der von Krampf ergriffenen Muskeln und hatte die Freude, die Zuckungen der Gesichtsmuskeln nach der zweiten, die krampfhaften Bewegungen der Halsmuskeln nach der fünften Sitzung von $^1/_4$stündiger Dauer vollkommen beseitigt zu sehen.

Der sogenannte **Drehhals** (Torticollis), auf einem klonischen Krampf des M. sternocleido-mastoideus, gewöhnlich unter Mitbetheiligung der Rotatoren des Hinterhaupts, beruhend, hat meist einen gekreuzten Ursprung, dergestalt, dass er sich entweder in Folge der Atonie (Lähmung, Atrophie) der Antagonisten, aus dem Bestreben, den Kopf in normaler Richtung zu erhalten, in gesunden Muskeln entwickelt, und dann durch den auf die Antagonisten gerichteten Inductionsstrom geheilt wird (S. Beobachtung 70), oder dass er nach Remak einer Myelitis lateralis der entgegengesetzten Seite (im Bereiche des Seitenstranges, von welchem die Wurzeln des N. accessorius entspringen) seinen Ursprung verdankt, und dann durch deren Beseitigung mittelst des constanten Stromes zum Schweigen gebracht wird (S. die Remak'sche Beobachtung).

Beobachtung 70. Herr von R., ein hochgestellter Beamter von schwächlicher Constitution, von Jugend auf an Hyperästhesien des Nervensystems und in deren Folge an Verstimmung leidend, die sich zeitweise zu wahrem Lebensüberdruss steigerte, verheirathete sich im Jahre 1846, als er 33 Jahre alt war. In den nächsten Jahren besserte sich sein Gesundheitszustand im Allgemeinen, doch traten jedesmal nach dem geringsten Excess über die gewohnte Lebensordnung, unerträgliche Kopf- und Rückenschmerzen ein, welche nur durch absolute Ruhe bewältigt werden konnten; ebenso entwickelten sich in dieser Zeit zuerst Hämorrhoidalbeschwerden. Im Jahre 1855 bemerkte der Patient, dass seine rechte Hand beim Schreiben unwillkürliche Bewegungen machte, und im Jahre 1856, dass sein Kopf diesen Bewegungen folgte. Unterdessen waren profuse Hämorrhoidalblutungen eingetreten, die den körperlichen und geistigen Zustand immer mehr trübten, die Körperschwäche des Patienten nahm von Tag zu Tag zu, und in demselben Maasse vermehrte sich seine Rath- und Thatlosigkeit. Der Gebrauch von Franzensbad und eine nachfolgende Kaltwasserkur milderten diese Symptome, aber erst vom Jahre 1859 ab nahmen die Kräfte des Patienten bemerkbar zu, er bekam mehr Selbstvertrauen, seine körperlichen Functionen regulirten sich; dagegen machte sich von dieser Zeit ab eine zunehmende Schwäche der ganzen rechten Körperhälfte, erschwertes Schreiben, Taubheit und Eingeschlafensein der drei letzten Finger der rechten Hand, endlich eine so beträchtliche Neigung des Kopfes nach rechts hin bemerkbar, dass in der Ruhe nur die grösste Kraftentwickelung des hypertrophirenden linken M. sternocleidomastoideus, beim Gehen nur festes Andrücken des Stockes gegen die rechte Kinnseite, den Kopf in seiner normalen Lage erhalten konnte. — Als mich der Patient auf den Rath des Geh. Rath Wolff am 6. Mai 1860 aufsuchte, fand ich die linken Mm. scaleni in auffallendem Maasse schlaff, welk und abgemagert, ihre e.-m. Contractilität und Sensibilität sehr erheblich herabgesetzt; die Reaction der übrigen Nackenmuskeln war eine normale. Bereits nach 8maliger Faradisation der linken Scaleni (18. Mai) war der Patient im Stande, den Kopf auf einige Augenblicke in seiner normalen Stellung zu erhalten. 16. Sitzung (7. Juni): Patient kann selbst beim Gehen auf der Strasse den Kopf ohne Unterstützung des Stockes in normaler Lage erhalten; auch beim langsamen Schreiben folgt der Kopf nicht mehr den Bewegungen der Hand. Am 23. Juli beendeten wir mit der 35. Sitzung die Kur, um den Patienten die Moorbäder in Franzensbad gebrauchen zu lassen. Die linken Mm. scaleni haben erheblich an Volumen zugenommen; der Patient hat beim ruhigen Sitzen den Kopf in einer kaum bemerkbar nach rechts geneigten Stellung, sein Gang ist frei und ungehindert, auch beim Schreiben belästigen ihn die Drehbewegungen nicht mehr. — Ich hatte wiederholt Gelegenheit, den Kranken späterhin zu sehen; der Krampf ist bis zu seinem im Jahre 1865 an Phthisis pulmonum erfolgten Tode nicht wiedergekehrt.

Remak berichtet in der Med. Central-Zeitung, 1862, Pag. 182 folgenden Fall:

Lindner wurde im November 1860 nach einer Erkältung und nachdem er sich Tags zuvor ½ Stunde lang mit gedrehtem Halse über den Stuhl gelehnt hatte, von Torticollis befallen. In der Charité, wohin sich der arbeitsunfähige Patient begab, wurde die Diagnose auf Krampf im rechten Accessorius und dem entsprechend im rechten Sternocleidomastoideus gestellt, und die rechte Seite vier Wochen hindurch mit Antispasmodicis und Electricität behandelt; jedoch vergeblich. Remak, an den sich der Kranke nach dieser Zeit wandte, fand im Trigonum cervicale der entgegengesetzten (linken) Seite: knotige schmerzhafte Anschwellungen (über deren Natur, ob sie den Nerven, oder den Lymphdrüsen angehörten, er zweifelhaft war), und wandte daselbst Blutegel, Ungt. Hydrarg. ciner. etc. und den constanten Strom an. Da aber nach 4 Wochen zwar Besserung aber keine Heilung erzielt war, begab sich der Kranke in's Klinikum, woselbst vom Ferrum candens rechterseits, leider auch erfolglos Gebrauch gemacht wurde.

Am 18. April 1861 wandte sich L. wiederum an Remak, und zwar in einem schlechteren Zustande, als früher; während vordem der Kopf wenigstens auf Minuten gerade gestellt werden konnte, war dies jetzt nicht mehr der Fall. Ausserdem zeigte sich Unempfindlichkeit auf der linken Seite des Schlundes und eine beschränkte anästhetische Stelle in der Fossa cervicalis. Der constante Strom wurde wiederum auf der linken Seite angewandt, und in einer zweimonatlichen Kur von Mitte April bis Mitte Mai und von Mitte Juni bis Mitte Juli vollständige Heilung bewirkt. — Am 6. December bestand nur noch eine kleine verhärtete Stelle im rechten Sternocleidomastoideus, als Rest des reflektorischen Krampfes, der nicht wiedergekehrt war.

Auch von der **Chorea** behauptet Remak, dass, wenn es auch seinen Erfahrungen nach kaum einen Theil der Centralorgane und des sympathischen Grenzstranges gäbe, von welchem nicht halbseitiger oder doppelseitiger Veitstanz ausgehen könne — doch im Allgemeinen gerade die schwersten Fälle einen gekreuzten Ursprung hätten. So ermittelte er in einem Falle von Chorea magna inmitten der Krämpfe, die so heftig waren, dass die 10jährige Kranke nur mit äusserster Gewalt auf dem Lager erhalten werden konnte, dass der eigentliche Ausgangspunkt der Krämpfe, welche in der linken Körperhälfte begonnen hatten und mit Drehen und Umstürzen nach links verbunden waren, im Bereiche der rechten Seite des Halsmarks und des Halstheils des N. sympathicus sich vorfand. Rechts fanden sich auch Zeichen der Neuritis und namentlich ein mandelgrosser Knoten im N. tibialis. Remak fügt hinzu (Med. Central-Zeitung. 1863. Pag. 158), dass gerade bei hochgradiger Chorea, mindestens in früheren Stadien, die Neuritis während der centralen Behandlung durch den constanten Strom von selbst schwinde, dass dagegen die peripherische Behandlung, wenngleich augenblicklich beruhigend, eher schädlich als nützlich wirke. —

Ich habe in einer Reihe von Choreafällen (Chorea minor), welche drei Mädchen im Alter von 7 bis 10 Jahren, und ein Mädchen im Alter von 16 Jahren betrafen, durch Schläge einer aus etwa 30 Elementen bestehenden Batterie (24—30 in einer Sitzung), ziemlich regelmässig von Sitzung zu Sitzung fortschreitende Besserung und allmälig Heilung eintreten sehen, und liess mich dieses Verfahren nur in einem, seit Kurzem entstandenen, und in schneller Zunahme der Symptome begriffenen Falle in Stich, so dass ich es zur weiteren Prüfung dringend empfehlen kann. Die Zahl der zur vollständigen Heilung erforderlichen Sitzungen schwankte zwischen 5 und 24, stets trat aber schon nach den ersten Sitzungen bemerkbare Besserung ein.

Beobachtung 71. Fräulein P., ein anämisches 16jähriges Mädchen, Patientin des Geh. Rath Friedheim, litt seit etwa 6 Wochen an einer aus kaum bemerkbaren Anfängen entstandenen, aber seitdem von Woche zu Woche zunehmenden Unsicherheit der Bewegungen beider Körperhälften, vorwaltend der rechten. Die Kranke war nicht im Stande auf dem Stuhle zu sitzen, ohne hin- und herzurücken, und Arme oder Beine zu bewegen; beim Versuch, Gegenstände zu greifen, versagte die Hand den Dienst und dieselben entfielen ihr; Patientin konnte weder schreiben noch Klavier spielen; beim Gehen entstanden Drehbewegungen des Beins, Arm und Schulter wurden nach vorn oder hinten oder seitwärts erhoben.

Die Patientin kam am 27. Januar 1865 in Behandlung. Schon nach der fünften Sitzung (11. Februar) war eine grössere Ruhe bemerkbar; nach der vierzehnten Sitzung (25. Februar) schrieb die Patientin einige Zeilen mit ziemlich sicherer Hand und spielte wieder Klavier. Ende März (nach 24 Sitzungen) war die Kur beendet.

Benedikt will bei Chorea minor durch Galvanisation längs der Wirbelsäule und zwar mittelst eines aufsteigenden, grade fühlbaren Stromes von 1 bis 1½ Minuten Dauer unter mehr als 20 Fällen keinen Misserfolg gehabt haben, und zwar waren grade die schwereren Fälle von dem deutlichsten Erfolge gekrönt, indem hier schon nach einigen Sitzungen die choreaartigen Bewegungen auf ein Minimum reducirt waren. — Ich habe mich bei diesem Verfahren nicht eines gleichen Glückes zu erfreuen gehabt; dasselbe blieb in mehreren Fällen resultatlos und veranlasste mich zu der bereits besprochenen Methode meine Zuflucht zu nehmen. Benedikt führt unter Andern folgenden Fall an:

Fanny Wuscher, 11 Jahre alt, litt bei ihrer Aufnahme (am 10. December 1862) seit sechs Wochen an heftiger Chorea minor in den Extremitäten-, Rumpf-, Kopf- und Gesichtsmuskeln. Die Patientin war in fortwährender choreaartiger Bewegung und konnte mit den Händen keine feineren Bewegungen ausführen, selbst nicht zuknöpfen. — Bei der Untersuchung mittelst des absteigenden galv. Rk.-Nv.- und Nv.-Ml.-Stromes zeigte sich die sensible und motorische Erregbarkeit in enormem Grade erhöht und die Oeffnungszuckungen hatten über die Schliessungszuckungen das Uebergewicht. Nach der ersten Sitzung, in der 14 Elemente in der angegebenen Weise in Anwendung gezogen wurden, trat unmittelbar eine solche Beruhigung ein, dass Patientin sofort zuknöpfen konnte. Nach der vierten (am 13. December) konnte Patientin stricken; dann Pause bis zum 22. December. — Am 27. December zeigte sich die Erregbarkeit der Patientin bei der Untersuchnng gegen früher sehr vermindert; am 30. December sind die choreaartigen Bewegungen so selten, dass man die Kranke mehrere Minuten beobachten muss, um in den Extremitäten eine Zuckung zu bemerken. Am 8. Januar 1863 wird sie zum letzten Mal galvanisirt und am 19. Januar vollständig geheilt aus dem Spital entlassen.

Der **Schreibekrampf**, wohl diejenige Krampfform, zu deren Beseitigung man am häufigsten die Hilfe des Electrotherapeuten in Anspruch nimmt, bietet im Allgemeinen keine günstige Prognose, einerseits, weil die davon Betroffenen sich meist in Lebensstellungen befinden, in der sie sich nur mit Opfern und auf kurze Zeit derjenigen Beschäftigung entziehen können, die die Krankheit hervorgerufen hat, unterhält und zu Recidiven Veranlassung giebt — andererseits, weil uns der Schreibekrampf in den verschiedensten Formen entgegentritt, deren anatomische und physiologische Deutung äusserst schwierig, und doch zu einer rationellen Therapie nothwendig ist. Wir müssen namentlich drei Formen unterscheiden, in deren erster der Schreibekrampf ein auf Reizung der Hand- und Gelenknerven beruhender Reflexkrampf ist, während in der zweiten eine Parese der Extensoren dem Uebel zu Grunde liegt, und in der dritten eine Neuritis den Ausgangspunkt der Krankheit bildet. Je nachdem im letzteren Falle der N. radialis, medianus oder ulnaris etc. krampfhaft afficirt ist, wird natürlich der Krampf eine andere Gestalt annehmen.

Die Therapie anlangend, war ich so glücklich, einen Fall der ersten Kategorie, in welchem zugleich Anaesthesie der Haut beider Daumen und Zeigefinger vorhanden war, durch den Inductionsstrom unter Anwendung des Pinsels zu heilen (s. Beobacht. 72); die auf Atonie der Extensoren beruhende Form wird am zweckmässigsten durch deren Faradisation beseitigt (s. Beobacht. 73), während die Neuritis durch den constanten Strom geheilt wird (s. Beobacht. 74).

Beobachtung 72. Herr Joachimi, Sekretair, 41 Jahr alt, bekam am Ende des Jahres 1851, wahrscheinlich in Folge angestrengten Schreibens Zuckungen im Daumen und Zeigefinger der rechten Hand, welche ihn nöthigten, mehrere Monate hindurch das Schreiben zu unterlassen, ihm später aber die Wiederaufnahme seiner Beschäftigung gestatteten. Bald jedoch machten sich andere krankhafte Erscheinungen in der rechten Hand bemerkbar, nämlich Schmerzen an der inneren Seite der Fingerspitzen und in den Gelenken des Daumens und Zeigefingers, die sofort beim Schreiben eintraten. Weder Teplitz, welches der Patient im Jahre 1854 und 1855 besuchte, noch der längere Zeit gebrauchte constante Strom übten einen bemerkbaren Einfluss. Gleichwohl konnte J., wenn auch mit Anstrengung und unter Schmerzen, seine Sekretariatsgeschäfte bis zum Mai 1859 fortsetzen, zu welcher Zeit der Schmerz im oberen Daumengelenk das Halten der Feder in gewöhnlicher Stellung unmöglich machte und den Kranken nöthigte, die Feder abwechselnd zwischen Zeige- und Mittelfinger, oder zwischen Mittel- und Ringfinger zu fassen, oder dieselbe mittelst einer ingeniösen Vorrichtung an einem Fingerhut zu befestigen. Die endermatische Anwendung des Morphium, der Gebrauch des Veratrin blieben erfolglos, eine Morphium-Injection rief sogar von der Injectionsstelle aus längs des ganzen Daumens heftig brennende, zusammenschnürende Schmerzen hervor, die den Patienten endlich zwangen, zum Schreiben mit der linken Hand seine Zuflucht zu nehmen. Nach vier Wochen war auch das linksseitige Schreiben durch die heftigsten Schmerzen in den Daumen- und Zeigefingergelenken der linken Hand unmöglich, der unglückliche Kranke konnte sich jetzt auch nicht mehr ohne fremde Hülfe ankleiden, keine Speisen zerschneiden, und war endlich gezwungen, seine Berufsarbeiten einzustellen. Der dritte Besuch von Teplitz, vom Juni bis August 1860, bewirkte ebenfalls keine Heilung, kaum eine Besserung, und so suchte mich der verzweifelte Kranke am 11. Oktober 1860, auf Empfehlung des Geh. Rath Wolff auf.

Die angestellte Untersuchung ergab für den Patienten die Unmöglichkeit, die Daumen und Zeigefinger (besonders links) vollständig zu extendiren, und zwar war dieselbe bedingt durch Hyperästhesie der Gelenknerven der Finger, welche den Patienten selbst die geringfügigste Extension ängstlich vermeiden liess; ausserdem zeigte sich Anästhesie der Haut beider Daumen und Zeigefinger. Es wurde dem entsprechend der electrische Pinsel auf die anästhetischen Hautpartieen gerichtet; bereits nach der ersten Sitzung konnte Joachimi ¼ Stunde hindurch bei normaler Federhaltung schreiben, nach der vierten Sitzung (15. Oktober) seine fünf Seiten lange Krankengeschichte abfassen. Nach 33 Sitzungen (Ende December) konnte er Daumen und Zeigefinger ziemlich vollständig extendiren, leichtere Gegenstände auch mit der linken Hand festhalten. Gleichwohl war bei den häufigen Schwankungen, denen der Schmerz unterlag, und die zum Theil durch seine angestrengte Beschäftigung mit der Feder, zum Theil durch unbekannte Einflüsse bedingt waren, bis zum 23. März noch die 20malige Anwendung des Pinsels nothwendig, um mit der Anästhesie auch die Neuralgie vollständig zu beseitigen; in den letzten Sitzungen wurden auch die Extensoren der Finger faradisirt.

Ich sah den Patienten am 7. Mai 1861 wieder; er war im Stande, seinen Sekretariatsgeschäften ungehindert obzuliegen, nur der durch die Morphium-Injection verursachte Schmerz war noch nicht gänzlich geschwunden: sein rechter Daumen war, um seinen Ausdruck zu gebrauchen: „von einem eng anschliessenden Netz schmerzhaft umzogen."

Beobachtung 73. Herr Richard Fabricius, 27 Jahr alt, Secretair und als solcher seit 6 Jahren beständig mit schriftlichen Arbeiten beschäftigt, körperlich gesund, empfand vor 8 bis 9 Monaten, nachdem er längere Zeit hindurch ungewöhnlich viel und oft 8 bis 10 Stunden ununterbrochen geschrieben hatte, beim Schreiben ein stechendes, zusammenziehendes Gefühl im Handgelenk, welches sich von hier aus in die Finger, namentlich in den Daumen und Zeigefinger verbreitete. Der Daumen wurde dabei im Nagelglied krampfhaft gebogen, in das Innere der Handfläche hineingerückt und fest an den Zeigefinger herangezogen. Die Schmerzen im Handgelenk begannen in dem Moment, wo der Patient zu schreiben anfing; nachdem er etwa eine Viertelstunde geschrieben hatte, entstand der Krampf in den Fingern, der ihn zum Pausiren nöthigte; war er durch die Nothwendigkeit gezwungen, trotzdem das Schreiben fortzusetzen, so steigerten sich nicht nur die Schmerzen im Handgelenk, der Krampf in den Fingern, sondern die Schmerzen verbreiteten sich, dem Extensor carpi ulnaris folgend, zum Unterarm und machten das Weiterschreiben unmöglich. Nachdem das Uebel im Lauf von 7 Monaten an Intensität zugenommen hatte, kam der Patient am 13. April 1860 auf den Rath des Dr. Wegscheider in meine Behandlung.

Wir hatten es anscheinend mit einem Krampf des Flexor pollicis longus und des Adductor pollicis zu thun, von denen der Erstere die Flexion des Nagelgliedes, der Zweite ausser der Adduction, unterstützt von den an der Innenseite des Daumenballens gelegenen Muskeln auch die Opposition des Daumens d. h. sein Hineinrücken in die Handfläche und seine Annäherung an den kleinen

Finger bewirkt. Die Prüfung des electrischen Verhaltens ergab eine mangelhafte Contraction des M. abductor pollicis brevis und der Extensores pollicis longus und brevis, während die Extensoren der übrigen Finger sich vollständig normal verhielten. Die fortgesetzte Faradisation dieser Muskeln, die anfänglich zwei Mal wöchentlich vorgenommen wurde, machte es dem Patienten, obgleich er, wenn auch mit öfteren Ruhepausen, zu schreiben fortfuhr, am 24. Mai möglich: vierzehn Stunden hintereinander ohne Unterbrechung fortzuarbeiten, so dass ich in der nächstfolgenden Zeit nur noch ein Mal wöchentlich electrisirte und Anfang August die Kur schloss.

Beobachtung 74. Der Geh. Sekretair H., Patient des Dr. Simonsohn, 48 Jahr alt, kräftig und gesund, litt, als er am 1. Februar 1865 in meine Behandlung kam, seit einem Jahre an einem Schreibkrampf, der sich in der Weise äusserte, dass Daumen und Zeigefinger sich steif um die Feder legten, die Handwurzel krampfhaft gegen den Unterarm herangezogen und nach aussen gedreht wurde, so dass der Betreffende nur mit der grössten Anstrengung einige Worte ohne Unterbrechung schreiben konnte, dann musste er ausruhen oder die Feder entfiel seinen Händen. War er gezwungen, das Schreiben fortzusetzen, so entstand ein Schmerz, dem Verlauf des N. radialis am Oberarm entsprechend, der sich bis zur Schulter erstreckte. Die lokale Untersuchung ergab eine, einen guten halben Zoll lange schmerzhafte Anschwellung im Verlauf des N. radialis, unmittelbar über dem Ellenbogengelenk. Die 65malige Einwirkung des constanten Stromes auf diese Stelle beseitigte das Uebel und erklärte mir der Patient im Mai 1866, also nach Verlauf eines Jahres seit Beendigung der Kur, dass er seitdem ungehindert seine Sekretariatsgeschäfte versehen habe.

Remak hat in einer Reihe von Vorträgen, die er in der Berliner Med. Gesellschaft über „**Gesichtsmuskelkrampf**" hielt (siehe Berliner klinische Wochenschrift. 1864. No. 21. 22. 23.), mehrerer Fälle Erwähnung gethan, in denen er durch den constanten Strom Heilung erzielte, und waren dies entweder solche, die von einer Periostitis ausgingen (periostitische Schwellung auf dem linken Jochbogen und Verdickung der Galea auf dem linken Scheitel) und durch örtliche Anwendung auf die erkrankte Stelle der Heilung entgegengeführt wurden, oder solche, die sich zu Neuritis cervico-brachialis hinzugesellten und durch Beseitigung der dort vorhandenen knotigen Anschwellungen, geheilt wurden, oder endlich solche, in denen die Halsganglien des

Sympathicus derselben oder entgegengesetzten Seite eine Rolle spielten, indem durch ihre Galvanisation, bei Application der positiven Electrode auf die Gegend des betreffenden Ganglions, der Krampf zum Schweigen gebracht wurde.

Wir wollen den l. c. Pag. 207 citirten Fall, welcher der letzterwähnten Kategorie angehört, im Auszuge wiedergeben.

Der Kranke, ein Bäcker, 30 Jahre alt, bekam vor etwa 3 Jahren einen Krampf des rechten Augenschliessers. Derselbe verbreitete sich von hier binnen Jahresfrist auf die übrigen Gesichtsmuskeln der rechten Seite, namentlich die Zygomatici; und wiederum etwa in Jahresfrist auf den Orbicularis der linken Seite; und schliesslich seit einigen Monaten auf die übrigen Gesichtsmuskeln der linken Seite, so jedoch, dass die rechte Seite immerhin die hauptsächlich befallene blieb. Die Krämpfe hatten einen verschiedenen Charakter: fast beständig geringes Zucken in der Mehrzahl der rechtsseitigen Gesichtsmuskeln, und ausserdem, 7 Mal in der Stunde und öfter, grössere Anfälle von tonischen heftigen Krämpfen vom rechten Orbicularis ausgehend und von den übrigen Gesichtsmuskeln mitgemacht. Er konnte die Anfälle — wie bei solchen mimischen Gesichtskrämpfen die Regel ist — willkürlich hervorrufen, wenn er das rechte Auge schloss. Dann trat unvermeidlich der Krampf ein, und zwar zunächst ein tonischer, stärker rechts als links, auf Minuten und länger; alsdann nahm derselbe einen klonischen Charakter an, indem rasch aufeinander lebhafte Zuckungen der gesammten Gesichtsmuskeln folgten, die dann am Schluss allmälig in kleine zitternde Bewegungen oder Convulsionen der betreffenden Muskeln ausliefen. — Aetiologische Momente waren nicht zu ermitteln, Druckpunkte, die in dergleichen Fällen eine Indication für die Neurotomie abgeben, waren auch vom Prof. v. Graefe nicht ermittelt worden. Da bemerkte Remak, dass rechts an der Halswirbelsäule und in der Nähe des fünften Proc. transversus cerv., an der vorderen Fläche desselben (wo das Ganglion cervicale medium erwartet werden darf), sich ein beim Drucke schmerzhafter Punkt fand, wo zwar der lebhafte Druck die Krampfanfälle nicht sistirte, wohl aber die Einführung der positiven Electrode eines intensiven galvanischen Stromes den Krampf zum Stehen brachte. Nach dreiwöchentlichem Gebrauch des Stromes waren am 1. Februar die Krämpfe auf ein so geringes Maass herabgesetzt, dass der Kranke seine Arbeit wieder aufnahm, und seit drei Monaten ununterbrochen fortsetzte. Er hat in der Zwischenzeit, in der er nicht mehr galvanisirt wurde, höchstens in Wochen- oder Monatsfrist gelinde tonische Krampfanfälle des rechten Orbicularis palpebr. gehabt; jetzt tritt nur, wenn er willkürlich die Augen fest zusammendrückt, auf Sekunden eine tonische Zusammenziehung sämmtlicher Muskeln der rechten Gesichtshälfte ein, übrigens befindet er sich so wohl, dass er keine Lust hat, diese Krampfresiduen durch Fortsetzung der Kur zu beseitigen.

Remak erwähnt bei dieser Gelegenheit auch solcher Fälle, in denen sich aus Gesichtskrämpfen allgemeine **epileptische Krämpfe** entwickelt haben, und in denen ebenfalls durch galvanische Behandlung des Halstheils des Sympathicus günstige Erfolge erzielt wurden. Er ist der Ansicht, dass es sich in solchen Fällen um indirecte katalytische Wirkungen, d. h. um solche handle, die von den Nerven aus auf die Blutgefässe, zu denen sie sich begeben, stattfinden, indem sie durch Erweiterung derselben und durch Erregung eines Säftestromes im Inneren der Gewebe, die Resorption von Exsudaten etc. bewirkten. Er ist geneigt, dem Ramus vertebralis vom Ganglion thoracicum primum in dieser Hinsicht eine ganz besondere Bedeutung beizulegen, indem dieser Ast die Arteria vertebralis, einen der wichtigsten Zuflusskanäle zur Basis cerebri, versorgt, mithin möglicherweise katalytische Wirkungen auf die Gehirnbasis ausüben könne.

In Folge rheumatischer Affectionen, sei es eines einfachen Muskelrheumatismus, oder einer rheumatischen Exsudation in die Muskelsubstanz selbst, treten häufig Contracturen besonders der Hals- und Schultermuskeln ein. Im ersteren Falle sind es primär die Schmerzen, die den Patienten veranlassen, dem betreffenden Theile eine abnorme Stellung zu geben, die später zur Gewohnheit, und endlich in Folge der secundären Ernährungsstörungen, die sich in den unthätigen Muskeln entwickeln, habituell wird. Diese Ernährungsstörungen, die denen vollständig analog sind, welche sich in Fällen ausbilden, in welchen in Folge eines festen, lange Zeit anliegenden Verbandes, oder in Folge eines abgelaufenen apoplectischen Processes, Muskeln zu langer Unthätigkeit verurtheilt sind, werden oft in überraschend schneller Weise durch die Anwendung der Electricität, und zwar ebensowohl des constanten Stromes, als durch cutane oder musculäre Faradisation beseitigt. Aber auch bei denjenigen **rheumatischen Contracturen**, die auf Exsudatbildung in der Muskelsubstanz selbst beruhen, kann man ebensowohl dadurch Heilung erzielen, dass man neben der cutanen Faradisation der über der Contractur gelegenen Hautpartie, den unterbrochenen Strom auf die verlängerten Muskeln richtet und dadurch ihre Contractionskraft in einem Maasse erhöht, welches zur Ausdehnung des verkürzten Muskels hinreicht — als auch dadurch, dass man einen stabilen Strom durch den erkrankten Muskel leitet.

Erdmann berichtet (l. c. Pag. 209) folgenden hierher gehörigen Fall:

Der Strohhutfabrikant W. hatte sich einen Rheumatismus zugezogen, wodurch er gezwungen wurde, den Kopf stark nach rechts vorn und unten zu drehen. Anfangs vermochte er noch den Kopf, wiewohl mit Schmerzen und Unterstützung der Hand, in die richtige Stellung zu bringen; später gelang dies nicht mehr, und der Zustand blieb trotz der Anwendung von Dampfbädern, Umschlägen, Einreibungen, Blutentziehungen ungeändert. Vier Monat nach Beginn des Leidens wandte sich der Kranke an Dr. Erdmann, der eine ausgebildete Torticollis rheumatica vorfand, und zwar berührte das Kinn fast das rechte Schlüsselbein, während der linke M. sternocleidomastoideus sehr gespannt unter der Haut zu fühlen war. Der Patient vermochte durch Nachhelfen mit der Hand den Kopf etwas nach hinten zu bewegen, aber nicht nach links. Passive Bewegungen verursachten ausserordentlichen Schmerz. Die electromusculäre Contractilität und Sensibilität des Sternocleidomastoideus war etwas verringert. Nach der zuerst vorgenommenen electrocutanen Reizung des Halses wurde die Bewegung des Kopfes sofort freier, und blieb es während mehrerer Stunden. Am folgenden Tage faradisirte Erdmann zugleich den M. splenius capitis der linken Seite und das obere Dritttheil des Sternocleidomastoideus, worauf der Kopf gerade und sogar etwas nach links gerichtet wurde. Die Bewegungen blieben jetzt freier und nach der zehnten Sitzung war der Kranke vollständig geheilt.

M. Rosenthal heilte durch den constanten Strom folgenden Fall (l. c. Pag. 105):

Die 30jährige Therese Kramer, fortgeschickt um aus der Stadt etwas zu holen, kehrte wenige Stunden darauf, von einem plötzlichen, heftigen Regen durchnässt, mit einer Contractur des rechten Trapezius zurück, der Kopf war nach rechts und hinten geneigt, das Kinn nach links gekehrt. Die Clavicularportion des rechten Trapezius fühlte sich hart an und wurde schmerzhaft, sobald Patientin den Kopf aufzurichten versuchte. Das Durchleiten eines constanten Stromes durch den afficirten Muskel hatte sofort eine freiere Bewegung des Kopfes zur Folge. Am nächsten Morgen wurde eine zweite Galvanisation vorgenommen, welche die abnorme Stellung des Kopfes vollständig beseitigte und die rasch hergestellte Patientin ihrem Berufe wiedergab.

D. Lähmungen.

In der Behandlung der Lähmungen hat der electrische Strom von alten Zeiten her die ausgedehnteste und erfolgreichste Anwendung gefunden — und in der That ist er nach den ihm innewohnenden Qualitäten vor allen anderen Mitteln geeignet, hier eine Rolle zu spielen. 1) Die Electricität ist Reizmittel. Demgemäss bewirkt sie, wie alle anderen organischen oder anorganischen, chemischen oder mechanischen Reize auf motorische Nerven geleitet, eine Zusammenziehung der Muskeln, in welchen sich der gereizte Nerv verbreitet, und diese erfolgt, gleichviel ob der Nerv noch mit Gehirn und Rückenmark in Zusammenhang steht oder davon getrennt ist, so lange er überhaupt noch reizbar ist; direkt auf den Muskel geleitet, löst sie Contractionen aus — sie ruft auf sensible Nerven oder deren Ausbreitungen gerichtet, Empfindungen hervor, so lange sie mit Gehirn und Rückenmark in unversehrter Verbindung stehen — sie ist endlich das einzige bekannte Mittel, welches alle Sinnesnerven erregt, während die übrigen nur einzelne derselben zu erregen im Stande sind: Schallwellen den Acusticus, flüchtige Stoffe den Olfactorius, lösliche den Geschmackssinn etc. Es weichen aber der constante und der intermittirende Strom in ihrem Verhalten den Nerven und Muskeln gegenüber in manchen Beziehungen von einander ab, indem bei tieferen Ernährungsstörungen bisweilen die galvanische Irritabilität erhalten ist, während die faradische erloschen, und höchstens durch Reizung der Hautnerven mittelst des secundären Inductionsstromes auf dem Wege des Reflexes vereinzelte Zuckungen hervorgerufen werden können (s. Pag. 179). Wahrscheinlich beruht diese Differenz darauf, dass von den beiden Factoren, welche nach v. Bezold und Fick die Reizung bedingen, nämlich die Dichtigkeitsschwankung des Stromes und die Zeitdauer des ununterbrochenen Durchströmens, unter gewissen Umständen dem Letzteren eine grössere Bedeutung zukommt, als dem Ersteren. 2) Der electrische Strom vermehrt die Blutzufuhr zu dem gereizten Körpertheil. Leitet man einen unterbrochenen Strom durch den einen Oberschenkel eines Frosches, so dass Tetanus des Schenkels entsteht, während man den anderen Oberschenkel nicht reizt, so werden in dem tetanisirten Schenkel nicht nur die Blutgefässe der Haut stark ausgedehnt und mit Blut gefüllt, sondern auch die Muskeln sind so von Blut strotzend, dass bei jedem Einschnitt in dieselben hellrothes Blut ausströmt, während das Fleisch des nicht electrisirten Schenkels sein gewöhnliches, bleiches, blutleeres Ansehn darbietet. 3) Der electrische Strom erhöht die Temperatur und vermehrt das Volumen des gereizten Theiles. In Bezug hierauf haben wir Pag. 47 die Matteucci'schen und Ziemssen'schen Beobachtungen über die durch Muskelcontraction bewirkte Temperatur-Erhöhung und Volumen-Zunahme kennen gelernt. 4) Der electrische Strom steigert die Contractions-Energie der Gefässwände. Wir verweisen auf die Pag. 84 angeführten Weber'schen Versuche an den Gekrös-Arterien des Frosches; M. J. S. Schultze (De arteriarum notione, structura, constitutione chemica et vita. 1850. Pag. 52) hat die durch den Inductionsstrom bewirkte Verengerung des Lumens auch für die grösseren Arterien nachgewiesen. 5) Der electrische Strom wirkt den secundären Veränderungen entgegen, die sich in den zur Unthätigkeit verurtheilten Nerven und Muskeln entwickeln. John Reid (On the relation between muscular contractility and the nervous system. Edinburg 1841. Pag. 9—11) schnitt mehreren Fröschen die Nerven der unteren Extremitäten im Wirbelkanal durch, so dass ihre Nerven-Verbindung mit dem Rückenmark vollständig aufgehoben war, und galvanisirte dann täglich die Muskeln des einen paralysirten Beines, während er die des andern ebenfalls gelähmten Beines unberührt liess. Nach Verlauf zweier Monate hatten die Ersteren weder an Festigkeit, noch an Umfang verloren und contrahirten sich auf den galvanischen Reiz im entsprechenden Maasse, während die anderen wohl die Hälfte ihres Volumens eingebüsst hatten, und sich schlaff und welk anfühlten. 6) Der electrische Strom ist im Stande die verlorene Leistungsfähigkeit der Nerven und Muskeln wiederherzustellen. Wie jedes Gewebe eine seinem Entwickelungsgrade parallel laufende Thätigkeit besitzt, so ist dies auch mit Nerv und Muskel der Fall. Da der electrische Strom die Ernährung der Muskelsubstanz durch Contraction der Muskeln — die ihrerseits eine reichlichere Zufuhr arteriellen Blutes zu dem Gewebe derselben, und damit Hand in Hand eine Steigerung der endosmotischen Fähigkeit der Fasern bewirken — zu verbessern im Stande ist, da ferner die endosmotische Eigenschaft der Muskelfasern in einem gewissen Verhältniss zu ihrer Leistungsfähigkeit steht, so ist der electrische Strom auch im Stande die gesunkene Leistungsfähigkeit wieder zu erhöhen, die verlorene wiederherzustellen. Ob bei Muskeln, die im höchsten Grade atrophisch sind, durch electrische Reizung eine Regeneration von Muskelfasern stattfinden kann, oder ob hier nicht vielmehr, wie Zenker (Ueber Veränderung der willkürlichen Muskeln im Typhus abdominalis. 1864) nachgewiesen, eine Neubildung von Muskelfasern stattfindet, ist im höchsten Grade zweifelhaft — aber auch im letzteren Falle wird der Strom durch Herstellung geeigneter Ernährungsverhältnisse der Bildung neuer Muskelelemente nur förderlich sein. 7) Der electrische Strom ist im Stande in nicht gelähmten Muskelfasern eine supplementäre Thätigkeit zu entwickeln. L. Hepp (Beitrag zur Lehre von der Hypertrophie der Muskeln in Henle und Pfeuffer's Zeitschrift für rationelle Medicin. Neue Folge. Band IV. Heft II. Pag. 257) hat nachgewiesen, dass bei Hypertrophien der Muskeln, die Dickenzunahme der Primitivfasern der Muskeln für sich hinreiche, die Massenzunahme zu erklären, dass ebenso die durch Alter und Uebung bedingten Verschiedenheiten in der Dicke desselben Muskels nur von der verschiedenen Dicke der Primitivfasern abhängig seien. So wird auch durch den electrischen Reiz eine Dickenzunahme und damit Hand in Hand eine erhöhte Leistungsfähigkeit der normalen Muskelfasern bewirkt. 8) Durch den electrischen Strom sind wir im Stande, wie Erb (Deutsches Archiv für klinische Medicin. Bd. III. Pag. 240 seq.) nachgewiesen, auf das Gehirn und Rückenmark direkt einzuwirken; ausserdem scheint uns durch die Galvanisation des Sympathicus und seiner Ganglien und deren Einfluss auf die vasomotorischen Nerven ein Weg gebahnt zu sein, um auch auf indirektem Wege einzelne Lähmungen, die ihren Ausgangspunkt im Gehirn oder Rückenmark nehmen, zu heilen — wie wir ein gleiches Verfahren behufs der Beseitigung einzelner Krampfformen (siehe Pag. 312) kennen gelernt haben (indirekte katalytische Wirkungen). 9) Wenn auch die direkte Electrolyse bei den Resorptionsvorgängen, die wir zur Beseitigung gewisser Lähmungsvorgänge in Aussicht nehmen, eine geringe Wirkung ausübt, so scheint dagegen die Fähigkeit des Stromes, einen Transport der Flüssigkeiten von einer Electrode zur anderen zu vermitteln, bei diesen Vorgängen eine um so bedeutungsvollere Rolle zu spielen.

Wenden wir uns jetzt zu den einzelnen Lähmungsformen, so sind unstreitig die **cerebralen** diejenigen, welche, ihren aetiologischen Verhältnissen entsprechend, die geringste Aussicht auf Heilung durch den electrischen Strom gewähren — gleichwohl bewährt derselbe auch hier seinen Nutzen und zwar dadurch, dass er oftmals secundäre Erscheinungen, das Kältegefühl, die Anästhesie, die Atrophie, die Contracturen der Flexoren etc. beseitigt oder mindert, und dadurch die Lähmung gleichsam auf ihren eigentlichen Werth und Umfang zurückführt. Bei den apoplectischen Lähmungen besonders markirt sich sein Nutzen deutlicher und zwar kann derselbe hier ein doppelter sein, indem erstens die Gehirnportion in der Umgebung des apoplectischen Heerdes, welche durch Hyperämie, seröse Durchfeuchtung etc. funktionsunfähig geworden, durch direkte Durchströmung wieder funktionirend und so den anatomischen Veränderungen vorgebeugt wird, welche vom Extravasat aus durch das Halsmark zu den Nerven und Muskeln allmälig vorschreiten, oder zweitens in einer späteren Zeit und dann meist auf unvollkommenere Weise, durch Beseitigung dieser secundären Erscheinungen selbst. Die Verfahrungsweisen, die dabei in Anwendung gezogen werden, sind folgende drei: 1) Die Behandlung durch den Kopf, bei welcher Remak einen Pol an die Halswirbelsäule, den andern auf die der Lähmung entgegengesetzte Stirnhälfte setzt oder den Sympathicus galvanisirt. 2) Die Galvanisation der gelähmten Muskeln. 3) Die Faradisation derselben. Was die erste Methode anbetrifft, die Remak (siehe Med. Central-Zeitung. 1863. Pag. 157) von der Ansicht ausgehend, dass jede cerebrale Hemiplegie als eine traumatische, durch das Extravasat bedingte Entzündung der Hirnsubstanz zu betrachten sei, nach dem Gebrauch örtlicher Blutentziehungen (an Schläfe und Hinterhaupt), resorbirender Einreibungen und Exutorien, sofort in Anwendung gezogen haben will, und bei welcher er dann selbst bei hypertonischen Hemiplegien, die bei längerem Bestehen, seiner Erfahrung nach, unheilbar geworden wären, vollständige Heilung bewirkt haben will — so hat dieselbe, meines Wissens, bisher keine Nachahmer gefunden,

In der späteren Zeit dagegen, in der es sich mehr um die Beseitigung der Folgezustände handelt, habe auch ich namentlich von der Galvanisation des Sympathicus mit oder ohne Eintritt der diplegischen Contractionen wesentlichen Nutzen gesehen — dagegen war ich nicht so glücklich, eine momentane und dauernde Lösung von Contracturen durch centrale Behandlung zu erreichen, wie dies Remak und Benedikt gelungen ist.

Die periphere Behandlung besteht in der Anwendung von galvanischen Rk.-Nv.- und Rk.-Ml.-Strömen oder in localer Faradisation, durch welches letztere Verfahren man in einem späteren Stadium einerseits die leichten Contracturen der Flexoren zu beseitigen, andererseits die Leistungsfähigkeit der ergriffenen Muskeln wiederherzustellen im Stande ist. Die Beseitigung der Contracturen wird ausserdem durch Faradisation der betreffenden Beuger mittelst selten unterbrochener Ströme gefördert. — Dass man, namentlich wenn man die Galvanisation des Gehirns frühzeitig anwenden will, nur schwache Ströme (8 bis 12 Elemente) wenige Minuten hindurch in Gebrauch zieht, versteht sich von selbst, aber auch in der späteren Zeit ist dieses, so wie die periphere Galvanisation und Faradisation nur mit Vorsicht anzuwenden, so lange sich Reizzustände dee Gehirns durch tonische Contacturen zu erkennen geben. Ueberhaupt sollte man in dergleichen Fällen nur versuchsweise wenige Sitzungen eintreten lassen, und wenn sich dann kein sichtlicher Erfolg zeigt, zur Zeit von der weiteren Behandlung mittelst Electricität abstehen, da dann von dem Verfahren nichts zu erwarten ist, während umgekehrt selbst merkliche Fortschritte in den ersten Sitzungen uns noch in keiner Weise berechtigen, unsere Hoffnungen für das schliessliche Resultat zu hoch zu spannen. — Isolirte Lähmungen einzelner Augenmuskeln, die oftmals als erstes und einziges Zeichen eines beschränkten apoplectischen Heerdes in die Erscheinung treten, gestatten meist in Beziehung auf ihre Beseitigung durch locale Anwendung des constanten oder unterbrochenen Stromes eine günstige Prognose, sind aber häufig die Vorläufer neuer und folgenschwererer apoplectischer Insulte.

Beobachtung 75. Max Bunzel, 8 Jahre alt, erkrankte im Jahre 1865 an einer Encephalitis mit Bewusstlosigkeit und heftigen Krämpfen, der eine totale Lähmung der linken Körperhälfte folgte. Im Mai 1866 fing der kleine Patient wieder an zu gehen und von dieser Zeit ab besserte sich auch die Ernährung des linken Beins; dagegen war, als ich den Knaben am 23. Januar 1867 zum ersten Mal sah, der Arm noch vollständig gebrauchsunfähig, kalt und an den Thorax herangezogen — Ellenbogen und Hand waren flektirt, konnten nicht grad gestreckt und etwa bis auf 1 Zoll vom Rumpf entfernt werden; passive Streckung des Armes und der Hand, sowie passive Erhebung des Oberarms gelang leicht; der M. deltoideus, sowie die vom N. radialis versorgten Strecker waren theilweise, der N. ulnaris vollständig gelähmt. Die electro-musculäre Contractilität war in allen, auch theilweise sehr atrophischen Muskeln (z. B. Mm. interossei) intact, die Sensibilität war nicht gestört. Die Faradisation der gelähmten Muskeln bewirkte, dass schon nach 13 Sitzungen (27. Februar) der Arm bis zur Horizontalebene erhoben, die Hand gestreckt, die Finger etwas abducirt werden konnten. Nach 27 Sitzungen (Ende April) fungirt der M. deltoideus, ebenso der M. triceps normal, die Finger können adducirt und abducirt, auch die einzelnen Finger grade gestreckt werden, so dass wir Ende Juni mit 42 Sitzungen, nachdem sich auch die Muskulatur des Unterarms und der Hand mehr entwickelt hatte, mit voller Befriedigung die Kur schliessen konnten.

Beobachtung 76. Herr August F., Magistrats-Secretair, stellte sich im Januar 1855 mit der Klage über Doppelsehen, welches ihn vor einigen Wochen, als er Mittags aus dem Büreau nach Hause ging, zum ersten Male, seitdem aber fortwährend belästige, in der Gräfe'schen Klinik vor. Der objectiv zu beurtheilende Stand der Augen schien der Norm entsprechend, die Prüfung der Diplopie ergab damals keine genauere Localisation, nur war es evident, dass eine paretische Affection zugleich mehrere Nervenstämme, vorwaltend des linken Auges getroffen habe, und war der Verdacht auf eine centrale Krankheitsursache theils dadurch, theils durch die plötzliche Entstehung des Leidens, theils durch die Benommenheit des Kopfes, über welche der Patient beständig klagte, und durch andere Symptome gerechtfertigt. Der Kranke wurde 4½ Monat hindurch mit mehrfachen Applicationen des Ferrum candens längs der Wirbelsäule, mit Kalium jodatum, den Stahl'schen Pillen etc. behandelt, und Ende Mai zur Anwendung der Electricität von Herrn v. Gräfe an mich verwiesen. Sein Zustand war, nach dem Bericht des Dr. A. Gräfe, damals folgender: Die Sehaxenstellung des linken Auges zeigte unter keinen Verhältnissen einen namhaften Deviationswinkel von der Normalstellung, so dass das äusserliche Ansehen des Kranken kaum auf die Art seines Uebels Schlüsse erlaubt hätte, wenn sich dasselbe nicht in der characteristischen (der prävalirend entwickelten Parese des Obliquus superior entsprechenden) Kopfhaltung (Drehung des Kopfes um seine Transversalaxe nach vorn und zugleich um seine Verticalaxe nach der gesunden, d. i. hier nach der rechten Seite hin) zum Theil bekundet hätte. Nur bei der Diagonalstellung nach innen und unten, d. i. der, in welcher die ausfallende Wirkung des Obliquus sup. am evidentesten wird, weil er in dieser Richtung am excursivesten auf die Höhenstellung der Hornhaut wirkt, zeigte es sich, dass das linke Auge — entsprechend der Wirkung des Trochlearis nach aussen und unten — nach innen und oben etwas zurückblieb, dass also unter besagten Verhältnissen ein Strabismus convergens mit gleichzeitiger Höhenabweichung eintrat. — Die Diagnose konnte aus den Erscheinungen der Diplopie vervollständigt werden, und nach der Analyse derselben ergab sich, dass der Kranke ausser mit der erwähnten Paralyse des Obliquus superior, noch mit einer leichten paretischen Affection des Rectus internus behaftet war. Die Parese des Obliquus superior war bereits in der Art in einer Veränderung begriffen, dass sich eine leichte Contractur des Obliquus inferior entwickelt hatte, d. h. die Affection begann bereits in concomitirendes Schielen der Obliqui überzugehen. Der Kranke war durch seine Doppelbilder ausserordentlich belästigt, und zwar zeigte es sich bei der Prüfung, dass ihn die Höhendimensionen besonders beirrten. Zur Ausgleichung derselben wurde ihm eine prismatische Brille (13°), Basis nach unten, verordnet. Er erkannte sehr erfreut die wohlthätige Wirkung derselben an, obgleich sie ihm nicht die Möglichkeit verschaffte, bei gleichzeitigem Gebrauch beider Augen, lesen oder schreiben zu können.

Nachdem ich den Patienten vier Wochen hindurch in der Weise electrisirt hatte, dass ich den einen Conductor auf das Stirnbein, den andern auf diejenigen Punkte des geschlossenen Auges legte, von denen aus der M. obliquus sup. und M. rectus int. den Stromesschleifen am zugänglichsten erschien, ergab die in der Gräfe'schen Klinik angestellte Untersuchung Folgendes: Die paretischen Affectionen der leidenden Muskeln sind bedeutend zurückgegangen; die Doppelbilder können nur noch provocirt werden, wenn die Sehaxe auf Objecte eingerichtet wird, die so gelegen sind, dass die Wirkung der betreffenden Muskeln am meisten in Anspruch genommen wird — ihre ausfallende Wirkung also auch am meisten in die Erscheinung treten muss — so vorzüglich nach unten und rechts. Erscheinungen, abhängig von einem geringen Grade von Contractur des Obliquus inferior, sind noch vorhanden. Vom Juli 1856 ab war der Patient im Stande, seine Secretariatsgeschäfte von Neuem aufzunehmen. — Dass wir es hier in der That mit einem cerebralen Leiden zu thun hatten, dafür lieferte leider die Folgezeit den traurigen Beweis. Nach einem halben Jahre, in dem der Patient vollständig arbeitsfähig war, traten wiederholte Anfälle von Schwindel und Bewusstlosigkeit ein, endlich wurde er harthörig, schwach auf den Beinen und musste im Frühjahr 1859 seine Dimission nehmen. — Eine Augenmuskellähmung ist übrigens nicht wieder erfolgt.

Benedikt veröffentlicht in der Medic.-chirurg. Rundschau, 1864, Beobachtung 47, folgenden Fall:

Josef Steiner, 69 Jahre alt, Kaufmann, hat am 24. August vorigen Jahres auf dem Grabe seiner Frau einen hemiplegischen Anfall mit Bewusstlosigkeit erlitten, und zugleich die Sprache, aber nicht das Wortgedächtniss verloren. Bei seiner Aufnahme (7. Mai 1863) ist die rechte untere Extremität zur Norm zurückgekehrt, die Articulation der Vocale und einzelnen Consonanten möglich, der rechte N. facialis gelähmt; die Zunge ist nicht deutlich schief und wird convulsivisch bewegt; die geistigen Functionen sind normal. Sämmtliche Muskeln des Vorderarms und der Hand, mit Ausnahme der Daumenballen - Muskeln, sind gelähmt, die Beugemuskeln der Phalangen und des Carpusgelenks, ebenso die Pronatoren sind in Contractur. Die Beugung und Streckung des Ellenbogengelenks sind normal; er hebt den Arm blos bis zum Ohr und bringt die Hand mühsam auf die Schulter der andern Seite. Die electro - musculäre Contractilität ist in den gelähmten Muskeln mit Ausnahme der Supinatoren und auch im nichtgelähmten Triceps bedeutend herabgesetzt. Galvanische Behandlung der linken Gehirnhemisphäre vom Hinterhaupt zur Stirn bewirkt, dass sofort die Phalangen und das Carpusgelenk willkürlich gebeugt werden können. 13. Mai (8. Sitzung): Patient streckt gut in den Metacarpophalangealgelenken und etwas in den Phalangealgelenken. 4. Juni: geringe Supination. Ende Juni wird Patient, da kein weiterer Fortschritt sich zeigte, entlassen.

Beobachtung 77. Madame D., 35 Jahre alt, Wittwe, gesund und regelmässig menstruirt, doch trotz fünfjähriger Ehe niemals gravida, verlor Mitte December 1864 ohne bekannte Veranlassung plötzlich die Sprache, doch kehrte dieselbe nach wenigen Minuten wieder Am 7. Januar 1865 wiederholte sich, als Patientin in ruhigem Gespräche auf dem Sopha sass, derselbe Zufall — es kehrte aber diesmal die Sprache nicht wieder, vielmehr folgte ihrem Verlust, trotz eines auf dringenden Wunsch der Angehörigen verrichteten Aderlasses, in der darauf folgenden Nacht: Verlust des Bewusstseins und complete Lähmung der ganzen rechten Körperhälfte. — Ich sah die Patientin auf den Wunsch des Dr. Steinrück sen. am 1. März 1865. Sie lag im Bette, unfähig sich von einer Seite auf die andere zu wenden, der rechte Arm war noch total gelähmt, die Hand krampfhaft geschlossen (die Contractur der Flexoren konnte ohne grosse Anstrengung, wenn auch nicht ganz überwunden werden), das Bein konnte etwas gegen den Leib herangezogen werden, das Gesicht war wenig verzogen, Sensibilität herabgesetzt, Aphasie vollständig, Schmerz in der linken Stirnhälfte. Die electro-musculäre Contractilität normal. Die Faradisation der gelähmten Muskeln hatte einen so sichtlich von Sitzung zu Sitzung fortschreitenden Erfolg, dass Patientin mich am 4. April (nach 13 Sitzungen) in meiner Behausung aufsuchen und selbstständig die Treppe ersteigen konnte. Der Arm konnte bis zum

Winkel von 60° erhoben werden, die Sensibilität hatte sich gebessert, nur der Verlust der Sprache, der die lebhafte Patientin ganz besonders unglücklich machte, bestand ungeändert fort, sowie der Kopfschmerz. — Die Galvanisation des Gehirns von der linken Stirnhälfte nach der Halswirbelsäule konnte zwar Letzteren für kurze Zeit beschwichtigen, hatte aber auf die Beseitigung der übrigen Lähmungserscheinungen keinen wesentlichen Einfluss — überhaupt schritt trotz der Anwendung von Pl.-Nv.- und Nv.-Mk.-Str., abwechselnd mit Faradisation die anfangs so rapide Besserung jetzt sehr langsam vor, so dass, als die Patientin nach 50 Sitzungen (10. August) die Kur beendete, der Arm etwa zum rechten Winkel erhoben, die Fingerbewegungen noch erschwert, das Gefühl noch unklar war und nur wenige Worte undeutlich ausgestossen werden konnten. Auch heute (17. März 1867), wo ich die Kranke wieder aufsuchte, zieht sie den Fuss beim Gehen nach, strickt und stickt, obgleich das Tastgefühl lange nicht die normale Schärfe erreicht hat, spricht aber noch äusserst undeutlich und unverständlich; der Kopfschmerz hat sich seit ihrem vorjährigen Aufenthalte in Homburg verloren.

Beobachtung 78. Herr Heinrich St., Kaufmann, 26 Jahre alt, schwächlich, litt seit vielen Jahren an Herzklopfen, auf einer Herzhypertrophie insbesondere des linken Ventrikels ohne Klappenfehler beruhend, als er am 5. Mai nach heftigem Aerger schwindlig wurde, und ohne das Bewusstsein zu verlieren umfiel. Erst als er zu Wagen in seine Wohnung gebracht war, wurde er bewusstlos, bekam Krämpfe und es entwickelte sich eine vollständige Lähmung der Motilität und Sensibilität der ganzen linken Körperhälfte, ebenso wie der Blase. Im katholischen Krankenhause, in welchem Patient sich vier Monat aufhielt, besserte sich der Zustand insoweit, dass er, den linken Fuss stark nachziehend, grössere Strecken zurücklegen konnte; den Arm vermochte er bis zu einem Winkel von 40° zu erheben, die Finger ein wenig zu bewegen; die Blasenlähmung hatte sich bis auf öfter eintretenden Harndrang verloren. Als sich der Kranke auf den Rath des Dr. Ulrich am 1. April 1867, also beinahe 2 Jahre nach dem Anfall an mich wandte, konnte er den linken Arm mit Anstrengung bis zum Winkel von 70° erheben; derselbe war abgemagert, kalt, seine Sensibilität herabgesetzt, auf der äusseren und inneren Handfläche, besonders in den Fingern sogar vollständig aufgehoben, so dass Berührung gar nicht, Nadelstiche nur schwach gefühlt wurden; dabei leicht zu überwindende Contractur des M. pectoralis minor, sowie des M. biceps, im höheren Grade des M. flexor digit. comm.; ein Versuch die Hand zu strecken, scheiterte an der Unbrauchbarkeit der Mm. interossei; Patient hinkte noch bedeutend und klagte zeitweise über Eingenommenheit des Kopfes. — Die Behandlung, die 2 bis 3 Mal wöchentlich vorgenommen wurde, bestand in der Galvanisation des Sympathicus in der Weise, dass der positive Pol auf die dem linken Gangl. cerv. sup. entsprechende Stelle des Halses, der negative rechterseits in der Höhe des 5. oder 6. Halswirbels aufgesetzt wurde, und war der Erfolg, bei gleichzeitigem Eintritt diplegischer Reflexzuckungen, ein so befriedigender, dass Patient nach 12 Sitzungen am Ende des Monats April seinen Arm, dessen Temperatur sich auch erheblich gebessert hatte, vollständig erheben und strecken konnte, die Sensibilität hatte sich gebessert, der Fuss wurde weniger nachgezogen; nach jeder Sitzung fühlte St. seinen Kopf freier. Nach ferneren 15 Sitzungen, in denen auch neben der Sympathicus-Reizung absteigende Nv.-Mk.-Ströme angewandt wurden, besserte sich auch die Beweglichkeit der Hand insoweit, dass dieselbe am 28. Juli vollständig extendirt, die Finger adducirt und abducirt werden konnten. Am 12. August, wo wir mit der 38. Sitzung die Kur schlossen, konnte der Patient sämmtliche Fingerbewegungen ausführen, auch kleine Gegenstände fassen und festhalten, wenn er auch noch genöthigt war, die Augen dabei zu Hülfe zu nehmen; die Temperatur des Armes war annähernd normal, die Ernährung hatte sich erheblich gebessert, er konnte in seinem Geschäfte wieder unbehindert thätig sein. — Stoffe durch das Gefühl zu unterscheiden, war er jedoch nicht im Stande.

Durch Galvanisation des Sympathicus war Remak auch so glücklich, einen Fall von combinirter Lähmung verschiedener Augenmuskelnerven, der Gesichtsnerven, des Hypoglossus mit Betheiligung der Athemnerven — kurz einen Fall von weit verbreiteter Lähmung, deren Ausgangspunkt an der hinteren Schädelgrube zu suchen ist — zu heilen; wir entnehmen denselben der Berliner klin. Wochenschrift 1864. Pag. 269.

Ein Landmann, 69 Jahre alt, immer gesund, erkältete sich im November 1863 bei schwerer Arbeit im Freien und bekam plötzlich Doppelsehen. Dasselbe nahm allmälig überhand, es trat eine Senkung und eine namentlich linkerseits beträchtliche ödematöse Schwellung der Augenlider, bald darauf Schwerbeweglichkeit des Gesichts, Unfähigkeit den Mund und die Zunge in normaler Weise zu bewegen, endlich Catarrh und behinderte Expectoration hinzu. Im Verlauf von Monaten hatte die Ptosis einen solchen Grad erreicht, dass Patient nicht mehr im Stande war zu arbeiten und sich nach Berlin zu Prof. v. Gräfe begab, der ihn nach vergeblichem Gebrauch von Jodkalium am 24. April 1864 Herrn Remak übersandte.

Derselbe fand folgendes Krankheitsbild vor: Die Augenlidspalte betrug kaum mehr als 1½ Linien; rechts war die Pupille gar nicht zu sehen, weil der Augapfel durch Lähmung des Rectus int. nach aussen und oben gestellt war, links trat sie gleichfalls nur wenig zu Tage. An den Augäpfeln waren die Muskeln in sehr unsymmetrischer Weise gelähmt; von den Gesichtshälften die linke mehr, als die rechte und wiederum die Wangen mehr als der Stirntheil. Die Bewegungen der Zunge waren gestört und ihre Spitzung unmöglich; übrigens waren sämmtliche gelähmte Muskeln für electrische Ströme unerregbar*). — Eine zweite Reihe von Lähmungserscheinungen betraf die Athemmuskeln: der Thorax erweiterte sich nicht bei der Inspiration, der Kranke konnte nicht aushusten. Die Allgemeinerscheinungen anlangend, war der Spitzenstoss des Herzens matt, die Herztöne dumpf, Pulse 70 bis 80. das Gesicht des Kranken zeigte leichenhafte Blässe besonders um Mund und Nasenspitze.

Remak galvanisirte den Sympathicus und schon nach wenigen Sitzungen zeigte sich ein bemerkbarer Erfolg. Nach 14 Tagen war Patient ausser Gefahr, denn vor Allem hatten sich die Athembewegungen gebessert; auch nahmen an diesem Fortschritt zum Guten die Gesichts-, Zungen- und Augenmuskeln in entsprechender Weise Theil. — Als Remak nach vierwöchentlicher Behandlung den Patienten, der dringender Geschäfte wegen nach Hause reisen musste, wenn auch noch nicht vollständig geheilt, der Berliner med. Gesellschaft vorstellte, war zwar der rechte Augapfel noch ein wenig nach aussen und oben gestellt, auch sah er beim Blick nach links schwach doppelt, dagegen war die Bewegung der Augenlider gut, er konnte schnell und ohne Beschwerde die Augen öffnen und schliessen. In gleicher Weise waren Residuen der Facialisparalysen vorhanden, dagegen konnte P. normal einathmen, ausathmen, expectoriren und lachen. Die electrische Erregbarkeit der Gesichtsmuskeln hatte sich ad integrum restituirt, seine Gesichtsfarbe war gesund und frisch.

Die **spinalen** Lähmungen müssen wir in Bezug auf die Therapie, wie Benedikt richtig bemerkt, in zwei Klassen theilen: 1) in solche, bei denen die Bewegungsstörung auf mangelnder Bewegungsfähigkeit der betreffenden Muskeln beruht — **eigentliche spinale Lähmungen**; 2) in solche, bei denen zwar die Muskelbewegungen isolirt mehr oder weniger normal ausgeführt werden können — dagegen die Bewegungsfähigkeit bei coordinirten Bewegungen gestört ist — **tabetische Lähmungen**.

*) Die aufgehobene electro-musculäre Contractilität der gelähmten Muskeln veranlasst mich, den Grund der Lähmungserscheinungen in einem diffusen Exsudat in der hinteren Schädelgrube, und nicht in einer von den vasomotorischen Nerven abhängigen Blutlaufsstörung, zu suchen, was Remak unentschieden lässt.

Die **eigentlichen spinalen Lähmungen** werden meist erst dann Objekt der Electrotherapie, wenn das acute Stadium abgelaufen ist und wir die durch die Laesion gesetzten secundären Störungen zu beseitigen haben, so bei traumatischen Verletzungen, so bei den durch partielle Myelitis oder durch Myelo-Meningitis, oder durch Meningitis spinalis, oder durch Bluterguss in die Rückenmarkshäute bedingten Lähmungen etc. Bei diesen allen werden wir die Faradisation der gelähmten Muskeln oder die Galvanisation mittelst absteigender labiler Rk.-Nv.- oder Nv.-Mk.-Ströme mit gleichem Vortheil anwenden, und lasse ich mich namentlich bei den spinalen Kinderlähmungen, die wir oben (Pag. 201 seq.) abgehandelt haben, von dem Gefühl der kleinen Patienten leiten, denen häufig das durch Anwendung des constanten Stromes verursachte Brennen viel unangenehmer ist, als die durch Faradisation mittelst selten unterbrochener Ströme bewirkte Empfindung. Namentlich bei Fällen dieser Art, die meist, wenn sie von ausreichendem Erfolg gekrönt sein sollen, eine besondere Ausdauer von Seiten der Angehörigen und Aerzte erfordern, lasse ich häufig lange Pausen in der Kur eintreten (in denen durch Bäder, Einreibungen, Frottirungen, passende mechanische Vorrichtungen dieselbe unterstützt wird) dergestalt, dass ich die Kinder ein oder zwei Mal im Jahre einer etwa vierwöchentlichen electrischen Behandlung unterwerfe, ein Verfahren, welches ich nicht dringend genug empfehlen kann. — Sind bei den spinalen Lähmungen noch Reizzustände vorhanden, die sich durch spontanen oder durch Druck verursachten Schmerz an einer bestimmten Stelle der Wirbelsäule zu erkennen geben, so ist die Galvanisation der Wirbelsäule mittelst stabiler Ströme und zwar in der Weise zu verrichten, dass der + Pol auf die gereizte, der — auf eine indifferente, von der Wirbelsäule etwas entfernte Stelle hingesetzt wird; hier würde die periphere Behandlung mittelst galvanischer oder faradischer Ströme nur schaden.

Beobachtung 79. Der Briefträger Anton Schaeffer, 40 Jahre alt, früher stets gesund, empfand von Mitte April 1858 ab, ohne bekannte Veranlassung häufigen Drang zum Uriniren, der ihn alle halbe Stunde, später noch häufiger befiel, und dem sehr bald unfreiwilliger Urinabgang folgte. Die erwähnten Beschwerden waren aber nur im Gehen vorhanden, lag der Patient im Bett, so wurde er von denselben nicht belästigt. Anfang Mai gesellten sich zu diesen Leiden heftige Kreuzschmerzen, Reissen in beiden Beinen, vorwaltend in der rechten

Wade, Eingeschlafensein des ganzen Unterkörpers, unfreiwilliger Stuhl, endlich Anaesthesia cutanea und muscularis bis zu dem Grade, dass weder Berührung noch Einführung von Nadeln, namentlich in den Hinterbacken und auf der hinteren Seite der Oberschenkel percipirt wurde. Trotz der Anwendung von Blutentziehungen im Kreuz, der Einreibung von Pockensalbe, des inneren Gebrauchs von Jodkali machte das Uebel, namentlich die Unbrauchbarkeit der Beine immer weitere Fortschritte, und von Ende Mai ab konnte der Patient gar nicht mehr gehen. Im Verlauf der Monate Juni und Juli besserte sich der Zustand allmälig, wenigstens wurde die Bewegung in den Beinen freier, und der Patient konnte, als er auf den Rath des Herrn Dr. Sachs am 12. August meine Hülfe in Anspruch nahm, mit Mühe und Anstrengung grössere Wege zurücklegen, aber der häufige Drang zum Urinlassen, dem, wenn er nicht sofort befriedigt werden konnte, unfreiwillige Urinentleerung folgte, die reissenden Schmerzen in den Beinen, namentlich im Verlauf der Nn. ischiadici, das beständige Drängen im Mastdarm, das Gefühl von Taubheit und Eingeschlafensein in den Beinen, die Anaesthesie der Blase, Hinterbacken, Ober- und Unterschenkel dauerten noch ungemindert fort. — Nach 12 electrischen Sitzungen (8. September), in denen zuerst die electrische Moxe hinter den Trochanteren, der electrische Pinsel auf die anästhetischen Haut- und Muskelpartien applicirt wurde, hatten sich Schmerzen und Anaesthesie der Haut und Muskeln fast vollständig verloren, der Gang des Patienten wurde gleichzeitig freier und leichter. Die Fortdauer der Blasen- und Mastdarmbeschwerden veranlassten mich, vom 1. October (20. Sitzung) ab den Strom auch in diese Organe hineinzuleiten; die Anaesthesie der Blase war eine so erhebliche, dass der intensiveste schnellschlägige Strom des du Bois'schen Apparates bei der ersten Einführung vom Kranken nicht empfunden wurde. — 32. Sitzung (am 1. November): die Anaesthesie der Blase hat sich vermindert, der Urin fliesst in gehörigem Strahle ab, auch ist der Patient im Stande, denselben länger zurückzuhalten, nur wenn er weitere Wege macht, stellt sich gleichzeitig mit dem Drängen im Mastdarm ein unüberwindlicher Drang zum Uriniren ein; der Stuhl erfolgt zwar seit Wochen nicht mehr spontan, doch ist noch Neigung zur Diarrhoe vorhanden, die durch den Gebrauch der Tinctura Opii leicht beseitigt wird. Dies ist auch der Grund, weshalb der Patient erst nach der 43. Sitzung (am 1. December), nachdem wir den Strom etliche Mal gleichzeitig in den Mastdarm und in die Blase geleitet hatten, seinen beschwerlichen Dienst wieder antreten und ohne Unterbrechung fortsetzen konnte. Er ist auch jetzt (1868) noch vollständig gesund.

Beobachtung 80. Der Lieutenant im 1. Infanterie-Regiment Herr W. L. erkrankte nach einem anstrengenden Brigade-Manoever am 6. August 1854 an einem rheumatischen Fieber von achtwöchentlicher Dauer, dem eine allgemeine Abspannung, namentlich grosse Schwäche der Beine folgte. Eine Reise nach einem sechszehn Meilen von seiner damaligen Garnison Danzig gelegenen Landgute, wohin er sich zur Kräftigung seiner Gesundheit Anfangs October begab, verursachte Zittern in den Armen, später Brustkrämpfe, Stiche in der Herzgegend, Herzklopfen und andere Erscheinungen ungewöhnlicher nervöser Aufregung. Dieselben verschwanden zwar nach einigen Tagen der Ruhe, wurden aber kurze Zeit darauf, in Folge einer Spazierfahrt nach einem vier Meilen entfernten Gute, auf welcher die Bewegung des Wagens dem Patienten grosse Unbequemlichkeiten verursachte, von Neuem und in höherem Maasse hervorgerufen. Es stellten sich krampfhafte Schmerzen im Kopf, im Herzen, in der Brust, in den Beinen ein, die ihn zum lauten Aufschreien nöthigten; die Berührung der Fingerspitzen, der Fersen war über alle Beschreibung empfindlich. Bis zum Frühjahr 1855 verloren sich diese nervösen Beschwerden, so dass der Patient, schwach und abgemagert, in acht kleinen Tagereisen die Reise von Ostpreussen nach Berlin zurücklegen konnte, aber auch hier wieder zeigten sich die Symptome der Spinal-Irritation in solcher Weise entwickelt, dass die behutsamste Berührung der Wirbel, namentlich des 4., 7., 11. Rückenwirbels all die krampfhaften Erscheinungen wieder hervorrief, an welchen er im vergangenen Winter gelitten hatte; der Puls war intermittirend, die Extremitäten kalt, der Kranke in der höchsten Aufregung. Dieser Zustand veranlasste seine Aerzte, die Geh. Räthe Drr. Vehsemeyer und Lauer, einen längeren Aufenthalt im Bade Landeck anzuempfehlen. Hier hoben sich die Kräfte, die nervösen Erscheinungen verminderten sich, die Empfindlichkeit der Wirbelsäule verschwand, aber in demselben Maasse nahm die Unbrauchbarkeit der Beine zu, so dass der Kranke nach achtwöchentlichem Aufenthalt im Bade an beiden Beiden vollständig gelähmt hierher zurückkehrte. Nach dem längere Zeit fortgesetzten Gebrauch von reizenden Einreibungen etc. wurde mir Ende November 1855 der Patient von den genannten Aerzten zur electrischen Behandlung überwiesen. Er war an beiden Beinen gelähmt; dieselben konnten zwar gleichzeitig, aber nicht eines ohne das andere adducirt, gar nicht abducirt werden; die Streckung der Unterschenkel war vollständig aufgehoben, Extension und Flexion der Zehen beiderseits in beschränktem Maasse ausführbar; der Kranke bewegte sich, auf zwei Krücken gestützt, springend weiter, indem es ihm unmöglich war, die Beine von einander zu trennen. Die electro-musculäre Contractilität war sehr erheblich herabgesetzt in den Mm. crurales, vastus ext., vastus int. und rectus, in den Mm. glutaei und zwar annähernd gleichmässig in beiden Beinen, während Anaesthesie der Haut rechterseits im höheren Grade vorhanden war; die Rückenmuskeln reagirten rechterseits weniger gut, als linkerseits; die Adductoren waren contrahirt. Stuhlgang war ziemlich regelmässig, häufiger Drang zum Urinlassen quälte den Kranken. Reflexbewegungen, die öfters spontan, auf Hautreizung beständig eintraten, veranlassten mich, von der Anwendung des Pinsels, trotz des gleichzeitigen Vorhandenseins von Anaesthesie und Lähmung, vor der Hand Abstand zu nehmen, und nur schwache Inductions-Ströme 2 Mal wöchentlich anfangs 10 bis 15 Minuten lang anzuwenden. Bereits nach der 16. Sitzung (18. Januar 1856) konnte Patient ohne Hülfe der Krücken stehen und beim Gehen mit Krücken, einen Fuss vor den andern setzen. Von der 25. Sitzung ab (16. Februar) faradisirte ich die anaesthetischen Hautpartien und stellte dadurch in wenigen Sitzungen das normale Hautgefühl wieder her. In der 30. Sitzung (am 3. Mai) konnte der Patient, wenn er die Arme auf den Tisch stützte, um denselben herumgehen; der Drang zum Uriniren hatte sich gänzlich verloren. Am 21. konnte er an zwei Stöcken statt der Krücken, deren er sich bisher bediente, im Zimmer auf- und abgehen; am 25. Juni (39. Sitzung) promenirte er, auf einen Stock gestützt, ¼ Stunde im Garten und reiste dann im Juli in ein Nordseebad, aus dem er nach einem vierwöchentlichen Aufenthalt vollständig geheilt zurückkehrte.

Beobachtung 81. Hauptmann G., 38 Jahr alt, nahm zuerst vor 6 Jahren, als er, in der Kanonengiesserei in Spandau beschäftigt, vielfachen Erkältungen ausgesetzt war, eine gewisse Unruhe in beiden Beinen wahr, die er unbeachtet liess, bis sich eine eigenthümliche Empfindung von Kälte und Gefühllosigkeit über die ganze linke Körperhälfte verbreitete und sein Körper ihm wie in zwei Hälften getheilt erschien. Diese Sensibilitäts-Anomalien verloren sich allmälig, hingegen stellte sich jetzt eine immer fortschreitende Schwäche und Haltlosigkeit im linken Oberschenkel, Reflexbewegungen in beiden Beinen, erhebliche Abmagerung der linken Hinterbacke und des linken Oberschenkels, endlich ein Gefühl von Druck an der Lendenwirbelgegend ein. Gegen diese Beschwerden wurden eine Kaltwasserkur, russische Bäder, Jodkalium, sowie im Frühjahr 1863 die Electricität, und zwar Letztere mit besonderem Erfolg angewandt, so dass der Patient, nachdem er dann noch Marienbad besucht hatte, ohne Anstrengung reiten und mit leichtem Nachziehen des Beins gehen konnte. So blieb der Zustand, langsam in der Besserung fortschreitend — die höchstens zeitweise durch gastrische Störungen oder selbst geringfügige Excesse in Baccho eine Verschlechterung, dann aber auch bis zur vollständigen Unbeweglichkeit erfuhr — bis zum October 1867, wo Patient beim Heraussteigen aus einer Droschke einen solchen Fall that, dass er sich ohne fremde Hülfe nicht wieder zu erheben vermochte. Von dieser Zeit ab nahm das Hinken und die Haltlosigkeit im Bein erheblich zu; der Patient konnte nur mit vollständig gestrecktem, nicht mit im Knie gebogenem Bein gehen, das Heruntersteigen der Treppe verursachte ihm grosse Anstrengung; dabei hatte er starke Reflexbewegungen in den Beinen und eine fortschreitende sehr erhebliche Abmagerung im linken Oberschenkel. So sah ich den Kranken am 13. Januar 1868, und es ergab die Untersuchung ausser den genannten Symptomen: nur noch einen Schmerz beim Druck auf die Lendenwirbelgegend, während Sensibilitäts- und Coordinations-Störungen vollkommen fehlten. Wir hatten es hier mit einer **circumscripten Myelitis** zu thun, applicirten demgemäss den +Pol auf die schmerzhafte Stelle der Wirbelsäule, den —Pol auf die Gegend des linken Pl. cruralis am Oberschenkel, und hatten in Kurzem einen so eclatanten Erfolg, dass bereits (27. Januar) nach der 9. Sitzung: die Ernährung des Beins erheblich zugenommen, das Hinken sehr vermindert, das Treppensteigen wesentlich erleichtert war, dass grössere Fusstouren ohne Anstrengung zurückgelegt werden konnten, und die Reflexzuckungen seltener eintraten. — Die Besserung schritt ununterbrochen bis zu der am 12. Februar erfolgten Abreise des Patienten fort.

Hitzig berichtet in **Virchow's** Archiv 1867. Bd. XL. folgenden Fall von **traumatischer Myelo-Meningitis spinalis**, den er durch den Gebrauch des constanten Stromes heilte:

Der Sergeant im Garde-Train-Bataillon **Herrmann Rothbart**, 33 Jahr alt, von kräftigem Körperbau und gut entwickelter Muskulatur stürzte im März 1865 mit dem Pferde und fiel auf den unteren Theil des Rückens. Trotzdem er von diesem Zeitpunkt ab Schmerzen in jener Gegend hatte, verrichtete er seinen Dienst bis er im Mai an einer Brustfellentzündung erkrankte, die ihm erst im Juli die Wiederaufnahme seiner Geschäfte gestattete. — Von dieser Zeit ab nahmen die Rückenschmerzen allmälig zu, es gesellten sich zu ihnen: excentrische Schmerzen in den Extremitäten und eine grosse Empfindlichkeit der Hautdecken. Patient hatte häufig, namentlich in liegender Stellung, das Gefühl von Ameisenlaufen, Einschlafen der Füsse, dauernd die Empfindung der Filzsohle unter den Füssen. Es traten unwillkürliche, fibrilläre, partielle und locale Muskelzuckungen ein, die motorische Leistungsfähigkeit nahm mehr und mehr ab, ohne dass es mit Ausnahme einer vorübergehenden Diplopie zu eigentlichen Paralysen gekommen wäre; endlich hatte Patient drei- bis viermal wöchentlich Pollutionen, ohne anfangs impotent zu sein. Die Unsicherheit der Locomotion nahm mehr und mehr zu, so dass er zunächst im Dunkeln und bei geschlossenen Augen nicht gehen und stehen konnte, schliesslich jedoch auch bei Tage und mit geöffneten Augen sich nur in gebückter Stellung fortbewegen konnte, weil ihn, sobald er sich aufrichtete, Schwindel erfasste und überdies die Rückenschmerzen an Heftigkeit zunahmen. Sein Schlaf war schlecht, sein Appetit lag danieder, er magerte ab. — Nachdem Argentum nitr., Jod etc. vergeblich gebraucht waren, wandte sich der Kranke am 8. Januar 1866 an Herrn Dr. **Hitzig**. Er stand gebückt und konnte sich ohne Schwanken nicht aufrichten, beim Schliessen der Augen greift er, im Begriff zu fallen, sofort um sich; Paralysen fehlen, Pupillen reagiren normal; leise Berührungen der Haut mit einem Stecknadelkopf werden mit Ausnahme des Gesichts im ersten Moment fast gar nicht empfunden; Berührungen der Haut, der Extremitäten und des Rumpfes rufen heftige reflectorische Zuckungen in den beiden symmetrischen Gliedern resp. am Rumpf hervor; die Wirbelsäule, namentlich die Intervertebralräume sind sehr empfindlich. Der Patient wird mit stabilen Strömen in absteigender Richtung behandelt. Nach 8maliger Behandlung am 16. Januar: 7stündiger Schlaf, fast keine spontanen Schmerzen, Gefühl von Erleichterung in den Beinen. Gastrische Störungen erforderten eine entsprechende Behandlung, machten aber keine Unterbrechung der Cur nothwendig, im Gegentheil wirkte die Behandlung des Sympathicus auf das Allgemeinbefinden vortheilhaft ein. Vom 28. Januar wurden ausserdem die beiden Nn. crurales mit absteigenden stabilen Strömen und mit so gutem Erfolg behandelt, dass Patient am 8. Februar 15 Secunden mit geschlossenen Augen stehen kann und das filzige Gefühl unter den Sohlen fast ganz verloren hat. Dagegen brachten am 9. und 10. Februar versuchsweise angewandte „labile Ströme" eine erhebliche Verschlimmerung hervor, die jedoch durch Galvanisation des Sympathicus bald wieder beseitigt wurde. Dieses letztere Verfahren, die Behandlung der grossen Nervenstämme mit absteigenden Strömen und des Rückenmarks durch Application des + Pols über den schmerzhaften Wirbeln, förderten den Gesundheitszustand des R. der Art, dass am 22. Februar, also nach 6wöchentlicher Behandlung, von all' den geschilderten nervösen Symptomen nichts mehr nachweisbar war, als ein mässiger Schmerz beim Druck auf mehrere Intervertebralräume. Patient machte auch schon seit längerer Zeit grössere Wege, in den letzten Tagen selbst stundenlang, so dass er am 20. März aus der Kur entlassen und bald darauf als Bote beim Stadtgericht angestellt wurde. Ein Recidiv, welches am 10. November eintrat, war, obgleich Patient seine Geschäfte ununterbrochen fortsetzte, gegen Ende December ziemlich beseitigt, als bedeutende Anstrengungen und Erkältungen in den ersten Tagen des Januar 1867 eine so erhebliche Verschlechterung herbeiführten, dass der Eingangs geschilderte Zustand, und mit viel stärkerer Ausprägung nervöser Erscheinungen (zuckende Bewegungen im linken Schenkel und linken Bein), grösserer psychischer Niedergeschlagenheit und erheblichen gastrischen Störungen wieder eintrat und eine zweimonatliche, der geschilderten analoge Kur, bis zur Wiederaufnahme einer Briefaustragestelle am Stadtgericht am 1. März desselben Jahres, nothwendig machte. Im Verlaufe der Behandlung nahm Dr. Hitzig wiederholt Gelegenheit den Tastsinn des Patienten an den Unterschenkeln und Füssen mittelst eines Federbartes zu prüfen, und hat durch beigefügte Zeichnungen die allmälig fortschreitende Besserung bis zu fast normalem Verhalten schematisch dargestellt.

Was die **tabetischen Lähmungen** anbetrifft — einen Namen, den wir zur Zeit noch beibehalten müssen, insofern die graue Degeneration der Hinterstränge höchstens das Endresultat des Krankheitsprozesses bildet, und die Ataxie weder dieser Krankheitsspecies eigenthümlich, noch in allen hierher gehörigen Fällen vorhanden ist — so ist ihre Prognose im Allgemeinen nicht mehr eine so verzweifelte, als sie früher war. Erstens kommen bisweilen Affectionen des Rückenmarks vor, die mit den für Tabes charakteristischen Symptomen auftreten, und die in ihrer Entstehung durch absolute Ruhe in der Rückenlage bei entsprechendem diätetischem Verhalten vollständig geheilt werden. Zweitens hat das Argentum nitricum, sowie drittens die Electricität in nicht seltenen Fällen und selbst in weiter vorgerückten Stadien der Erkrankung Resultate herbeigeführt, die wir wohl als Heilungen ansprechen dürfen. Von diesen beiden Mitteln aber hat das Argentum nitricum, welches auf die Beseitigung der etwa vorhandenen Blasenlähmung, sowie eines gleichzeitigen Magen- und Darmkatarrhs einen unverkennbaren Einfluss ausübt, und vielleicht auch durch Herabsetzung der Reflexerregbarkeit des Rückenmarks die Sicherheit des Ganges befördert, den ursprünglichen Empfehlungen nur in geringem Maasse entsprochen, wenn auch der neuerdings von Eulenburg sen. (Verhandlungen der Berliner med. Gesellschaft. Heft II. 1867) bekannt gemachte Fall zu neuen Versuchen mit diesem Mittel ermuthigt. Dagegen hat die Electricität eine grössere Zahl von gebesserten, selbst geheilten Fällen aufzuweisen. In die letztere Kategorie gehören namentlich solche, in denen die Patienten entweder spontan über Schmerzen an einer bestimmten Stelle des Rückgrats klagen oder wo erst eine sorgfältige Untersuchung eine gegen Druck besonders empfindliche Stelle bemerkbar macht. Diese, der wahrscheinliche Sitz einer primären oder secundären Meningitis ist desshalb besonders in's Auge zu fassen, weil es durch ihre Behandlung mittelst des constanten Stromes bisweilen gelingt, die charakteristischen Symptome der Krankheit zu beseitigen. Das dabei anzuwendende Verfahren ist folgendes: Es wird die positive Electrode einer ziemlich kräftigen Batterie (30—40 Elemente) auf die schmerzhafte Stelle gesetzt und 3 bis 5 Minuten in dieser Lage erhalten, während der negative Pol abseits der Wirbelsäule auf dem Rücken festgestellt wird.

Der Güte des Dr. Drissen verdanke ich folgende hierher gehörige von ihm behandelte Fälle:

Beobachtung 82. Herr S. O., 52 Jahre alt, litt schon seit 6 Jahren an neuralgischen Schmerzen in den Beinen, mit dem Charakter der excentrischen. Vor 2 Jahren sprang er Nachts bei einer Feuersbrunst aus dem Bette, um sich beim Löschen zu betheiligen und erkältete sich bei dieser Gelegenheit heftig. Es stellt sich Ataxie ein, die in dem Maasse zunimmt, dass Patient zuletzt nicht mehr gehen kann — nach einiger Zeit erfolgt eine geringe Besserung, die Patient zur Reise nach Berlin benutzt. Als er sich zuerst vorstellt, ist sein Gang sehr unsicher, beim Schliessen der Augen fällt er um — auch vermittelst des Stockes vermag er sich kaum auf den Beinen zu halten; übrigens ist das rechte Bein schlechter, als das linke, und dem entsprechend die Anästhesie der Fusssohle rechts beträchtlicher, als links; die oberen Extremitäten sind unbetheiligt.

Da bei der Untersuchung sich der erste Lendenwirbel auf Druck empfindlich zeigt, so wurde die Behandlung ausschliesslich auf diesen Wirbel gerichtet und zwar mit dem positiven Pol, während der negative abwechselnd rechts oder links auf das Hüftbein gesetzt wurde. Nach der fünften Sitzung war das Schwanken beim Schliessen der Augen kaum noch bemerkbar, die Taubheit in den Fusssohlen geschwunden, Patient vermochte weite Wege ohne jede Ermüdung zu gehen und zwar ohne sich selbst des Stockes zu bedienen. — Leider gelang es nicht den Kranken noch weiter zu beobachten, da er sich für vollständig gesund erklärte und nach der 6. Sitzung Berlin verliess.

Beobachtung 83. J. W., 13½ Jahr alt, bietet folgendes Krankheitsbild dar, welches sich im Laufe eines Jahres allmälig entwickelt hat. Er ist kaum fähig einige Schritte zu gehen, ohne sofort zu ermüden; beim Gehen wird besonders das linke Bein stark vorwärts geschleudert, wie überhaupt der ganze Gang das Bild eines an Tabes Leidenden darbietet. Das rechte Bein vermag er nicht auf einen Stuhl zu setzen, das linke nur mit Mühe, wenn er sich an einen Gegenstand festhält. Patient klagt über ein filziges, taubes Gefühl unter den Fusssohlen, obgleich objectiv keine erheblichen Sensibilitätsstörungen nachweisbar sind; beim Schliessen der Augen schwankt er stark. — Da sich der dritte Rückenwirbel durch seine Empfindlichkeit auf Druck markirte, wurde die positive Electrode auf diesen fixirt, während die negative in der Hüftgegend angesetzt wurde. — Nach der 1. Sitzung vermochte der kleine Patient sofort das rechte Bein auf einen Stuhl zu setzen, jedoch schwand die Besserung in der ersten Zeit der Behandlung schon nach wenigen Minuten wieder. Die Behandlung dauerte in diesem Fall mit häufigen Unterbrechungen 7 Monate, dann war J. aber im Stande stundenlange Wege zu machen und ohne besondere Ermüdung tüchtig zu laufen. — Er hat sich seitdem köperlich in jeder Weise normal entwickelt und bietet das Bild eines robusten Jungen — auch jetzt nach Jahresfrist besteht nur noch ein geringes Schwanken beim Schliessen der Augen, als letztes Krankheitsüberbleibsel.

Beobachtung 84. Der Kaufmann P. K., 30 Jahre alt, litt seit mehreren Jahren an häufigen Pollutionen und nächtlichen Erectionen, an leichter Ermüdung beim Gehen und an einem Gefühl von Spannung in der inneren Fläche der Oberschenkel — zu welchen Symptomen neuerdings Zerschlagenheit zwischen den Schulterblättern, Druck auf der Brust und lancinirende Schmerzen in den unteren Extremitäten hinzutraten. Der positive Pol wurde hier auf den fünften, gegen Druck empfindlichen Rückenwirbel, der negative auf das Hüftbein gesetzt und so der Patient, dem seltnere Sitzungen besser bekamen, in 6 Wochen bis zur vollständigen Beseitigung seiner Beschwerden im Ganzen 12 Mal galvanisirt. — Etwa nach einem Jahre traten nach wiederholt mit grosser Aufregung vollzogenem Coitus Symptome der früheren Beschwerden ein, die einer dreimaligen in gleicher Weise ausgeführten Galvanisation wichen.

In der bei Weitem grösseren Zahl von Erkrankungen der betreffenden Art sind aber dergleichen schmerzhafte Stellen nicht nachweisbar, wahrscheinlich, weil hier die Centralnervenzellen primär afficirt, die Rückenmarkshäute aber unbetheiligt sind; diese gewähren in Hinsicht auf den Kurerfolg eine weit ungünstigere Prognose. Remak hat sich bemüht, auch deren localen Sitz zu ergründen und demgemäss aus den verschiedenartig auftretenden Symptomen eine Tabes lumbo-sacralis, lumbodorsalis, dorsalis inferior und superior, cervicalis, basalis und cerebellaris (Siehe Allgem. med. Central-Zeitung 1862. Pag. 869 seq.) construirt, eine Eintheilung, die insofern ihre praktische Bedeutung hat, als Remak darauf seine Behandlung gründet, und jedes Mal den positiven Conductor an derjenigen Stelle applicirt, an die er die locale Erkrankung verlegt. Inwiefern diese Eintheilung anatomisch haltbar ist, müssen Leichenöffnungen entscheiden — dass aber Remak durch sein Verfahren auch in dergleichen Fällen zuweilen überraschende Erfolge erzielt hat, dem werden Diejenigen beistimmen müssen, die Zeugen seiner Krankenvorstellung in der Berliner med. Gesellschaft (S. Berliner klinische Wochenschrift 1864. Pag. 393) am 13. Juli 1864 gewesen sind. Wir wollen die prägnantesten Symptome, worauf er seine Eintheilung stützt, im Kurzen anführen, indem wir die ersten 4 Species, die weniger charakteristische Unterscheidungsmerkmale besitzen, unter dem Namen der eigentlichen Tabes dorsualis, zusammenfassen. Für dieselbe sind charakteristisch: Unsicherheit des Ganges, Betheiligung der Blase, des Mastdarms, der Genitalien, kein anderes Augenleiden, als höchstens Erweiterung der Pupillen, Schmerzen, wenn vorhanden, nie so heftig, wie bei anderen Formen. Tabes cervicalis ist nicht blos ausgezeichnet durch Kleinheit und Unbeweglichkeit beider Pupillen, sondern hauptsächlich durch überaus heftige Anfälle von excentrischen Neuralgien in den Armen und Beinen; die paraplegischen Erscheinungen können hier viele Jahre lang ein niederes Maass einhalten. Tabes basalis beginnt in der Regel mit Störungen in den Augenmuskeln, Doppelsehen oder Schielen; sie verbindet sich mit progressiver Amblyopie und Atrophie der Netzhäute; sie verläuft meist schmerzlos. Tabes cerebellaris verräth sich durch den höchsten Grad der Unsicherheit des Ganges und Zurücktreten aller anderen Erscheinungen — Schmerzen fehlen gänzlich.

Wenn bei dieser Applicationsweise des Stromes seine katalytische Wirkung eine grosse Rolle spielt, so müssen wir für ein anderes Verfahren, welches darin besteht, dass man einen schwachen, aus 10 bis höchstens 20 Elementen erzeugten Strom 10 Minuten hindurch von der Hals- nach der Lendengegend leitet, und welches gleichfalls Erfolge aufzuweisen hat, eine andere Erklärung versuchen. Hier kann die unverkennbar günstige Einwirkung des Stromes, wenn wir nicht etwa die durch keine Thatsache bewiesene Möglichkeit der Wiederbelebung functionsunfähiger Fasern und Ganglienzellen des Rückenmarks durch den Strom als begründet annehmen wollen, wohl nur dadurch erklärt werden, dass er die erkrankten unthätigen, aber noch functionsfähigen Elemente zur Functionirung wieder befähigt — ähnlich, wie ich zu wiederholten Malen beobachtet habe, dass bei angeborenen Facialislähmungen, die nach 10, selbst nach 19jährigem Bestehen in Behandlung kamen, ein- oder zweimalige Faradisation den von der motorischen Portion des Trigeminus versorgten M. buccinatorius dauernd functionsfähig machte (siehe Beobachtung 31 und 32). Schwache Ströme sind aber besonders deshalb hier am Platze, weil die meisten Rückenmarkskranken an grosser nervöser Reizbarkeit und dem entsprechend an leichter Erschöpfbarkeit des Nervensystems leiden.

Dr. Seeligmüller hat (siehe Correspondenzblatt des Vereins der Aerzte des Regierungsbezirks Merseburg. 1867. No. 7) folgenden hierher gehörigen Fall veröffentlicht:

Der Maurer Thielemann, 42 Jahre alt, hatte zuerst vor fünf Jahren, dann vor zwei Jahren „verschlagen“, so dass er sich nach dem ersten Anfalle von der verschieden hochgradigen Lähmung aller 4 Extremitäten erst nach einem halben Jahre erholte, nach dem zweiten Anfall dagegen die Lähmung in dem Grade und in der Ausdehnung behielt, wie sie noch bei seiner Aufnahme besteht. Die motorischen Störungen anlangend, kommt sich Patient auf der Strasse wie ein Betrunkener vor, besonders schwach ist sein linkes Bein, das er zuweilen nachschleppt, und ebenso sein rechter Arm; beim Versuch mit geschlossenen Augen zu stehen, wird er sehr bald schwindlig, auf einen Stuhl kann er ohne Unterstützung nicht steigen. Von Sensibilitätsstörungen giebt er ausser Kreuz- und Rückenschmerzen: Taubsein und Ameisenkriechen in Händen und Füssen und das Unvermögen kleine, dünne Gegenstände, Sechser und Stecknadeln etc. mit den Fingerspitzen deutlich zu fühlen und demnächst vom Tisch aufzunehmen, an, sowie ferner, dass ihm die Brust wie mit einem Riemen zusammengeschnürt sei. — Von der Höhe der Spinae scapulae erstreckt sich bei ihm eine anästhetische Zone nach oben bis zum Scheitel und seitlich bis zum Backenbart; in dieser werden Nadelstiche gut localisirt, aber er fühlt die Nadelstiche stumpf, ebenso an den Fingern und Zehen. Excesse in Venere werden geleugnet; Patient hat 7 Kinder gezeugt, das letzte vor 10 Jahren; seit dem zweiten Anfalle ist er impotent, hat keine Erectionen. Der Stuhl ist stets angehalten; der Urin fliesst nicht in einem ordentlichen Strahl, zuweilen unfreiwillig ab.

Der Kranke wurde täglich 10 Minuten lang mit einem absteigenden Rückenmarksstrome von 10 Elementen, so dass der +Pol oberhalb der anästhetischen Rückenzone, der —Pol in der oberen Lendenwirbelgegend zu stehen kam, behandelt und war der Erfolg schon nach der ersten Sitzung ein wunderbarer. Die Kreuzschmerzen hatten kurz nach der Sitzung aufgehört, die Sensibilität an Daumen und Zeigefinger beider Hände hat sich auffallend gebessert, Patient geht sichrer, zum ersten Mal nach langer Zeit ohne Stock über die Strasse. Nach der zweiten Sitzung kann er den Kopf auch allseitig drehen, ohne wie sonst schwindlig zu werden, so z. B. beim Umsehen während des Weitergehens; etwa 1 Stunde nach der zweiten Sitzung spürt er auch in beiden Mittelfingern besseres Gefühl. Nach der dritten Sitzung fühlt er mit beiden Händen, mit Ausnahme der kleinen Finger, sehr gut, er fühlt auch den Fussboden besser, das linke Bein schleppt weniger nach. Eigenthümlich war die Angabe des Kranken, dass er von der dritten Sitzung an constant kurze Zeit nach der Sitzung, in dem am meisten gelähmten Fusse, sodann im linken Arm, dann im rechten Arm und zuletzt im rechten Fusse, schliesslich in allen Extremitäten gleichmässig ein vermehrtes Kribbeln empfinde. Nach der fünften Sitzung hat sich der Gang des Patienten auffällig verbessert, Patient ist ausserdem im Stande ganze Nachmittage auf dem Halle'schen Pflaster umherzulaufen; auch in der anästhetischen Nackenzone fühlt Patient jetzt die leiseste Berührung deutlich, sein früher sehr unruhiger und kurzer Schlaf ist tief und lang geworden. Während der 7. Sitzung fühlte er den Strom noch in dem kleinen Finger der rechten Hand. Da er jetzt nur noch über schmerzhafte Steifigkeit im Genick klagte, so wurden ausser den 10 Elementen auf der Wirbelsäule, auch noch 6 Elemente durch den Nacken geleitet. Auf diese Weise wurde auch diese letzte Klage des Kranken in sieben weiteren Sitzungen fast völlig beseitigt, so dass der Patient nach 14 Sitzungen als hergestellt zu betrachten war.

Dr. Seeligmüller sah den Patienten 1½ Jahr nach der Behandlung wieder; die errungenen Heilerfolge waren im Wesentlichen geblieben, Patient war die ganze Zeit arbeitsfähig gewesen, nur der linke Fuss schleppte wieder mehr nach, als unmittelbar nach Beendigung der Kur.

Wenig so eclatante Fälle sind bis jetzt bekannt; in häufigeren Fällen sind die Fortschritte in den ersten Sitzungen frappant, aber bald hat man eine Grenze erreicht, über die man, wahrscheinlich in Folge der gesetzten anatomischen Veränderungen, nicht hinwegkommt; oft muss man sich mit der Verbesserung eines oder des andern Symptoms begnügen, oft bleibt auch diese aus. Zweckmässig wird bisweilen noch der centralen Behandlung eine periphcrische hinzugefügt, die theils in der Anwendung stabiler Rk.-Nv.-Str., theils in direkter Galvanisirung der sensiblen Nerven besteht, und wenn sie an ihrem Platze ist, d. h. wenn die Rückenmarksreizung beseitigt ist, auf die Sicherheit des Ganges nicht ohne Einfluss ist. Ueber ihre Zweckmässigkeit muss in jedem Fall das Experiment entscheiden.

Ich selbst habe vor längerer Zeit durch Faradisation der anästhetischen Haut mittelst des electrischen Pinsels einen Erfolg erzielt, der den eclatantesten, durch Galvanisation erreichten an die Seite gestellt werden kann (siehe Beobacht. 85). Einerseits hat hier wohl die directe Einwirkung auf die sensiblen Nerven, andererseits die Reflexwirkung, die durch den Pinsel von den sensiblen auf die motorischen Nerven ausgeübt wird, zu dem gewonnenen Resultat beitragen. Es versteht sich von selbst, dass man von dieser letzterwähnten Methode nur in solchen Fällen versuchsweise Gebrauch machen darf, wo nicht nur die Symptome entzündlicher Reizung des Rückenmarks, sondern selbst die erhöhter Reizbarkeit fehlen, und wir es mit decrepiden, alten Individuen zu thun haben.

Beobachtung 85. Prof. Z., im Jahre 1803 geboren, war als Kind, wenn auch nicht sehr kräftig, doch stets gesund. Als junger

Mann eifrig den Studien ergeben und demgemäss eine mehr sitzende Lebensweise führend, war er in jeder Beziehung mässig. Im Jahre 1844 bemerkte er zuerst, namentlich nach angestrengter geistiger Thätigkeit, eine empfindliche Abspannung in den Gliedern, verbunden mit heftigen Kopfschmerzen, gegen welche Kissingen und Franzensbad erfolglos angewandt wurden. Es nahmen sogar die Beschwerden von dieser Zeit an, und namentlich im Laufe des Jahres 1846 so zu, dass oftmals in Folge der Kopfschmerzen Ohnmachten eintraten. Eine sechswöchentliche Kur in Homburg, eine Reise durch Frankreich und Belgien, schliesslich Seebäder in Ostende beseitigten den Kopfschmerz so vollständig, dass er seitdem nicht wiedergekehrt ist. Dagegen traten im Jahre 1848, welches für den Betreffenden mit vielen Gemüthsbewegungen und Aufregungen verbunden war, Unterleibsbeschwerden immer mehr und mehr hervor; Durchfall wechselte mit Verstopfung, es erfolgte Blut- und Schleimabgang aus dem Mastdarm, und endlich bildete sich ein Prolapsus ani. Der Marienbader Kreuzbrunnen und der nachfolgende Gebrauch der Seebäder brachten geringe Besserung hervor. Seit dem Jahre 1851 gesellten sich zu diesen Leiden empfindliche Schmerzen im Rücken, die nach der Brust oder in die Hüften und Schenkel oder in die Hände ausstrahlten und in diesem letzteren Falle das Schreiben öfters erschwerten. Nachdem der Zustand sich bis zum Jahre 1857 mit Abrechnung der Schwankungen, die durch geistige Ueberanstrengungen oder Temperatur-Einflüsse hervorgerufen wurden und demgemäss vorübergehend waren, auf ziemlich gleicher Höhe erhalten hatte, verschlechterte er sich im Sommer des genannten Jahres in dem Maasse, dass Hände und Füsse fast den Dienst versagten, dass am 11. August auf einem Spaziergange plötzlich eine gänzliche Gefühllosigkeit in den Beinen eintrat, die das Weitergehen unmöglich machte, dass ausser den Unterleibs- auch Blasenbeschwerden eintraten. — Ich sah den Kranken auf Wunsch des Geh. Rath Paetsch am 2. October 1857 zum ersten Mal. Derselbe, damals 54 Jahr alt, war anämisch, mager und kachektisch; beim Versuch mit geschlossenen Augen zu stehen oder einige Schritte zu gehen, entstand ein solches Schwanken, dass er in jedem Moment umzufallen schien; zugleich stellte sich eine ununterbrochene vibrirende Bewegung im M. orbicularis palpebr. ein. Veränderungen in der Pupille waren nicht bemerkbar. Der Kranke klagte über ein von den Lumbarwirbeln ausgehendes Gefühl der Zusammenschnürung, über reissende Schmerzen im Verlauf beider Nn. sapheni, beider Nn. ulnares, über ein Gefühl von Taubheit in den Händen, Erstarrung in den Füssen und namentlich eine vollständige Gefühllosigkeit in der linken grossen Zehe. Dabei häufiger Drang zum Uriniren mit spärlicher Entleerung besonders bei Tage, während bei Nachtzeit der Urin oft unfreiwillig abging; derselbe war dick, sedimentirend, alkalisch. Stuhl war träge, Oeffnung wurde nur durch Kalt-Wasser-Klystiere bewirkt, der Anus war prolabirt, die Nates schlaff und welk. Das electrische Verhalten der Muskeln anlangend, war die electro-musculäre Contractilität und Sensibilität in sehr mässigem Grade herabgesetzt, dagegen war die Haut in den unteren Ulnargegenden, in den Fusssohlen und Zehen anästhetisch. Die Füsse waren beständig kalt, die Haut trocken, der Puls klein und träge, Appetit ziemlich ungestört, Schlaf häufig durch Schmerzen unterbrochen. — Bei den geringen Aussichten, die auch nur auf Besserung in diesem anscheinend vorgerückten Krankheitsfalle vorhanden waren, begnügte ich mich den electrischen Pinsel in deutlich fühlbarem Grade auf die Unterschenkel und Füsse und auf die anästhetischen Stellen der Arme einwirken zu lassen und hatte den überraschenden Erfolg, dass der Patient nach der 3. Sitzung (8. October) besser stehen und ohne fremde Unterstützung durch das Zimmer gehen konnte; die Schmerzen hatten sich erheblich gemindert. — 6. Sitzung (20. October): die Besserung schreitet vor, auch das Urinlassen wird leichter, der Kranke fühlt sich kräftiger und muthiger, Füsse sind wärmer. — 9. Sitzung (30. October): Patient schreibt leichter; es sind wieder Schmerzen eingetreten, die aber von geringer Dauer und Heftigkeit waren; der Gang ist freier, das Schwanken geringer. Es werden jetzt auch die Mm. glutaei quadricipt. fem. und Unterschenkelmuskeln durch schwache Ströme gereizt. — 14. Sitzung (17. November): Patient hat einen Spaziergang gemacht, der ihm gut bekommen ist; der Urin fliesst leichter und reichlicher, der unwillkürliche nächtliche Urinabgang ist sparsamer, Füsse sind warm. Mit der 20. Sitzung (8. December) war die Kur beendet. Der Patient war im Stande von seiner Wohnung am Anhalt-Thor nach der königl. Bibliothek zu Fuss zu gehen, dort einige Stunden zu arbeiten und dann zu Fuss nach Hause zurückzukehren. Schmerzen traten im Laufe des Winters gewöhnlich nur bei Temperaturschwankungen ein und besonders war dann die grosse Zehe des linken Fusses afficirt; die Gefühllosigkeit in den Händen trat nur vorübergehend ein und erreichte niemals den hohen Grad, den sie früher gehabt, Urinbeschwerden waren zwar noch vorhanden, aber erheblich gemindert. Auch in den nächstfolgenden Jahren hielt sich die Besserung beim Gebrauch von Stahlbädern auf dieser Höhe und Patient konnte täglich mit ziemlicher Leichtigkeit grosse Fusspromenaden machen.

Wir haben in den vorhergehenden Capiteln bereits eine Reihe von Krankheitsfällen kennen gelernt, in denen durch **Galvanisation des Sympathicus** Heilung resp. Besserung erzielt wurde. Dieselben betrafen 1) Lähmungen vasomotorischer Nerven (siehe Beobachtung 1); 2) primären Arterienkrampf (siehe Beobachtung 2); 3) apoplectische Lähmungen (siehe Beobachtung 78); 4) Fälle von progressiver Muskelatrophie mit oder ohne Gelenkanschwellungen (siehe Beobachtungen Pag. 219 und 254); 5) Neuralgien und Spasmen cerebrospinaler Nerven, deren Ausgangspunkt, wie der Kurerfolg unzweifelhaft herausstellte, in einer Affection des Sympathicus zu suchen war (siehe Beobachtungen Pag. 279 und 311). Die sub 1 und 2 angeführten Heilungen lassen sich durch die directe Einwirkung des Stromes auf den Sympathicus und des Letzteren Einfluss auf die vasomotorischen Nerven ausreichend erklären, während wir den günstigen Erfolg bei apoplectischen Lähmungen auf die Pag. 312 und andern Orten erwähnten indirecten katalytischen Wirkungen zurückführen müssen. Anders verhält es sich aber mit den sub 4 und 5 angeführten Heilungen, für deren Zustandekommen wir nur in der Hypothese eines directen oder indirecten Einflusses des Sympathicus auf motorische und sensible Nerven eine Erklärung finden können, eine Hypothese, für welche zwar viele Wahrscheinlichkeiten, aber — ausser dem Pag. 77 angeführten Remak'schen Experiment der Erschlaffung des Levator palp. sup. und der krampfhaften Zusammenziehung des Orbicularis palpebr. in Folge der Durchschneidung des Sympathicus am Halse einer Katze — keine einzige positive Thatsache spricht. Wahrscheinlichkeitsgründe für die Beziehungen des Sympathicus zu motorischen Nerven finden wir in dem Eintritt der diplegischen Contractionen, die in einzelnen Fällen nur von den bekannten Applicationsstellen an den Halsganglien des Sympathicus aus erzielt werden können (siehe Beobachtung 87), sowie bei der wiederholt, namentlich bei progressiver Muskelatrophie beobachteten Erscheinung einer Zunahme des Umfangs, der Leistungsfähigkeit und der Erregbarkeit atrophischer Muskeln, in Folge der Anwendung des gleichen Verfahrens. Für die Beziehung zu den sensiblen Nerven spricht die wiederholt von Patienten bei dieser Operation gemachte Aeusserung, dass sie die Empfindung eines Durchströmens oder Kribbelns im Arm oder im Bein hätten, und zwar bald auf derjenigen Seite, an welcher der Halstheil des Sympathicus in den Strom gekommen war, bald auf der entgegengesetzten.

Was die Technik des Verfahrens anbetrifft, so halte ich es für zweckmässiger, den einen Conductor an der inneren Seite des M. sterno-cleido-mastoideus, und den anderen im Nacken so anzulegen, dass das betreffende Ganglion von möglichst vielen

Stromesschleifen getroffen wird, als Beide in der Richtung des M. sterno-cleido-mastoideus zu appliciren. Bei dem erstgenannten Verfahren ist selbstverständlich die Richtung des Stromes ziemlich indifferent.

Wir wollen jetzt noch einige hierher gehörige Beobachtungen folgen lassen.

Beobachtung 86. Gottfried Kornemann, 46 Jahr alt, Tafeldecker, verspürte zuerst im October 1860 nach einer Erkältung: ein Stechen und Würgen im Halse, verbunden mit einem Schlundkrampf, der auf Stunden das Schlucken unmöglich machte. Dergleichen Anfälle wiederholten sich in unbestimmten Zeiträumen und waren für den Patienten mit der Empfindung verbunden, „als wäre im Schlunde ein Stück eingeleimt". Bald gesellten sich andre Sensibilitäts- und Motilitätsstörungen hinzu. Meist waren es spannende Empfindungen, die sich vom Hacken durch das Rückgrat nach dem Hinterkopf erstreckten, als wäre er mit einer kalten Platte bedeckt, oder welche die Brust wie mit einem Reifen durchschnürten oder den Leib auftrieben, als würde fort und fort Luft eingeblasen. Zeitweise traten aber auch Zustände von Erschlaffung und Abspannung ein, es entstand ein allgemeines Zittern, oder ein über den ganzen Körper verbreitetes Gefühl der Unsicherheit, beim Sitzen: als fiele er von der Bank, beim Gehen: als wäre Gummi elasticum in den Gelenken und unter den Fusssohlen, die häufig einschliefen. Bisweilen traten aber auch sichtbare Zuckungen in den Hacken, oder in den Kniegelenken, oder im Nacken ein, und zwar im Letzteren so heftig, dass der Kopf von rechts nach links gedreht wurde. Es wurde ihm allmälig das Stehen schwer, das Gehen oder gar das Treppensteigen unmöglich. — Ich sah den Patienten am 5. Mai 1865 zum ersten Mal. Der Ausgangspunkt des Leidens musste hier in die rechte seitliche Halsgegend verlegt werden, die stark angeschwollen, hart, und namentlich beim Druck auf die dem Ganglion cerv. sup. entsprechende Gegend äusserst empfindlich war — ein Druck, der dann noch gleichzeitig, in den Hinterkopf ausstrahlende schmerzhafte Empfindungen hervorrief. Die Sensibilität bei Berührung und bei Nadelstich war intakt, der Patient konnte mit geschlossenen Augen sicher stehen. Es wurde hier, wo es vor Allem auf die Zertheilung der Geschwulst am Halse ankam (die unsrer Diagnose nach durch Druck auf die Halsganglien des Sympathicus die erwähnten Erscheinungen hervorrief), ein grosser Conductor auf die vordere, ein entsprechend grosser auf die hintere rechte Halsseite angelegt, und ohne Anwendung eines andern Verfahrens, in der Zeit von etwa 1½ Jahre, mit der Rückbildung der Geschwulst ein allmäliges Verschwinden sämmtlicher sensibler und motorischer Störungen bewirkt. Auch bei diesem Patienten rief die Operation fast immer die Empfindung eines Strömens im Arm oder

Bein der vorwaltend leidenden rechten Körperseite hervor. Schon nach Verlauf von 6 Monaten konnte Patient stundenlange Spaziergänge machen, im Winter 1866 zeitweise sein Geschäft als Tafeldecker versehen, und wurde er bis dahin 270 Mal galvanisirt. Im Laufe des Jahres 1867 zeigte er sich nur selten, da nach und nach alle Krankheitssymptome verschwunden waren.

Beobachtung 87. Heinrich Struck, Schneidergeselle, 25½ Jahr alt, hatte vor etwa 8 Tagen an einem starken Schnupfen gelitten, der dann plötzlich verschwand nnd dagegen einer fortschreitenden Anästhesie Platz machte. Dieselbe hatte mit Kribbeln in der linken Fusssohle, sowie mit einem Gefühl von Kälte und Taubheit ebendaselbst begonnen; diese Empfindungen verbreiteten sich innerhalb zwei Tagen über die ganze linke Körperhälfte bis in die Arme hinauf, und blieb nur die vordere Bauchfläche davon unberührt. Reizende Einreibungen hatten keinen Einfluss; im Gegentheil verbreitet sich trotz derselben und trotz 4 russischer Bäder das Uebel auch auf die rechte Körperhälfte, sowohl auf den Arm als auf das Bein, wenn auch in geringerem Grade als linkerseits. In diesem Zustande sah ich den Patienten am 10. November 1867. Besonders im linken Arm war ein Gefühl grosser Schwäche vorhanden, so dass der Kranke nicht die Kraft hatte, seinen Stock mit demselben ohne Unterstützung zu halten; auch war er in Folge der Anästhesie nicht im Stande, kleine Gegenstände mit den Fingern der linken Hand vom Tisch zu nehmen oder einen Knopf zuzumachen. Berührung der Haut mit dem Finger oder der Nadel fühlte er matt und kitzlich. Beim Versuch, die Finger von einander zu entfernen und wieder einander zu nähern, entstanden incorrecte Bewegungen. Dabei hatte er das Gefühl von Strammen in sämmtlichen Gelenken der unteren und oberen Extremitäten, aber auch diese, wie alle andern Erscheinungen links mehr als rechts.

Ich wandte in den ersten zwei Sitzungen den electrischen Pinsel in seiner ganzen Stärke an — eine momentane eintretende Besserung hatte sich bis zur folgenden Sitzung vollständig verloren — ebenso liess mich der constante Strom labil von Plexus brachialis zur Hand, und in entsprechender Weise am Bein in Anwendung gebracht, in drei Sitzungen vollständig im Stich. Da beschloss ich zur Galvanisation des Sympathicus zu schreiten und hatte mich bei dem in diesem Fall ganz besonders zeitraubenden Verfahren der Unterstützung des Dr. Drissen zu erfreuen. Bei der Galvanisation des rechten Halssympathicus traten meist erst nach längerer Einwirkung, und zwar in den ersten Sitzungen auch prägnanter als späterhin: diplegische Contractionen in den Armen und Beinen ein; vom linken Halssympathicus aus erfolgten dieselben entweder gar nicht oder bedeutend schwächer, von anderen Punkten aus konnten sie bei dem wohlgenährten und muskulösen Patienten nicht hervorgerufen werden. Während der Sitzung entstand gleichzeitig beim Ansatz des positiven Poles auf den rechten Halssympathicus: ein starker herunterträufelnder Schweiss in der linken Achselhöhle; ebenso beim Ansatz auf den linken Halssympathicus: Schweiss in der rechten Achselhöhle. Nach den ersten anfangs täglich vorgenommenen Sitzungen: verschwand das pelzige Gefühl auf der rechten Körperhälfte, dagegen liess die Abnahme der Empfindungslosigkeit auf der linken Körperhälfte, und namentlich im linken Unterarm und Hand viel länger auf sich warten. Die Behandlung musste desshalb bis zum 10. Januar 1868 mit öfteren Unterbrechungen von 2 bis 3 Tagen fortgesetzt werden, ehe Patient wieder arbeitsfähig war, und machte die Besserung erst dann raschere Fortschritte, als sehr starke Ströme (bis 38 Elemente) meist mit Ansatz der negativen Electrode an die Lenden- oder Kreuzbeingegend in Gebrauch gezogen wurden. Es waren im Ganzen 27 auf den Sympathicus gerichtete Behandlungen bis zur vollkommenen Heilung nothwendig.

Dr. Drissen beobachtete ausserdem folgenden Fall.

Beobachtung 88. A. G., 18 Jahr alt, bemerkte nach dem mit grosser Anstrengung verbundenen Aufheben einer schweren Last: Schwere und Steifheit in den Armen, die besonders rechts allmälig zunahm, sich bis in die Finger erstreckte und das Schreiben unmöglich machte — so wie ferner neuralgische Schmerzen im Verlauf des N. medianus und radialis. Nachdem 6 Wochen hindurch eine peripherische Behandlung mittelst des constanten Stromes nicht nur erfolglos, sondern wie Patient behauptet, mit allmäliger Verschlechterung des Leidens angewandt worden, wandte er sich am 25. November 1865 an Herrn Dr. Drissen, der bei der Exploration den Deltoideus, den Biceps und die Extensoren des rechten Unterarms hart und die Valleix'schen Druckpunkte am Medianus und Radialis schmerzhaft fand. Die Erhebung des Arms, die Beugung im Ellenbogengelenk, die Streckung und Beugung der in Halbflexion befindlichen Finger, ging nur schwer und unvollkommen von statten. Ein Strom von 18 Elementen mit seinem positiven Pol auf die Fossa subauricularis sinistra, mit seinem negativen Pol rechterseits neben dem 2. bis 6. Rückenwirbel angesetzt, rief ein subjectives Gefühl von Wärme im rechten Arm hervor. In der zweiten Sitzung traten kräftige Zuckungen im Biceps ein, die das Ellenbogengelenk frei machten; bei der dritten Sitzung zuckte auch der Deltoideus. — Patient besserte sich allmälig bei der angegebenen Behandlungsweise, und wurde am 20. Januar 1866 vollständig geheilt entlassen.

Als während der Behandlung zwei Mal versuchsweise eine peripherische Behandlung des rechten Arms eingeleitet wurde, trat jedesmal am folgenden Tag Verschlimmerung ein. Die innerliche Verabreichung von Strychnin, welche 6 Tage hindurch stattfand, bewirkte kein stärkeres Auftreten diplegischer Contractionen (wie Remak angiebt), wohl aber erfolgten am 6. Tage spontane Zuckungen mit Wiederkehr neuralgischer Schmerzen.

Unter allen Lähmungen bieten die peripherischen: die **Nerven- und Muskel-Lähmungen** das günstigste Feld für die Anwendung der Electricität, und zwar sowohl in der Form des unterbrochenen, als in der des constanten Stromes. Die Anwendungsweisen sind, je nachdem wir es mit einer Nerven- oder Muskellähmung zu thun haben: die Faradisation resp. Galvanisation des Nerven oder des Muskels, welche Letztere wiederum, wie wir oben (Pag. 138) des Weiteren besprochen, extramusculär oder intramusculär erfolgen kann.

Was die Wahl zwischen dem unterbrochenen und dem constanten Strom in einem concreten Falle anbetrifft, so scheinen im Allgemeinen peripherische Lähmungen, wenn sie überhaupt heilbar sind, derjenigen Stromesart am zugänglichsten zu sein, für welche die Muskeln die Reizbarkeit bewahrt haben, doch ist diese Prüfung erst vom Ende der zweiten Woche seit Beginn der Lähmung vorzunehmen, insofern (wie die Beobachtungen Pag. 195 und Beobachtung 33 lehren) bei Nervenlähmungen meist erst von dieser Zeit ab eine Störung im electrischen Verhalten der gelähmten Muskeln eintritt. Es werden dann periphere Lähmungen, bei denen der intermittirende Strom mehr oder weniger entsprechende Zuckungen auslöst: mit dem intermittirenden, solche dagegen, bei denen die faradische Reizbarkeit verloren, die galvanische aber erhalten ist: mit dem Batteriestrom behandelt werden — während in der Mehrzahl der Fälle, in der die Reaction für beide Stromesarten, wenn auch herabgesetzt, doch noch vorhanden ist: Inductions- und Batterie-Strom mit Erfolg angewandt werden können. Steht, wie ja in den meisten Fällen, nur der Inductions-Apparat dem Arzt zu Gebote, so hat er behufs Vermeidung jeder Ueberreizung die Pag. 62 und 150 angegebenen Momente zu berücksichtigen, d. h mittelstarke, seltener unterbrochene Ströme in nicht zu langen Sitzungen anzuwenden und mit zunehmender electro-musculärer Contractilität die Stromstärke abzuschwächen; besitzt er dagegen die zur Erzeugung beider Stromesarten geeigneten Vorrichtungen, so wird er dieselben in vielen Fällen vortheilhaft miteinander combiniren, bald die Reaction für den intermittirenden durch die Durchleitung eines constanten Stromes verbessern (siehe Pag. 59), bald, nachdem er durch Galvanisation den Nerv leitungsfähiger gemacht, durch faradische Reizung die gelähmten oder des Tonus beraubten Muskeln kräftiger erregen können.

Fassen wir die Lähmungen näher in's Auge, bei denen die Reaction auf den Inductionsstrom vollständig erloschen, die auf den Batteriestrom dagegen erhalten ist, so zerfallen dieselben in zwei Gruppen. Zur ersten gehören diejenigen, bei denen die auf galvanische Reizung eintretende Zuckung unter das Normalmaass gesunken ist, zur zweiten dagegen diejenigen, in denen dieselbe die Norm übersteigt. Für die erste Gruppe, welche nach den bisherigen Beobachtungen einzelne Fälle von traumatischen Nervenlähmungen, von rheumatischen Facial-Paralysen, von Lähmungen des weichen Gaumens etc. in sich begreift, können wir die Neumann'sche Erklärung acceptiren (siehe Pag. 59): dass wenn die Vitalität eines Nerven oder Muskels tiefer gesunken ist, ein Stadium eintritt, in welchem die über das Momentane hinausgehende Dauer des constanten Stromes Reizeffecte an gelähmten Muskeln und Nerven erzielt, welche durch inducirte Ströme von momentaner Dauer nicht zu erzielen sind. — So wird sich denn nach unseren bisherigen Erfahrungen bei peripherischen Lähmungen die Ernährungsstörung in dem lädirten Nerven, wenn wir vom leichtesten Grade beginnen und zum höchsten emporsteigen (siehe Ziemssen l. c. Pag. 109) durch folgende Reactions - Differenzen kennzeichnen: 1. Grad: Motilität beschränkt oder aufgehoben, Erregbarkeit für intermittirende und constante Ströme normal. 2. Grad: Faradische und galvanische Contractilität gesunken. 3. Grad: Erregbarkeit für den faradischen Strom erloschen, für den galvanischen erhalten sowohl im Nerven, als im Muskel. 4. Grad: Erregbarkeit der Nerven für beide Arten des electrischen Stromes erloschen, dagegen Irritabilität der Muskeln für den constanten Strom erhalten. 5. Grad: Sowohl Nerv als Muskel ist der Erregbarkeit für beide Arten des electrischen Stromes gänzlich beraubt. — Damit sind aber keinesweges alle vorkommenden Formen erschöpft; so behandle ich eine Facialis-Lähmung bei einem kleinen Kinde, bei der weder durch Galvanisation, noch durch Faradisation des Nerven oder der Muskeln, sondern einzig und allein durch Reflex vom Trigeminus aus, d. h. durch schnelles Bestreichen der Muskeln mittelst eines kleinen Conductors schwache Zuckungen ausgelöst werden, so findet sich auch in späteren Stadien traumatischer Lähmungen bisweilen Rückkehr der faradischen Reizbarkeit vor der galvanischen, so hat ferner bei Bleilähmungen in seltenen Fällen die galvanische Reizbarkeit in einzelnen Muskeln mehr gelitten, als die faradische, so kann endlich bisweilen die durch Bleiintoxication oder Trauma entstandene Lähmung längst beseitigt, und dennoch die electrische Reizbarkeit mehr oder weniger herabgesetzt, selbst aufgehoben sein etc. etc.*)

Für die zweite Gruppe dagegen, deren charakteristische Erscheinung in der auf galvanische Reizung die Norm erheblich übersteigenden Zuckung besteht und zu welcher rheumatische Faciallähmungen und zwar in nicht geringer Zahl, sowie Bleilähmungen, auch einzelne Fälle von progressiver Muskelatrophie gehören, muss ich meine in der Berliner med. Gesellschaft bei Gelegenheit eines Vortrages über Facial-Paralysen (siehe Deutsche Klinik. 1864. No. 2) ausgesprochene Ansicht, dass es sich hier um Reflexzuckungen handelt, aufrecht erhalten**).

*) Diese noch keineswegs ausreichend erforschte Mannichfaltigkeit der Zuckungsphänomene bei Anwendung des constanten Stromes, deren Zahl noch durch das Fehlen oder Vorherrschen der Oeffnungs- und Schliessungszuckung erheblich vermehrt wird, verhindert uns z. Z. den galvanischen Strom für die Diagnose der Lähmungen in so ausgedehntem Maasse zu verwerthen, als es mit dem faradischen geschieht, und haben wir deshalb im VIII Abschnitt auch nur vorübergehend von demselben Notiz genommen.

**) Auch A. Eulenburg stimmt, wie er mir mündlich mitgetheilt, belehrt durch einen Fall von Facialis-Paralyse, den er kürzlich beobachtete, neuerdings meiner Ansicht über die Natur dieser Zuckungen bei. — Ich kann bei dieser Gelegenheit nicht umhin, meine entschiedensten Bedenken über die Art und Weise auszusprechen, in der sowohl von A. Eulenburg (Zur Therapie der rheumatischen Facial-Paralysen. Deutsches Archiv für klin. Medicin. 1866. Bd. II. Heft I.), als auch namentlich von Ziemssen (Die Electricität in der Medicin. 1866. Pag. 99) meine damals beigebrachten Behauptungen widerlegt worden sind, indem die genannten Herren das, was sie selbst bei der Benutzung des ihnen zu Gebote stehenden, also doch verhältnissmässig kleinen Materials nicht beobachteten, als überhaupt nicht vorkommend zurückwiesen. So führt u. A. Eulenburg gegen mich an: dass in seinen Fällen die Erregbarkeit für den galvanischen Strom auch gegen die Heilung zu nicht abnahm, was ich von den meinigen behauptete, ferner: dass die von ihm wahrgenommenen Zuckungen durchaus nichts Krampfhaftes hatten, und Ziemssen sogar: dass sich nach seinen Beobachtungen die Qualität der Contraction auf beiden Gesichtshälften grade umgekehrt verhielt, als ich es angegeben! — Bei der Behandlung so subtiler Fragen sollte man die grösste Vorsicht in der Fällung eines definitiven Urtheils walten lassen.

In den Fällen von Bleilähmung (siehe A. Eulenburg, Beiträge zur Galvanopathologie und Therapie der Lähmungen. Berl. klin. Wochenschrift. 1868. No. 2), sowie von progressiver Muskelatrophie, die sich durch einen ungewöhnlich hohen Grad von Reflexerregbarkeit auszeichneten, ist der Eintritt von Reflexzuckungen bei Anwendung schwacher galvanischer Ströme leicht zu erklären — anders aber verhält es sich mit den in Rede stehenden Facial-Paralysen. Hier kommen 1) Fälle vor, in denen weder durch den intermittirenden, noch durch den constanten Strom von den motorischen Punkten aus Zückungen ausgelöst werden können, solche dagegen und zwar sehr intensiv von den Austrittsstellen der Trigeminus-Aeste im Gesicht aus erfolgen (siehe Runge, Facialis-Lähmung und constanter Strom. Deutsche Klinik 1867. Pag. 99). 2) Fälle, in denen bei Anwendung eines Batteriestromes von 8 bis 10 Elementen, und bei Application des einen Conductors im Nacken oder hinter dem Ohr, des anderen an einer beliebigen Stelle des Gesichts: über eine grosse Anzahl von Gesichtsmuskeln verbreitete, ungewöhnlich lebhafte Schliessungszuckungen eintreten, während jeder einzelne der auf diese Weise in Zuckung versetzten Muskeln sich gegen directe Einwirkung eines selbst viel stärkeren Stromes vollständig indifferent verhält, und bei denen ferner mit der fortschreitenden Besserung eine immer grössere Zahl von Elementen zur Erreichung desselben Effects eingeschaltet werden muss. 3) Fälle, in denen ein auf die Muskeln der gelähmten Seite gerichteter Strom von wenigen Elementen (6—8) deutliche Schliessungs- und Oeffnungszuckungen hervorruft, während solche auf der gesunden Seite erst bei Einschaltung von 16—20 Elementen eintreten, und selbst dann denen der gelähmten Seite an Zuckungsgrösse erheblich nachstehen (Fälle von Baierlacher, Schultz, Neumann etc. etc.). — Dass wir es in den sub 1 und 2 erwähnten Fällen mit Reflexzuckungen zu thun haben, für die sich überdies in der Gesichtshaut bei dem Reichthum an sensiblen Nerven und bei den vielfachen Anastomosen zwischen Trigeminus und Facialis, ein besonders geeigneter Boden findet, ist wohl kaum zweifelhaft, wenn wir auch über das reflexvermittelnde Centrum noch vollständig im Unklaren sind, dagegen liessen sich die sub 3 bezeichneten Fälle vielleicht noch auf andere Weise deuten. —

Nach diesen allgemeinen Bemerkungen wollen wir

einige besonders erwähnenswerthe peripherische Lähmungsformen cursorisch besprechen.

Die Behandlung der **peripherischen Facial-Paralysen**, der bei uns am häufigsten vorkommenden Lähmung, bietet selbst für den geübten Electrotherapeuten oftmals die grössten Schwierigkeiten, insofern vollständige Integrität der Muskelfunction und des Minenspiels, als das zu erstrebende Ziel in's Auge gefasst wird. Die Gründe für diese wohl kaum bestrittene Behauptung sind folgende: 1) Wird heutzutage die antiphlogistische Behandlung, selbst in denjenigen Fällen, in denen Reizungs-Symptome, periostitische Schmerzen etc. dem Eintritt der Lähmung vorausgingen, häufig vernachlässigt und dadurch die Rückbildung des Exsudats verhindert. 2) Es bildet aber dies Exsudat im Canalis Fallopii in den bei weiten meisten Fällen die Veranlassung zu peripherischen Faciallähmungen, und bewirkt, wenn es nicht von seröser, sondern von mehr plastischer Beschaffenheit ist und nicht schnell resorbirt wird, durch Druck eine Zerstörung der Nervenfasern in grösserem oder geringerem Maasse. 3) Haben die meisten Gesichtsmuskeln nur *einen* festen Ansatzpunkt am Knochen, während der andre sich in der Haut befindet, wodurch, wenn nicht der betreffende Muskel seine vollkommene Elasticität wieder erlangt, zu *Contracturen* oder wenigstens zu *Deformitäten im Minenspiel* Anlass gegeben wird. Demgemäss entstehen auch dergleichen Contracturen ebensowohl bei Facial-Lähmungen, die mit dem intermittirenden, als bei solchen, die mit dem constanten Strome oder die überhaupt gar nicht behandelt werden, wenn auch nicht in Abrede gestellt werden kann, dass unzweckmässige Anwendung des Inductionsstromes, namentlich wenn die doch meist gesunden Muskeln durch zu schnellschlägige Ströme in langen Sitzungen gereizt werden, die Entstehung derselben begünstigt. Uebrigens giebt sich der *Eintritt solcher Contracturen* durch folgende Vorzeichen zu erkennen a) durch *ungewöhnlich schnelle Wiederkehr der Tonicität* in einem noch kurz vorher gelähmten Muskel. b) Durch *Krampf*, der den Muskel bei mechanischer Reizung, wie Reiben, Kneten oder auch spontan befällt. Beim Eintritt dieser Erscheinungen hat man die Schnellschlägigkeit des Stromes herabzusetzen, oder denselben für einige Zeit gänzlich zu suspendiren und das Heilverfahren lediglich auf den erkrankten Nerv zu richten. Ist die *Contractur bereits deut-*

lich ausgeprägt, so leitet man einen stabilen Batteriestrom von 10—20 Elementen durch dieselbe, oder wendet einzelne kräftige Inductionsschläge zu ihrer Erschlaffung an und verbindet diese Verfahrungsweisen mit dem Gebrauch mechanischer Mittel, wie solche von Erdmann in dem Dehnen der contrahirten Muskeln oder in der Einführung einer Holzkugel zwischen Backe und Kiefer empfohlen worden sind. — Bisweilen treten in dergleichen Contracturen, wenn sie sich selbst überlassen werden, Zuckungen, gleichsam als Symptome der wiedererwachenden Lebensthätigkeit der Muskeln ein, und sind als solche von prognostisch-günstiger Bedeutung, insofern dann durch Behandlung der Nerven und Muskeln mittelst des constanten Stromes, meist schnellere Heilung erfolgt. 4) Erfordern die die Lähmung begleitenden Erscheinungen, im höheren Grade aber noch die auf den Gebrauch der verschiedenen Stromesarten und Applicationsmethoden in die Erscheinung tretenden Zuckungsphänomene bei der Kur die sorgfältigste Berücksichtigung. Es sind in dieser Hinsicht folgende therapeutische Grundsätze festzuhalten: a) Ist Ausgangs der zweiten Woche vom Eintritt der Lähmung die Reaction auf den intermittirenden Strom mehr oder weniger gut erhalten, so richte man einen primären, mässig starken intermittirenden Strom entweder direct auf die einzelnen Muskeln, was namentlich dann zu empfehlen ist, wenn nicht alle Muskeln in ihrer electro-musculären Contractilität gleichmässig gelitten haben — oder man reize den N. facialis entweder direct mittelst einer dünnen Electrode, die man hinter dem Ohr zwischen dem Proc. mastoideus des Schläfenbeins und dem Gelenkkopf des Unterkiefers andrückt, oder indirect, was besonders M. Rosenthal empfiehlt, durch Reflex vom Trigeminus, indem man den Kupferpol auf die Wangenschleimhaut bringt, und mit dem Zinkpol über die gelähmten Muskeln oder die betreffenden Nervenzweige hinstreicht. b) Auch in denjenigen Fällen, in denen die electro-musculäre Contractilität auf ein Minimum reducirt ist, kann man meist durch den inducirten Strom, wenn auch durch eine längere Kur, zum Ziele gelangen, wenn man die Vorsicht beobachtet, mit der allmälig wachsenden electro-musculären Contractilität die Stromstärke immer mehr abzuschwächen — doch verdient im Allgemeinen, wenn beide Stromesquellen zu Gebote stehen, in diesen Fällen der constante Strom den Vorzug. c) In denjenigen Fällen dagegen, in denen auf den intermittirenden

Strom gar keine Zuckung erfolgt, hingegen auf Prüfung mittelst des Batteriestromes, sei derselbe auf den Nerv oder auf den Muskel gerichtet, eine solche eintritt, ist der constante Strom an seinem Platze. Derselbe ist aber im Allgemeinen, wie Bärwinkel (Zur Casuistik der doppelseitigen Facial-Lähmungen etc., Archiv für Heilkunde, VIII. Jahrgang 1867, pag. 71 seq.) richtig bemerkt und namentlich bei derjenigen Kategorie von Facial-Paralysen, die sich durch den Mangel jeder Reaction bei directer Muskelreizung, dagegen durch den Eintritt weitverbreiteter Reflexzuckungen bei Application des einen Conductors im Nacken etc., des andern auf irgend einer beliebigen Stelle der gelähmten Gesichtshälfte, auszeichnen — auf den Facialis selbst, und erst dann, wenn auf directe Reizung deutliche Zuckungen ausgelöst werden, auch stabil auf den zuckenden Muskel zu richten. Erst in viel späterer Zeit, wenn die willkürliche Beweglichkeit wieder hergestellt, die Muskeln aber erschlafft und ihres Tonus beraubt sind, kann noch hier der intermittirende Strom mit Nutzen angewandt werden. Die Fälle der letztgenannten Art geben im Allgemeinen eine ungünstige Prognose, insofern sie, wenn sie auch nicht selten ohne Contracturen zu hinterlassen heilen, doch eine sehr lange Kur in Aussicht stellen. d) Endlich kommen noch Facialis-Lähmungen vor, in deren Gefolge Zuckungen oder klonische Krämpfe und zwar auf der der Lähmung entgegengesetzten Seite eintreten — Zuckungen, deren Entstehung sich kaum anders erklären lässt, als dass unter gewissen Verhältnissen bei gesteigerter Erregbarkeit sich die Reizung einer motorischen Faser zum Centrum fortsetzt und von dort aus auf homologe centrale Theile der andern Seite den Reiz überträgt (Remak). Bei dieser Lähmungsform, die sich ausserdem durch eine ungewöhnliche Neigung zur Contracturenbildung zu erkennen giebt, dergestalt, dass sich bisweilen schon kurze Zeit nach dem Eintritt der Lähmung Contracturen einzelner gelähmter Muskeln bilden, und in der wahrscheinlich eine Neuritis facialis der Paralyse zu Grunde liegt, ist wie bei jeder Neuritis (siehe Beobachtung Pag. 277 und Beobachtung 61) der constante Strom auf den entzündeten Nerv zu richten.

Wir haben in der 29. und 30. Beobachtung 2 Fälle wiedergegeben, bei denen die wahrscheinlich durch ein seröses Exsudat bedingten Lähmungen bei mehr oder weniger normaler electro-musculärer Contractilität durch den Gebrauch des intermittirenden Stromes einer schnellen Heilung entgegengeführt wurden, wir wollen hier eine Reihe schwererer Erkrankungen folgen lassen.

Beobachtung 89. Der Kaufmann Carl A., 35 Jahre alt, stets gesund, hatte sich am 24. Mai 1860 dadurch eine Erkältung zugezogen, dass er sehr erhitzt, ohne Rock, längere Zeit in einem zugigen Thorwege stand. Am nächsten Nachmittage bemerkte er, dass er nicht pusten könne; er achtete nicht darauf, machte eine Fahrt über Land und erwachte am 26. mit einer vollständigen linksseitigen Faciallähmung. — Nachdem er 3 Wochen hindurch Spanische Fliegen, Veratrinsalbe, Mutterlaugen- und russische Bäder angewandt hatte, suchte er mich am 15. Juni auf. In den localen Erscheinungen der Paralyse waren noch keine günstigen Veränderungen eingetreten, es zeigte sich noch keine Spur von willkürlicher Bewegung in einem der afficirten Muskeln, die electro-musculäre Contractilität war fast aufgehoben. Patient klagte über beständiges Sausen im linken Ohr. — Innerhalb 30 Sitzungen, bis zum 15. August, wo ich einer Reise wegen die Kur unterbrach, hatte sich der Zustand insoweit gebessert, dass der Patient ausser den gewöhnlichen Verrichtungen des Essens und Trinkens, auch auf der linken Seite die Stirn runzeln und den Mundwinkel nach oben und aussen verziehen konnte; der linke Nasenflügel stand aber noch tiefer, der Sulcus naso-labialis war verstrichen, das Auge konnte nur unter Betheiligung des M. zygomaticus major geschlossen werden, auch konnte der Patient in Folge der Atrophie der linksseitigen Muskelfasern des Orbicularis oris noch nicht pfeifen. — Als ich den Kranken nach der Rückkehr von der Reise am 6. October wiedersah, hatte sich sein Zustand im Allgemeinen erheblich verbessert, sämmtliche Muskeln hatten sich mehr entwickelt, er konnte den Mund zuspitzen und pfeifen, das Sausen im Ohr war verschwunden. Dagegen stand jetzt der linke Nasenflügel höher als der rechte, der Sulcus naso-labialis war auf der linken Seite mehr ausgeprägt, als auf der rechten, bei den linksseitigen Bewegungen war ein Gefühl der Anspannung zugegen, welches sich von der Oberlippe aus bis zum Auge verbreitete und welches, wie die eben erwähnten Erscheinungen, seinen Grund in einer Contractur des linken Levator anguli oris hatte, der von der inneren Mundfläche aus als ein sehniger Strang zu fühlen war. Auf diesen wurde jetzt ein constanter Strom gerichtet; unter dessen Anwendung sich die Contractur sichtlich verminderte, so dass nach der 10. Sitzung am 29. October nur noch geringe Spuren davon fühlbar und bemerkbar waren.

Baierlacher, der das Verdienst hat, zuerst auf das differente Verhalten des intermittirenden und constanten Stromes bei Facial-Paralysen aufmerksam gemacht zu haben, berichtet (siehe Beiträge zur therapeutischen Verwerthung des galvanischen Stromes. Baier'sches ärztliches Intelligenzblatt. 1859. No. 4) folgenden Fall:

M. B., Fabrikarbeiterin, 28 Jahre alt, kam an einer seit 8 Wochen bestehenden halbseitigen Facial-Paralyse leidend, in Behandlung. Inducirte Ströme von grosser Stärke hatten nur eine höchst geringfügige Reaction zur Folge; eine dreiwöchentliche Anwendung des inducirten Stromes verbesserte weder die electro-musculäre Contractilität, noch die willkürliche Beweglichkeit. Da versuchte Baierlacher einen constanten Strom von 15 Bunsen'schen Elementen, indem er eine Electrode an den Stamm des Facialis, die andere an die Wangenmuskeln setzte, und es trat sofort beim ersten Kettenschluss kräftige Zuckung in sämmtlichen von diesem Nerv versorgten Muskeln ein. Schon nach drei Behandlungen machte sich eine auffallende Besserung bemerkbar, und nach vier ferneren Sitzungen brach die Patientin, zufrieden mit dem Erfolg, die Kur ab. Nach einem halben Jahre sah Baierlacher die Kranke wieder und fand nicht mehr die geringste Entstellung.

Beobachtung 90. Fräulein Marie S., 22 Jahre alt, bekam, nachdem sie sich den Abend zuvor im Garten sitzend einem rauhen Winde ausgesetzt hatte, am 27. August 1863 heftiges Ohrenreissen und am 28. August eine rechtsseitige Facial-Lähmnng, mit gastrischen Störungen verbunden, welche letzteren dieselbe eine Woche hindurch an's Bett fesselten. Nach dieser Zeit hatten die Ohrenschmerzen einem dumpfen Schmerz im Kopfe Platz gemacht, auch fühlte sich die Patientin im Ganzen so angegriffen, dass ihr Arzt, Herr Geh Rath Boehr, ihr erst am 6. October meine Hülfe in meiner Wohnung in Anspruch zu nehmen gestattete. — Die Lähmung war noch complet; der inducirte Strom auf die Muskeln und Facialzweige der rechten Gesichtshälfte localisirt rief keine Spur von Zuckung hervor, obgleich Patientin be der Reizung starken Schmerz empfand; dagegen löste ein constanter Strom vnn 10 Elementen, in derselben Weise localisirt, kräftige Schliessungs- und schwache Oeffnungs-Zuckungen aus, wie sie auf der gesunden Seite kaum auf Anwendnng von 20 Elementen in die Erscheinung traten — Es wurde dem entsprechend der Batteriestrom in Gebrauch gezogen. 30. October (12. Sitzung): Das untere Augenlid ebenso wie die Nasenflügel wieder ein wenig gehoben, der Mund wird beim Lachen weniger nach links heraufgezogen; es bedarf jetzt eines Stromes von 16 Elementen, um eine kräftige Zuckung zu erregen; die Muskeln fangen an auch auf den intermittirenden Strom schwach zu reagiren. — 30. November (29. Sitzung): Die Nasenlippenfalte ist deutlicher markirt, der Mund weniger verzogen, das Auge kann ziemlich geschlossen, die Stirn gerunzelt werden; die galvanische Erregbarkeit hat noch mehr abgenommen, während sich die faradische Reizbarkeit erheblich gebessert hat, und wird deshalb von dieser Zeit ab der inducirte Strom benutzt. Unter seinem Gebrauche schreitet die Besserung bis Ende December (40. Sitzung) so weit fort, dass sich nur beim Lachen der Mund noch etwas schief zieht und sich eine Steifheit in der Unterlippe, durch eine leichte Contractur des Triangularis menti bedingt, bemerkbar macht, die sich im Laufe des Januar und Februar 1864, bei im Ganzen 6maliger Anwendung eines auf diesen Muskel gerichteten Stromes, allmälig verliert.

Beobachtung 91. Madame T., eine phlegmatische, anämische, seit 2 Jahren verheirathete, aber kinderlose Frau, bekam, nachdem etliche Tage hindurch reissende Schmerzen in der rechten Kopfhälfte stattgehabt hatten, seit einigen Tagen der Geschmack auf der rechten Zungenhälfte verändert, und deren Sensibilität gestört war, am 30. Mai 1867 eine rechtsseitige Faciallähmung, zu deren Beseitigung sie sich am 10. Juni an mich wandte. Die angestellte Untersuchung ergab folgende Resultate: Keine Muskelreaction auf Einwirkung selbst sehr starker intermittirender, keine Reaction auf Einwirkung constanter direct auf die Muskeln gerichteter Ströme, dagegen eine sehr ausgeprägte, die der nichtgelähmten Seite an Grösse, Verbreitung und Präcision weit überragende Zuckung der Gesichtsmuskeln bei der Anwendung von 8 bis 10 Elementen, und beim Ansatz des einen Conductors im Nacken, des anderen an einer beliebigen Stelle der rechten Gesichtshälfte. Diesen Erscheinungen gemäss stand eine lange Kur in Aussicht, und entsprach dem auch der weitere Verlauf. Nach der 12. Sitzung (2. Juli), in welcher, wie gewöhnlich, in der Weise operirt wurde, dass der eine Conductor auf die Durchtrittsstelle des Facialis, der andere auf den Pes anserinus angesetzt wurde, hatte sich der Geschmack auf der rechten Zungenhälfte wiedergefunden und die betreffende Sensibilitätsstörung verloren, dagegen wurde erst in der 20. Sitzung (22. Juli) die erste Zuckung bei directer Einwirkung auf die gelähmten Muskeln, und zwar im Levator lab. sup. und im Triangularis menti wahrgenommen, während noch jede Reaction bei vorgenommener Prüfung mittelst des intermittirenden Stromes fehlte. Als ich am 23. August (43. Sitzung) einer längeren Reise wegen die Kur unterbrach, waren Spuren von Runzeln in der Stirn vorhanden, der M. zygomaticus fungirte etwas, das Auge konnte bis auf 1 Linie geschlossen werden. — Ich sah die Patientin am 10. October wieder. Die Beweglichkeit der Muskeln anlangend, war der Zustand eher etwas gebessert, dagegen hatten sich Contracturen im Levator lab. sup. alaeque nasi, im Zygomaticus und Triangularis menti gebildet, die bei der ungewöhnlich geringen Beweglichkeit der Züge, die der Patientin eigenthümlich, in der Ruhe wenig bemerkbar, beim Lachen, dem Oeffnen des Mundes etc. desto greller hervortraten und insofern eine Modification des bisherigen Verfahrens nothwendig machten, als sie mich nöthigten, mich ausser mit der Galvanisation des Facialis, jetzt ganz besonders mit der Galvanisation der contrahirten Muskeln zu beschäftigen. Ende December (67. Sitz.) war die willkürliche Beweglichkeit aller Muskeln vorhanden, die Contracturen aber noch deutlich sowohl für das Gesicht, als für das Gefühl bemerkbar. — 3. März 1868 (85. Sitzung): Die Contracturen sind kaum mehr fühlbar, gleichwohl haben beim Lachen, beim Zeigen der Zähne etc. die Züge noch etwas Fremdartiges, beim Blasen bläht sich die rechte Backe weniger auf, als die linke. — Die Reaction auf directe Einwirkung des constanten und des unterbrochenen Stromes zeigt sich rechterseits noch etwas herabgesetzt — in gleicher Weise erscheint jetzt die Zuckung beim Ansatz des positiven Conductors im Nacken, des negativen auf der Backe links stärker, als rechts.

Beobachtung 92. Frau von R., 46 Jahre alt, hatte zuerst an leichten rheumatischen Schmerzen in der rechten Schulter gelitten, ungefähr 8 Tage später verlor sie den Geschmack auf der rechten Zungenhälfte, und hatte bei deren Berührung die Empfindung, als wäre dieselbe abgebrüht. Wenige Tage darauf (am 22. April 1864) bemerkte sie, vielleicht in Folge einer neuen Erkältung, der sie sich am 20. ausgesetzt hatte, etwa in der Mittagsstunde ein wiederholt auftretendes Zucken der linken Oberlippe, am selben Abend eine gewisse Schwerfälligkeit bei der Bewegung des Mundes, und an dem darauf folgenden Morgen eine rechtsseitige Gesichtslähmung. Nachdem der Arzt der betreffenden Dame, Sanit.-Rath Klaatsch, Blutegel und ableitende Mittel angewandt hatte, überwies er mir dieselbe am 14. Mai zur electrischen Behandlung. Die Lähmung war noch fast vollständig, der Druck hinter dem Winkel des Unterkiefers empfindlich, die Geschmacks-Alienation noch vorhanden, dabei Sausen im rechten Ohr und Zucken der linken Oberlippe bis zum inneren Augenwinkel, Reaction auf den intermittirenden Strom etwas herabgesetzt. — Hier, wo wahrscheinlich eine Neuritis den Grund der Lähmung abgab, und ausserdem die vorhandenen linksseitigen Zuckungen zu besonderer Vorsicht in der Wahl des Erregungsmittels aufforderten, wurde ein schwacher constanter Strom in der Weise applicirt, dass der + Conductor hinter dem Winkel des Unterkiefers festgestellt und der — Conductor auf die einzelnen Muskeln kurze Zeit gerichtet wurde. Bereits nach fünf Sitzungen (18. Mai) machte sich im Schluss des Auges, in der Stellung und Bewegung des Mundes, im Nachlass der Zuckungen ein sichtlicher Fortschritt bemerkbar, als ein leichtes Unwohlsein, welches die Patientin befiel, eine kleine Unterbrechung der Kur nothwendig machte. Als dieselbe am 23. Mai wieder aufgenommen wurde, waren die Zuckungen nicht mehr zu bemerken; der Geschmack war annähernd normal, hingegen zeigten sich jetzt deutliche Spuren von Contracturen im rechten M. levator lab. sup. alaeque nasi und im Triangularis menti. In ferneren 10 Sitzungen waren auch diese mit den übrigen Lähmungserscheinungen bis auf so geringe Residuen beseitigt, dass wir die Patientin am 5. Mai, in der festen Erwartung, dass letztere in nicht langer Zeit von selbst schwinden würden, auf ihr Gut reisen liessen. Nach 4 Wochen hatten sich auch die letzten Spuren des Leidens bis auf das Sausen vor dem Ohr, welches noch jetzt, fast nach Jahresfrist fortbesteht, vollständig verloren.

In Bezug auf die Behandlung der sogenannten **rheumatischen Lähmungen der Augenmuskeln** verweise ich. was die Methode betrifft, auf Pag. 144. In der Beobachtung 76 habe ich bereits einen Fall von Heilung einer Parese des Obliquus super. durch den inducirten Strom mitgetheilt, ich werde einen Fall von Parese des Abducens, durch den constanten Strom geheilt, folgen lassen.

Beobachtung 93. Unser verehrter College, Professor Traube, 50 Jahre alt, bemerkte nach Einwirkung verschiedener unzweifelhafter Erkältungs-Ursachen, und nachdem während mehrerer Tage rheumatische Schmerzen in der rechten Kopfhälfte vorausgegangen waren, zuerst am 3. October 1867 Diplopie. Die Untersuchung ergab das Vorhandensein einer rechtsseitigen Abducens-Parese mit einem Beweglichkeitsdefect von etwa 1 Linie im Vergleich zum linken Auge. Es erfolgte eine rapide Zunahme der Lähmung sowohl, als des convergirenden Schielens, so dass bereits am 8. October der Beweglichkeitsdefect 3 Linien betrug. Gegen Mitte October hatte die Affection ihren Höhepunkt erreicht, es war starker Strabismus convergens des rechten Auges vorhanden, die Sehlinie konnte kaum über die Mitte der Lidspalte nach rechts gewendet werden, zur Correction der Diplopie (in der Median-Linie und bei 15'' Objects-Abstand) waren Prismen von nahezu 40° erforderlich. Die Kur bestand in mehrmaligen Blutentziehungen mittelst des Heurteloup'schen Blutsaugers in der Schläfe, in diaphoretischem Verhalten und leichten Abführungen. Vom 8. November ab, bis zu welcher Zeit sich der Zustand nicht wesentlich verändert hatte, wurde Jodkalium und der constante Strom angewendet, und zwar letzterer, wie es bei der grossen nervösen Reizbarkeit des Patienten gerathen schien, in der Weise, dass ein nur aus 6 bis 8 Elementen erzeugter Strom von dem äusseren Augenwinkel nach der Schläfe etwa 3 Minuten lang hindurchgeleitet wurde. Mehrmals wurde dabei constatirt, dass unmittelbar nach der Application desselben eine nachweisbare Verringerung der Convergenz eintrat, dergestalt, dass wenn sich z. B. das Gebiet des binocularen Einfachsehens in der Medianlinie vor der Sitzung bis 7'' von der Nasenwurzel erstreckte, sich unmittelbar nachher ein Herausrücken dieser Grenze bis 8" und darüber nachweisen liess. Es trat zuerst eine allmälig, dann von Anfang December (21. Sitzung) ab eine rascher fortschreitende Besserung ein, so dass wir am 11. December (27. Sitzung) die Kur beendeten, und Ende December jede Spur der Lähmung verschwunden war.

Schulz (Ueber Anwendung der Electricität bei Paralyse der Augenmuskeln. Wiener med. Wochenschrift 1862. No. 16) verfuhr in einem Falle von Lähmung der zum Levat. palp. sup. und Rectus inf. gehenden Zweige des Oculomotorius in der Weise, dass er den positiven Conductor eines constanten Stromes von 8 Daniel'schen Elementen auf das obere Augenlid, den negativen an den harten Gaumen brachte, und zwei Minuten in dieser Lage erhielt. — Die Schmerzen waren zwar heftig, aber gleich nach der Sitzung konnte Patient das obere Augenlid besser bewegen und am anderen Morgen war die seit 5 Monaten bestehende Diplopie verschwunden, während die Ptosis noch fortbestand. Schulz glaubt, dass der Galvanismus hier katalytisch auf ein in den Nerven befindliches Exsudat eingewirkt habe.

Pag. 226 habe ich einen der interessantesten Fälle **traumatischer Lähmung**, den Duchenne mittelst Faradisation heilte, mitgetheilt, ich bin in der glücklichen Lage über einen vielleicht nicht weniger eclatanten, den ich in verhältnissmässig kurzer Zeit mittelst Galvanisation heilte, berichten zu können.

Beobachtung 94. Der Matrose Carl Pretzer, 20 Jahre alt, fiel am 15. September 1866 funfzehn Fuss hoch vom Mastbaum auf's Deck und zog sich durch den Fall eine Luxation des rechten Oberarms nach Innen zu. Erst am 20. September, als sein Schiff nach Helsingör kam, konnten Repositionsversuche gemacht werden; dieselben hatten aber, obgleich 3 Tage hintereinander der Flaschenzug unter Chloroformanwendung in Gebrauch gezogen wurde, keinen Erfolg; der Oberarm ruhte unter einem rechten Winkel auf dem Thorax, der Unterarm war in Supination, die Hand in Extension. Endlich am 27., also 12 Tage nach dem Unfall, gelang in Kopenhagen die Reposition; aber jetzt zeigte sich der Arm vollständig gelähmt, heftige Schmerzen verbreiteten sich längs der Nn. supra- und infraspinatus, dann dem Verlauf des N. medianus folgend bis in die Finger, namentlich in den Daumen. Schnell entwickelte sich ein bedeutender Muskelschwund, so dass bereits Anfangs October die Schulterblatt- und bald darauf die Arm- und Handmuskeln atrophirten. Am 24. October, an welchem Tage Patient zum ersten Mal in meine Sprechstunde kam, zeigte die total gelähmte Extremität folgendes

Verhalten: Vollständiger Schwund des M. supra- und infraspinatus, Erschlaffung des M. deltoideus in dem Maasse, dass ein Zwischenraum von 4—5''' zwischen Humerus und Acromion vorhanden war, gleichmässige Atrophie der Arm- und Handmuskeln, Contractur des Biceps und Pectoralis minor, so dass der Unterarm unter einem Winkel von 75° zum Oberarm geneigt, fest am Thorax anlag und nur mit grossen Schmerzen davon entfernt werden konnte, Sensibilität fast überall gleichmässig herabgesetzt, nirgends aufgehoben; Schmerzen zeigten sich, selbst wenn der Kranke den Arm gestützt in der Binde trug, beständig, namentlich bei Tage. Der intermittirende Strom rief grosse Schmerzen, aber schwache Contractionen hervor, dagegen war der constante Strom dem Patienten viel weniger empfindlich, und bewirkte beim Gebrauch von 30—40 Elementen, deutliche Muskelcontractionen. Nach 14 Tagen hat sich die Contractur des Biceps sehr vermindert, der Oberarm wird activ mehr als 6'' vom Thorax abgehoben, passive Bewegungen und Streckungen des Unterarms sind viel weniger schmerzhaft; die Ernährung der Schultermuskeln nimmt zu, was sich besonders durch das geringere Hervortreten des Acromion und der Spina scap. bemerkbar macht, spontane Schmerzen treten seltener ein und sind dann vorübergehend. Am 27. November kann Patient den Arm fast zum rechten Winkel erheben, geringe Supinationsbewegungen machen, die Finger etwas strecken, die Sensibilität des Arms ist vollständig wiedergekehrt. — 15. December. Patient kann den Oberarm bis zum Winkel von 120° erheben, den Unterarm strecken, seine Pronation und Supination sind frei, die Finger können gestreckt, adducirt und abducirt werden; die Muskulatur des ganzen Arms hat zugenommen, die Reaction gegen den intermittirenden Strom hat sich gebessert, doch ist seine Einwirkung dem Patienten so empfindlich, dass wir auch fernerhin mit dem Batteriestrom operiren. — 29. December. Der Oberarm kann bis zum Winkel von 150° erhoben und längere Zeit in dieser Stellung erhalten werden, sämmtliche Fingerbewegungen gehen ungehindert von statten, beim Schliessen der Finger fehlt noch die Kraft. Im Laufe des Monats Januar nimmt unter dem Gebrauch labiler absteigender Ströme auch die Hand an Kraft zu, so dass Patient grössere Gegenstände festhalten, längere Zeit schreiben, einen fühlbaren Händedruck ausüben kann; die Reaction gegen den intermittirenden Strom verbessert sich mehr und mehr, seine Anwendung ist aber dem Patienten äusserst unangenehm und schmerzhaft, die Ernährung der Muskeln nimmt sichtlich zu — so dass wir den Patienten am 31. Januar, nach 89maliger Anwendung des constanten Stromes in der Ueberzeugung, dass er binnen Kurzem sich der vollständigen Brauchbarkeit seines Armes wieder erfreuen würde, in die Heimath entlassen konnten. — Herr Geh. Rath Wilms nahm wiederholt Gelegenheit, sich von dem schnellen und überraschend glücklichen Kurerfolge zu überzeugen.

Der dänische und der preussisch-österreichische Krieg von 1864 und 1866 gaben mir vielfache Gelegenheit, namentlich bei einer Reihe von Offizieren, die mir vom Herrn Geh. Rath v. Langenbeck überwiesen waren, und die an Lähmungen der Nn. ulnaris, tibialis, peronaeus, cruralis etc. durch Schusswunden litten, den ausserordentlichen Nutzen der Electricität (in Form des intermittirenden und constanten Stromes) auf Wiederherstellung der Leitungs- und Leistungsfähigkeit, sowie auf die häufig überraschend schnell eintretende Zunahme der Ernährung gelähmter Muskeln zu constatiren — und kann ich nicht umhin, in dieser Beziehung wenigstens eines Falles von totaler Lähmung des linken Arms mit vollständiger Atrophie sämmtlicher Schulter-, Arm- und Handmuskeln Erwähnung zu thun, der in Folge einer Schusswunde durch den oberen Lungenflügel mit gänzlicher Zerreissung des Plexus brachialis entstanden war. Eine vierzehnmonatliche Kur bewirkte hier, dass der Arm zwar nicht wieder vollständig leistungsfähig, aber doch insoweit brauchbar wurde, dass Patient dienstfähig blieb und den Krieg von 1866 mitmachen konnte. Namentlich war er im Stande den linken Arm beim Reiten unbehindert zu benutzen.

Die **nach acuten Krankheiten auftretenden Lähmungen** (nach Scharlach, Masern, Typhus, Dysenterie etc.) zeigen in Bezug auf ihr electrisches Verhalten die auffallendsten Gegensätze, indem oft selbst nach jahrelangem Bestehen die electrische Reizbarkeit intact, in anderen Fällen dagegen dieselbe schon in kurzer Zeit sehr herabgesetzt resp. ganz aufgehoben ist. Der Grund für dieses differente Verhalten liegt darin, dass trotz der Uebereinstimmung der Lähmungen in pathogenetischer Hinsicht, doch die Localisation des lähmenden Processes eine verschiedene, in dem einen Falle z. B. eine cerebrale, in dem andern eine myopathische sein kann. Natürlich muss auch danach die Behandlung eine verschiedene sein — im ersteren Falle dürften wir vielleicht von der Galvanisation des Hals-Sympathicus etwas erwarten, während im letzteren die direct auf die erkrankten Muskeln gerichtete Behandlung deren allmäliger Degeneration vorbeugen, und ihre Leistungsfähigkeit wieder herstellen kann. — Aehnliches lässt sich von den durch **Syphilis** oder durch **toxische Einflüsse (Bleiintoxication** etc.) **bedingten Lähmungen** sagen, indem auch hier und zwar grade in denjenigen Fällen, die sich durch Integrität des electrischen Verhaltens auszeichnen, die Centraltheile des Nervensystems den localen Ausgangspunkt der Lähmung bilden, während in denjenigen, wo die electro-musculäre Contractilität herabgesetzt resp. aufgehoben ist, Nerv und Muskeln direct erkrankt sind. — Uebrigens bieten die peripherischen syphilitischen Lähmungen ein sehr undankbares Feld für die electrische Praxis, wenigstens habe ich in keinem einzigen Falle wesentlichen Nutzen von ihrer Anwendung gesehen.

Beobachtung 95. Hugo Forster, 16 Jahr alt, als Kind von 5 Jahren an einem Lachkrampf leidend, der eine etwas erschwerte Sprache zurückliess, erkrankte im September 1857 am Typhus, an welchem er zehn Wochen hindurch in Bethanien behandelt wurde. In der Reconvalescenz, die sich Monate lang hinzog, bemerkte der Patient eine auffallende Schwäche auf der ganzen rechten Körperhälfte vom Gesicht bis zu den Füssen: die rechte Seite war kälter und tauber, in der rechten Schulter und Oberarm traten besonders beim Wechsel der Witterung Schmerzen ein, der rechte Arm war erheblich abgemagert, der Patient konnte ihn nur mühsam im Schultergelenk erheben, ebensowenig konnte er kleine Gegenstände festhalten, oder schreiben.

Als mich der Kranke am 31. Juli 1858 zum ersten Mal aufsuchte, sah er im höchsten Grade anämisch aus, sein Puls war schwach, beim Ausstrecken der rechten Hand entstand Zittern. Der Deltoideus war besonders in seiner hinteren Partie abgemagert, ebenso zeigte sich eine auffallende Abmagerung des rechten Unterarms und der Hand. Die Mm. interossei ext. und int. sind ebenso wie die Muskeln des Daumenballens atrophisch, die Hand hat besonders im zweiten und dritten Finger eine krallenförmige Gestalt angenommen (Lähmung des N. ulnaris). Demgemäss können die Finger nicht gerade gestreckt, nicht einander vollständig genähert, oder von einander entfernt, der Daumen weder flectirt, noch in Opposition gebracht werden. Der Patient kann zwar die Feder fassen, aber in Folge der beständigen Neigung des Zeigefingers sich zu schliessen, kann er sie nicht festhalten. Die Schultern schmerzen, der ganze Arm ist kalt, taub und eingeschlafen. Die electrische Untersuchung führte zu folgenden Resultaten: Die Sensibilität ist auf der ganzen rechten Körperhälfte inclusive der rechten Zungenhälfte herabgesetzt, die Reaction sämmtlicher Muskeln der ganzen Seite weniger energisch; besonders schlecht reagiren: der Deltoideus, die Mm. interossei ext. und int., der Opponens und Flexor brevis pollicis, der Extensor indicis proprius etc. — Ich beschränkte die Anwendung des electrischen

Heilverfahrens zuerst auf den Arm und faradisirte Haut und Muskeln. Nach der 12. Sitzung (30. August 1858) war der Arm kräftiger, die Hand wärmer, die Schmerzen geringer; der Patient konnte die Finger mehr von einander entfernen und kurze Zeit schreiben. — 22. Sitzung (29. September): Fortschreitende Besserung, die Finger können ziemlich gerade gestreckt und einander genähert werden, das Hautgefühl ist besser; Patient ist wieder im Stande im Comtoir thätig zu sein, wiewohl ihn jede körperliche Antrengung des Arms, namentlich längeres Schreiben ermüdet. Diese Thätigkeit verhindert ihn auch, seine Kur regelmässig fortzusetzen und so sehe ich ihn erst am 20. October wieder; die Muskelkraft nimmt zu, er kann bereits den ganzen Tag hindurch schreiben. — 29. Sitzung (3. April 1859): Forster ist in den letzten sechs Monaten nur fünf Mal electrisirt worden, die Besserung macht ungehinderte Fortschritte, die Hand kann gerade gestreckt, sämmtliche Bewegungen des Daumens und kleinen Fingers ausgeführt werden, die Ernährung sämmtlicher Schulter- und Armmuskeln hat zugenommen, die Temperatur ist eine bessere. Aber noch immer ist die electro-cutane Sensibilität der rechten Körperhälfte vermindert, die rechte Seite weniger warm, die Ernährung der Muskeln und die electro-musculäre Contractilität weniger gut, als an den entsprechenden Stellen der linken Körperseite. Es werden dem Patienten deshalb tagtägliche Frottirungen mit einer Handbürste anempfohlen.

Beobachtung 96. Wilhelm Schultze, 35 Jahr alt, seit 16 Jahren Maler und Anstreicher, von untersetzter Statur, kräftig und musculös, hatte vom Jahre 1842 ab, wo er zum ersten Male von der Bleikolik befallen wurde, bis zum Jahre 1850, sieben Anfälle derselben zu bestehen, die sich jedesmal auf 8 — 10 Tage andauernde Verstopfung und heftige krampfhafte Leibschmerzen beschränkten. Den letzten weniger heftigen Anfall hatte er im August 1850 gehabt und war dann zu seiner gewöhnlichen Beschäftigung zurückgekehrt, als er gegen Mitte September eine bedeutende Kraftabnahme im rechten Arme bemerkte, dergestalt, dass er nach kaum halbstündiger Arbeit den rechten Arm durch den linken stützen musste. Trotzdem arbeitete er bei zunehmender Schwäche noch drei Wochen fort, bis ihn die heftigsten reissenden Schmerzen in Schultern, Armen und Kreuz, die sich besonders bei Nacht zum Unerträglichen steigerten, verbunden mit Lähmungs-Erscheinungen am rechten Vorderarm und an der rechten Hand, zu jeder ferneren Arbeit unfähig machten. Vom 9. November ab wurde er mit russischen Bädern und reizenden Einreibungen behandelt. Hierauf liessen zwar die Schmerzen nach, nicht aber die Lähmungs-Erscheinungen, so dass Patient am 1. Februar 1851 in der Charité Hülfe suchte. Nachdem er hier einen Monat hindurch mit Schwefelbädern, reizenden Einreibungen und inneren Medicamenten erfolglos behandelt worden, dann wieder, aus der Charité entlassen, zu den russischen Bädern seine Zuflucht genommen hatte, ohne durch deren fortgesetzte Anwendung die geringste vortheilhafte Wirkung auf die Lähmung zu verspüren, stellte er sich mir am 3. Mai 1851 in folgendem Zustande vor: die Bewegung der rechten Schulter ist vollkommen frei, bei der Streckung des Armes entsteht in demselben ein anhaltendes Zittern, welches nicht eher aufhört, als bis der Patient den Arm kraftlos niederfallen lässt. Will der Kranke etwas greifen, so schliesst sich die Hand krampfhaft, und er kann demgemäss nicht einmal ohne fremde Hülfe essen. Ist der Arm im Ellenbogen gekrümmt, so kann er die Hand, mit Ausnahme des Daumens und Mittelfingers, die nach innen gebogen, jeder activen Bewegung unfähig sind, mühsam öffnen. — Wir hatten es demgemäss mit einer Lähmung der Extensoren, besonders des M. extensor digit. comm. und vorzugsweise des zum Mittelfinger verlaufenden Bauches, so wie der Extensoren des Daumens zu thun. Dies vorwaltende Leiden der genannten Muskeln bewirkte auch, dass bei jedem Versuch, die Feder zu ergreifen, ein symptomatischer Schreibekrampf erfolgte; Schmerzen traten vorübergehend, beständig und andauernd aber dann ein, wenn sich der Patient auf den leidenden Arm gestützt hatte. — Die electrische Kur hatte bei diesem Patienten einen so überraschend schnellen Erfolg, dass er bereits nach der dritten Sitzung von circa 20 Minuten die Feder ergreifen und, wenn auch mit zitternder Hand, Namen und Wohnung niederschreiben konnte. Nach der fünften Sitzung war seine Handschrift bedeutend besser, nach der achten eine vollkommen sichere. Die Veränderung der Handschrift in dieser kurzen Zeit war, wie sich auch verschiedene Collegen zu überzeugen Gelegenheit hatten, in der That eine überraschende. Nach der dreizehnten Sitzung war der Patient im Stande, die Wände eines Saales anzustreichen, und dabei acht Stunden fast ununterbrochen thätig zu sein, so dass die Inductions-Electricität in den wenigen noch folgenden Sitzungen vorzugsweise zur Bezeitigung der neuralgischen Schmerzen im Ober- und Unterarm, und auch hier mit dem besten Erfolge angewandt wurde.

Bei einer im December 1852 eintretenden neuen Erkrankung (s. Beob. 39) erfolgte die Heilung viel langsamer.

Der oben erwähnte Eulenburg'sche Fall ist im Auszug folgender:

Der 18jährige, kleine und blass aussehende, seit 3 Jahren als Anstreicher beschäftigte N. bekam vor einem Jahre den ersten Kolikanfall, im August d. J. den zweiten heftigeren, nach dessen schneller Beseitigung sich angeblich ziemlich plötzlich und zwar nach dem Vorausgehen heftiger Zuckungen, die bekannten Erscheinungen der Bleilähmung erst im rechten, dann auch im linken Arm zeigten. Patient wurde der Paralyse wegen seit dem 17. August täglich faradisirt, jedoch ohne therapeutischen Erfolg, und zuletzt auch ohne jede Reaction der gelähmten Muskeln. Eulenburg, der den Patienten am 20. November 1867 untersuchte, fand beide Vorderarme besonders auf der Dorsalseite beträchtlich atrophirt, in leichter Pronation, Carpal- und Fingergelenke sämmtlich flektirt, eine active Streckung der Hand und der Finger nur in äusserst geringem Umfange möglich; die Supination war beiderseits erschwert, die übrigen Armmuskeln fungirten normal. — Die Untersuchung mittelst des Inductions-Apparats zeigte am rechten und linken Arm die faradische Contractilität der Extensoren im höchsten Grade herabgesetzt, im Extensor digit. comm. und Extensor carp. rad. auch bei Anwendung maximaler Stromstärke absolut aufgehoben; die galvanische Exploration ergab dagegen eine ganz intakte und weit über die Norm gesteigerte galvanische Erregbarkeit der gelähmten Muskeln. Im weiteren Verlauf zeigte sich bei fortgesetzter galvanischer Behandlung (4 Sitzungen wöchentlich) ausser rapider Zunahme der willkürlichen Motilität auch Wiederkehr der faradischen Contractilität und eine immer mehr zunehmende Reizbarkeit in den paretischen Muskeln. Diese Reizbarkeit manifestirte sich in exquisiter Weise nach drei Richtungen hin: in dem steten Zuwachs der galvanischen Irritabilität, in dem leichten Zustandekommen von Zuckungen bei geringer mechanischer Insultation (z. B. beim Streichen mit einem scharfkantigen Gegenstande, oder noch besser bei mässigem Fingerdruck gegen die Muskeln selbst oder gegen ihre motorischen Punkte) und endlich in dem Eintritt diplegischer Contractionen. — Ich hatte Mitte Februar Gelegenheit, den Patienten zu sehen und hatte er bereits die volle Energie im Gebrauch seiner Extensoren wiedererlangt.

Remak erwähnt noch (Med. Central-Zeitung 1862. Pag. 548) eines dritten Verfahrens, wodurch er namentlich bei Patienten, die gleichzeitig an Bleikolik litten, die Leistungsfähigkeit der gelähmten Arme verbesserte: nämlich der Einwirkung des constanten Stromes auf den Plexus coeliacus.

Die **electrische Reizung des Zwerchfells und der übrigen Inspirationsmuskeln** ist ausser bei schweren Kohlendunstvergiftungen und beim Scheintod der Neugeborenen (siehe Capitel II. dieses Abschnitts. Die Anwendung der Electricität in der Geburtshülfe), bei Chloroformasphyxie. bei Vergiftungen durch Leuchtgas, Kohlensäure und andere Giften, welche zunächst und vornehmlich durch die Beschränkung oder Sistirung der Respiration das Leben bedrohen, indicirt. Die diese Materie betreffenden, zum Theil mit Erfolg gekrönten Beobachtungen, sind von Ziemssen, der sich um die Vervollkommnung der Duchenne'schen Methode (Pag. 140) die grössten Verdienste erworben hat (siehe: Die Electricität in der Medicin. 3. Auflage. 1866. Pag. 174 -197), vollständig zusammengestellt, und finden wir daselbst ausser Ziemssen's eigenen, besonders interessante Fälle von Friedberg und Mosler. Was Ziemssen's Operationsmethode anbetrifft, der ich nach eigenen Erfahrungen unbedingt beistimmen kann, so besteht dieselbe in Folgendem: Es werden die Electroden, die hier am zweckmässigsten aus grossen, mit einem dicken Polster feinen Badeschwammes armirten Knöpfen bestehen, nachdem sie gehörig befeuchtet, und die Stromstärke für ausreichend zu kräftiger Contraction der Daumenballenmuskeln erkannt worden ist, zu beiden Seiten des Halses über dem unteren Ende des M. scalenus anticus, am äusseren Rande des M. sternocleidomastoideus, den man etwas nach innen drängen muss, fest aufgesetzt, so dass nicht allein die Nn. phrenici, sondern auch vermöge der grossen Berührungsfläche die anderen Inspirationsmuskeln (M. scalenus ant., M. sternocleidomastoideus) oder deren vom Pl. brachialis und cervicalis abgehende Nerven, vom Strome mitgetroffen werden. Es werden dabei der Kopf, die Schultern und Oberarme von einem Gehülfen fixirt. Die Dauer der einzelnen Reizung sei die einer ruhigen tiefen Inspiration, d. h. etwa 20 Sekunden; die Exspiration unterstützt ein Gehülfe durch breiten und kräftigen Druck auf die Bauchwand in der Richtung von unten nach oben. Nach einer Anzahl von Reizungen wird eine Pause gemacht, um zu beobachten, ob spontane Respirationen jetzt in Gang kommen. Sieht man von der Faradisirung bei den ersten Reizungen keinen Effect, keine Inspirationsbewegungen, so ist eine Steigerung der Stromstärke um so nothwendiger, als die Reizbarkeit der Athmungsnerven in schweren Asphyxien sehr bald erheblich sinkt. Ist die Erregbarkeit der Phrenici für den Inductionsstrom bereits erloschen, oder dem Erlöschen nahe, so räth Ziemssen, wenn es möglich, den constanten Strom versuchsweise in Anwendung zu ziehen.

Ich selbst habe die Faradisation der Inspirationsmuskeln einmal erfolglos, zweimal dagegen mit dem glücklichsten Erfolge angewandt; in einem Falle von Kohlendunstvergiftung gelang es nämlich nach kurzem Bemühen den wiedererwachten Lebensfunken zu vollem Leben anzufachen, in einem zweiten: den nach schwerer Diphtheritis in jedem Moment drohenden Tod durch das angegebene Verfahren abzuwenden.

Der letzterwähnte Fall ist folgender:

Beobachtung 97. Ich wurde am 15. März 1865 Nachmittags 4 Uhr, auf Anordnung des Sanitäts-Raths Riese zu dem 21jährigen Herrn v. L. aus Mecklenburg citirt, der eine schwere Diphtheritis nach Scharlach, was die lokalen Erscheinungen anbetrifft, zwar glücklich überstanden hatte, aber jetzt in Gefahr schwebte, in Folge äusserster Entkräftung zu Grunde zu gehen. — Ich fand den Patienten im höchsten Grade apathisch im Halbschlaf, mit blassen Lippen und kühler Hauttemperatur im Bette liegend; die Respiration war oberflächlich, der Puls klein, aussetzend (der vierte Schlag fehlte), kurz der Zustand war von der Art, dass in jedem Moment der Tod zu befürchten war. Sofort schritt ich zur künstlichen Respiration durch Faradisation der Nn. Phrenici und der Inspirationsmuskeln mittelst eines kräftigen Stromes — der Erfolg war überraschend — der Thorax erweiterte sich sichtlich, die Lippen färbten sich, die Respiration wurde tiefer, der Puls hob sich, seine Intermissionen hörten auf, die Hauttemperatur nahm zu. Nachdem ich mit Unterbrechung von fünf Minuten 2 Mal fünf Minuten hindurch faradisirt hatte, ohne dass auch in der nachfolgenden halben Stunde ein Nachlass in der Respirationstiefe, oder eine Herabsetzung der Qualität des Pulses eingetreten wäre, nachdem Patient ferner etwas lebhafter geworden und einige Theelöffel Wein heruntergeschlürft hatte, verliess ich ihn. Als ich ihn Abends 8 Uhr wieder sah, war der Zustand, was Respiration, Puls und Temperatur anbetrifft, vollständig befriedigend; gleichwohl faradisirte ich den Patienten, der das Verlangen nach Wiederholung der Operation deutlich zu erkennen gab, noch einmal. — Am andern Morgen war jede Gefahr beseitigt; die Reconvalescenz wurde durch keine üblen Zufälle weiter unterbrochen.

Die Friedberg'sche Beobachtung (siehe Virchow's Archiv 1859. Band XVI. Pag. 527 seq.), in einem Falle von Chloroformasphyxie gemacht, ist folgende:

Otto Krause, 4 Jahr alt, wurde behufs der Operation einer Balggeschwulst des linken unteren Augenlides chloroformirt, als plötzlich eine kurze, rasselnde Inspiration eintrat, nach welcher das Athmen ausblieb. Nachdem 2–3 Minuten lang Wiederbelebungsversuche mittelst Frottirungen, Einführung eines Schwammes über die Epiglottis nach dem Kehlkopfe hin etc. vorgenommen waren, war die Gesichtsfarbe blass, die Züge wie die einer Leiche, der Unterkiefer herabhängend. Da auch die künstliche Respiration mittelst methodischer Compression des Bauches nicht den geringsten Erfolg äusserte, schritt Friedberg zur Faradisation des Zwerchfells, indem er einen Stromgeber des du Bois-Reymond'schen Inductionsapparates auf den N. phrenicus, den andern an die Seitenwand des Thorax im siebenten Intercostalraum ansetzte und tief gegen das Zwerchfell hineindrängte. Diese Faradisation geschah bald rechterseits bald linkerseits, indem die Kette jedes Mal so lange geschlossen blieb, als eine tiefe Inspiration währt. Nachdem der Strom auf diese Weise 10 Mal unterbrochen worden, trat die erste spontane Inspiration zwar schwach, aber doch deutlich wahrnehmbar ein, der bald eine zweite und dritte folgte, dann röthete sich das Gesicht und der Radialpuls wurde fühlbar. Aber bald wurde das Athmen und die Herzcontractionen wieder schwächer und überzeugten Dr. F., dass er noch nicht von seinen Bemühungen abstehen dürfe — so versuchte er denn jetzt, wo Alles darauf ankam, das vom Blute an die Lungen abgegebene Chloroformgas schleunigst zu entfernen, von Neuem die methodische Compression des Bauches, und dies Mal mit so gutem Erfolge, dass bei gleichzeitiger Anwendung von äusseren Reizmitteln, in 20 Minuten vom Beginn der Asphyxie das Kind soweit hergestellt war, dass die Exstirpation der Lidgeschwulst ausgeführt werden konnte.

Zur Heilung der **Incontinentia urinae** sind beim Gebrauch des secundären Inductionsstromes drei Verfahrungsweisen mit Erfolg in Anwendung gekommen: 1) Die Application des —Conductors über der Symphysis pubis, des +Conductor im Kreuzbein oder am Damm (siehe Beobachtung 98). 2) Einführung einer mit Kautschuk überzogenen Sonde in die Blase, des andern in eine Olive endigenden Excitators in den Mastdarm, wodurch es Erdmann gelang, einen Kranken, der seit drei Jahren an Incontinenz litt, in 9 Sitzungen dauernd zu heilen. 3) Einführung einer ähnlichen, aber mit einer ¼ Zoll langen messingnen Zwinge versehenen Sonde in die Harnröhre, und zwar nur soweit, als die Zwinge reicht, und Schluss des Stromes durch den +Conductor dicht über der Symphyse. Das letztgenannte Verfahren beruht wahrscheinlich auf einem Reflexvorgang, der von den sensiblen Harnröhrennerven auf die motorischen Nerven, welche die Muskelfasern der Pars membranacea urethrae (von welchem Theile aus der Verschluss der Blase am promptesten erfolgt) versorgen, ausgeübt wird.

Beobachtung 98. Studiosus H., 19 Jahr alt, ein corpulenter vollblütiger junger Mann, litt von seinem 16. Jahre ab an häufigen Pollutionen, zu deren Bekämpfung er viel mit Frauenzimmern verkehrte. Im Winter 1855 bemerkte er zuerst, dass er oftmals bei starkem Drängen auf die Blase, den Abgang des Urins lange Zeit erwarten musste, oder dass derselbe trotz alles Drängens gar nicht erfolgte. In solchen Fällen trank er dann viel Weissbier, worauf Urinentleerung eintrat. Aber auch der Drang zum Urinlassen machte sich mit der Zeit immer weniger bemerkbar, so dass der Patient sechs und mehr Seidel trinken konnte, ohne im Mindesten davon belästigt zu werden. Natürlich wurde die Blase immer mehr und mehr ausgedehnt, ihre Muskulatur erschlafft, und als Ende März 1856 noch eine Gonorrhoe hinzutrat, die unter dem Gebrauch von Cubeben und Copaivabalsam nach 3 Wochen geheilt war, traten die Symptome der Blasenlähmung immer deutlicher hervor. Professor v. Baerensprung verordnete reizende Einreibungen in die Blasengegend, Canthariden innerlich, und übersandte mir, nach dem Fehlschlagen dieser Mittel, den Patienten am 18. Mai zur electrischen Behandlung. — Eine achtwöchentliche Kur (43 Sitzungen) hatte den Erfolg, dass der Drang zum Uriniren namentlich in den Morgenstunden und im Laufe des Tages spontan eintrat, und der Urin dann prompt und in gehörigem Strahle entleert wurde; nur in den Abendstunden stellte sich das Bedürfniss selten ein, aber selbst dann erfolgte der Urinabfluss, wenn auch erst nach längerem Drängen. — Ende December theilte mir der Patient, der im August Berlin verliess, schriftlich mit, dass er ohne weitere Anwendung von Mitteln, von seinem Uebel gänzlich befreit sei.

Auch das nächtliche Bettpissen (Enuresis nocturna), jenes wiederwärtige, oft allen Heilbemühungen Trotz bietende Uebel, war ich so glücklich in drei Fällen, in denen es bis zum 13., resp. 14. Lebensjahre bestand, und zwar durch eine sehr kurze Kur dauernd zu beseitigen.

Die drei Knaben Otto F., Paul D. und Hermann R., sämmtlich Zöglinge des Kornmesser'schen Waisenhauses, und mindestens seit ihrer im siebenten Lebensjahre erfolgten Aufnahme in die Anstalt, an diesem Uebel leidend, wurden mir am 21. Februar 1856 von Herrn Dr. Hildebrandt zur Kur übersandt. — Bei Paul D. hörte die Enuresis mit der ersten Sitzung sofort auf; bei Otto F. trat sie in den ersten 14 Tagen seltener ein, und war nach 19 Sitzungen vollständig bezeitigt; nur bei Hermann R. schien die Behandlung in den ersten Wochen keinen bemerkbaren Einfluss zu üben, trotzdem war sie nach 22 Sitzungen mit vollkommenem Erfolg gekrönt. Ein vierter Fall blieb trotz längerer Behandlung ungeheilt. —

Seeligmüller (siehe Correspondenzblatt des Vereins der Aerzte im Regierungsbezirk Merseburg. 1867. Nr. 7) erzählt folgenden Fall:

Fräulein Caroline B., 22 Jahr alt, Tochter eines Arztes, litt seit frühster Kindheit an Incontinentia urinae bei Tag und Nacht, gegen welches Uebel alle erdenklichen Mittel ohne Erfolg gebraucht waren. Wohl machte das Leiden im Laufe der Jahre zuweilen Remissionen von monatlicher, selbst vierteljähriger Dauer, während welcher Zeit wenigstens die Enuresis nocturna ausblieb, desto schlimmer war es aber dann bei Tage. In dem letzten Halbjahr, ehe die Patientin in die Behandlung des Dr. S. kam, war die Krankheit so schlimm, dass Patientin des Nachts regelmässig zwei bis drei Mal von ihrer Mutter aus tiefem Schlafe geweckt werden musste, damit sie urinirte, und trotzdem kam es nicht selten zur Enuresis. Dass das unglückliche Mädchen jedes Lebensgenusses verlustig ging und in ihrem ganzen Wesen eine tiefe Schwermuth zeigte, war wohl natürlich.

Am 14. April 1867 wurden die Electroden zum ersten Mal in der sub 3 angegebenen Weise von einer Hebeamme 5 Minuten gehalten, während Dr. S. die Stromstärke dirigirte und einen Grad anwandte, der der Patientin deutlich fühlbar, aber nicht schmerzhaft war. An diesem Tage brauchte die Patientin, die einen Tag vorher viertelstündlich zum Topfe eilte, nur zwei Mal, in der darauffolgenden Nacht gar nicht zu uriniren. Als sie am 16. April zur dritten Sitzung kam, erklärte sie sich für vollkommen gesund. Nach der vierten Sitzung (17. April) trat die Regel, wie immer, zur rechten Zeit ein, und obgleich nicht electrisirt wurde, erhielt sich die Besserung bis zum 22. April Nachmittags, zu welcher Zeit die Kranke wieder etwas Schwäche in der Blase empfand. Vom 23—26 hatte Patientin noch 4 Sitzungen, in denen in gleicher Weise verfahren wurde, dann reiste sie in ihre Heimath zurück. Da bis zum 30. Mai noch eine zweimalige Enuresis nocturna stattgefunden hatte, kam Patientin noch einmal auf 4 Sitzungen vom 10. bis 13. Juni nach Halle. Seit dieser Zeit ist wenigstens bis zum September 1867, wo Dr. S. den Krankheitsfall vorträgt, kein Rückfall eingetreten; Patientin hatte körperlich ausserordentlich zugenommen und nahm an allen Freuden des Lebens innigen Antheil.

Von den **Paralysen der Kehlkopfsmukseln** sind natürlich nur solche für den Gebrauch des electrischen Stromes geeignet, die durch Nervenalteration bedingt sind. Dieselben setzen sich aus solchen Fällen zusammen, bei denen: 1) eine völlige Unbeweglichkeit der Stimmbänder vorhanden ist; 2) ein mehr oder weniger mangelhafter Verschluss oder auch nur eine aufgehobene oder alterirte Vibration der Stimmbänder die Aphonie bedingt; 3) eine nach geringer Anstrengung leicht eintretende Ermüdung des Stimmorgans, eine Atonie der Glottismuskeln, der Abschwächung resp. dem Fehlen des Tones zu Grunde liegt.

Ergiebt die laryngoscopische Untersuchung, dass wir es mit der dritten Form zu thun haben, so ist die percutane Durchleitung des Stromes in der Weise zu verrichten, dass ein grosser positiver Conductor im Nacken, ein kleiner negativer in der Gegend der oberen und unteren Hörner des Schildknorpels angelegt und mit einem möglichst kräftigen intermittirenden, oder noch besser constanten Strom in Verbindung gesetzt wird. Dasselbe Verfahren ist auch bei den der ersten Kategorie angehörigen completen Stimmlähmungen zu versuchen, und erst wenn es fehlschlägt, zu dem Pag. 146 angegebenen Ziemssen'schen Verfahren, der directen Reizung der betreffenden Kehlkopfsmuskeln zu schreiten. — Dagegen kann ich in den sub 2 angeführten Fällen, wie sie nicht selten bei jungen Mädchen als hysterische Erscheinung, aber auch bei Männern in Folge von Gemüthsbewegung oder in Folge von Erkältung eintreten, und Monate selbst Jahre lang trotz aller angewandten Mittel fortbestehen: den Inductionsstrom in Form der electrischen Moxe auf den Kehlkopf gerichtet, wegen der Sicherheit und überraschenden Schnelligkeit des Erfolges, aufs dringendste empfehlen.

Folgende Beispiele mögen dies beweisen:

Beobachtung 99. Fräulein Marie O., 29 Jahre alt, als Kind gesund, litt 13 Jahre alt, im Frühjahr 1844 an einem nach dem Genuss jeder Speise eintretenden Erbrechen, welches endlich im Herbste dem Gebrauch des Seebades wich. Im 16. Lebensjahre erkrankte sie an der Bleichsucht und litt ausserdem fast ein Jahr hindurch an häufig auftretenden linksseitigen Kopfschmerzen. Im Juli 1860 erfolgte wiederum ohne bekannte Veranlassung häufiges Erbrechen, zuerst nur nach der Mittagsmahlzeit, später auch des Morgens, endlich nach dem Genuss jeder, besonders aber flüssiger Speisen; zu Neujahr wurde die Stimme plötzlich sehr schwach und vom 4. Januar d. J. ab war die Patientin absolut aphonisch. Nach dem erfolglosen Gebrauch der verschiedensten, theils lösenden, theils ableitenden Mittel (Crotonöl, Vesicatoren etc.) kam die Patientin am 26. März d. J., auf den Rath des Geh. Rath Romberg, zu mir. Ich applicirte den electrischen Pinsel, bei grösstmöglichster Intensität des Stromes, direct auf den Kehlkopf, bis die Patientin, in Folge des äusserst vehementen Schmerzes, laut aufschrie; sofort war die Stimme zurückgekehrt und die Aphonie dauernd beseitigt.

Beobachtung 100. Fräulein R., 18 Jahr alt, seit 2 Jahren mit einem Offizier verlobt, der erst auf seinem Krankenlager die Zustimmung seiner Eltern zu dieser Verbindung erhielt, besuchte vor ½ Jahre ihre zukünftigen Schwiegereltern. Dort mag es an Gemüthsbewegungen mancherlei Art nicht gefehlt haben; wenigstens kehrte das bis dahin blühende und schöne Mädchen, im höchsten Grade nervös afficirt, Ende December 1865 in ihre Heimath zurück; sie fing an zu hüsteln, magerte ab, ihre Stimme wurde schwächer, schwand Ende Januar 1866 vollständig, und die Patientin wurde allgemein für brustkrank gehalten. Am 28. März wandten sich die verzweifelten Eltern mit ihrer Tochter an Herrn Prof. Traube, der in den Lungen derselben nichts Krankhaftes, im Kehlkopf nur die Stimmbänder klaffend, ohne jede Vibration fand, und mir die Patientin zur Kur überwies. — Nach einmaliger Application der electrischen Moxe war Fräulein R. im Vollbesitz ihrer Stimme und nahm Professor Traube Gelegenheit, sich am folgenden Tage von der vollkommen normalen Funktionirung der Stimmbänder zu überzeugen.

Beobachtung 101. Franz H., 13 Jahr alt, Patient des Geh. Rath Hammer, erkältete sich am 9. Januar 1864 beim Tanz, bekam Schmerzen auf der linken Seite des Kehlkopfs und verlor die Stimme. Nach dem Gebrauch von Ungt. Tart. stib. und warmen Umschlägen verloren sich Schmerzen und Aphonie und Patient konnte vom 1. Februar ab wieder die Schule besuchen, aber nur auf 8 Tage. Dann war und blieb er, trotz der verschiedensten Mittel, absolut aphonisch bis er am 22. März 1864 durch einmalige Application der electrischen Moxe auf den Kehlkopf sofort und dauernd geheilt wurde.

Beobachtung 102. Pastor W. aus Hannover, 32 Jahr alt, erkrankte im März 1861, nachdem sein Stimmorgan schon vorher durch vieles und anhaltendes Sprechen auf einem zugigem Kirchhofe angegriffen war, an einer Lungen- und nachfolgenden Luftröhrenentzündung. Im Verlaufe derselben folgte der Anwendung sehr lange nachblutender Blutegel eine Stimmlosigkeit, die, nachdem Patient durch den Gebrauch der Molken und einen langen Aufenthalt an der See längst im Vollbesitz seiner Kräfte war, noch insoweit fortbestand, dass zwar mit grosser Anstrengung einige Worte ziemlich laut gesprochen werden konnten, dann aber sofort die Stimme versagte. Dies veranlasste den Kranken im Mai 1862 den Rath des Prof. Traube in Anspruch zu nehmen, der bei der laryngoscopischen Untersuchung die Form von Stimmbandparalyse vorfand, bei welcher die Pars ligamentosa einen elliptischen Schlitz bildet, und mir den Kranken zur electrischen Kur empfahl. — Nach der ersten Application der Moxe konnte Pat. lauter und längere Zeit sprechen; nachdem ich dieselbe wiederholentlich angewandt und gleichzeitig den N. laryngeus inf. subcutan faradisirt hatte, war Herr W. im Stande längere Zeit laut zu lesen und reiste im Vollbesitz seiner Stimme ab.

Beobachtung 103. Fräulein H. aus Halle, 23 Jahr alt, bekam im Mai 1859 in Folge einer Erkältung einen heftigen Kehlkopfscatarrh, dem eine zuerst ab und zu eintretende, dann aber ununterbrochen andauernde Aphonie folgte. Weder Bergluft, noch ein langer

Aufenthalt am Genfer See, den Patientin im Frühjahr 1861 nahm, gaben die Stimme wieder, dagegen bewirkten Solches nach 2½jähriger Heiserkeit die Inhalationen der Schwefeldämpfe in Langenbrücken im August 1861. Aber die Freude dauerte nicht lange. In die Heimath zurückgekehrt, verlor sich nach drei Wochen der Ton wieder mehr und mehr, dann konnte Patientin noch ab und zu stundenlang vernehmlich sprechen, endlich hörten auch diese freien Intervalle auf und seit Februar 1862 blieb Patientin aphonisch. Prof. Traube fand bei der Untersuchung beide Stimmbänder paretisch, sie bildeten beim Versuch der Tonbildung einen weithin klaffenden Schlitz. Patientin besuchte mich am 20. Mai 1862; die Stimme kehrte auf die Anwendung der elektrischen Moxe nicht, wie in den bisher erwähnten Fällen, sofort zurück, dagegen konnte die Kranke wenige Stunden nachher den Prof. Traube mit deutlicher Stimme anreden. Der Ton der Stimme war in den ersten Tagen des Morgens schwächer, nach jedesmaliger Faradisation war er volltönend und blieb es nach 13 Sitzungen. In Uebereinstimmung damit fand allmälig eine vollständige Annäherung der Stimmbänder statt. Ende Mai 1865 erfuhr ich auf meine Anfrage, dass Patientin seit jener Zeit im Vollbesitz ihrer Stimme geblieben ist.

II. Die Electricität in Krankheiten, welche auf Anomalien der Se- und Excretionen beruhen.

A. Rheumatische Exsudationen.

Gehen wir von der heutzutage in Bezug auf die Entstehung rheumatischer Krankheiten ziemlich allgemein adoptirten Ansicht aus, dass durch plötzlichen Temperaturwechsel die Secretionsthätigkeit der Haut eine Störung erleidet, dass alsdann das zurückgehaltene Hautsecret eine veränderte Blut- und Lymphmischung bedingt, deren Folgen entweder auf den Ort der Einwirkung beschränkt bleiben, oder auch andere Gewebe ergreifen, welche durch anatomischen Bau und chemische Beschaffenheit am meisten dazu disponirt sind — so werden uns die bereits bekannten Wirkungen des electrischen Stromes, und zwar ebensowohl die des unterbrochenen, als die des continuirlichen seine Anwendbarkeit bei rheumatischen Affecten erklären können. Theils wird dieselbe bedingt durch die vermehrte Schweissabsonderung, welche bei Anwendung des unterbrochenen Stromes in Folge der Reizung der contractilen Fasern des Bindegewebes entsteht, theils durch den Einfluss der Ströme auf die Blut- und Lymphgefässe, welche beim Gebrauch des constanten Stromes von vornherein erweitert, stockende Blut- und Lymphzellen wieder in den Kreislauf bringen, und in Folge der dadurch bewirkten freien Circulation, Exsudate aufsaugen (Remak l. c. Pag. 290) —, oder bei Anwendung des unterbrochenen Stromes, durch Steigerung der Energie der Gefässwände, und dadurch bewirkte kräftigere Contractionen denselben Effect ausüben, theils endlich durch den chemischen Process, der wahrscheinlich in Folge des Transports von Flüssigkeiten innerhalb der vom Strom durchsetzten Gewebe vor sich geht, und der beim Gebrauch constanter Ketten bedeutender ist, als bei magnet-electrischen Apparaten, und bei diesen wiederum bedeutender, als bei Volta-Inductions-Apparaten.

Was das Verfahren selbst anbetrifft, so werden Rheumatismen der Haut durch cutane Faradisation meist schnell beseitigt; bei rheumatischen Schwielen (siehe Pag. 233 Anm.) wird der eine befeuchtete Conductor auf die Schwiele selbst, der andere in deren Nähe applicirt und ist es dabei ziemlich gleichgültig, welches Apparates man sich bedient. Die rheumatischen Gelenk-Entzündungen und Exsudationen endlich werden am zweckmässigsten in der Weise behandelt, dass man einen möglichst kräftigen Strom 5 bis 10 Minuten lang quer durch das Gelenk leitet, und thut man dabei gut, wie es namentlich Fromhold empfiehlt, öfters die Richtung der Ströme zu wechseln, wodurch nicht allein die Schmerzhaftigkeit des Verfahrens sehr gemindert, sondern auch eine längere Sitzungsdauer ermöglicht wird. Remak, von dem Gesichtspunkte ausgehend, dass ein Transport von Flüssigkeiten vom positiven zum negativen Pol stattfindet, will die positive Electrode mit der im Zustande der Entzündung befindlichen Stelle in Verbindung gebracht, die negative dagegen in deren Nähe, jedoch ausserhalb des gereizten Gelenkes, aufgesetzt wissen; dagegen soll die Stromesrichtung resp. Electrodenstellung eine umgekehrte sein, wenn neben der Entzündung: Erscheinungen von wässriger Ausschwitzung zugegen sind. Namentlich bei acuten rheumatischen oder traumatischen Gelenkaffectionen, die mit ausserordentlich gesteigerter Empfindlichkeit einhergehen, ist dieses Verfahren indicirt, indem es uns, ohne uns der Gefahr einer Steigerung des Entzündungsprocesses auszusetzen, alsbald von der Anwendbarkeit der Electricität in dem vorliegenden Falle überzeugt. Tritt nämlich beim Gebrauch eines mässig starken Stromes, der eine Nadelabweichung von 20 bis 25° ergiebt, nach 1—2 Minuten nicht nur keine Abnahme, sondern eine Zunahme der Schmerzen ein, so ist die Anwendung der Electricität noch nicht an der Zeit, und es muss ihr eine locale Antiphlogose vorausgehen, während andererseits in den Fällen, in denen der Sitzung unmittelbar ein bemerkbarer Nachlass der Schmerzen und ein Gefühl erheblicher Erleichterung folgt, eine baldige Sistirung des Entzündungsprocesses, schnelle Aufsaugung der Entzündungsprodukte, kurz schneller Kurerfolg in Aussicht steht, und bisweilen schon nach einer oder wenigen Sitzungen eintritt.

Ausser dieser katalytischen Wirkung erfüllt der transversal durch das Gelenk geleitete Strom eine zweite, häufig nicht minder wichtige Aufgabe, nämlich die Anästhesirung des Gelenks — ein Erfolg, der um so höher anzuschlagen ist, als oftmals trotz sichtlicher Verminderung des Exsudats, der Fortbestand der Hyperästhesie die freiere Bewegung hindert, und andererseits selbst beim Fortbestand eines chronischen Exsudats bisweilen durch dieses Verfahren die heftigsten, lange Zeit bestehenden Schmerzen wie mit einem Zauberschlage dauernd beseitigt werden. So behandelte ich z. B. einen Phthisiker aus der Praxis des Dr. Riese an einer ohne äussere Veranlassung vor mehreren Monaten entstandenen Entzündung sämmtlicher Fingergelenke, des Handgelenks und des Ellenbogengelenks des linken Arms, bei dem die auf die leiseste Berührung oder Bewegung, oder auch spontan namentlich Nachts eintretenden heftigen Schmerzen in den entzündeten Gelenken durch die einmalige Durchleitung des Inductionsstromes sofort und dauernd beseitigt wurden. Häufig finden sich neben der Gelenksentzündung oder auch ohne dieselbe: entzündliche Exsudate an den Insertionsstellen einzelner Muskeln (namentlich am Ansatz des M. biceps und M. coraco-brachialis am Proc. coracoideus), welche durch ihre ausserordentliche Schmerzhaftigkeit eine vollkommene Immobilität des Gelenkes bedingen, ebenfalls häufig irradiirte Schmerzen und motorische Reizerscheinungen — alle diese werden durch directe Einwirkung auf die schmerzhafte Stelle des Gelenks oft rasch geheilt. — Auch die Exsudate im Hand- und in den Fingergelenken, die sich nach Knochenbrüchen in Folge des Gypsverbandes und der oft Monate lang andauernden Unbeweglichkeit der betreffenden Extremität, entwickeln, und die den Arm auf Jahre lang, selbst für immer unbrauchbar machen, weichen oft überraschend demselben Verfahren, namentlich wenn man gleichzeitig einzelne kräftige Schläge auf die contrahirten Flexoren und einen starken Inductionsstrom auf die in Halbflexion befindlichen Extensoren richtet.

Beobachtung 104. Friedrich Herm, ein schwächlicher Mann von 55 Jahren, bekam vor etwa sechs Wochen Schmerzen im rechten Schultergelenk, die beim Gebrauch des Arms nachliessen, aber bei längerer Unthätigkeit und namentlich beim Liegen eine solche Steigerung erfuhren, dass Erhebung der rechten Hand nur mit Unterstützung der linken möglich war. Der Schmerz, besonders beim Druck auf den Proc. coracoideus hervortretend, nahm in den nächsten drei Wochen in dem Grade an Heftigkeit zu, dass die Erhebung der Hand und des Unterarms absolut unmöglich, der Kranke mithin zu jeder Arbeit unfähig war und nicht einmal allein essen konnte. Schwefelbäder verschlechterten den Zustand, dagegen milderte die mehrmalige Application von Blutegeln wenigstens die Schmerzhaftigkeit. — Als der Patient mich am 14. Juli 1857 aufsuchte, konnte er den Ellenbogen höchstens drei Zoll weit vom Rumpf entfernen; jeder Versuch, den Arm, den er beständig im Ellenbogen gebeugt hielt, weiter nach vorn oder nach der Seite zu erheben, wurde durch einen heftigen Schmerz, der an der Spitze des Proc. coracoideus unmittelbar an der Ansatzstelle des M. biceps seinen Sitz hatte, vereitelt. An dieser Stelle fühlte ich ein weiches Exsudat, bei dessen Berührung der Patient laut aufschrie; der M. deltoideus, sowie die übrigen Oberarmmuskeln waren abgemagert. Ich wandte den Inductionsstrom an, setzte einen kleinen Conductor auf die schmerzhafte Stelle, einen grösseren auf den Deltoideus und hatte die Freude, dass der Pat. nach einer Einwirkung von vielleicht zehn Minuten einen erheblichen Nachlass der Schmerzen und das Gefühl freierer Bewegung im Arm hatte. Nach der zweiten Sitzung war die Erhebung des Oberarms nach vorn bis zu einem Winkel von 60°, nach der dritten Sitzung (am 10. Juli) bis zu einem rechten Winkel möglich; das Exsudat hatte sich erheblich verringert, ein starker Fingerdruck schmerzte wenig; nach der achten Sitzung am 26. Juli nahm der Patient seine Arbeit wieder auf. Wenige nachfolgende Sitzungen genügten zur vollständigen Resorption des Exsudats.

Beobachtung 105. Der Componist und Klavierspieler Herr L., 42 Jahr alt, war Mitte Februar 1860 auf der Strasse ausgeglitten und hatte das vollständige Niederfallen nur dadurch verhindert, dass er den linken Arm steif vorstreckte, so dass die Handfläche die ganze Körperlast trug. In Folge dessen bekam er einen Schmerz im Handgelenk, den er vergeblich durch kalte Umschläge und Einreibungen zu beschwichtigen suchte, der besonders beim Klavierspielen hervortrat, sich dann in den kleinen und in den Ringfinger verbreitete und schliesslich das Spielen unmöglich machte. — Bei der am 13. März angestellten Untersuchung fand ich ein etwa erbsengrosses Exsudat zwischen dem Os hamatum und dem Mittelhandknochen des kleinen und des Ringfingers, welches beim Druck ausser dem lokalen einen in den kleinen und in den Ringfinger ausstrahlenden Schmerz verursachte. Ich setzte den einen befeuchteten Conductor auf das Exsudat, den anderen auf den betreffenden Metacarpalraum, und nach einer Anwendung von wenigen Minuten hatte sich der Schmerz vermindert; nach vier Sitzungen konnte der Patient bereits eine Stunde hindurch spielen und selbst Octaven greifen, und in der nächstfolgenden Woche in einem Concert öffentlich auftreten. Auch hier wurde der Inductionsstrom angewandt.

Beobachtung 106. Der Kaufmann F., 41 Jahre alt, früher gesund, bekam im Frühjahr 1855 reissende Schmerzen im linken Oberarm, zu deren Beseitigung er nach Teplitz ging. Der Erfolg war insofern ein günstiger, als die Schmerzen wenigstens bis zum Winter wegblieben; dann aber kehrten sie wieder und veranlassten den Patienten im Jahre 1856 zu einem abermaligen Gebrauch der Teplitzer Bäder. Bei dieser Gelegenheit liess Derselbe häufig den warmen Wasserstrahl auf das zeitweise schmerzende Ellenbogengelenk fallen und bewirkte oder steigerte wenigstens dadurch eine Entzündung des betreffenden Gelenkes. Bald nach seiner Rückkehr schwoll dasselbe an, wurde steif, schmerzhaft und vereitelte jeden Versuch den gebogenen Arm zu strecken. Im Frühjahr 1857 nahm Anschwellung und Steifigkeit zu, jede unwillkürliche Bewegung, jedes leise Anstossen des linken Arms rief die heftigsten Schmerzen hervor, die auch bei Nacht eintraten, wenn der Patient unbedachterweise die Lage auf der linken Seite einnahm. — Ich fand am 8. Juni 1857 das Ellenbogengelenk beträchtlich angeschwollen, namentlich in den Condylen und wiederum vorwaltend im Condylus int.; der Druck auf diese Theile und auf die Furche zwischen dem Condylus int. und dem Olecranon verursachte einen heftigen Schmerz; der Unterarm war unter einem Winkel von etwa 70° zum Oberarm gebogen, jede weitere Streckung unmöglich. Theils cutane Faradisation, theils Durchströmen des Gelenkes, theils vermehrte Streckung des Arms durch Faradisation des Triceps wirkten so günstig, dass der Schmerz am 11. Juni (4. Sitzung) schon sehr vermindert und Streckung bis auf 100° möglich war. 15. Sitzung (1. Juli): die Schmerzhaftigkeit hat sich ganz verloren, Patient kann Nachts auf der linken Seite liegen, die Anschwellung namentlich des Condylus ext. hat sich vermindert, Condylus int. ist noch stark geschwollen, der Arm kann bis zum Winkel von 130° gestreckt werden. Mit der 29. Sitzung (21. Juli) wird die Kur geschlossen, indem der Arm bis auf 170° gestreckt werden kann; die Schmerzen sind nicht wiedergekehrt, der Arm ist vollständig brauchbar, die Geschwulst hat sich sehr vermindert.

Beobachtung 107. Der Lieutenant R. aus Stettin, 26 Jahr alt, hatte vor elf Wochen, wahrscheinlich in Folge einer Erkältung einen Schmerz im rechten Kiefergelenk bekommen, der durch jeden Kauversuch erheblich gesteigert wurde, aber auch beim Nichtgebrauch der betreffenden Theile fortdauerte. Nachdem sich der Schmerz durch locale Blutentziehung, Cataplasmen, Einreibung von Ungt. neapolitanum innerhalb dreier Wochen verloren hatte, wurde das linke Kiefergelenk in ähnlicher Weise, aber in weniger hohem Grade afficirt; allmälig verloren sich auch hier die Schmerzen, dagegen blieb eine unvollständige Ankylose beider Kiefergelenke zurück, zu deren Beseitigung auf den Rath des Geh. Raths Nagel die Electricität angewandt werden sollte. — Der Patient konnte am 1. Mai 1857 die Kiefer kaum einen Finger breit von einander entfernen, die Seitenbewegung derselben, ebenso wie die Bewegung des Unterkiefers nach vorn war unmöglich, jeder Versuch eine solche auszuführen oder den Mund weiter zu öffnen war von einem dumpfen Schmerz im Gelenk begleitet, der sich in's Ohr erstreckte. Hier wurde der eine befeuchtete Conductor auf der äusseren Seite der Wange über dem Kiefergelenk angelegt, der andere durch den Mund zum Proc. condyloid. des Unterkiefers geführt, und in dieser Lage einige Minuten erhalten. Unmittelbar darauf konnten die Kiefer ¼ Zoll weiter von einander entfernt werden, doch war diese Besserung nicht von Dauer, denn am nächsten Morgen war es in Folge der Contraction der Masseteren unmöglich, den Daumen in den Mund zu bringen. Aber bereits nach sechs Sitzungen (am 7. Mai) konnten die Kiefer einen Zoll weit von einander entfernt werden, auch machte sich eine geringe seitliche Bewegung bemerkbar; nach 12 Sitzungen (am 16. Mai) war die Seitenbewegung ziemlich frei, der Patient konnte schmerzlos feste Speisen zerbeissen, der Unterkiefer konnte etwa zwei Linien weit nach vorn bewegt werden. Mit der 18. Sitzung wurde, nach vollständiger Wiederherstellung der gestörten Bewegungen, die Kur geschlossen.

Beobachtung 108. Nina S., 9½ Jahr alt, bekam nach einem Scharlachfieber, welches sie im April 1859 gehabt hatte, vielleicht auch in Folge einer Erkältung eine linksseitige Knieanschwellung, zu deren Beseitigung Jodeinreibungen fast 2 Jahre hindurch erfolglos angewandt wurden. Nach dieser Zeit brauchte sie mit verhältnissmässig geringem Nutzen die Bäder von Baden-Baden, Pyrmont und Kreuznach und kam dann am 15. October 1863 in meine Behandlung. Bei ihrer Aufnahme konstatirte ich folgenden Befund: das linke Kinn ist um mehr als 1 Zoll stärker, als das rechte; dasselbe ist in einem Winkel von 175° zum Oberschenkel gebogen, jeder Versuch der Streckung über diesen Winkel hinaus ist der kleinen Patientin sehr schmerzhaft; die linken Oberschenkelmuskel sind atrophisch, das Kind hinkt, Abweichung der Wirbelsäule ist nicht vorhanden. — Es wurden die Conductoren eines kräftigen Inductionsstromes kreuzweis ober- und unterhalb der Kniescheibe angelegt, mehrere Minuten in dieser Lage erhalten und nachher der Oberschenkel durch Faradisation des Quadriceps femoris extendirt. Bereits nach 6 Sitzungen (26. October) machte sich eine sichtbare Besserung bemerkbar; nach der 20. Sitzung (1. December) kann das Bein vollständig gerade gestreckt werden, auch hat die Ernährung der Oberschenkelmuskeln sichtlich zugenommen, die Knieanschwellung sich vermindert, ein leichtes Nachziehen des Beins ist noch vorhanden. Gleichwohl wurden bis zum Februar 1864 im Ganzen 52 Sitzungen bis zur fast vollständigen Beseitigung des Uebels angegewandt, und blieb zuletzt nur eine nicht erhebliche Volumdifferenz des Knies als Krankheitsresiduum übrig.

Beobachtung 108. Frau Nietner, 42 Jahre alt, Waschfrau, hatte sich am 28. April 1867 den Radius und die Ulna unmittelbar über dem Handgelenk gebrochen, wurde vom Geh. Rath Wilms mittelst Gypsverband behandelt, und am 25. Mai zur Beseitigung der Gelenksteifigkeit durch Electricität, an mich gewiesen. Ich fand die Supination vollständig aufgehoben, das Handgelenk, sowie sämmtliche Fingergelenke unbeweglich, die Finger halbflectirt, versuchte passive Streckung äusserst empfindlich. — Es wurde ein Batteriestrom von durchschnittlich 30—40 Elementen 2—3 Minuten lang quer durch das Handgelenk, und dann durch die Fingergelenke geleitet und bereits nach 8 Sitzungen von 5—10 Minuten Dauer war das Handgelenk nach oben und unten hin beweglich, die Supination zwar noch erschwert, aber ausführbar. Durch fernere 6 Sitzungen (zwei per Woche), in denen theils dasselbe Verfahren angewandt, theils absteigende labile Ströme bald durch die Extensoren, bald durch die Flexoren geleitet wurden, bald endlich bei transversaler Leitung durch das Handgelenk vermittelst metallischen Stromwechsels, kräftige Zuckungen nach oben und unten hervorgerufen und dadurch die Beweglichkeit des Handgelenks wesentlich gefördert wurde, war die Patientin in den Stand gesetzt, vom 15. Juli ab ihr Geschäft als Wäscherin wieder aufzunehmen und ohne Unterbrechung fortzusetzen.

Remak berichtet in seiner Galvanotherapie (Pag. 295) folgenden Fall von traumatischer Gelenkaffection:

Der 36jährige Schneider Michael Hartleib fiel am 2. März bei Glatteis auf die rechte Hand und verstauchte sich das Handgelenk so, dass es ihm sofort unmöglich war, die Hand zu beugen oder gar zu schliessen und er trotz kalter Umschläge die folgende Nacht schlaflos zubrachte. Remak fand am anderen Morgen das Handgelenk, namentlich auch den Rücken der Handwurzel so geschwollen, heiss und schmerzhaft, dass nicht einmal die Prüfung, ob irgend ein Knochenbruch stattgefunden, möglich war, die Finger ausserdem steif und gedunsen. Er führte sofort labile Ströme von 30 Daniel'schen Elementen sowohl durch die Geschwulst, wie durch die angrenzenden Muskeln so lange, bis sanfte labile Zuckungen in den Muskeln des Handrückens eintraten. Nachdem dies durch 5 Minuten geschehen, während welcher Zeit der Kranke von Minute zu Minute die Befreiung seiner Hand von Geschwulst und Steifheit bemerkte, waren sämmtliche Bewegungen der Hand und der Finger wieder hergestellt, dass er seinen Namen in ein Tagebuch einschreiben konnte. Am folgenden Tage (4. März) meldete er, dass er bereits gröbere Sachen genäht habe, nur die Handhabung der Scheere falle ihm noch schwer! Auf dem Rücken der Handwurzel war noch ein wenig Geschwulst sichtbar. Die gestrige Behandlung wurde wiederholt und Tages darauf meldete sich der Kranke als gänzlich frei von allen Beschwerden.

Bei traumatischen und rheumatischen Gelenkexsudationen, selbst älteren Datums, habe ich wiederholentlich die Beobachtung gemacht, dass wenn durch den electrischen Strom erst die Rückbildung des Exsudats eingeleitet worden ist, selbige ohne weitere Anwendung der Electricität oder anderer resorbirender Mittel spontan, selbst bis zur vollständigen Beseitigung fortschreitet — so dass hier mit vollem Recht von einer Nachwirkung der Electricität die Rede sein kann.

B. Arthritische Gelenkexsudationen.

Wir haben bereits oben Pag. 219 eine Form von gichtischer Gelenkaffection (Arthritis nodosa) kennen gelernt, in welcher die Gelenkanschwellungen mit Atrophie der Mm. interossei einhergehen und durch Galvanisation des Sympathicus vollständig geheilt werden. — Auch bei einer zweiten Form, bei welcher nicht nur die Synovialkapsel und der Bänderapparat die Erscheinung einer chronischen, sich auf immer mehr Gelenke ausbreitenden Entzündung, sondern auch gleichzeitig die Gelenkknorpel und die Gelenkflächen der Knochen eigenthümliche Veränderungen und Missbildungen darbieten (Arthritis deformans), scheint gleichfalls durch die Galvanisation des Sympathicus eine wesentliche Besserung herbeigeführt zu werden — wenigstens habe ich in einem solchen Falle aus der Praxis des Geh. Rath Boeger, der ein kräftiges Mädchen von 24 Jahren betraf, durch das angegebene Verfahren:

eine Steigerung der Temperatur, Milderung der Schmerzen, Abnahme der Geschwulst und freiere Beweglichkeit herbeigeführt.

Was die eigentliche Gicht (Arthritis vera) anbetrifft, so soll man, so lange die Anfälle acut sind, blos innere Mittel gebrauchen, sobald aber das Fieber erloschen und eigentliche Gichtknoten zurückbleiben, kann man bisweilen durch Anwendung starker constanter (von 40—60 Daniel'schen Elementen abgeleiteter) oder kräftiger Inductionsströme Heilung herbeiführen.

Der Güte des Dr. Cahen verdanke ich folgende Beobachtung:

Madame S., 60 Jahre alt, eine Dame von feiner Bildung, deren Verhältnisse durch den frühzeitigen Tod ihres Gatten sich der Art verschlechterten, dass sie bisher ungewohnte Arbeiten verrichten musste, wurde seit zehn Jahren von gichtischen Leiden in dem Maasse heimgesucht, dass zuletzt beide Hand- und die einzelnen Fingergelenke durch gichtische Ablagerungen fast gänzlich ankylosirt waren. Jeder Versuch, die Gelenke der Hand oder Finger zu bewegen, erregte heftigen Schmerz; keinerlei Arbeit konnte mehr verrichtet werden. Die Gelenke der Finger waren kugelförmig aufgetrieben, beim Druck schmerzhaft und etwas fluctuirend. Erblichkeit war nicht nachzuweisen. — Nachdem die Patientin innerliche und äusserliche Mittel Jahre lang vergebens in Anwendung gezogen, wandte sie sich an den Dr. Cahen mit dem Ersuchen, sie einer electrischen Kur zu unterwerfen. Schon vor mehreren Jahren hatte sie den Rotations-Apparat in Anwendung bringen lassen, auch einige Besserung davon gespürt, die Kur aber dann bald ausgesetzt. Dr. Cahen wandte die Inductions - Electricität mit der grössten Consequenz ein halbes Jahr hindurch, ohne Unterbrechung tagtäglich in der Art an, dass jede einzelne Auftreibung einige Minuten lang in die Kette eingeschlossen wurde. Sehr bald verlor sich die Schmerzhaftigkeit der Gelenke, nach und nach wurden die Anschwellungen geringer, in gleichem Maasse nahm die Beweglichkeit zu, so dass die Patientin am Ende der Kur im Stande war, sich ihrer Hände vollständigst zu bedienen. An den Handgelenken ist keine Abnormität mehr wahrzunehmen, die Fingergelenke dagegen sind immer noch etwas stärker, als im normalen Zustande; die Fluctuation hat sich gänzlich verloren, beim Aneinanderreiben einzelner Fingerglieder hört man starke Crepitation.

C. Unterdrückte Se- und Excretionen.

Was die Wirkung der Electricität in denjenigen Krankheiten betrifft, die durch Störung einer bestehenden, oder den nicht erfolgenden Eintritt einer normalen Secretion hervorgerufen werden, so beruht dieselbe bei directer Einwirkung auf das nicht secernirende Organ theils auf dem erregenden Einfluss, welchen der Strom auf die in den bebetreffenden Drüsen sich vereinigenden Nerven ausübt, theils und in höherem Maasse aber darauf, dass er die in den Drüsen befindlichen Muskelfasern zu Contractionen, und dadurch zur Ausscheidung ihrer Secrete veranlasst. Dass die letztgenannte Wirkung die bedeutsamere ist, wird dadurch bewiesen, dass a) der electrische Strom im Stande ist, unterdrückte Fussschweisse wieder hervorzurufen, Secretion des Ohrenschmalzes zu befördern, während es wenigstens bis jetzt noch nicht gelungen ist, Nerven in den Schweiss- und Ohrenschmalzdrüsen zu verfolgen, ferner dadurch, dass b) der Eintritt der Milchsecretion unabhängig ist von dem Zusammenhang der Drüse mit den Intercostalnerven, wie die Durchschneidungsversuche von Eckhard beweisen, endlich c) dadurch, dass der intermittirende Strom zur Hervorrufung unterdrückter Secretionen im Allgemeinen viel wirksamer ist, als der constante. — In manchen Fällen, in denen die directe Reizung des Organs möglichst vermieden werden muss, sucht man auf dem Wege des Reflexes sein Ziel zu erreichen, indem man durch Faradisation der Haut auf die betreffenden Nerven desselben einzuwirken sucht.

1) Unterdrückte Fussschweisse werden am schnellsten durch cutane Faradisation wieder hervorgerufen.

Beobachtung 109. August Braklo, 24 Jahre alt, Kaufmann, bekam, nachdem er acht Tage in einem Butterkeller zugebracht hatte, in welchem er auch Nachts schlief, stechende Schmerzen in beiden Hacken, die sich dann auf die Füsse verbreiteten, so dass ihm, namentlich wenn er eine Zeit lang unthätig gesessen hatte, jeder Tritt wehe that. Bald schwollen ihm auch die Füsse an, seine habituellen Fussschweisse verloren sich, und es stellte sich ein Taubheitsgefühl in beiden Beinen ein. Nachdem vier Wochen hindurch reizende Fussbäder, Einreibungen, russische Bäder vergeblich angewandt waren, suchte mich der Patient am 24. November 1859 auf. Bereits nach der ersten cutanen Faradisation der Füsse und Unterschenkel wurden die Füsse wärmer, der Gang leichter; nach der dritten Sitzung fingen die Füsse an zu transpiriren, die Anschwellung verminderte sich, die Schmerzen beim Auftreten hatten sich verloren; nach der 8. Sitzung konnte er wieder in ein Geschäft treten.

2) In Hinsicht der Menstruation haben wir bereits Pag. 89 erwähnt, dass dieselbe oftmals gegen unseren Willen durch die electrische Reizung irgend welcher Körpertheile, namentlich aber solcher, die in der Nähe des betreffenden Organs liegen, hervorgerufen oder vermehrt wird. Diese Erfahrung können wir oftmals mit Nutzen anwenden; genügt diese Art der Einwirkung nicht, so werden wir nach Schultz's Vorgange (Die Reflexwirkungen der Inductions-Electricität. Wiener med. Wochenschrift. 1855. Nr. 49) durch cutane Faradisation der Fusssohlen, Waden oder der Brust dieses Ziel zu erreichen suchen, und erst wenn dieses Verfahren unzureichend ist, dem Beispiele Golding Bird's folgen, und bei Anlage des einen Conductors auf die Lumbo-sacralgegend, des andern über den Schaambeinen resp. in der Scheide, eine Reihe von Schlägen (12 bis 15 an der Zahl) durch das Becken führen. In Guy's Hospital wurden von 22 an Amenorrhoe leidenden Kranken 14 durch das letztgenannte Verfahren geheilt — von den 8 ungeheilten Fällen litten 7 zugleich an Anämie oder Leukorrhoe oder Phthisis pulmonum. In Guy's Hospital Reports 1822 (Pag. 143) lesen wir folgenden Fall:

Miss B., 18 Jahre alt, gross und schlank, litt seit längerer Zeit an Amenorrhoe, zu deren Beseitigung sie vergeblich Eisenpräparate in Anwendung zog. Ihr Allgemeinbefinden verschlechterte sich, der Appetit schwand, die Kranke wurde missgestimmt und äusserst reizbar. Eisen, Soda, Rhabarber, Luftveränderung bewirkten zwar eine Verbesserung ihres Gesundheitszustandes; gleichwohl traten die Menses nicht ein. Jetzt wurde die Electricität angewandt, und einen Tag um den andern eine Reihe von Schlägen durch das Becken geleitet. Nach drei Wochen erschien die Menstruation und dauerte drei Tage. Das Verfahren wurde jetzt drei Wochen ausgesetzt; in der darauf folgenden Woche aber noch drei Mal in Gebrauch gezogen. Die Regel trat zur rechten Zeit ein, dauerte fünf Tage, und kehrt seitdem jedesmal zum richtigen Termin wieder. Das Befinden der Kranken lässt nichts zu wünschen über.

Aehnliche befriedigende Resultate wurden bei Amenorrhoe und Dysmenorrhoe von v. Holsbeck und Bitterlin (siehe Annales de l'Electricité. 1860. Pag. 149), sowie von Charles Taylor (Lancet II. 9. September 1859), Hervieux, Graves etc. erzielt.

Auch die stockende Milchsecretion kann auf zwei Weisen in Gang gebracht werden, indem man entweder vermittelst feuchter Electroden den Inductionsstrom mehrere Minuten hindurch auf die Drüse wirken lässt, oder durch Reflexerregung, indem man die Haut des Busens faradisirt. So behandelte Aubert (l'Union méd. 1857. No. 9) eine Frau, welche vor sieben Monaten entbunden war, nicht gestillt und daher drei Wochen nach der Entbindung jede Spur der Milch verloren hatte, an einer Anaesthesie der Haut des Busens 10—20 Minuten lang mit trockenen Stromgebern; schon nach der dritten Sitzung stellte sich eine Art Milchfieber mit Anschwellung der Brüste ein, und die Warzen fingen an zu nässen; nach der fünften Sitzung konnte man die Milch in Löffeln sammeln.

Aubert berichtet ausserdem (siehe l'Union médicale. September 1855. No. 116) folgenden Fall:

Eine Frau von 26 Jahren, Mutter dreier Kinder, nährte das dritte seit elf und einem halben Monate, als dasselbe eine Lungenentzündung bekam und die Brust verschmähte. Als man später das Kind wieder anlegen wollte, war die Nahrungsquelle versiegt und keine Spur von Milch in der Brust. Aubert setzte feuchte Stromgeber abwechselnd auf beide Brüste, indem er Sorge trug, durch allmäliges Steigern der Stromstärke sowohl Schmerz als Muskelcontraction zu vermeiden. Nach der vierten Sitzung wurde die Brust gespannt und voll und das Kind konnte fernerhin gesäugt werden.

In der Gazette hebdomadire du 16. Janvier 1857 finden wir folgenden Becquerel'schen Fall abgedruckt:

Eine gesunde aber nervöse Frau von 27 Jahren nährte seit 6 Monaten, ohne dass jemals die Milch fehlte. In Folge heftiger, wiederholter Gemüthsbewegungen verminderte sich aber die Milchabsonderung bis auf ein Minimum in der rechten Brust und verschwand in der linken vollständig. Man wollte das Kind künstlich nähren. Da aber die Nahrung dem Kinde nicht zusagte und dasselbe sichtlich verfiel, versuchte Becquerel die Secretion der Milch zuerst in der der linken Brust (in der seit acht Tagen kaum eine Spur von Milch vorhanden war) dadurch wieder in Gang zu bringen, dass er einen milden, schnellschlägigen electrischen Strom vermittelst feuchter Conductoren, die er abwechselnd an verschiedenen Stellen der Brust applicirte, auf dieselbe einwirken liess. Schon nach der ersten Sitzung, in welcher die Patientin zwar ein Unbehagen, aber keinen Schmerz empfand, trat die Milchsecretion von Neuem ein; nach der dritten floss sie so reichlich, dass sie zur ferneren Ernährung des Kindes genügte. Die rechte Brust sonderte zwar weniger Milch ab, doch wurde, da die Secretion im Ganzen ausreichend war, die Electricität nicht ferner in Anwendung gezogen.

Aehnliche Fälle sind von Moutard-Martin und Lardeau (Gaz. des Hôpitaux. 1859. No. 60), von Descivières (Gaz. des Hôpitaux. 1861. No. 53) und anderen veröffentlicht worden.

Capitel II.

Die Anwendung der Electricität in der Geburtshülfe und Gynäkologie

---

Die Anwendung der Electricität in der Geburtshülfe datirt von Bertholon und von W. G. Herder, welcher letztere die Berührungs-Electricität gegen mangelnde Wehenthätigkeit empfahl (siehe dessen pract. Beiträge zur Erweiterung der Geburtshülfe. 1803). Ihm folgten Basedow, Stein und später Kilian, der zu diesem Zwecke seine aus zwei verschiedenen Metallen bestehende „galvanische Geburtszange" construirte. Dr. Höniger in Zylz und Jacoby in Neustadt (siehe Zeitschrift für Geburtshülfe. Band 16. Pag. 423. Berlin 1844) wandten zuerst die Inductions-Electricität zur Erregung der Wehenthätigkeit an. Bis in die neueste Zeit haben wir von den Deutschen, unsers Wissens nach, nur noch Benj. Frank, von den Engländern dagegen: Radford (siehe Froriep's Notizen. 1845. No. 729 und 1846. No. 789), ferner Dorrington, Johnson, Wilson, Mackenzie, Tyler Smith, Dempsey, Barnes, Hougthon etc. zu nennen, die insgesammt die Electricität als **wehenbeförderndes Mittel** in solchen Fällen benutzten, wo bei normalem Becken dynamische Störungen vorhanden waren, die auf Mangel, Schwäche oder perverser Action der austreibenden Kräfte beruhten, oder wo andauernde Ohnmachten, eklamptische Zufälle die schnelle Beendigung des Geburtsgeschäftes nothwendig machten, oder wo bei Hämorrhagien, gleichviel ob durch Placenta praevia oder Atonie des Uterus bedingt, möglichst schnelle Beendigung der Geburt, oder sofortige Contraction der Gebärmutter nach derselben, erforderlich war, oder endlich (Barnes), wo in Folge der Anwendung des Chloroforms bei der Geburt, Paralyse des Uterus eingetreten war.

So erwähnt Dempsey (siehe Lawrence. On the application and effect of Electricity and Galvanism. London 1853. Pag. 53) eines Falles, wo bei normalem Becken die Geburt bereits dreissig Stunden gedauert, die äusserst schwachen Wehen seit drei Stunden gänzlich aufgehört hatten, und die Patientin seit zwei Stunden mit kurzen Unterbrechungen ohnmächtig war. Hier erfolgten auf die erste, etwa fünf Minuten währende Anwendung des Inductionsstromes ziehende Schmerzen im Kreuz — auf die zweite, nach einer Unterbrechung von fünf Minuten, stattfindende, energische Contractionen des Uterus — und nach vierzig Minuten, in denen der Strom auf diese Weise vier Mal, fünf Minuten hindurch, benutzt worden, war ein lebendiges kräftiges Kind zu Tage gefördert worden. Secale war vorher in grossen Dosen erfolglos gegeben worden.

Benj. Frank (Magnet-Electricität zur Beförderung der Geburtsthätigkeit. Neue Zeitung f. Geburtskunde 1846. Bd. 21. Heft II. Pag. 370) erwähnt einer 38jährigen Frau, die bereits sieben Mal glücklich geboren und zwei Mal abortirt hatte, und bei der wiederum in Folge eines Falles auf die Hinterbacken, im fünften Monat der Schwangerschaft, Abortus, von einem bedeutenden Bluterguss gefolgt, eingetreten war. Die Wehenthätigkeit hatte vollständig aufgehört, die Patientin, aus ihrer Ohnmacht durch Schwefeläther erweckt, schwamm im Blute und war mehr einer Leiche, als einer Lebenden ähnlich. Der Puls war klein und unzählbar, der Uterus unterhalb des Nabels weich, und noch in ziemlichem Umfange ausgedehnt, die Placenta nur zum geringsten Theil gelöst und mit der Nabelschnur locker zusammenhängend. Nachdem der Inductionsstrom einige Minuten hindurch angewandt war, trat eine starke Wehe ein, die Gebärmutter contrahirte sich und die Blutung stand. In Zwischenräumen von zehn zu zehn Minuten wiederholten sich die Wehen, ohne dass es der weiteren Anwendung des Apparates bedurfte, die Lebensthätigkeit erwachte wieder, und nach einer halben Stunde konnte Frank die Placenta entfernen, wobei nur ein unbedeutender Blutverlust stattfand.

F. W. Mackenzie (Gaz. hebdomadaire du 2. Avril 1857. No. 14. Pag. 250) hat in drei Fällen von Metrorrhagie durch die Anwendung des electrischen Stromes die Blutung gestillt. — Im ersten Falle, wo durch einen unvollständigen Abgang des Eies eine gefahrdrohende Blutung unterhalten wurde, gegen welche alle bekannten Mittel in Stich liessen, erfolgte durch die Anwendung der Electricität schnelle Austreibung der zurückgebliebenen Eitheile und sofortige Sistirung der Blutung. — In dem zweiten Falle, wo durch Placenta praevia schon mehrfach gefahrbringende Blutungen vor dem Beginn der

Geburtsthätigkeit eingetreten waren, verhinderte ein sechs Stunden hindurch angewandter continuirlicher Strom nicht allein jeden Blutverlust, sondern beschleunigte auch die Eröffnung des Muttermundes, so dass die Geburt schnell und gefahrlos für die Mutter beendet werden konnte. — Im dritten Fall, wo bei Placenta praevia im letzten Monat der Schwangerschaft wegen Blutung die Entbindung beschleunigt werden musste, wurde dasselbe Verfahren drei Stunden hindurch angewandt, die Blutung stand, und die Entbindung ging so rasch von statten, dass nach wenigen Stunden ein lebendes Kind geboren wurde.

Radford (siehe The Lancet. 1853. Vol. II. No. XXII. Pag. 500) will auch in Fällen von sanduhrförmiger Zusammenziehung der Gebärmutter von der Anwendung der Electricität gute Erfolge gesehen haben.

Den genannten Beobachtern zufolge hat die Electricität, welche im Allgemeinen denselben Indicationen, wie das Secale cornutum genügt, und demgemäss, wie dieses, erst nach dem Abflusse des Fruchtwassers in Anwendung gezogen werden soll, vor dem genannten Mittel folgende Vorzüge: 1) Electricität wirkt sicher, das Secale häufig unsicher. 2) Die Wirkung jener tritt unmittelbar nach der Anwendung, die des letztgenannten Mittels kürzere oder längere Zeit nachher ein. 3) Die Stärke des electrischen Stromes lässt sich dem vorhandenen Reizbarkeitsgrade anpassen, während sich die nöthige Dosis des Secale nur annähernd bestimmen lässt. 4) Die durch den electrischen Strom hervorgerufenen Contractionen sind energischer und den normalen in ihrer Richtung gleich, während auf den Gebrauch des Mutterkorns häufig unregelmässige, krampfhafte Contractionen eintreten, die das Leben des Kindes gefährden. 5) Der Gebrauch des Secale cornutum hat besonders nach den Erfahrungen von Ramsbotham, Wright, Barnes häufig schädliche Folgen für das neugeborene Kind, so sah namenlich der letztere in 4 Fällen, in denen die Geburt durch Secale beendet wurde, die Kinder wenige Stunden nachher an Krämpfen zu Grunde gehen. 6) Die Electricität kann noch in den extremsten Fällen angewandt werden, in denen das Schlingen erschwert, jedes Medicament erbrochen, jede mechanische Einwirkung auf den Uterus, die Einführung der Hand etc. wegen der grossen Reizbarkeit contraindicirt ist. 7) Die Electricität schliesst den gleichzeitigen Gebrauch anderer Mittel nicht aus. — Den erwähnten Autoren gegenüber halten Simpson und Scanzoni (vielleicht in Folge unzweckmässiger Gebrauchsweise) die Anwendung der Electricität bei Wehenschwäche und Gebärmutterblutungen für erfolglos, so dass diese Frage noch ihrer definitiven Entscheidung harrt.

Benj. Frank und Golding Bird, der letztere namentlich in Anbetracht einiger Fälle, in denen er bei vermeintlicher Suppressio mensium durch die Einwirkung des electrischen Stromes unfreiwilligen Abortus hervorbrachte, halten den electrischen Strom **zur Erregung der künstlichen Frühgeburt** besonders dann für geeignet, wenn der Muttermund durch Pressschwamm oder durch andere Verfahrungsweisen vorher erweitert worden ist.

Dempsey benutzte ihn zu diesem Zwecke in einem Falle, wo er wegen Beckenenge, am Ende des siebenten Monats die Frühgeburt einleiten wollte. Nachdem er den Eihautstich gemacht und 48 Stunden gewartet hatte, ohne dass sich irgend Wehen zeigten, wandte er den electrischen Strom drei Mal, in Pausen von zehn Minuten, fünf Minuten hindurch an, bis sich ein leiser, bald vorübergehender Schmerz einstellte. Da trotzdem keine Wehen eintraten, kehrte er nach einer halben Stunde zu demselben Verfahren zurück und electrisirte noch dreimal in gleichen Pausen. Jetzt stellten sich regelmässige, mit Unterbrechungen wiederkehrende Wehen ein, die Geburt nahm ihren regulären Fortgang und war, vom Beginne der Operation ab, in acht Stunden beendet.

Berryman (Galvanism in effecting premature labour. Edinburg. Med. Journ. 1862. Decbr.) wandte dasselbe Verfahren bei einer Frau mit verengtem Becken am Ende des achten Monats an. Nachdem er hier vergeblich die Ablösung der Eihäute von der Uteruswand mittelst einer Sonde versucht, und ebenso vergeblich 2 Tage später einen biegsamen männlichen Katheter eingeführt und eine Stunde lang in dieser Lage erhalten hatte, nahm er fünf Tage später zum Inductionsstrom seine Zuflucht; es traten sofort Contractionen der Gebärmutter ein, die nach einer leichten Entbindung ein lebendes Kind zu Tage förderten.

Was das Verfahren selbst anbetrifft, so pflegt man in der Regel den einen Conductor in der Kreuzbeingegend, oder auf den Fundus uteri anzulegen und den andern mit einem Vaginal-Conductor versehen (siehe dessen Abbildung in der Neuen Zeitung für Geburtskunde. Bd. 21. Heft III. Tafel I. Fig. 3) in der Scheide bis an den Muttermund zu bringen. Barnes räth statt dessen, an jeder Seite des Unterleibs einen Conductor zu appliciren. Den Mackenzie'schen Experimenten (siehe Pag. 82) gemäss würde die Einwirkung des Stromes auf die Uterinfasern am schnellsten eintreten, wenn der Strom von einem oberen Segment der Wirbelsäule quer durch den Uterus geleitet würde. — Bei diesen abweichenden Angaben der verschiedenen Autoren wird wohl in jedem einzelnen Falle das Experiment entscheiden müssen und wird man am zweckmässigsten damit beginnen, nachdem man die Bauchdecken gehörig durchfeuchtet hat, einen kräftigen Strom des Inductions-Apparates vom Fundus uteri zur Gegend über der Symphysis zu leiten.

Neuerdings hat man auch die Electricität als **Wiederbelebungsmittel beim Scheintod der Neugeborenen** mit dem günstigsten Erfolg in Gebrauch gezogen. Auf die Empfehlung von Hufeland, Struve, Marshall Hall, Underwood stellte zuerst Gotthold Scholz (Bemerkungen über die Eintheilung und Behandlungsweise des Scheintods der Neugeborenen. Günsburg's Zeitschrift. Bd. II. Pag. 16—35) ausgedehntere Versuche mit der Electricität an, und kam zu dem Resultate, dass kein zweites Mittel den glimmenden Lebensfunken so schnell und so sicher wieder entzünden könne, als der mit Vorsicht angewandte electrische Strom. Scholz's Verfahren bestand darin, dass er den einen Conductor oben am Nacken, den andern auf die Ansatzstellen des Zwerchfells oder auf die Herzspitze anlegte. Einfacher und zweckentsprechender wird aber dieses Ziel durch Faradisation der Phrenici (siehe Pag. 362) erreicht. Pernice (Greifswalder medicinische Beiträge. Bd. II. Pag. 1. seq.) machte in 5 Fällen tiefsten Scheintods von demselben Gebrauch, von denen 2 ein ungünstiges, 3 ein durchaus befriedigendes Resultat hatten, insofern die Respiration eingeleitet wurde und die Wiederbelebung gelang.

Der erste Pernice'sche Fall ist folgender:

Nachdem 6 Uhr Abends regelmässige Wehen eingetreten waren, die bis 8 Uhr den Muttermund bis zur Thalergrösse erweitert hatten, floss das Fruchtwasser ab. Nach einer kleinen Pause trieben kräftige Wehen den Kopf bis auf die Bodentheile des Bekens, vermochten aber 5 Stunden lang nicht, den von der Grösse des Kopfs und den Weichtheilen gesetzten Widerstand zu überwinden. Wegen Abnahme der Frequenz des Foetalpulses wurde deshalb um 1½ Uhr Morgens die Zange angelegt und der Kopf entwickelt. Das Kind, 8 Pfund 29 Loth schwer, war tief scheintod, schlaff, der Körper mit Ausnahme der Stirn und des mit einer beträchtlichen Kopfgeschwulst bedeckten Scheitels blass; Puls an der Nabelschnur nicht mehr zu fühlen, die Herztöne schwach und selten; Hautreize zeigten sich völlig wirkungslos. — Jetzt wurde der Inductionsapparat angewandt; nach einigen Versuchen gelang es den N. phrenicus auf beiden Seiten zu treffen und eine Contraction des Zwerchfells herbeizuführen; eine zweite wurde nach ungefähr 2 Minuten bewirkt. Danach wurde das Kind in ein warmes Bad gebracht und nach einigen Minuten die Faradisation wiederholt. Nach 10maliger Anwendung des Stroms, also ungefähr nach Ablauf von ½—¾ Stunden trat die erste selbstständige Inspirations-Bewegung auf, die sich nach kurzer Zeit wiederholte. Hautreize zeigten jetzt Wirkung und wurden bis zu vollständiger Belebung in Gebrauch gezogen.

Auch auf dem **Gebiete der Gynäkologie** hat die Electricität einige Erfolge nachzuweisen, so berichtet z. B. Dempsey einen Fall aus der Praxis von Tyler Smith, in welchem ein Gebärmutterpolyp, dessen Stiel vom Operateur auf keine Weise erreicht werden konnte, in Folge der durch den electrischen Strom bewirkten Contractionen so weit hervorgetrieben wurde, dass er der Ligatur bequem zugänglich war, und hierauf ohne Mühe entfernt werden konnte.

Ein anderer Fall betraf eine Frau von 42 Jahren, die acht Kinder geboren, drei Mal abortirt hatte, bei der wiederum seit sechs Monaten die Menses cessirten, und erst zeitweise, in der letzten Zeit continuirlich ein blutiger Ausfluss aus der Scheide stattfand. Seit zwei Monaten empfand die Patientin einen heftig brennenden Schmerz im Leibe, und in den letzten Wochen hatte ein hinzugetretenes Anasarca der Beine den Zustand zu einem so kläglichen gemacht, dass man beim Eintritt einer vermehrten Blutung sofort zur Entbindung zu schreiten beschloss. Die Untersuchung liess eine, dem schwangeren Uterus ähnliche, mehr nach rechtshin gelegene, und bis zum Nabel reichende Geschwulst wahrnehmen, die fest und elastisch, gegen Druck empfindlich war. Placentargeräusch und Fötalpuls waren nicht hörbar. Der Gebärmuttermund hatte eine schillinggrosse Oeffnung; die Brüste waren welk. Es wurde demgemäss die Diagnose auf einen todten Foetus oder auf ein krankes Ei gestellt. In Folge der Anwendung des electrischen Stromes wurden eine Menge Hydatiden entleert, denen im Laufe desselben und des folgenden Tages noch beträchtliche Quantitäten nachfolgten.

Endlich wurde auch, namentlich von den Franzosen Beuvain, Fano, Tripier, Beau etc. der electrische Strom zur

Beseitigung chronischer Anschwellungen der Gebärmutter und der in ihrem Gefolge auftretenden Senkungen und Beugungen angewandt — Beobachtungen, die den Nachtheilen gegenüber, welche durch die Uterussonde und die übrigen gegen Flexionen gebräuchlichen Mittel so häufig hervorgerufen werden, immerhin einer Prüfung würdig sind. So berichtet Fano (l'Union méd. 1859. Pag. 134) folgenden Fall:

Die 29jährige K., Mutter mehrerer Kinder, empfand seit 8 Monaten Schwere im Unterleib, Schmerz in der rechten Inguinalgegend und Eingeschlafensein im rechten Bein, hatte ausserdem Schmerzen in der Nierengegend und Fluor albus, dagegen keine Verstopfung und keine Dysurie. Die Untersuchung ergab: Anteflexion des Uterus. — Es wurde ein electrischer Strom durch 5 Minuten in der Weise angewandt, dass der eine Pol auf das Hypogastrium, der andere auf das Collum uteri gesetzt wurde. Patientin fühlte ein Kriebeln und bemerkte, dass sich im Leibe etwas erhebe; gleich nach der Sitzung schienen auch in der That die Anteflexion gemindert, die Schmerzen verringert. Während der am nächsten Tage wiederholten electrischen Sitzung hatte die Kranke das Gefühl, als werde etwas von der rechten Inguinalgegend nach dem Hypogastrium zu geschoben, Schmerzen und Fluor albus waren zwar am nächsten Tage stärker, dagegen ergab die einen Tag später angestellte Untersuchung, dass die Anteflexion beseitigt sei; mit ihr verloren sich die Schmerzen, das Eingeschlafensein an der rechten unteren Extremität und die Patientin war und zwar dauernd von ihrem Uebel geheilt.

Ein nicht minder glückliches Resultat erreichte Beuvain (Annales de l'Ectricité méd. 1860. Pag. 43) in folgendem Falle:

Madame R., 26 Jahre alt, Mutter dreier Kinder, litt seit 4 Jahren an einer Senkung der Gebärmutter und chronischer Anschwellung mit Ulcerationen, gegen welche weder lokale Blutentziehungen, noch erweichende Einspritznngen, noch mehrwöchentliches Touchiren mit Höllenstein etwas ausrichteten. Da richtete Beuvain einen aus 4 Bunsen'schen Elementen erzeugten galvanischen Strom auf die Granulationen und Ulcerationen (s. Capitel III. dieses Abschnittes 2.); nachdem diese schmerzlose Operation fünfmal wiederholt war, traten reichliche Menses ohne Beschwerden ein, nach deren Aufhören die Granulationen und Ulcerationen beseitigt waren und einer gutartigen, gleichmässigen Röthung Platz gemacht hatten. Um die Senkung der Gebärmutter zu heilen, wandte nun Beuvain die Inductions-Electricität an, und war der Erfolg im Verlauf von vier Monaten ein so befriedigender, dass die Patientin grosse Fusstouren ohne jede Unterstützung der Gebärmutter machen konnte. Auch die übrigen Beschwerden hatten sich verloren, und traten den schriftlichen Berichten gemäss, die Dr. B. erhielt, auch später nicht wieder ein.

Ueber Operation der Gebärmutterpolypen s. Pag. 491 seq.

Capitel III.

Die Anwendung der Electricität in der Chirurgie.

Man hat in der Chirurgie von der Electricität einen dreifachen Gebrauch gemacht, indem man dieselbe 1) zur Hervorbringung thermischer, 2) zur Hervorbringung chemischer Effecte, 3) als Reizmittel, in Anwendung zog.

1. Die Electricität zur Hervorbringung thermischer Effecte.

Wenn man auch schon längere Zeit mit den thermischen Wirkungen des continuirlichen Stromes bekannt war, wenn man auch wusste, dass der Grad der Erhitzung von der Grösse und nicht von der Zahl der Metallplatten abhängig sei, und dass man demgemäss, um Metalldrähte glühend zu machen, nur einer einfachen Kette von sehr grosser Oberfläche bedürfe, dass man auf diese Weise Temperaturgrade erzeugen könne, wie solche mit Ausnahme des Löthrohrs kein anderes Medium hervorzubringen im Stande sei, so brach sich doch die Anwendung der Electricität in der Chirurgie sehr langsam Bahn, und erst in der neueren Zeit ist es Middeldorpf durch Verbesserung der bestehenden und Erfindung neuer Methoden gelungen, der Galvanocaustik eine wissenschaftliche Begründung zu geben, und ihr damit einen dauernden Platz in der Chirurgie zu erringen. — Was seine Vorgänger anbetrifft, so war es Heider (Zeitsch. d. Wien. Aerzte. März 1846), der besonders von Steinheil angeregt, 1843 die Idee hatte, durch den electrischen Glühdraht die Nerven der Zahnpulpe zu tödten, und der dies Verfahren im Juli 1845 in der Weise in Ausführung brachte, dass er zwischen die beiden Leitungsdrähte eines sehr grossen Grove'schen Elementes, die durch einen einfachen Mechanismus an einander gelegt und von einander entfernt werden konnten, einen feinen, in der Mitte zu einer Spitze zusammengebogenen Platindraht einschaltete, denselben bei geöffneter Kette, mithin kalt, in die betreffende Zahnhöhle einführte, dann durch Schluss derselben glühend machte, und nach wenigen Secunden wieder kalt ausführte, ferner Gustav Crussel, der Erfinder der Electrolyse, der auch zuerst die Vorzüge der Galvanocaustik richtig erkannte und sich im Jahre 1846 des electrischen Glühdrahtes zum Abschneiden eines grossen, in der Stirn- und Augengegend aufsitzenden Blutschwammes bediente, endlich John Marshall, der im November 1850 Fisteln durch eine ähnliche Operationsmethode zur Heilung brachte.

Durch das angegebene Verfahren war man aber nur im Stande, einen Platindraht oder eine Platinspitze glühend zu machen, mithin zu gleicher Zeit nur auf eine sehr kleine Oberfläche einzuwirken. Dem Dr. Ellis (siehe The Lancet 1853. Vol. II. Nr. XXII. Pag. 502) gelang es, durch folgende sinnreiche Construction die Einwirkung auf eine grössere Fläche zu ermöglichen und auf diese Weise ein Operationsverfahren anzugeben, welches er mit Nutzen behufs der Cauterisation des Gebärmutterhalses bei Ulcerationen, chronischen Entzündungen etc. in Anwendung zog. Er nahm nämlich einen dicken silbernen, grade gestreckten, oben abgeschnittenen Catheter, der an seinem oberen Ende aufgeschlitzt und auf diese Weise zur Aufnahme eines Porcellanknopfes geeignet ist. In diesem Catheter verlaufen zwei isolirte Drähte, die an ihrem einen Ende mit den Polen einer vier- bis fünfpaarigen Grove'schen Batterie, an dem andern mit einem Platindrahte in Verbindung gesetzt sind, der mehrmals um den Porcellanknopf herumgelegt, denselben bis zum Weissglühen erhitzt. Der Porcellanknopf wird nach Einführung eines gläsernen Mutterspiegels an den betreffenden, vorher mittelst eines Charpiepinsels gereinigten Theil gebracht, und hier nach Erforderniss kürzere oder längere Zeit angehalten.

Wenden wir uns jetzt zu den Middeldorpf'schen Leistungen auf diesem Gebiete (siehe Middeldorpf, die Galvanocaustik, ein Beitrag zur operativen Medicin. Breslau 1854), so stützen sie sich vor Allen auf die bedeutende Vervollkommnung der zu galvanocaustischen Zwecken dienenden Apparate, und zwar ebensowohl der Wärmequelle, als der zum Glühen selbst benutzten Instrumente. — Was die Wärmequelle anbetrifft, so bedient sich Middeldorpf der Pag. 96 beschriebenen und abgebildeten Batterie. — Zum Cauterisiren selbst benutzt er Brenner, Schneideschlinge, Glühdraht. — Die Brenner sind im Allgemeinen so construirt, dass durch ein Stück Ebenholz zwei vergoldete Kupferdrähte laufen, die an ihren unteren Enden mit den Leitungsdrähten der Batterie in Verbindung gebracht werden, an ihren oberen dagegen ein je nach dem Gebrauche verschieden geformtes Stück Platinblech aufnehmen. Der eine Draht ist innerhalb des Holzgriffs schräg durchschnitten, und federt ungefähr ¼‴ nach oben; durch einen kleinen Schieber kann er angedrückt und so die Kette geschlossen werden. Beim Kuppelbrenner stehen die beiden Drähte 3¼″ aus dem Heft hervor, laufen, ohne sich zu berühren, neben einander und nehmen vorn das 5 Millimeter breite dünne Platinblech auf; beim Porcellanbrenner wird statt des Platinblechs ein dünnwandiges hohles Porcellanhütchen aufgesetzt, das durch einen herumgelegten Platindraht glühend gemacht wird; die Brenner zur Verödung des Thränensackes oder zur Trennung der Stricturen sind grade oder krumm und werden beim Ein- und Ausführen an ihrer Spitze durch ein Stückchen elastischen Catheters gedeckt. Bei der galvanocaustischen Schneideschlinge, dem wichtigsten Instrumente, wird der Draht durch gut leitende, von einander isolirte Röhren geführt, so dass nur sein vorstehendes Ende glüht; er kann in den Röhren durch eine Welle verschoben und zu jeder beliebigen Schlingengrösse geformt werden. Die Glühdrähte endlich sind Platindrähte, die durch Oehrsonden oder Nadeln in die Substanz von Geschwülsten eingeführt oder durch Fisteln hindurchgezogen werden.

Die krankhaften Zustände, bei denen die Galvanocaustik bisher mit vorzüglichem Erfolge von Middeldorpf angewendet worden ist, sind folgende: 1) Hämorrhagien, wo grössere Flächen tief und energisch zu brennen sind, Blutungen aus Markschwamm. 2) Neuralgien, bei denen man mittelst der angegebenen Instrumente bequem und leicht auf kleine, begrenzte Partien einwirken kann. 3) Die schwer zugänglichen Geschwüre am Collum uteri. 4) Carcinome, bei denen man die Gefahr der Blutung vermeiden will. 5) Fisteln, die man entweder a) mit dem Glühdraht ausbrennen kann (Thränensack-, Parotis-, Zahn-, Blasen-, Mastdarmscheiden-, Harnröhrenscheiden-, Harnfisteln etc.), oder die man b) durch Brennen der Umgegend allein, oder der Oeffnung gleichzeitig, und dadurch bewirkte Narbencontractur zum Verschluss bringt (haarfeine Fisteln der Parotis, des Speichelgangs etc.); oder c) die man durchschneiden kann (Mastdarm-, Mastdarmscheiden-Fisteln). 6) Stricturen der Harnröhre, wo in dem vorderen Penistheile selbst nur die feinsten Bougies durchzuführen sind und zugleich ein dicker Stricturencallus zerstört werden soll. 7) Polypen im Allgemeinen, namentlich aber, wenn sie an Theilen sitzen, die dem chirurgischen Messer schwer oder gar nicht zugänglich sind (Polypen in der Uterushöhle, in der Kehlkopfsöffnung, Nasenrachen-Polypen etc.). 8) Gestielte Kehlkopfsgeschwülste, die aus dem Kehlkopf in den Pharynx hineinragen, einen hinlänglich grossen und erfassbaren Körper haben und nicht mit der Epiglottis verwachsen sind. 9) Vorfälle der Gebärmutter oder der vorderen Scheidewand etc., wo bei Anwendung des Kuppelbrenners durch Entzündung, Eiterung und Narbencontraction die Scheide dauernd verengt wird.

Wir wollen die Krankengeschichte im Auszuge wiedergeben, welche den Ruf der Galvanocaustik am weitesten verbreitet und dadurch dauernd begründet hat, dass sie noch eine erfolgreiche Operation in einem Falle ausführbar machte, in welchem kein anderes operatives Verfahren anwendbar war.

Ein Geistlicher, 42 Jahre alt, bisher gesund, fing seit zwei Jahren an, an zunehmenden Schlingbeschwerden und Heiserkeit zu leiden, hustete bisweilen Stückchen „Fleisch“ aus und bemerkte endlich hinter dem Kehldeckel „einen rundlichen Gegenstand“, den sein Arzt für einen Polypen erklärte. Middeldorpf fand bei der Untersuchung folgenden Zustand: Die Inspiration ist hörbar, die Exspiration ziemlich frei, die Stimme tonlos, das Schlingen gehindert. Oeffnet der Patient den Mund und steckt die Zunge weit heraus, so sieht man in der Tiefe des nicht krankhaft gerötheten Pharynx die leicht injicirte, weissgelbliche Epiglottis und dicht hinter ihr eine blassrothe, schmutzig-schwefelgelbe, mit glänzender, stellenweise excoriirter Schleimhaut überzogene Geschwulst, muthmasslich wallnussgross, etwa 3''' über der tiefsten Stelle der Mittelincisur des Kehldeckels emporragen und sich nach hinten an den Pharynx anlehnen. Die Diagnose wurde nach der microscopischen Untersuchung ausgeworfener Stückchen auf ein Carcinom gestellt, welches im oberen Kehlkopfsraum oberhalb des Lig. thyreo-arytaenoid. sup. entstanden, zur Apertura sup. herausgewachsen war und sich dann nach den Seiten hin weiter entwickelt hatte. Die Prognose war schlecht, die Kur schwierig. Am 20. Mai 1853 vollzog Middeldorpf die Operation in folgender Weise: Der Patient sass auf einem Stuhl, den Kopf an die Brust eines Assistenten gelehnt; die Batterie stand auf einem Tisch hinter ihm, von dem Assistenten jeden Augenblick zum Schluss in Bereitschaft gehalten. Die etwa

½ Mm. dicke Platinschlinge wurde etwa zur Grösse eines Thalers gerundet. — Das Instrument wurde mit der linken Hand am Griff gefasst, der Zeige- und Mittelfinger der rechten Hand spreizend in die Schlinge gesteckt, und nun versucht, durch schnelles Eindringen die Schlinge über den Polypen zu bringen. Unter heftigem Würgen und unwillkürlichem Beissen wich Polyp und Kehlkopf 3 Mal abwärts und die Hand musste schnell entfernt werden. Endlich wurde die Zunge und mit ihr der Kehlkopf durch eine Museux'sche Hakenzange fixirt, unter fortwährendem Würgen die Canüle zwischen Geschwulst und Epiglottis hinabgeschoben, die Schlinge übergeworfen, zusammengeschraubt, die Batterie geschlossen — und nach wenigen Drehungen der Welle lag die (140 Gran schwere, 44 Mmtr. breite, 20 Mmtr. dicke und 21 Mmtr. hohe) Geschwulst, abgeschnürt, lose im Halse und wurde mit den Fingern entfernt. Der Draht war gesprengt. — Die Operation war fast schmerzlos vorübergegangen; gereichtes Eiswasser wurde leicht verschluckt; die Respiration war frei und unhörbar, die Stimme laut und deutlich, wenn auch noch etwas verschleimt. — Die Untersuchung mittelst des Fingers zeigte, dass der Stiel der Geschwulst in der Höhe der Kehlkopfwandung, ohne Verletzung der Epiglottis, glatt weggeschnitten war.

Was die Vorzüge des galvanocaustischen Verfahrens vor dem chirurgischen Messer anbetrifft, so sind es im Allgemeinen folgende: 1) Der Zustand der Patienten ist in Folge der Anwendung dieses Verfahrens niemals gefährlich; 2) das Verfahren ist während und nach der Operation wenig schmerzhaft, da die berührten Theile sofort absterben; 3) eine Nachblutung findet in keinem Falle statt, da man sicher und schnell alle Gefässe zerstört, die die Geschwulst ernähren; 4) das Verfahren kann oft mit Nutzen auf solche Theile angewandt werden, die ihrer Lage und Ausdehnung wegen dem chirurgischen Messer nicht zugänglich sind, es kann ein solcher Draht in die Nase, den Pharynx, Oesophagus, Kehlkopf u. s. w. eingeführt werden; 5) es conservirt oft Theile, die das chirurgische Messer wegzunehmen genöthigt ist; 6) es kann mit ganz besonderem Vortheile in den Fällen angewandt werden, wo nach der Amputation die Cauterisation der Wunde indicirt ist. — Vor dem Glüheisen, als dessen Rival die Electricität in der angedeuteten Weise ebenfalls auftritt, bietet das electrische Cauterium folgende Vorzüge dar: 1) es erschreckt nicht den Patienten durch die Vorbereitungen; 2) der Erfolg ist ein sicherer, weil der Draht erst am Orte seiner Einwirkung erhitzt, durch Abkühlung keinen Temperatur-Verlust erleidet; 3) der Patient kann weder bei der Einführung, noch bei der Entfernung desselben verletzt werden; 4) da nur im Vereinigungspunkte beider Electroden die Glühhitze entwickelt wird, so kann man das electrische Cauterium selbst in tiefe Höhlen einsenken, in die Nähe edler Organe bringen, ohne dass die darüber oder daneben befindlichen Theile mitleiden — was mit dem gewöhnlichen Glüheisen nicht wohl möglich ist; 5) da die Platinspitze nur sehr klein ist, wird der Substanzverlust und demgemäss auch die Narbe verhältnissmässig klein sein.

Als Schattenseiten der Galvanocaustik bezeichnet Middeldorpf 1) das Erforderniss eines eigenen, kostspieligen Instrumenten-Apparates; 2) das leichte Schmelzen des Drahtes, wenn er nicht in seiner ganzen Länge an Weichtheilen anliegt; 3) das Reissen des Drahtes während des Schneidens, sowie das Kreuzen desselben, wodurch das Glühen jenseits der Kreuzungsstelle verhindert wird — doch sind diese letztgenannten Nachtheile bei Achtsamkeit und Uebung leicht zu vermeiden.

Seit der Veröffentlichung des Middeldorpf'schen Werkes hat man mit der Galvanocaustik namentlich in Wien und Paris vielfach experimentirt. Vor allen hat Zsigmondi (Die galvanocaustische Operationsmethode nach eigenen Erfahrungen und mit besonderer Rücksicht auf „Middeldorpf'sche Galvanocaustik". Wiener med. Wochenschrift. 1858 und 1859) eine grosse Reihe von galvanocaustischen Operationen ausgeführt, durch die er sich zu folgenden Schlussfolgerungen berechtigt hält. Die in Rede stehende Operationsmethode hat praktischen Werth 1) durch Verwerthung ihrer hämostatischen Wirkung einerseits bei parenchymatösen Hämorrhagien und Blutungen an schwer zugänglichen Stellen, andererseits bei Blutern und Anämischen, wo man jeden Blutverlust vermeiden muss; 2) durch Verwerthung ihrer kaustischen Wirkung behufs Zerstörung organischer Gebilde, besonders wo es sich um energische Einwirkung auf kleine, tiefliegende Punkte handelt; 3) durch Verwerthung ihrer ligaturartigen Wirkung bei vielen Polypenoperationen, vornehmlich bei solchen, bei denen man wegen Raummangel, hochliegender Insertionsstelle oder aus anderen Gründen bisher auf die Unterbindung angewiesen war. Namentlich die letztgenannte Wirkung hat der Galvanocaustik einen dauernden Platz in der Chirurgie verschafft, insofern es sich um umfangreiche Rachen-,

Nasenrachen-, Kehlkopfs- und Speiseröhrenpolypen handelt, bei denen der electrische Glühdraht den Patienten gegen Blutung sichert, die Gefahr der Erstickung durch Anschwellung des Polypen beseitigt, in manchen Fällen die Eröffnung der Luftwege überflüssig macht. So operirten u. A. Neumann und Semeleder (Wiener medicinische Wochenschrift. No. 27. 1860) einen von der Schädelbasis ausgehenden hühnereigrossen Tumor mittelst Galvanocaustik; behufs Operation der Gebärmutterpolypen, sowie in der Gynäkologie überhaupt hat diese Methode in Braun (Wiener Medicinal-Halle II. No. 49. 1861) und in Dr. v. Grünewald (Petersburger med. Zeitung I. Pag. 1—13 und 55—63. 1861) eifrige Anhänger gefunden.

Wenn die Galvanocaustik im Allgemeinen nicht eine so ausgedehnte Anwendung gefunden hat, als man bei ihrem ersten Auftreten erwartete, so tragen wohl einerseits die Kostspieligkeit der betreffenden Apparate, andererseits die technische Schwierigkeit ihrer Handhabung, die ein sorgfältiges Vorstudium erfordert, endlich die Mängel derselben, welche uns nicht gestatten, den Glühdraht in jedem Moment in der Temperatur zu erhalten, die das Schmelzen oder Reissen desselben verhindern, einen nicht unwesentlichen Theil der Schuld. Dem ersteren Uebelstand ist durch die bedeutend billigeren Stöhrer'schen Apparate (siehe Pag. 98) abgeholfen worden — dem letzteren scheint man durch den Gebrauch des Fromhold'schen galvanocaustischen Apparats (siehe Electrotherapie von C. Fromhold. 1865. Pag. 117 seq.) begegnen zu können.

II. Die Electricität zur Hervorbringung chemischer Effecte.

Die chemischen Wirkungen der Electricität, von denen wir in der Chirurgie Gebrauch machen, beruhen auf der Fähigkeit des Stromes, organische Flüssigkeiten zu zersetzen (siehe Pag. 25) und werden ebenso wie die thermischen vorzugsweise durch den constanten Strom hervorgebracht. Es weichen aber die thermischen und chemischen Wirkungen darin von einander ab, dass die ersteren vorzugsweise durch grossplattige Elemente, die letzteren dagegen durch eine grössere Zahl kleiner

Elemente erreicht werden. Führt man zwei Nadeln, die mit den Polen einer Batterie der letztgenannten Art in Verbindung gesetzt sind, in ein Blutgefäss oder in eine mit Flüssigkeit gefüllte Geschwulst ein, so findet eine Zersetzung des Inhalts der Art statt, dass sich am + Pol: Eiweiss, Faserstoff, Fett, Säuren etc., dagegen am --Pol: wässrige Extracte, alcalische Basen, Eisen, Farbestoff etc. sammeln (siehe Pag. 86). Es zeigen dann beide Pole, wie schon Crussel 1839 durch Experimente gefunden, vollständig abweichende Erscheinungen; führte derselbe nämlich die leitenden Drähte in entgegengesetzter Richtung in das frische Eiweiss eines Ei's ein, so bildeten sich in kurzer Zeit am positiven Pol: Flocken, die sich immer mehr und mehr verdichteten und vergrösserten, mit einer gewissen Zähigkeit der Drahtspitze anhingen. und förmlich einen Consolidationsprocess veranlassten, während am negativen Pol: das Eiweiss dünnflüssig wurde, in der Umgebung der Spitze des Leiters seine eigenthümlich zähe Beschaffenheit verlor, und mithin ein Fluidisirungsprocess eingeleitet wurde. Derselbe chemische Vorgang kann aber in noch präciserer Weise dadurch hervorgerufen werden, dass man nur einen Pol in die Flüssigkeit einführt und mit dem anderen auf der Oberfläche des Körpers die Kette schliesst, und man wird je nachdem der eingeführte der positive oder negative ist, differenten Indicationen genügen können. Hieraus entwickeln sich die Methoden für die Heilung der Varicen und Aneurysmen durch Galvanopunctur, sowie für die electrolytische Behandlung mancher Geschwülste etc.

A. Galvanopunctur bei Varicen und Aneurysmen.

Die Heilung der Varicen und Aneurysmen durch den galvanischen Strom, vermittelst in das Lumen der Gefässe eingeführter Nadeln ist nicht neu. Scudamore hatte zuerst auf die Fähigkeit des continuirlichen Stromes, das Blut zur schnellen Gerinnung zu bringen, aufmerksam gemacht. Guérard 1831, Pravaz, Leroi d'Etiolles leiteten daraus auch die Möglichkeit einer Coagulation des Blutes in aneurysmatischen Säcken ab. Petréquin in Lyon hatte 1846 das erste glückliche Resultat bei Aneurysmen, Bertani und Milani 1847 bei Varicen.

Was das Verfahren selbst anbetrifft, so legte man in der

Regel, um den Blutzufluss zu verhindern, eine Binde oder ein Tourniquet um das betreffende Glied, führte dann zwei 1—2 Zoll lange gerade Nadeln, die eine von oben nach unten, die andere von unten nach oben langsam dergestalt in das Lumen des Gefässes ein, dass ihre Spitzen einige Linien weit von einander entfernt waren, befestigte dann an ihren mit plattgedrückten Ringen versehenen, von einander abgewandten Köpfen die Leitungsdrähte einer Volta'schen Säule — von 30 bis 60 Plattenpaaren, wenn man es mit einem Aneurysma, von 20 bis 30 Paaren, wenn man es mit einem Varix zu thun hatte — und erhielt die Nadeln 10 bis 20 Minuten in dieser Lage. Ciniselli und Petréquin hielten das Anlegen eines Tourniquets für unnütz und schädlich. Petréquin vertauschte bei Aneurysmen oft die Richtung der Nadeln, um ein Gerüst von fadenförmigen Coagulis zu erhalten, an denen die Gerinnung dann schneller vor sich gehen und spätestens in 10 bis 20 Minuten vollkommen beendet sein sollte.

Bei diesen Verfahrungsweisen gelang die Operation in einzelnen Fällen, in anderen nicht — in seltenen Fällen war sofort nach beendigter Operation Coagulation des Blutes eingetreten, in den meisten erst nach Verlauf mehrerer Tage. So kam es denn, dass die einen, welche die Gerinnung erst nach Stunden oder Tagen eintreten sahen, dieselbe für eine Folge der durch den eingeführten fremden Körper in den Gefässhäuten hervorgerufenen Entzündung erachteten — es traten z. B. bei den 4 Individuen, an denen Schuh (Zeitschrift der k. k. Gesellschaft der Aerzte zu Wien. Juni 1856) 13 Varix-Operationen vornahm, in 3 Fällen erst nach Verlauf etlicher Tage Heilung ein — während die anderen sie für einen chemischen, durch die Einwirkung des electrischen Stromes auf das Blut hervorgerufenen Effect ansahen, besonders auch, weil sie fanden, dass „wenn man nach vollzogener Operation die mit dem negativen Pol in Verbindung stehende Nadel entfernt, eine Blutung entsteht, die sich aus der Ausscheidung des Serums oder der Salze am negativen Pol herleiten lässt, während beim Ausziehen der anderen Nadel, an die sich Faserstoff, Eiweiss etc. ablagert, keine oder eine äusserst geringe Blutung erfolgte (siehe Rapporto della Comissione che a fatto gli sperimenti sull' électropunctura etc. Annal. univers. Jan. 1847. Pag. 219). Erst in der neuesten Zeit gelang es den Bemühungen Baumgarten's und Wertheimer's (Ueber Galvanopunctur bei Aneurysmen und

Varicen. Gaz. des Hôpitaux 1852. No. 72) diese Zweifel zu lösen und Sicherheit in das anzuwendende Verfahren zu bringen. Es stellten sich nämlich bei den zahlreichen Experimenten, die sie an Thieren anstellten, stets unwandelbar folgende Resultate heraus: 1) Bringt man die mit dem negativen Pol in Verbindung stehende Nadel allein in das Blutgefäss, die mit dem positiven auf die benachbarten Theile, so erfolgt keine Coagulation. 2) Beide Pole eingeleitet, bringen eine langsame, ziemlich schwache, selten vollkommene Gerinnung zu Wege. 3) Der positive Pol allein eingeführt, der negative auf die Nachbartheile gebracht, bringt jederzeit eine schnelle und vollkommene Coagulation hervor.

Malgaigne gab den Experimentatoren auch Gelegenheit das Verfahren an Menschen zu prüfen. Es handelte sich um ein junges Mädchen, welches seit längerer Zeit an einer varicösen Entartung aller grossen und kleinen Venen einer oberen Extremität bis zum Acromion hinauf litt, und bei der sich das Uebel von hier aus auch auf den Stamm zu verbreiten schien. Das Volumen des Gliedes war um das Doppelte vermehrt. Als ursächliches Moment konnte man nur eine ausserordentliche Dünnheit der Venenhäute ansehen. In diesem Falle, wo man die Kranke entweder ihrem Schicksale überlassen, oder durch die Cauterisation oder die Ligatur so vieler Venen ihr Leben leicht gefährden konnte, hat die Electropunctur, auf die sub 3 angeführte Weise vollzogen, höchst beachtungswerthe Resultate geliefert. Baumgarten und Wertheimer führten in 3 Sitzungen, in Zwischenräumen von 2 bis 3 Tagen jedesmal circa 10 Nadeln in die am meisten ausgedehnten Venen ein und gaben dann der Patientin einen mit dem negativen Pol in Verbindung gesetzten Conductor in die Hand, während sie den positiven zu gleicher Zeit mit allen Nadeln in Verbindung setzten. Die Operation verursachte wenig Schmerz. Nach einigen Minuten wurden die Nadeln entfernt, und man fühlte an Stelle der erweiterten Venen volle resistente Stränge, als sichere Anzeichen einer vollständigen Blutgerinnung. Einen Monat später war der grösste Theil der varicösen Venen obliterirt, und das Volumen des Gliedes erheblich reducirt, nur begannen bis dahin nicht ausgedehnte Venen sich ein wenig zu erweitern — was natürlich auf unser Urtheil über die Operationsmethode keinen Einfluss üben darf. — Somit scheint denn ein sicheres Verfahren für die Heilung von Aneurysmen und Varicen durch Galvanopunctur gewonnen zu sein, welches dem Anscheine nach auch im Stande ist, die Gefahr einer nachfolgenden Phlebitis, mit der die Operation der Varicen nach den früheren Methoden verbunden war, zu vermeiden.

Der bei diesem Verfahren stattfindende chemische Vorgang ist nach Steinlin (Galvanopunctur bei Varicositäten und Aneurysmen. Zeitschrift der k. k. Gesellschaft der Aerzte zu Wien 1853. Heft 4) folgender: Die im Serum des Blutes befindlichen Salze, welche Eiweiss, Faserstoff und Käsestoff in Lösung erhalten, begünstigen, wenn sie durch den electrischen Strom zersetzt werden, die Gerinnung der genannten Substanzen. Es begeben sich die in Folge der Zersetzung sich bildenden Säuren zum positiven Pol und bilden dort mit dem Metall der Polnadel Metallsalze, die das Albumin etc. fällen und so die feste Coagulation am positiven Pole bedingen. Somit übt auch das Metall, aus welchem die Nadeln bestehen, auf die mehr oder weniger schnell eintretende Blutgerinnung einen erheblichen Einfluss. Besteht die am positiven Pol befindliche Nadel aus Platin, so geht die Gerinnung langsam, ist die Platinnadel mit einer Eisenspitze versehen, viel schneller, am schnellsten aber dann von Statten, wenn eine Zinknadel, oder wegen der Brüchigkeit einer solchen, eine mit Zink überzogene Stahlnadel eingeführt wird. Deshalb empfiehlt Steinlin Nadeln der letztgenannten Art bei der Operation zu benutzen und sie mit dem positiven Pole der Säule zu verbinden, während man eine mit dem negativen Pole verbundene Platinplatte oder einen mit Salzlösung befeuchteten Schwamm auf die durch verdünnte Säure oder Salzlösung besser leitend gemachte Haut der Nachbartheile angelegt.

Ich war so glücklich den in Beobachtung 110 beschriebenen Fall von Aneurysma durch Galvanopunctur dauernd zu heilen, muss jedoch bemerken, dass das schliesslich erlangte günstige Resultat vielleicht nicht allein der Galvanopunctur zuzuschreiben ist, insofern neben derselben die Digital-Compression in Anwendung gezogen wurde.

Beobachtung 110. Der Apotheker K. aus Herrnhut, 52 Jahre alt, bemerkte zuerst vor etwa 12 Jahren, dass das linke Knie immer wärmer als das rechte, und dass gleichzeitig auf der Mitte der Kniescheibe eine kleine Anschwellung vorhanden sei. Etwa zehn Jahre später stiess er das linke Knie sehr heftig an einen harten, eckigen Gegenstand, wodurch dasselbe schmerzhaft wurde und erheblich anschwoll. Durch Ruhe und den Gebrauch von Bleiwasserumschlägen verloren sich innerhalb acht Tage die Reizungserscheinungen und theilweise auch die Geschwulst, dagegen machte sich von dieser Zeit ab zu beiden Seiten der Kniescheibe eine deutliche Pulsation bemerkbar, auf die zwar der Patient kein grosses Gewicht legte, die ihn aber gleichwohl veranlasste, das Knie mit einer comprimirenden Kautschukbinde zu bedecken. Trotzdem vergrösserte sich die Geschwulst allmälig und es konnten in den letzten Jahren auch an verschiedenen ausgedehnten Arterien in der Umgebung der Kniescheibe deutliche Pulsationen wahrgenommen werden — eine Gruppe von Symptomen, die den Patienten veranlasste, nach Berlin zu kommen und den Rath des Geh. Rath Wilms in Anspruch zu nehmen. Derselbe empfahl zur Beseitigung des Aneurysma racemosum, welches hier unfehlbar vorlag, die Galvanopunctur in Gebrauch zu ziehen und wies den Patienten am 29. Juni 1855 an mich. Ich fand folgenden Thatbestand vor: Die Geschwulst von normaler Hautfarbe und leicht verschiebbar, bedeckte die Kniescheibe zu ¾ und verbreitete sich von hier aus theils nach beiden Seiten, besonders nach der inneren, theils nach oben bis in die Muskulatur des Quadriceps femoris; eine Pulsation war nicht nur an verschiedenen Punkten in der Kniescheibe fühlbar, sondern auch äusserlich sichtbar; die Temperatur erheblich gesteigert.

Die Operation wurde am 30. Juni 1865 zum ersten Mal in der Weise ausgeführt, dass drei mit dem positiven Pol der Remak'schen Zink-Kohlen-Batterie in Verbindung gesetzte Stahlnadeln in die durch deutliche Pulsation besonders markirten Stellen möglichst tief eingesenkt wurden, während der mit Flanell und Leinwand überzogene, 1½" im Durchmesser haltende negative Conductor auf einer höheren Stelle des Oberschenkels ruhte. Nachdem bei einer Stromstärke von 20 Elementen die Nadeln ¼ Stunde hindurch in dieser Lage erhalten waren, konnten sie nur mit einer gewissen Anstrengung aus dem festen Gerinnsel herausgezogen werden; es erfolgte dabei keine Blutung, auch war die Operation, ein leises Brennen am Zinkpol abgerechnet, fast schmerzlos*). Auf Wunsch des Hrn Dr. Pirogoff, der bei der

---

*) Nach Fromhold (l. c. Pag. 110) muss der galvanische Strom die Stärke entwickeln, dass er bei der Probe im Eiweiss, welches aus einem frischen Ei in eine Schale gegeben ist, in einer Minute am positiven Pole ein Coagulum von der Grösse einer kleinen Bohne erzeugt, und dass er ferner die Magnetnadel zu einer Abweichung von 25 Grad bringt. Auch räth derselbe jedesmal nur eine Nadel mit dem positiven Conductor in Verbindung zu setzen, den galvanischen Strom stets zwei Minuten einwirken zu lassen, und dann ähnlich mit jeder folgenden zu verfahren. — Ich ziehe das meinerseits angewandte Verfahren einer längere Zeit fortgesetzten Einwirkung des Stromes auf eine gleichzeitig grössere Anzahl von Nadeln (welche die Zahl von 5 oder

Operation zugegen war, folgte derselben, sowie den drei folgenden, eine 24 Stunden hindurch abwechselnd von drei Wärtern vorgenommene Digital-Compression der Arteria femoralis im Anfange des unteren Drittheils des Oberschenkels. Die Galvanopunctur wurde am 6., 15., 21. und 29. Juli wiederholt und zwar mit dem Unterschiede, dass die Zahl der eingeführten Nadeln am 6. Juli: drei, am 15. und 21.: zehn, am 29.: fünf betrug, und dass dieselben jedesmal eine halbe Stunde in ihrer Lage verblieben. Es stellte sich dabei heraus, dass bei gleichzeitiger Einwirkung auf zehn Nadeln die Gerinnung weniger fest war, wenigstens traten nach der am 15. und 21. vorgenommenen Operation beim Herausziehen der einen oder der anderen Nadel geringfügige Nachblutungen ein, die beim Gebrauch einer geringeren Zahl von Nadeln in der 1., 2. und 5. Sitzung nicht erfolgten. Die langen Pausen zwischen den einzelnen Sitzungen waren im vorliegenden Falle aus dem Grunde nothwendig, weil sich der Kranke jedesmal nach der Compression sehr angegriffen fühlte und der Oberschenkel in ziemlich weiter Ausdehnung gegen jede Berührung äusserst empfindlich war. Die Pulsation in der Geschwulst wurde übrigens von Sitzung zu Sitzung immer schwächer; gleichzeitig gaben die Gerinnungen in den Blutgefässen der Geschwulst eine solche Festigkeit und Härte, dass die Einführung der fünf Nadeln am 29. Juli nur mit Mühe gelang. Als Patient am 8. August Berlin verliess, war nur am oberen Theile der in ihrem Volumen erheblich reducirten Geschwulst noch eine sehr schwache Pulsation wahrzunehmen. — Was den weiteren Verlauf anbetrifft, so bildete sich, schriftlicher Mittheilung nach, in den nächsten Tagen an der inneren unteren Seite der Kniescheibe in Folge der Vereiterung einiger Nadelstichwunden ein Zellgewebsabscess, aus dem sich einige Theelöffel blutig gefärbten Eiters entleerten, und der dann innerhalb einer Woche heilte. Im Uebrigen spricht ein vom 27. März 1868 datirter Brief die höchste Befriedigung über den dauernd glücklichen Erfolg der Kur aus und fügt Patient schliesslich hinzu: „Es ist nur noch eine mässige Anschwellung im Durchmesser von etwa 2 Zoll vorhanden, und die Pulsation in derselben sehr schwach; ich trage stets ein elastisches Kniestück, und habe nur einigemal bei angestrengtem Gebrauch des Knies, bei kleinen Gebirgsreisen, ein Gefühl von Hitze, niemals Schmerz oder irgend eine Unbequemlichkeit verspürt.“

---

6 aber nicht wohl überschreiten soll) aus dem Grunde vor, weil ich unter diesen Umständen bei der Entfernung der Nadeln (auch in einem anderen Falle, der ein Aneurysma in der Vola manus betraf, über dessen schliesslichen Erfolg ich leider ausser Stande bin, zu berichten) niemals die geringste Nachblutung wahrgenommen habe, während Fromhold bei Anwendung seiner Methode ihres nicht seltenen Vorkommens Erwähnung thut.

B. Electrolytische Behandlung der Stricturen, Exsudate, Geschwülste, Geschwüre.

Crussel (Die electrolytische Heilmethode. Neue med.-chir. Zeitung. 1847. No. 7, Med. Zeitung Russlands 1847 und 1848) war der erste, der die Electrolyse zur Heilung von Stricturen, Exsudaten, Geschwüren etc. anwandte, ihm folgten Willebrand, Spencer Wells, Ciniselli etc. In neuester Zeit wurde dies Verfahren von Scouteten und Tripier (Arch. gén. 1866. Pag. 18), von letzterem namentlich zur Behandlung des obliterirten Thränensacks, der verengten Tuba Eustachii und der Harnröhrenstricturen, vor Allen aber von Althaus in London wieder aufgenommen (s. Vorläufige Mittheilung über meine electrolytische Behandlung der Geschwülste und anderer chirurgischer Krankheiten. Deutsche Klinik 1867. No. 34. 35. 36), welcher gleichzeitig diese Methode zu verallgemeinern und ausser auf die Behandlung seröser Exsudate, Stricturen, Wunden und Geschwüre, auch auf Geschwülste namentlich mit weichem Inhalt auszudehnen bemüht war. Nach Althaus setzt sich der Effect des negativen Pols auf thierische Gewebe aus zwei Factoren zusammen: 1) aus der mechanischen Wirkung des sich entwickelnden Wasserstoffs, welchen man unter dem Mikroskop in unzähligen Blasen aufsteigen, in die feinsten Gewebstheile eindringen, und deren Fasern mechanisch auseinandertreiben sieht; 2) aus der chemischen Wirkung der freien Alkalien (Kali, Natron, Kalk), die sich mit dem Wasserstoff am negativen Pol entwickeln und die Theile chemisch anätzen. — Zu den Operationen selbst bedient sich Althaus einer aus 15 Daniel'schen Elementen bestehenden Batterie, zur Einführung in die Gewebe: einer am negativen Pol befestigten Nadel von Gold oder vergoldetem Stahl, oder verschiedener Modificationen der Nadel in Form einer Gabel mit 2, 4, 6, 8 Zähnen, oder einer stumpfen Klinge etc., während der Kettenschluss durch Ansatz eines mit dem positiven Pol verbundenen Schwammes auf die Haut erfolgt.

Wir wollen im Folgenden die beachtungswerthen Resultate der electrolytischen Heilmethode bei den genannten Krankheiten mittheilen, zu gleicher Zeit aber auch die übrigen zu ihrer Beseitigung in Gebrauch gezogenen Anwendungsweisen der Electricität einer kurzen Besprechung unterwerfen.

1) **Bei Harnröhrenstricturen** führte Willebrand nach Crussel's Vorgang eine metallene, mit einem Ueberzuge von Gummi elasticum versehene und nur mit einer konischen silbernen Spitze daraus hervorragende Sonde bis an die Strictur ein, und setzte dieselbe mit dem negativen Pol einer galvanischen Batterie in Verbindung, während er den mit dem positiven Pol verbundenen Conductor dem Patienten in die Hand gab. In dieser Lage wurde die Sonde täglich 10 bis höchstens 20 Minuten erhalten und in 8 bis 10 Tagen Heilung bewirkt. Wertheimer hatte dann diese Versuche wieder aufgenommen und Jaksch (s. Prager Vierteljahrsschrift für die pract. Heilkunde 1851. 3. Bd. Pag. 188) berichtet, dass er den an der Strictur fixirten, mit dem negativen Pol verbundenen Katheter nach 10 Minuten leicht über die verengte Stelle hinweggleiten sah. Dagegen haben zwar Pariser Autoritäten, z. B. Leroi d'Etiolles eingewandt, dass dies auch beim ruhigen Andrücken an die Strictur ohne Mitwirkung der Electricität gelänge, doch sprechen die schnellen Erfolge, die namentlich Tripier durch Anwendung des Galvanismus erzielte, gegen die Richtigkeit dieser Behauptung. Tripier verfuhr nämlich auf die Weise (l. c.), dass er eine mit dem negativen Pol verbundene dünne metallene Olive (aus Platin, Gold, Kupfer, kurz aus einem Metall bestehend, welches durch die Electrolyse nicht angegriffen wird) gegen die Strictur andrückte und dieselbe in dem Maasse, als das Gewebe zerstört wurde, weiter gegen die verengte Stelle vorschob, während er den positiven Pol auf dem Becken fixirt erhielt; der Erfolg war ein eclatanter, indem meist in einer oder wenigen Sitzungen Heilung eintrat; ob ein dauernder, wusste Tripier zur Zeit der Veröffentlichung seines Berichts noch nicht anzugeben.

2) Wenden wir uns jetzt zu den Exsudaten, so haben wir es in Gegenüberstellung der festen rheumatischen und gichtischen Gelenksausschwitzungen, deren Behandlung wir Pag. 389 seq. besprochen haben, hier mit den **serösen Exsudaten** zu thun, die besonders in der Form der Hydrocele, oder des Gelenkshydrops, oder der Flüssigkeitsansammlung in Cysten Object der electrolytischen Behandlung geworden sind. — Nachdem Lewis, Travers, Hack etc. die einfache Acupunctur zur Heilung der **Hydrocele** versucht hatten, scheint Schuster (Bull. de Thérap. 1839. Février, Mars. Pag. 174. 225) der Erste gewesen

zu sein, der bereits im Jahre 1839 Hydrocele und ähnliche Affectionen durch Electropunctur heilte, und über sein Verfahren der Academie im Jahre 1843 einen Bericht einreichte. Das Verfahren zeichnet sich vor anderen, dem gleichen Zweck dienenden, durch Einfachheit, Unschädlichkeit und geringe Schmerzhaftigkeit aus und besteht darin, dass man zwei Acupuncturnadeln an zwei entgegengesetzten Stellen der Geschwulst gehörig tief einsticht, so dass die sich gegenüberstehenden Spitzen einander nahe sind, dass man die Nadeln dann mit einer Volta'schen Säule von 30 bis 40 Elementen verbindet, und den Strom in drei bis vier Sitzungen jedesmal etwa 10 Minuten lang wirken lässt. Die Hydrocele verschwindet hierauf sofort, das zurückbleibende Oedem des Scrotums nach wenigen Tagen.

Burdel (Union méd. 1859. No. 13), Delstanche (Journal de Bruxelles. 1859. Juilliet), Lehmann (Deutsche Klinik 1859. No. 37), Thevissen (Anal. de l'Electricité méd. 1860. No. 4) etc. haben auch den inducirten Strom mit günstigem Erfolge bei Hydrocele angewandt.

Burdel berichtet folgenden Fall:

Ein Mann von 53 Jahren hatte seit 3 Jahren eine linksseitige voluminöse Hydrocele, zu deren Beseitigung zwei Insectennadeln eingeführt und mit dem Bréton'schen Rotations-Apparate verbunden wurden. Es erfolgten wurmförmige Bewegungen im Scrotum mit Schmerz bis in die Nieren. Nachdem der nach und nach verstärkte Strom etwa 20 Minuten in Wirksamkeit gewesen war, war die Geschwulst auf ein Drittel ihres Volumens reducirt, und am andern Tage vollständig verschwunden. — Als sie nach einem Monat wieder erschien, wurde ¾ Stunden electrisirt, die Geschwulst verschwand und ist, wenigstens bis zur Zeit, wo Burdel diesen Fall veröffentlichte (neun Monate nach der Operation), nicht wiedergekehrt.

Der Lehmann'sche Fall betraf

einen 50jährigen Mann, dessen rechter Hoden in Folge eines Stosses in früher Jugend atrophisch war, und dessen linksseitige Hydrocele einen Umfang von 11½" hatte. Lehmann wandte den du Bois'-schen Apparat an, indem er beide Nadeln bis in die Tunica vaginalis einführte, nach 10 Minuten die Pole wechselte und im Ganzen eine halbe Stunde operirte. Unmittelbar nach der Operation war die Haut ödematös, die Tunica vaginalis weniger prall, keine lästige Empfindung vorhanden. Der Hodensack wurde in Wolle eingeschlagen, in ein Suspensorium gelegt, der Patient ging herum. Abends Zunahme des Oedems, aber Flüssigkeitsabnahme in der Tunica vaginalis. Am folgenden Morgen ist das Oedem geringer, die Flüssigkeit in der Tunica vaginalis etwa auf die Hälfte reducirt; Patient fährt anderthalb Meilen über Land. Trotzdem ist am folgenden Tage kein Oedem mehr vorhanden, die Flüssigkeit in der Scheidenhaut auf ein Viertel reducirt. Nach vier Sitzungen war vollständige Heilung erfolgt.

Benedikt (Electrotherapie. 1868. Pag. 177) theilt mehrere Fälle von **Gelenkshydrops** mit, die durch Galvanisation und zwar theils mit, theils ohne Anwendung der Acupuncturnadeln geheilt wurden.

Josa, Student der Medicin, hat sich im Herbst 1861 einen hochgradigen beiderseitigen Hydrops genu et burs. muc. patellae zugezogen, welcher im folgenden Winter durch Galvanisation der Gelenke in zwei Sitzungen gehoben wurde und nicht recidivirte.

Johann Jokesch, Knecht, 34 Jahre alt, constitutionell syphilitisch, litt vor 15 Monaten an Gelenksrheumatismus, jetzt beiderseits Hydrops genu. Die Galvanisation durchs Gelenk ohne wesentlichen Erfolg; dagegen bewirkt Galvanopunctur in vier Sitzungen vollständige Heilung.

Auf jeden Fall ermuthigen die angegebenen Fälle zur häufigeren Anwendung der Galvanopunctur bei Flüssigkeitsansammlungen; zweckmässiger werden aber dann sämmtliche eingeführte Nadeln mit dem negativen Pol der Batterie verbunden, und der mit dem positiven Pol verbundene grössere Conductor auf einer nicht fernen Stelle der äusseren Haut hingesetzt werden.

Ausser zur Beseitigung seröser, hat man die Electricität auch zur Beseitigung der mehr plastischen **Exsudate innerhalb der Hornhaut** bisweilen mit Nutzen angewandt, und zwar war Willebrand der erste, welcher zu diesem Zwecke vom Galvanismus Gebrauch machte*). Er legte einen feinen runden Silberknopf, der mit einem mit Seide umsponnenen Stiel versehen und durch einen Draht mit dem negativen Pole eines einfachen galvanischen Elements verbunden war, auf die Mitte der Hornhaut, während der Kranke eine kleine mit dem positiven Pole verbundene Platte in den Mund nahm. Es entstand alsbald Stechen und

---

*) Willebrand spricht zwar von Hornhautnarben, er meint aber damit Exsudate, ein Irrthum, der von seiner, als eines Laien, Seite verzeihlich ist (s. Sitzungsbericht der Gesellschaft für wissenschaftliche Medicin vom 16. August 1852 in der Deutschen Klinik. 1852. No. 39. Pag. 445, oder in der Med. Central-Zeitung. 1852. No. 68).

Brennen im Auge, die Conjunctiva röthete sich, ein Erguss von Thränen fand statt, aber bald liessen diese Erscheinungen auf Anwendung des kalten Wassers nach. Hatte der Zertheilungsprocess erst begonnen, so schritt derselbe, ohne dass es der ferneren Anwendung des Apparates bedurfte, ununterbrochen fort. Willebrand hat dies Verfahren in vier Fällen angewandt, von denen zwei geheilt, zwei bedeutend gebessert sein sollen. v. Gräfe (s. den in der Anm. citirten Sitzungsbericht) findet diese Behauptungen wohlbegründet. Derselbe hat nämlich in Fällen, wo auf beiden Seiten Exsudationen vorhanden waren, auf dem einen Auge die Electricität, auf dem andern Opiumtinctur und Lapis infern. angewendet, und ist anscheinend mit der Electricität schneller zum Ziele gekommen.

Ich selbst stellte in der Gesellschaft für wissenschaftliche Medicin am 21. April 1856 (s. Med. Central-Zeitung. 1856. No. 34) einen mir vom Prof. v. Gräfe zugeschickten Kranken vor, bei dem innerhalb vier Monaten durch Anwendung des Inductionsstromes eine Resorption bedeutender Hornhautexsudate bis zu dem Grade erfolgt war, dass, während der Patient früher nur mit dem rechten Auge grosse Schrift in der Entfernung von höchstens 1½ Zoll, und mit dem linken Auge gar nicht lesen konnte, er jetzt auf beiden Seiten seine normale Sehweite wiedererlangt hatte. — Wenn auch häufig Exsudate der Hornhaut mit der Länge der Zeit, ohne Anwendung von Reizmitteln resorbirt werden, so war doch hier die Besserung von der ersten Woche der Einwirkung ab eine so bemerkbare, auch bei wiederholten Vorstellungen des Kranken in der Gräfe'schen Klinik anerkannte, dass man sie wohl zum grössten Theil der Electricität zuschreiben darf. Das Verfahren, welches ich in diesem Falle anwandte, und wodurch ich jede Reizung der sehr empfindlichen Augen vermied, bestand darin, dass ich einen am negativen Conductor befestigten feuchten Schwamm auf das geschlossene Auge anlegte, den befeuchteten positiven Conductor dem Patienten in die Hand gab und in dieser Weise die Electricität täglich etwa 10 bis 15 Minuten einwirken liess.

3) Was die **Zertheilung von Geschwülsten** anbetrifft, so hat man schon früher zu wiederholten Malen Lymphdrüsen-Anschwellungen, Kropf, Ganglien und ähnliche Geschwülste durch den electrischen Strom zu beseitigen versucht. So richtete de Haën

die Schläge der Electrisirmaschine acht Monate lang vergeblich auf die Halsdrüsengeschwülste zweier junger Mädchen; dagegen waren Mauduyt, Sigaud de Lafond, Massé glücklicher in ihren Bemühungen. Duchenne hat zwei Mal durch cutane Faradisation Drüsenanschwellungen am Halse beseitigt. Boulu (du Traitement des adénites cervicales par l'électrisation localisée. Union médicale. 1856. No. 63) wandte Metallscheiben an, die er an zwei entgegengesetzten Seiten der Geschwulst befestigte, und durch welche er mittelst feuchter Leiter den Magnet-Inductionsstrom in die Geschwulst leitete, und erreichte durch dieses Verfahren in zwei Fällen Heilung, in vier Fällen Besserung. Von den beiden erstgenannten Fällen betraf der eine: einen Mann von 32 Jahren mit einer pomeranzengrossen Geschwulst der linken Parotis, die vor zwei Jahren nach vorausgegangenen rheumatischen Schmerzen entstanden war und durch die electrische Kur innerhalb zweier Monate vollständig beseitigt wurde — der andere: einen 17jährigen jungen Mann, der von einer eigrossen linksseitigen Parotisgeschwulst, die seit 10 Jahren bestand, innerhalb dreier Monate befreit wurde. Auch Demarquay (De quelques cas heureux d'application de l'électricité. Gaz. des Hôpitaux. 1855. No. 85) beseitigte die hühnereigrosse Geschwulst einer Submaxillardrüse, die allen Mitteln getrotzt hatte, durch Galvanismus, indem er zwei Nadeln nach dem transversalen, zwei nach dem verticalen Durchmesser an dem Rande der Geschwulst einstach, und abwechselnd die transversalen und verticalen Nadeln mit der Säule in Verbindung setzte. Die Operation war kaum schmerzhaft und nach 12 Sitzungen im Verlauf eines Monats die Geschwulst verschwunden. — Dagegen sprechen A. Becquerel (Traité des applications de l'Electricité à la Thérapeutique méd. et chir. Paris 1857. Pag. 314) und Andere der Electricität jeden therapeutischen Einfluss auf Drüsengeschwülste ab.

Dem kann ich ganz entschieden widersprechen; ich werde in den beiden nachfolgenden Beobachtungen zwei Fälle mittheilen, in deren einem ich eine hühnereigrosse Lymphdrüsengeschwulst zertheilt, in deren zweitem ich wohl die kolossalste Geschwulst, an welche sich vielleicht bis jetzt die Electricität gewagt hat, durch den transversal geleiteten Inductionsstrom bis auf einen Bruchtheil reducirt habe.

Beobachtung 111. Fräulein N., 29 Jahre alt, wendet sich auf den Rath ihres Arztes, des Sanitäts-Rath Simonsohn am 13. November 1867 an mich, um von einer hühnereigrossen Drüsengeschwulst an der rechten Seite des Halses durch Electricität befreit zu werden. Dieselbe war an ihrem hinteren Theile vom M. sternocleidomastoideus bedeckt und hob denselben hervor, überragte nach vorn den Hals erheblich, und erstreckte sich nach oben unter den Winkel des Unterkiefers; sie war vor etwa zwei Jahren ohne bekannte Veranlassung entstanden, oder wenigstens zur genannten Zeit zuerst wahrgenommen worden, war in den ersten 1½ Jahren sehr langsam, in den letzten 6 Monaten rapide bis zu ihrer jetzigen Grösse gewachsen, und entstellte die Patientin in hohem Grade. — Da ein in den ersten acht Sitzungen quer durch die Geschwulst geleiteter constanter Strom, der eine Nadelabweichung von 25° bewirkte, keine irgend bemerkbare Verkleinerung derselben hervorgebracht hatte, zog ich versuchsweise am 20. November einen kräftigen secundären Inductionsstrom in Gebrauch, indem ich denselben ebenfalls transversal durch die Geschwulst leitete; nachdem dies etwa zehn Minuten hindurch geschehen war, zeigte sich ein so eclatanter Erfolg, dass ich auch fernerhin dieser Anwendungsmethode treu blieb. Bis zum 22. December (20. Sitzung) war die Geschwulst bis auf ein Dritttheil ihrer ursprünglichen Grösse reducirt; seit dieser Zeit aber erfolgte die Volumsabnahme viel langsamer, so dass es bis zum 31. März 1868 noch fernerer 40 Sitzungen von gleicher Zeitdauer bedurfte, um die Geschwulst zwar äusserlich nicht mehr sichtbar, dem untersuchenden Finger aber noch etwa in der Grösse eines Pflaumenkerns fühlbar zu machen.

Beobachtung 112. Fräulein F. P., 22 Jahre alt, kräftig und gesund, in ihrem 15. Jahre menstruirt, und zwar in den ersten Jahren regelmässig, nachher unregelmässig, so dass die Menses oft zwei Monate und darüber ausblieben, bekam im Herbst 1857, ohne bekannte Veranlassung, nachdem reissende Schmerzen in der rechten Schulter vorausgegangen waren, eine Geschwulst an der rechten Halsseite, die zuerst für eine Parotitis gehalten und demgemäss einfach bedeckt wurde. Dieselbe zertheilte sich aber weder, noch ging sie in Eiterung über, sondern nahm innerhalb vier Wochen in so rapider Weise zu, dass sie am Ende zu einer mehr als kopfgrossen zwischen Kopf und Schulterblatt aufgelagerten, steinharten Geschwulst wurde. Nachdem Cataplasmen, der innere und äussere Gebrauch von Jod, Adelheidsquelle etc. vergeblich angewandt waren, nachdem die Patientin im Sommer 1858 fünfundvierzig Bäder in Kreuznach, Umschläge mit Mutterlauge etc. ohne bemerkenswerthen Erfolg gebraucht hatte, wandte sie sich am 15. Februar 1859 auf den Rath des Geh. Rath v. Langenbeck und des Dr. Ries an mich, um in einem Falle, wo alle Mittel fehlschlugen und eine Operation unausführbar war, die Electricität wenigstens zu versuchen, und nahmen die genannten Herren im Verlauf der Kur wiederholentlich Gelegenheit, sich von dem günstigen Erfolge derselben zu überzeugen. — Die Geschwulst füllte spitz zulaufend nach oben den Raum zwischen Unterkiefer, Proc. mastoid. und Linea semicircularis inf. des Hinterhauptbeins aus, erstreckte sich nach hinten zur Wirbelsäule und drängte dieselbe nach links, endete vorn in der Mitte des Halses und reichte nach unten, wo sie nicht zu begrenzen war, bis unter das Schulterblatt; sie bewirkte, dass das Schulterblatt an seinem oberen Winkel nur bis auf 3 Zoll, an seinem unteren kaum bis auf $2\frac{1}{2}$ Zoll der Wirbelsäule genähert werden konnte, und weiter als normal vom Brustkasten abstand. Die Geschwulst, die übrigens mit keinem Knochen verwachsen war, fühlte sich besonders in ihrem unteren Theile steinhart an; die Circumferenz der rechten Halshälfte betrug etwa 14 Zoll, die der linken 6 Zoll. Der rechte M. sternocleidomastoideus war verstrichen, die Supraclaviculargegend von der Geschwulst überragt, das Schlüsselbein vollständig verdeckt, der Kopf beständig nach links geneigt, auch die geringste Seitendrehung nach rechts unmöglich. — Der ganze Gesichtsausdruck hatte etwas Blödes.

Als ich Ende August 1859 nach 56maliger Anwendung des Inductionsstromes, der jedesmal 1 bis $1\frac{1}{2}$ Stunden hindurch mittelst mit Waschschwamm bedeckter Messingplatten quer durch die Geschwulst geleitet wurde, die Patientin dem Geh. Rath v. Langenbeck vorstellte, fand er das Volumen der Geschwulst auf die Hälfte reducirt; dieselbe fühlte sich gleichzeitig, besonders in ihrem oberen Theile weicher an, wie sie denn überhaupt fast nach jeder Sitzung an denjenigen Stellen, auf welchen die Conductoren auflagen, erweicht erschien. — Allmälig schritt die Besserung weiter vor, so dass die Geschwulst nach 142 Sitzungen (30. November 1860) kaum mehr als ein Drittel ihres ursprünglichen Volumens betrug. Die Circumferenz der rechten Halshälfte betrug $10\frac{1}{2}$ Zoll; der Sternocleidomastoideus markirte sich auch bei gewöhnlicher Kopfhaltung deutlich, die Clavicula, die Supraclavicular- und Ohrgegend waren frei; der Kopf stand gerade und konnte etwas nach rechts gedreht werden; die Wirbelsäule war nicht mehr nach links gerichtet, die Schultergegend war freier. Namentlich hatte sich die Geschwulst in ihrem Dickendurchmesser von vorn nach hinten, weniger in der Breite vermindert. Die Kur wurde mit öfteren Unterbrechungen bis zum Juli 1862 fortgesetzt und fanden im Ganzen 273 Sitzungen statt. Die Besserung war ununterbrochen fortgeschritten, nur während der jährlich stattfindenden monatelangen Unterbrechungen fand, wie genaue Messungen ergaben, kein Fortschritt statt. Als wir die Kur beendeten, differirten die Querdurchmesser beider Halsseiten an ihrem hervorragendsten Punkte knapp um zwei Zoll. Der Kopf konnte ungehindert nach rechts gedreht werden, die Fossa supraclavicularis war vollständig frei; die Differenz beider Halsseiten zeigte sich nur im Breiten-, nicht im Tiefendurchmesser. Der Gesichtsausdruck war ein angenehmer geworden. Zum Beweise dessen bin ich im Besitz der vor und nach der Kur aufgenommenen Photographien. — Patientin ist seit zwei Jahren verheirathet und glückliche Mutter; die Geschwulst hat sich auf ihrem alten Standpunkt erhalten, vielleicht noch ein wenig verkleinert.

Durch electrolytische Behandlung hat Althaus (l. c. Pag. 323) folgende Geschwülste beseitigt: 1) einen Naevus des Augenlides, 2) eine Papillargeschwulst in der Achselhöhle, 3) ein Molluscum des rechten Augenlides. Wir wollen die beiden ersten Fälle im Kurzen mittheilen.

1) Eine Dame von 28 Jahren hatte auf dem rechten unteren Augenlide einen angeborenen erbsengrossen Naevus, zu dessen Beseitigung sie sich an Mr. White Cooper wandte. Derselbe führte am 23. Juli eine mit dem negativen Pol von 10 Zellen der Batterie verbundene Nadel in die rechte Hälfte der Geschwulst ein, während Dr. Althaus die Kette durch Ansatz einer feuchten Electrode auf die Haut des Halses schloss. Als nach zwei Minuten die Nadel herausgezogen wurde, wobei kein Tropfen Blut verloren ging, erschien die rechte Hälfte der Geschwulst geschrumpft, während die linke sich in keiner Weise verändert hatte. Am 26. Juli wurde die Operation mit demselben befriedigenden Erfolge für die linke Hälfte ausgeführt, und wurde der Naevus auf diese Weise vollständig beseitigt.

2) Eine 27 Jahre alte Dame consultirte am 21. November 1866 Dr. Althaus wegen einer kleinen höchst gefässreichen Papillargeschwulst der Achselhöhle, welche seit Anfang 1865 aufgetreten war und während der letzten Monate ziemlich schnell an Umfang zugenommen hatte, so dass sie jetzt in ihrem breitesten Theile ⅓ Zoll lang und ¼ Zoll breit war. Dr. Althaus führte eine mit 15 Zellen der Batterie verbundene Nadel in die Basis der Geschwulst ein, und liess den Strom 3 Minuten lang einwirken. Als er kaum einige Secunden operirt hatte, zeigte sich eine merkwürdige Veränderung in der Geschwulst, indem dieselbe ihre Fleischfarbe verlor und weiss wurde, als wenn sie gefroren wäre. Als die Nadel herausgezogen wurde, hatte die Circulation in der Geschwulst augenscheinlich ganz aufgehört; während der Operation wurde nur äusserst wenig Schmerz verspürt, und nach derselben gar keiner, auch fand kein Blutverlust statt. Am 23. November war die Geschwulst gänzlich zusammengeschrumpft und sah aus wie ein dünnes braunes Blättchen, das nur eben noch an der Haut hing; die Operation wurde deshalb nicht wiederholt. Etwa eine Woche nach der Operation fiel der Schorf ab, und vier Wochen später war weder eine Narbe, noch eine Röthung der Haut, noch irgend ein Zeichen der früheren Geschwulst vorhanden.

4) Wenden wir uns schliesslich zur **galvanischen Behandlung der Geschwüre**, so ist es wieder Crussel (s. Neue med.-

chirurg. Zeitung. 1847. Pag. 235), der, von der Beobachtung ausgehend, dass wenn man zwei Metallplatten mit den Polen einer Batterie in Verbindung setzt und an zwei verschiedenen Körperstellen anlegt, die mit dem positiven Pole verbundene Platte wie eine Säure, d. h. consolidirend, die mit dem negativen Pol verbundene wie ein Alcali, d. h. fluidisirend wirkt — darauf seine electrolytische Behandlung der Geschwüre basirte. Hatte er es mit einem einfachen Geschwüre zu thun, so legte er auf dasselbe eine Metallplatte, welche mit dem positiven Pol in Verbindung stand, während der negative Pol in Verbindung mit Hand oder Fuss des Patienten gesetzt wurde. Alsbald bildete sich eine Haut, die das Geschwür einige Tage hindurch bedeckte; nach dem Abfallen derselben ward das Geschwür kleiner und verheilte nach mehrmaliger Anwendung des gleichen Verfahrens vollkommen. Bedeckte Crussel ein offenes Krebsgeschwür mit einer mit dem positiven Pol in Verbindung gesetzten Metallplatte, so lagerte sich auf demselben eine coagulirte Schicht ab, die als fester Schorf dem Geschwüre anhaftete, und nach dessen Abfallen selbiges reiner, gerötheter, weniger schmerzhaft war, und Neigung zum Heilen zeigte. Bei syphilitischen Geschwüren wirkt Electrolyse ähnlich, wie andere Aetzmittel, Argt. nitr. etc., jedoch mit dem Unterschiede, dass während durch letztere ein Brandschorf gebildet wird, der sich nach 24 Stunden abstösst und meist eine Wunde hinterlässt, die einige Tage zu ihrer Heilung bedarf, bei der frühzeitig angewandten electrolytischen Methode meist binnen 24 Stunden Heilung erfolgt. Auch sollen wegen der gründlicheren Zerstörung des syphilitischen Giftes secundäre Zufälle seltner sein. Dr. Kyber, Arzt des Marine-Hospitals in Cronstadt, hat 10 kranke Soldaten, Dr. Rosenberger, Oberarzt des syphilit. Weiberhospitals in Petersburg, 50 Schankerkranke auf diese Weise behandelt — bei 41 erfolgte vollkommene Heilung, bei 9 war man genöthigt, zu anderen Mitteln zu greifen. Kyber behauptet, dass sich der Galvanismus mehr für die Fälle eigene, wo primäre Geschwüre nicht in zu grosser Anzahl vorhanden wären, und wo Grösse, Lage und Form derselben eine vollständige Berührung der Oberfläche mit den metallenen Leitern gestatte.

Spencer-Wells (Bemerkungen über Heilwirkungen des Galvanismus aus der Praxis des Dr. Cogevina in Corfu. Oppenheim's Zeitschrift 1849; Schmidt's Jahrbücher. Band 64. Pag. 161), von einer ähnlichen Beobachtung ausgehend, bedeckte torpide, speckartige, schlaffe Geschwüre mit der Zinkplatte seines galvanischen Bogens (Pag. 95) und fand sie nach drei Tagen mit gesundem Geschwürsgrunde — dagegen tiefgehende mit ungenügender Granulationsbildung mit der Kupfer- oder Silberplatte, und fand sie nach deren Entfernung unter reichlicher Granulationsbildung, in der Heilung begriffen. Er bemerkt, dass er trotz der verschiedensten Verfahrungsweisen, die er geprüft habe, kein anderes Mittel kenne, welches so schnell und gleichmässig gesunde Granulationen bewirke, als der Galvanismus; er habe oft tief ausgehöhlte Geschwüre gesehen, die nach 24 Stunden mit reichlichen Granulationen bedeckt, nach 48 Stunden bereits in gleicher Höhe mit der umgebenden Haut, sich zur Vernarbung anschickten, die dann bei der Anwendung von kalten Umschlägen sehr rasch vollendet war. Er erwähnt namentlich auch solcher Fälle, die bei Matrosen nicht selten vorkämen, wo mit grosser Gewalt geschleuderte Taue, rings um das Glied herumgehend, kreisförmige Stücke der Haut, des Bindegewebes, der Fascien, Muskeln herausrissen, dergestalt, dass die Knochen der getroffenen Extremität, wie in Folge einer Brandwunde bloss lägen. Selbst in diesen Fällen, wo sich nach fortgesetzter Anwendung der verschiedensten Mittel oftmals kaum dürftige Spuren einer beginnenden Granulation zeigten, wären nach 24stündiger Bedeckung der Wunde mit der Silberplatte konische Granulationen hervorgetreten, so dass in verhältnissmässig kurzer Zeit die Heilung vollendet war.

Becquerel, die Secretion des Geschwürs berücksichtigend, bringt bei alkalischer Reaction der abgesonderten Flüssigkeit, die mit dem positiven Pol verbundene Platte, bei saurer, die mit dem negativen Pole verbundene auf das Geschwür.

C. Der galvanische Strom behufs der Auflösung von Blasensteinen.

Nachdem Gruithuisen den Vorschlag gemacht, durch die Einwirkung der galvanischen Säule **Blasensteine aufzulösen**, experimentirten Prévost und Dumas (Annales de Chimie et de Physique. 1823. Vol. 28. Pag. 202 seq.) zuerst ausserhalb des thierischen Körpers. Sie legten zu dem Ende einen trocknen schmelzbaren, 92 Gran schweren Stein in ein Gefäss mit Wasser, setzten ihn durch Platindrähte mit den Polen einer 125paarigen Säule in Verbindung und fanden, dass die mechanische Action der aus der Zersetzung des Wassers gebildeten Gase bei stündlicher Erneuerung der Ladung in den ersten 12 Stunden 12 Gran betrug, dass nach einer zweiten Einwirkung von 16 Stunden der Stein erweicht war und beim leisesten Drucke zerfiel. Sie experimentirten ferner an Thieren. Der Apparat bestand aus einer elastischen Sonde, welche zwei von einander isolirt verlaufende Platina-Conductoren, die mit Ausnahme ihrer Enden mit Seide überzogen waren, schloss. Das Ende jedes Conductors war an einer kleinen elfenbeinernen Halbkugel befestigt, deren platte Seite, an welcher das Platina bloss lag, mit dem Steine in Berührung kommen sollte. Beide Halbkugeln aneinander gelegt bildeten einen Knopf, der die Oeffnung der Sonde verschloss. Mittelst eines solchen Instruments führten sie einen schmelzbaren Stein in die Blase einer Hündin ein, dehnten dieselbe durch Injectionen von lauem Wasser aus, verhinderten durch Schliessung der Sondenöffnung dessen Rückfluss und setzten dann die Conductoren mit den Polen einer aus 135 Plattenpaaren bestehenden Batterie in Verbindung. Nach einigen Bewegungen blieb das Thier ruhig und ertrug die Einwirkung eine Stunde lang, Nach dem Zurückziehen der Sonde nahmen sie deutliche Spuren der Zersetzung am Steine wahr. Dasselbe Experiment wiederholten sie an sechs aufeinanderfolgenden Tagen Morgens und Abends eine Stunde hindurch, bis der Stein so zerbrechlich war, dass sie von seiner ferneren Einführung abstehen mussten. Als sie das Thier nach einigen Tagen tödteten, fanden sie die Blase vollkommen normal und frei von jeder Verletzung. Die genannten Autoren fügen hinzu, dass man dasselbe Verfahren behufs der Auflösung der zahlreichen, aus salzigen Verbindungen bestehenden Blasensteine anwenden könne, aber nicht bei solchen Steinen, die ausschliesslich oder vorwaltend aus Harnsäure bestehen; auch bemerken sie, dass der Zusatz von verdünnter Salpetersäure muthmaasslich die Wirkung der Säule mehr beschleunigen werde, als der von reinem Wasser.

H. Bence Jones (On the dissolution of urinary calculi in

dilute saline fluids at the temperature of the body by the aid of Electricity. Philosophical Transactions 1853. Pag. 201—216), von der Voraussetzung ausgehend, dass, da der continuirliche Strom im Stande wäre, eine Lösung von Kali nitricum in Kalium und Salpetersäure zu zerlegen, wahrscheinlich auch Blasensteine verschiedener Zusammensetzung, zwischen die Electroden einer galvanischen Batterie gebracht, durch das Kalium am negativen und die Salpetersäure am positiven Pole angegriffen würden, brachte zuerst ein compactes Stück eines aus Harnsäure gebildeten Steines in einer saturirten Lösung von salpetersaurem Kali, zwischen die Electroden einer 10paarigen Grove'schen Batterie. Die Flüssigkeit wurde bald kochend und nach Verlauf von drei Stunden war der Stein auf das halbe Volumen reducirt. Er versuchte es nun mit einer mehr verdünnten Lösung, bei der Temperatur des menschlichen Körpers, und fand, dass in einer Stunde:

2 bis 9 Gran Harnsäure,
2 bis 25 Gran phosphorsaurer Kalk,
½ bis 2 Gran kleesaurer Kalk,
1 bis 2 Gran eines Gemisches von Harnsäure und kleesaurem Kalk,
4½ bis 5½ Gran eines Gemisches von kleesaurer und phosphorsaurer Kalkerde

unter den genannten Bedingungen aufgelöst werden können. So wenigstens stellten sich die Resultate bei Steinen heraus, die lange Zeit aus der Blase entfernt und mithin sehr trocken waren. Je weniger trocken die Steine waren, desto schneller, je verdünnter die Lösung von Salpetersäure, desto langsamer ging die Operation von Statten. Es ist anzunehmen, dass Steine in der Blase leichter aufgelöst werden, als solche, die sich ausserhalb der Blase befinden und sehr trocken sind, weil im ersten Fall der electrische Strom leicht die Substanz selbst durchdringen und auf dieselbe einwirken, während er im letzteren nur auf die umgebende Flüssigkeit wirken kann. Bis jetzt fehlt es noch an einem tauglichen Instrumente behufs der Operation am menschlichen Körper, welches vor Allen, nach B. Jones, folgenden Bedingungen genügen muss: 1) Der Stein muss vermittelst desselben in der Blase isolirt werden 2) Die Schleimhaut der Blase oder Urethra darf nicht durch den chemischen Process angegriffen werden. 3) Es muss eine Vorrichtung angebracht sein, wodurch einerseits die Temperatur der Flüssigkeit in der Blase niedergehalten, andererseits für die Entweichung der in der Blase gebildeten Gase nach aussen hin Sorge getragen wird.

D. Die Electricität zur Entfernung giftiger Metalle aus dem Organismus.

Verqués und Poey in Havanna (Mémoire sur une nouvelle application de l'électrochimie à l'extraction des métaux introduits et séjournant dans l'organisme. Compt. rend. de l'Acad. des Sciences 1855. No. 5.; Gaz. méd. de Paris 1855. No. 16) haben continuirliche Ströme benutzt, um giftige Metalle aus dem Organismus zu entfernen. Verqués machte 1852 den ersten Versuch an sich selbst. Er hatte sich bei galvanischen Versilberungen und Vergoldungen eine bösartige Verschwärung auf dem Rücken der Hände zugezogen, die den verschiedensten Mitteln trotzte. Da senkte er seine Hände in ein mit dem positiven Pol einer Volta'schen Säule in Verbindung gesetztes electro-chemisches Bad — nach einer Viertelstunde bedeckte sich eine mit dem negativen Pol verbundene Metallplatte mit einer dünnen Schicht von Gold und Silber — nach der Anwendung weniger solcher Bäder waren die Geschwüre radical geheilt. Das electro-chemische Bad wird folgendermaassen bereitet: In eine metallene, vom Fussboden isolirte Wanne wird eine lange Bank gesetzt, die ihrerseits von der Wanne isolirt ist. Der Kranke setzt sich in die Wanne, während seine Arme durch Stützen getragen werden, die an der Bank befestigt sind. Die Wanne wird bis zum Hals des Patienten mit angesäuertem Wasser gefüllt, und zwar nimmt man, wenn man Quecksilber, Gold, Silber entfernen will: Salpetersäure, wenn man Blei extrahiren will: Schwefelsäure. Sitzt der Kranke im Bade, so wird die Wanne mit dem negativen Pol einer aus 10 bis 30 theils Kohlen-, theils Platin-Elementen bestehenden Säule von 40 Mmtr. Durchmesser und 217 Mmtr. Höhe in Verbindung gesetzt, während er selbst den positiven, mit einem mit Leinwand umwickelten Handgriff versehenen Conductor (letzteres, um das heftige Brennen zu vermeiden) abwechselnd in die rechte und linke Hand nimmt. In dieser Lage tritt dann der Strom durch den Arm ein, circulirt vom Kopf bis zu den Füssen und neutralisirt sich an den Wänden der Wanne oder an der Platte des negativen Pols. — Herr Pocy hat auf diese Weise aus dem Femur und der Tibia eines Mannes eine grosse Quantität Quecksilber extrahirt, die seit 15 Wochen darin gewesen sein soll. Das angesäuerte Wasser soll durch diesen Vorgang negativ electrisch werden und sich zersetzen, so dass man die Gasblasen aufsteigen sieht. Die Metallflecken variiren von mikroskopischer Kleinheit bis zur Grösse einer Erbse. Das ausgezogene Metall findet man in drei Formen wieder: 1) auf den Wänden der Wanne, 2) in der Atmosphäre des Zimmers in Folge der Verdunstung durch die beim Process erzeugte Hitze, 3) im Badewasser.

Caplin in London wiederholte die Experimente. Dr. Meding in Paris (Tageblatt der 32. Versammlung deutscher Naturforscher und Aerzte in Wien. 1856. No. 7. Pag. 150) setzte einen Jahre lang an Mecurialismus leidenden Patienten in ein Bad von 800 Litres Wasser und 1 Kilogramm Salpetersäure; der negative Pol einer 20paarigen Bunsen'schen Batterie wurde an einer in die isolirte Badewanne eingetauchten Kupferplatte befestigt, der positive Pol dem wiederum in der Wanne isolirten Kranken in die Hand gegeben. Nach dem fünften, einstündigen Bade fand sich Subnitras Hydrargyri am Boden der Wanne und konnte sowohl durch Jodkali, als durch Schwefelwasserstoff-Ammonium nachgewiesen werden. Ein graugrünliches Präcipitat auf der negativen Platte verwandelte sich durch Reiben mit dem Finger in ein deutliches Amalgam, welches durch Erhitzen über dem Feuer verschwand. Das Mikroskop endlich wies die eigenthümlich eingesprengten Mercurialkügelchen nach, welche Form das rapid abgesetzte galvanoplastische Präcipitat auszeichnet.

III. Die Electricität als Reizmittel bei Pseudarthrosen.

Die Resultate der Behandlung der Pseudarthrosen sind im Allgemeinen wenig befriedigend. Das Reiben der Bruchflächen aneinander, das gewaltsame Dehnen und Biegen, um die Zwischensubstanz zu zerreissen und Irritation zu erregen, endlich die Acupunctur, in der Weise ausgeführt, dasss die zwischen die Bruchenden eingeführten Nadeln 5—6 Tage lang liegen bleiben, haben selten den gewünschten Erfolg und so hat man denn bald das Haarseil und die Ligatur, bald die Durchbohrung der Bruchenden mit einem Hohlbohrer und die Einmeisselung von Elfenbein- oder Knochenstückchen in die Bohrlöcher, bald endlich Drahteinbohrung und Umschlingung versucht. Da aber Haarseil und Ligatur nicht selten Eiterung und Necrotisirung der Bruchenden bewirken, da das Einlegen von Metallstiften, Elfenbeinzapfen etc. oftmals keine Callusbildung, sondern Knochenabsorption veranlasst, so verdient wohl hier ein Verfahren Erwähnung, welches sich als vollkommen gefahrlos, und dennoch in einzelnen Fällen als wirksam, bewährt hat, nämlich die Electropunctur.

So berichtet Heidenreich (Elemente der therapeutischen Physik. 1854. Pag. 279) folgenden Fall von Burmann: Ein Querbruch der Tibia und Fibula war nach vier Wochen nicht vereinigt; da legte Burmann einen passenden Verband an und liess den electrischen Strom vermittelst zweier, von entgegengesetzten Seiten eingeführter Nadeln täglich eine halbe Stunde durch die Bruchstelle gehen. Es erfolgte Entzündung, Callusbildung und Heilung.

Holl (Medical Times and Gazette, 12. November 1853. Pag. 30) vereinigte durch dasselbe Verfahren im York-County-Hospital eine bereits vor Jahresfrist erfolgte und ungeheilt gebliebene Fractur des Unterschenkels. Er führte an jeder Seite des Unterschenkels eine Nadel in den Zwischenraum zwischen beiden beweglichen Bruchfragmenten ein und liess einen continuirlichen Strom längere Zeit hindurchgehen. Die Operation wurde vierzehn Tage hindurch täglich wiederholt, und hatte ebenfalls Heilung zur Folge.

Hahn in Stuttgart (Zeitschrift für Wundärzte und Geburtshelfer. Band XIII. Heft 2) theilt folgenden Fall mit: Bei einem 18jährigen Burschen, der sich durch einen Fall auf die rechte Hüfte eine Absprengung der Schenkelepiphyse (vielleicht Schenkelhalsbruch) zugezogen hatte, bildete sich eine Pseudarthrose, die man vergeblich durch Reibungen der Bruchenden und Contentiv-Verband zu heilen suchte. H. nahm zur Electropunctur seine Zuflucht, brachte zwei stählerne Nadeln zwischen die Bruchenden und liess durch dieselben den Inductionsstrom des Rotations-Apparates täglich 15 bis 20 Minuten lang gehen. Da nach acht Tagen kein Erfolg bemerkbar war, wandte er den constanten Strom an, nach dessen sechsmaligem Gebrauche: Entzündung in der Umgebung der Nadeln eintrat, welcher innerhalb zehn Wochen Consolidirung der Bruchenden folgte.

Sachregister.

D.

E.

F.

G.

H.

I.

K.

L.

M.

N.

O.

P.

R.

S.

T.

U.

V.

W.

Z.

Berichtigungen.

Seite	25	Zeile	3	von	oben	statt	Säule	lies:	Säure.
„	374	„	5	„	unten	„	Kinn	„	Knie.
„	387	„	1	„	„	„	491	„	391.

Gedruckt bei Julius Sittenfeld in Berlin.

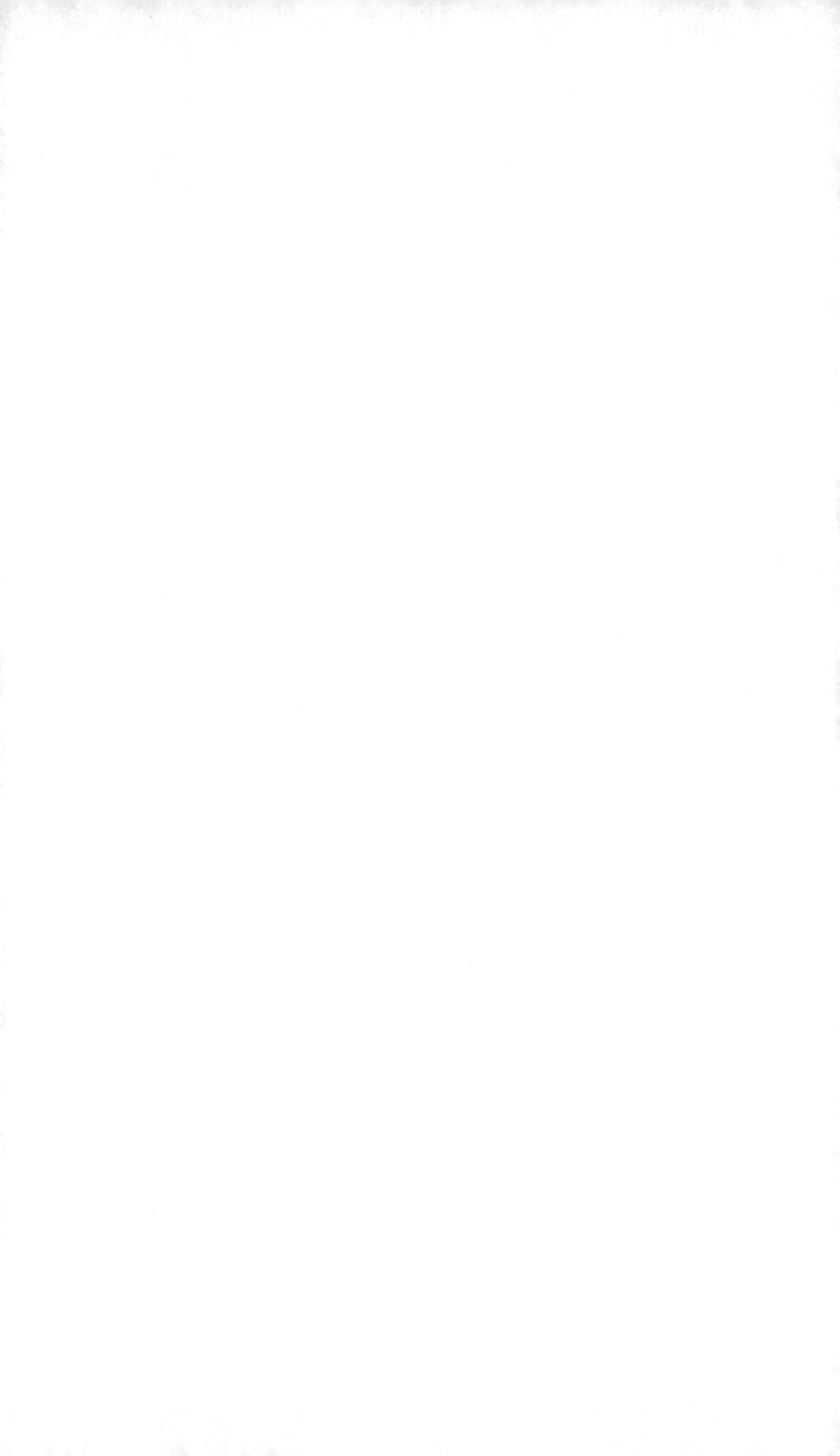

www.ingramcontent.com/pod-product-compliance
Lightning Source LLC
Chambersburg PA
CBHW021345210326
41599CB00011B/750

* 9 7 8 3 7 4 2 8 1 5 8 0 4 *